ÉTUDE CLINIQUE

DE L'EMPLOI ET DES EFFETS

DU

BAIN D'AIR COMPRIMÉ

MONTPELLIER, TYPOGRAPHIE DE BOEHM ET FILS.

ÉTUDE CLINIQUE

DE L'EMPLOI ET DES EFFETS

DU

BAIN D'AIR COMPRIMÉ

dans le

TRAITEMENT DES MALADIES DE POITRINE

notamment dans

LE CATARRHE CHRONIQUE, L'ASTHME ET LA PHTHISIE PULMONAIRE

SELON LES PROCÉDÉS

MÉDICO-PNEUMATIQUES OU D'ATMOSPHÉRIE DE M. ÉMILE TABARIÉ

PAR

EUGÈNE BERTIN

Directeur de l'Établissement médico-pneumatique de Montpellier; Professeur-Agrégé de la Faculté de médecine; Membre titulaire de l'Académie des sciences et lettres et Médecin des Prisons de la même ville; Correspondant de la Société d'hydrologie médicale de Paris, de la Société médicale du canton de Genève, de la Société impériale de médecine de Marseille, de la Société de médecine de Nîmes, etc., etc.

Deuxième Édition, avec une Planche.

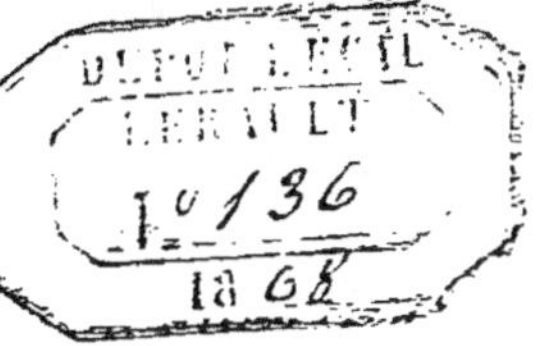

PARIS   MONTPELLIER

Adrien DELAHAYE, Libr.-Édit.   C. COULET, Libraire-Éditeur

Place de l'École-de-Médecine.   Grand'rue, 5

1868

AVANT-PROPOS

Je publie aujourd'hui, après vingt ans d'une étude assidue de l'emploi et des effets du bain d'air comprimé en médecine, une série d'observations prises parmi les faits nombreux que j'ai recueillis. J'ai eu pour but principal, dans ce travail, de fournir aux médecins le moyen d'apprécier les services que l'on peut attendre d'un agent dont la puissance né saurait être mise en doute. Cette conviction, déjà bien ancienne chez moi, n'a besoin, pour devenir générale, que de s'appuyer sur des faits nombreux authentiques, recueillis avec soin, avec sincérité.

Ceux que je rapporte se rattachent uniquement à quelques maladies des organes de la respiration. J'ai mis à les observer toute l'attention dont je suis capable : me gardant autant que possible de donner aux signes physiques, aux symptômes des maladies, une importance, une valeur qu'ils n'avaient pas, une signification qui ne pût leur appartenir. Avant tout j'ai cherché la vérité dans mon diagnostic, l'exactitude dans l'appréciation de l'action médicatrice. Je n'ai annoncé, heureux ou malheureux, que des résultats qui m'aient paru réellement constatés.

Si ce recueil ne comprend que des faits relatifs aux maladies de poitrine, ce n'est pourtant pas là que se bornait le programme tracé par Tabarié, quand il donnait les premières communications de ses recherches.

Ne voyant d'abord dans l'air comprimé qu'un puissant agent hygiénique, il avait bien vite compris qu'il pouvait offrir des ressources non moins précieuses dans le traitement des maladies des organes de la respiration. Ce fut aussi sur elles qu'il dirigea les premières applications pratiques qu'il fit avec un appareil presque entièrement construit de ses mains. Dans la petite ville où il s'était retiré pour se consacrer à l'étude, Tabarié recueillit en même temps de nombreuses observations sur l'influence que le bain d'air comprimé exerçait sur le pouls de l'homme sain ou malade ; et, soit par les modifications que ce nouvel agent imprimait aux principales fonctions de l'économie, soit par l'appréciation physiologique de l'activité que la rénovation organique doit retirer du bain d'air comprimé, il comprit et annonça tout ce que l'on pouvait en attendre dans le traitement de certaines affections générales.

Son œuvre mise au jour, Tabarié ne pouvait se charger lui-même d'en faire de longues applications cliniques ; il voulut bien m'en confier le soin. Dans le vaste champ qu'il

ouvrit à mes recherches, mes études se sont plus spécialement portées sur les maladies de poitrine. Ce n'est qu'en
passant que je retiendrai le lecteur sur quelques faits de
maladies du cœur auxquelles le traitement par le bain d'air
comprimé a été appliqué. Le succès obtenu dans certains
cas, les revers qui auraient pu survenir dans d'autres, mais
qu'une prudente abstention a prévenus, m'ont paru indiquer la nécessité d'étudier encore avec la plus grande réserve ce point important de la question. Je ne négligerai
pas une seule occasion d'arriver à déterminer les indications
et les contre-indications qui peuvent s'offrir à l'emploi de
l'air comprimé dans les maladies du principal organe de la
circulation. Cette étude offre, je crois, de sérieuses difficultés.
Selon moi, elles ne sauraient se rattacher à la résistance
énergique qu'apporte à la systole du cœur la tension des
artères augmentée par l'action de l'air comprimé, mais
plutôt à l'action trop excitante que le sang retire d'une plus
grande absorption d'air. Quoi qu'il en soit, la détermination
des cas où l'air comprimé peut être utile ou doit être repoussé
dans le traitement des maladies du cœur, me paraît devoir
rester longtemps indécise. C'est là un des plus intéressants
sujets qui, dans l'histoire de cet agent thérapeutique, ré-
clament encore l'attention des médecins.

Heureusement aujourd'hui de nombreux observateurs se
livrent à des applications thérapeutiques analogues à celles
dont je viens rendre compte. Et si les appareils de Lyon,
de Montpellier, sont encore, en France, aidés seulement par
ceux que Mme Tabarié vient d'établir à Paris, en les con-

fiant à l'habile et sage direction de M. le Dr Gent, il est à remarquer qu'aujourd'hui la plupart des villes importantes d'Allemagne possèdent des établissements médico-pneumatiques d'après la méthode de Tabarié. Peut-être les malades nombreux qui, de ce pays, sont venus chercher à Montpellier une guérison que d'autres traitements n'avaient pu accomplir, ne sont-ils pas étrangers à ce résultat. Mais il faut aussi l'attribuer en grande partie aux travaux de M. le Dr Sandahl et surtout aux recherches physiologiques, aux leçons publiques, et aux savantes publications de M. le professeur Rud. de Vivenot [1]. Qu'on me permette de rapporter ici quelques lignes de la lettre que ce savant médecin a bien voulu m'écrire tout récemment ; elles prouvent trop bien l'intérêt puissant qui s'attache à la méthode de Tabarié, pour que je ne les cite pas comme un hommage à sa mémoire :

« En Allemagne, il n'y a presque plus de grande ville qui n'ait pas d'appareil pneumatique. En Danemark, en Suède, en Russie, il y en a plusieurs. On m'annonce d'Angleterre que mes travaux ont engagé une société anglaise à se former pour introduire la médication pneumatique dans toutes les grandes villes. Cet hiver, un jeune médecin d'Odessa est venu ici pour assister à mes cours et pour aller ensuite établir un appareil dans sa ville natale. »

[1] Parmi ces dernières, il faut mentionner celle qui vient de paraître sous ce titre : *Zur Kenntniss der physiologischen Wirkungen und der therapeutischen Anwendung der verdichteten Luft. — Eine physiologisch-therapeutische Untersuchung von* Rudolf Ritter von Vivenot junior. Erlangen; *Verlag von* Ferd. Enke, 1868.

Recueillis sur tant de points différents, les documents se multiplieront, et les faits se contrôlant mutuellement, on ne craindra plus de ne trouver en eux que des résultats observés avec prévention sur des malades attirés par l'entraînement de la mode. La sanction donnée par les médecins étrangers à l'œuvre de Tabarié viendra donc aider à la populariser en France, et ce ne sera pas la première fois que les nations voisines nous renverront, après l'avoir fertilisé, le germe d'une découverte recueilli chez nous, où il vivait presque ignoré.

Cette lenteur avec laquelle l'usage du bain d'air comprimé se propage en France, est peut-être, aux yeux de beaucoup de personnes, un grave sujet de reproches pour les médecins qui s'en sont occupés. Il ne saurait en être adressé à Pravaz le père. Ses publications sur l'emploi du bain d'air comprimé, trop vite interrompues par une mort prématurée, font foi de toute l'importance qu'il ajoutait aux applications de ce puissant moyen. Héritier des convictions de son père, M. le D^r Th. Pravaz en continue sérieusement les précieuses études. Pour éloigner de moi tout reproche d'indifférence ou de négligence, quand le dépôt et la mission que m'avait confiés Tabarié exigeaient un zèle, une application incessants, j'ai deux raisons qu'on acceptera, je l'espère. Je ne voulais rien affirmer sans m'appuyer sur des faits nombreux consacrés par le temps, et j'obéissais ainsi à la plus pressante des recommandations de Tabarié. Que de fois il a été le premier à retarder des publications qu'il m'engageait à confirmer de plus en plus par de nouveaux faits, alors surtout qu'il pouvait les croire appelées à faire engager de graves intérêts dans des créations nouvelles.

Si ces lenteurs désintéressées, que d'autres eussent pu repousser sans mériter le moindre blâme, ont laissé Tabarié terminer sa carrière laborieuse sans jouir du succès qui semble aujourd'hui s'attacher à son œuvre, c'est un devoir pour moi de consigner ici les faits qui lui assurent l'incontestable priorité de cette utile découverte.

Le 7 decembre 1852, Tabarié adressait à l'Institut un paquet cacheté, relatif à ses recherches sur l'emploi de l'air comprimé. Le 25 juin 1858 il en rappelait l'existence, en demandant l'ouverture d'un second paquet déposé le 9 avril précédent, et qui renfermait un mémoire sur les applications qu'il avait faites du bain d'air comprimé au traitement de diverses maladies.

Dans l'intervalle de 1852 à 1858, en 1855, M. le Dr Junod avait présenté à l'Institut un travail sur les effets physiologiques et thérapeutiques de la compression et de la raréfaction de l'air, tant sur le corps que sur les membres. On sait que le savant rapporteur de la commission de l'Institut à laquelle ce travail fut renvoyé, déclara que l'appareil du Dr Junod pour les *bains d'air* n'était susceptible d'aucune application, mais qu'il pourrait trouver place dans un cabinet de physique. On sait aussi que les grandes ventouses importées par M. Junod donnèrent lieu à des applications utiles et multipliées, et ce fut comme un *encouragement à ses recherches* que l'Institut lui accorda, le 18 juillet 1855, une somme de deux mille francs.

Le mémoire remis par Tabarié en 1858 avait donné
lieu à la nomination d'une commission. Son rapporteur,
l'illustre Arago, dans un compte-rendu présenté à la séance
du 18 mars 1859, fit l'éloge le plus complet et le plus flat-
teur des appareils qu'à la demande de l'Institut Tabarié
avait établis à Paris, et des effets qu'ils avaient produits.

Cette création fort coûteuse avait mis à la disposition de
la commission deux appareils, dont l'un, en forme de cloche,
servait à un seul malade; tandis que l'autre, petit appartement meublé avec tout le confortable possible, pouvait
contenir plusieurs personnes à la fois. Pendant bien des
mois, l'un et l'autre furent à la disposition des médecins,
des physiologistes qui désirèrent en étudier les effets. De
nombreux malades vinrent y chercher leur guérison, et
toutes les dépenses qui en résultèrent, restèrent à la charge
de Tabarié, qui refusa constamment, avec une générosité peu
commune, toute gratification offerte par la reconnaissance
des malades [1].

Ces sacrifices ne pouvaient se soutenir plus longtemps
dans des proportions aussi larges; la modeste fortune de
Tabarié en était dejà amoindrie. Ses appareils furent donc
retirés de Chaillot, et ce fut alors qu'il me confia le plus
petit des deux. Il vint lui-même l'installer à Montpellier,
afin qu'il me fût possible de recueillir des observations cli-

---

[1] C'est donc par une erreur involontaire que Pravaz a pu dire.... « Les
conditions rétributives de cette médication étaient trop onéreuses pour la
plupart des sujets à qui elle pouvait être conseillée. »

niques qui pussent un jour permettre d'apprécier à leur juste valeur les effets du nouvel agent thérapeutique.

Avec un appareil aussi réduit, les observations ne se multipliaient que lentement et au prix de nouveaux sacrifices. Il fallut songer à s'aider d'un établissement plus richement pourvu. Pendant qu'on s'occupait de sa création, l'Académie des sciences, dans sa séance publique du 22 mars 1852, adoptant les conclusions d'une commission composée de MM. Velpeau, Flourens, Roux, Andral, Rayer, Magendie, Lallemand, Duméril et Serre, rapporteur, et chargée, dans la distribution des prix Monthyon, de désigner les travaux de médecine et de chirurgie dignes de récompense, décernait, « dans le but de favoriser et d'étendre l'emploi des agents physiques dans la thérapeutique, une récompense de deux mille francs à M. Tabarié, et une seconde également de deux mille francs à M. Pravaz.

« La première à M. Tabarié pour avoir employé, *le premier*, l'air comprimé dans le traitement des affections dont les organes de la respiration peuvent être le siége, ainsi que pour les essais qu'il avait tentés dans le traitement de quelques autres maladies pour lesquelles une augmentation de pression atmosphérique peut être utile [1]. »

Cette justice tardive à laquelle ne s'attendait plus Tabarié, alors absorbé dans de sérieuses recherches d'une autre nature, lui avait été annoncée quelques jours à l'avance par M. le Secrétaire perpétuel de l'Académie, le savant Flourens,

---

[1] *Comptes-rendus hebdomadaires des séances de l'Académie des sciences*, tom. XXXIV ; séance du 22 mars 1852.

dont je me plais à consigner ici la lettre, si honorable pour Tabarié :

Le Secrétaire perpétuel de l'Académie des Sciences, à M. TABARIÉ.

MONSIEUR,

J'ai l'honneur de vous prévenir que l'Académie des Sciences tiendra sa séance publique lundi prochain, 22 mars, à deux heures très-précises.

Je vous invite, MONSIEUR, au nom de l'Académie, à assister à cette séance, pour y entendre proclamer solennellement la récompense qu'elle a décernée à vos recherches, dans le but de favoriser et d'étendre l'emploi des agents physiques dans la thérapeutique.

Je saisis avec empressement, MONSIEUR, cette occasion pour vous offrir mes félicitations personnelles, et vous témoigner tout l'intérêt que l'Académie prend à vos succès et à vos travaux.

Veuillez agréer, MONSIEUR, l'assurance de ma considération très-distinguée.

FLOURENS.

Paris, 17 mars 1852.

La commission de l'Académie avait en main les communications de M. Junod, de Pravaz et de Tabarié ; elle pouvait donc, en pleine connaissance de cause, juger d'une priorité, qu'elle attribua incontestablement à Tabarié. Il fut très-heureux de cette décision; et si l'allocation qu'elle lui décernait n'était rien en comparaison des sacrifices onéreux qu'il avait dû faire, s'il comprenait très-bien que l'Académie ne pouvait songer à l'indemniser sérieusement, il attachait la plus haute valeur à l'approbation dont elle honorait ses travaux.

ÉTUDE CLINIQUE

DE L'EMPLOI ET DES EFFETS

DU

BAIN D'AIR COMPRIMÉ

LIVRE PREMIER

Historique ; — Description sommaire des procédés, des appareils, des sensations éprouvées pendant la durée du bain d'air comprimé.

Les expériences de Torricelli et de Pascal avaient à peine mis hors de doute la pesanteur de l'air, que les médecins placèrent, avec raison, les variations naturelles que peut offrir la densité de l'atmosphère au nombre des modificateurs généraux des phénomènes de la santé. Les indications barométriques furent, dès-lors, soigneusement constatées dans l'appréciation des causes qui pouvaient donner naissance aux constitutions médicales.

Plus tard, des voyages tentés pour parvenir au sommet des plus hautes montagnes, des ascensions aérostatiques, montrèrent qu'en s'élevant rapidement à de très-grandes hauteurs, l'homme se trouvait péniblement affecté, et que les plus importantes de ses fonctions vitales éprouvaient un état de gêne, d'irrégularité susceptible de devenir un état pathologique. Ces derniers effets n'étaient que la reproduction exagérée de ce qu'éprouve l'homme quand la colonne barométrique s'abaisse seulement de quelques centimètres, sous l'influence des variations atmosphériques naturelles; aussi furent-ils rapportés, sans aucune hésitation, à la grande raréfaction de l'air dans les régions élevées.

Une fois en possession de cette vérité, qu'une grande raréfaction de l'air exaltait jusqu'au degré morbide le simple malaise produit par une légère diminution de sa densité, comment n'a-t-on pas été amené à rechercher quels seraient au contraire les résultats d'une pression augmentée? On n'ignorait pas qu'il suffisait d'une élévation d'un ou deux centimètres dans la colonne barométrique pour activer et rendre plus facile le jeu naturel de nos principales fonctions : comment n'a-t-on pas voulu savoir si plus de bien-être, plus de santé ne seraient pas la conséquence d'une pression plus forte encore?

Toute tentative, toute recherche à ce sujet étaient-elles arrêtées, comme on se plaît à le répéter, par le danger que l'on attribuait au séjour sous la cloche du plongeur? par la crainte qu'une plus grande masse d'oxygène introduite dans les poumons au moyen d'un air condensé, ne devînt une cause de perturbation, d'exaltation funeste dans les fonctions de la vie? était-ce l'impossibilité de créer des circonstances propres à faire apprécier la valeur de semblables observations, qui forçait à les négliger?

Le manque d'instruments favorables a-t-il seul retardé une étude qui ouvrait devant nous un si vaste champ de recherches et d'applications? Toutes ces causes ont pu avoir leur influence, on ne saurait le nier ; mais là n'étaient pas toutes les difficultés.

La détermination des résultats produits par l'élévation de la pression atmosphérique se rattachait à l'étude générale des effets que les variations de pression devaient exercer sur l'homme sain ou malade. Or, cette vaste question de physique médicale, qui touchait à la fois et de la manière la plus intime à l'hygiène et à la thérapeutique ; qui portait dans son sein les indices révélateurs des plus salutaires influences ; qui restait cachée dans des phénomènes complexes recueillis par l'observation, mais mal interprétés par elle, puisqu'elle arrivait à des conclusions toutes différentes de celles que des appréciations plus vraies devaient un jour en retirer ; cette question pouvait-elle être abordée sans reconnaître l'inévitable nécessité de longs travaux, de recherches difficiles et suivies? En présence de tant de difficultés, et comme s'il avait le pressentiment de tout ce qu'il aurait à donner de temps, de méditation et de travail à cette nouvelle branche de la science, l'esprit humain s'arrêta devant elle, ainsi qu'il l'a fait, du reste, pour tant d'autres agents physiques utilisés aujourd'hui avec de si grands avantages. C'est le sort réservé aux idées les plus fécondes : des siècles s'écoulent entre l'apparition du premier fait auquel elles se rattachent et l'époque de leur complet développement.

Grâce à de savantes et laborieuses recherches de la part d'un homme qui en eut l'inspiration la plus spontanée,

qui s'en fit une tâche et qui lui consacra de longues années
de persévérance et d'efforts, la question relative aux influences atmosphériques eut, moins que d'autres, à souffrir
de pénibles lenteurs avant que d'être complètement éclairée. Partant de cette idée éminemment philosophique que
l'air atmosphérique, cet élément indispensable à l'existence
de tout être organisé, devait aussi, par les modifications
de ses qualités physiques et chimiques, devenir une source
inépuisable d'influences utiles à exercer sur l'organisme,
Émile Tabarié s'était livré, dès 1832 [1], à des études que
le raisonnement et l'expérience agrandirent sans cesse
devant lui, et dans lesquelles ce qu'il avait considéré d'a-
bord comme un puissant modificateur hygiénique ne tarda
pas à prendre les caractères d'un agent thérapeutique de
la plus haute importance. Je ne saurais rappeler ici les
considérations philosophiques que renferme le mémoire
qu'il a communiqué à l'Institut; déductions rigoureuses
d'une observation attentive des faits, sources d'applications pour lesquelles il fallut chaque fois inventer des
instruments, des appareils faciles à manœuvrer, les idées
nouvelles que ce travail contient servent de base à tout
un système de médication dont l'air atmosphérique est le
seul agent. Les procédés au moyen desquels on peut en
faire l'application sont résumés dans le passage suivant,
que j'emprunte à Tabarié :

« Les influences physiologiques qui dérivent des modifications que l'on peut faire subir à la pression de l'atmosphère, se sont présentées à moi sous divers points de
vue, selon qu'elles touchent au degré d'intensité ou à l'é-

---

[1] Premier envoi fait à l'Institut, le 7 décembre 1832.

quilibre de cette pression ; et dans ce dernier aspect, une distinction est à faire, suivant que l'équilibre est rompu seulement sur une partie plus ou moins grande des surfaces du corps, ou sur la totalité des surfaces externes mises en opposition avec les surfaces internes.

» De là, j'ai pu tirer six procédés différents, dont la pression de l'air forme l'unique base et dont l'utilité variée peut répondre à des indications hygiéniques et thérapeutiques nombreuses.

» Ces procédés comprennent :

» 1° La condensation générale de l'air sur toute l'économie ;

» 2° La condensation locale sur les membres ;

» 3° La raréfaction locale sur les membres ;

» 4° La condensation et la raréfaction alternatives et locales, ou ondulations sur les membres ;

» 5° La raréfaction sur toute l'habitude du corps, sauf la tête ;

» 6° Le jeu des condensations et des raréfactions alternatives sur toute l'habitude du corps, sauf la bouche, d'où résulte une respiration artificielle et complète contre l'asphyxie[1]. »

On le voit par cet exposé : le procédé relatif à l'emploi de l'air comprimé, qui du reste sera seul l'objet de ce travail, est en tête du système de médication qu'a créé Tabarié[2]. Mais comment cette modification des qualités

[1] *Comptes-rendus hebdomadaires des séances de l'Académie des sciences de l'Institut*, tom. VI, pag. 896-897.

[2] Ce cercle de procédés tirés de l'atmosphère fut encore agrandi par son auteur, dans l'ordre des modifications chimiques de ce milieu.

Les conditions plus complexes à remplir sous ce dernier rapport, ren-

physiques de l'air, si généralement redoutée jusqu'alors, se range-t-elle, au contraire, au nombre des influences les plus bienfaisantes ? C'est qu'une étude plus attentive et plus profonde des faits que j'ai rappelés avait conduit l'auteur de ce système à ne plus envisager l'air comprimé comme une force simple, n'opérant sur l'économie qui lui est soumise que par un mode d'action unique, toujours le même. Il avait, au contraire, reconnu dans cette action deux modes bien distincts, et dans leur manière de se produire, et surtout dans les effets qu'ils déterminent. L'un tient au passage rapide d'une pression inférieure à une pression plus élevée, et réciproquement ; il constitue des transitions perturbatrices. L'autre se rattache à l'action bienfaisante d'une pression déterminée et continue, qui reste invariable pendant un temps plus ou moins long. Éclairé par une juste appréciation de ces influences diverses, fortifié dans ses convictions par des expériences sagement dirigées, Tabarié avait compris et démontré qu'aux influences transitoires et opérées sans ménagement, il fallait rapporter tous les désordres qui surviennent alors dans l'accomplissement des principales fonctions ; et qu'au contraire, sous l'influence soutenue d'une pression augmentée, on voyait se rétablir le calme et la régularité. Ainsi, dans l'emploi de l'air comprimé, le premier mode d'action était une influence pernicieuse qu'il s'agissait d'écarter ; le second

dirent la solution pratique du procédé nouveau plus difficile et plus tardive. Sans cesse ajournée dans ses applications, à cause d'importantes recherches auxquelles Tabarié se livrait sur d'autres sujets, il est à regretter qu'il n'ait pu, avant de terminer sa laborieuse carrière, réaliser lui-même les appareils qu'il avait imaginés.

était, au contraire, une source d'effets salutaires qu'il fallait soigneusement affranchir de l'action des transitions brusques [1].

La détermination du degré le plus efficace à établir dans la pression était aussi un élément de succès très-important. Tabarié nous l'a donné, dès le principe, avec une

[1] Tandis que Tabarié se livrait à ses laborieuses recherches, dans un cadre qui devait embrasser les diverses applications de l'air comprimé sous les rapports physique, chimique et dynamique, cadre trop vaste pour qu'il pût en fournir toutes les parties simultanément, M. le Dr Junod, à qui nous devons l'importation en France des grandes ventouses du Dr Arnold, de Dublin (*Gazette médicale de Paris*, tom. I, pag. 365, n° 47. du 18 mai 1833), faisait spontanément une expérience décevante sur les effets physiologiques de l'air condensé, d'après une méthode propre à lui en dérober le vrai caractère et à faire méconnaître à la science la valeur thérapeutique de ce puissant modificateur. M. Junod ne se contentait pas de brusquer les transitions, il les aggravait dans l'idée de rendre les résultats plus saillants, en mettant en opposition directe et rapide une raréfaction à une condensation, et *vice versá*. Mais il n'obtenait ainsi que des effets de perturbation, *la fréquence du pouls, l'excitation encéphalique, le délire, l'ivresse*, et l'on comprend, d'après ces phénomènes, qu'une méthode capable de les susciter presque instantanément chez l'homme bien portant, eût été mortelle pour l'homme malade. Cette expérience négative, que le savant rapporteur de l'Académie des sciences de l'Institut, M. Magendie, déclarait *non susceptible d'application médicale (Comptes-rendus hebdomadaires des séances de l'Académie des sciences de l'Institut,* 24 août 1835), ne fait que mieux sentir le prix de la distinction entre les phénomènes de la transition et ceux de la continuité, distinction essentielle qui fit la découverte de l'action hygiénique et thérapeutique de l'air condensé, et que Tabarié tira de sa méthode particulière d'expérimentation, par affaiblissement du terme transitoire et prolongation du terme fixe. Il n'est donc pas étonnant que le traitement des maladies par l'air comprimé n'ait point pris sa base sur les expériences à contre-sens de M. Junod, et qu'au contraire ce traitement si précieux, dû à Tabarié, soit devenu leur réfutation la plus manifeste.

justesse dont on n'a pas eu à s'écarter. Ce serait une erreur de croire qu'il en soit de la pression atmosphérique comme d'une autre influence dont l'intensité doit être proportionnée au besoin. D'après ce qui vient d'être dit tout à l'heure, la compression de l'air tient son effet curatif, non d'un rapport de ses degrés quelconques avec la nature des maladies, mais de la continuité fixe d'un degré donné. Il y a donc moins à graduer la pression selon l'état des sujets, qu'à la rendre généralement aussi invariable que possible. Ce serait une erreur plus grande encore de croire que la pression fût d'autant plus active qu'elle serait plus haute, et que les résultats iraient croissant avec l'élévation du degré. Il faut sans doute atteindre un point où l'action devienne puissante, et l'expérience montre que ce point n'est pas très-haut placé, en sorte qu'on peut y monter et en redescendre sans avoir trop de temps à sacrifier à l'amortissement des transitions. Mais, une fois ce point utile obtenu, le doubler, le tripler, non-seulement n'ajouterait pas à l'effet salutaire, mais au contraire risquerait de le compromettre, en prolongeant et en aggravant d'autant les procédés transitoires, qui sont l'écueil à éviter. « C'est pourquoi, dit Tabarié, on obtient de meilleurs résultats à des pressions médiocres qu'à des degrés plus élevés, et, pour le reconnaître, il n'est pas besoin d'une grande différence : deux cinquièmes d'atmosphère en plus réussissent mieux que deux tiers [1]. »

C'est en étudiant sous ces nouvelles et précieuses données l'action hygiénique et thérapeutique de l'air com-

---

[1] *Comptes-rendus hebdomadaires des séances de l'Académie des sciences et de l'Institut*, tom. XI, pag. 27.

primé, que Tabarié était parvenu à en tracer l'histoire
générale, dans les premières communications qu'il avait
portées à l'Institut. Il serait difficile de signaler un exemple où les applications pratiques aient sanctionné d'une
manière plus authentique et plus absolue les prévisions
que de sages inductions peuvent tirer des faits, quand ils
sont observés d'une manière philosophique; il serait difficile de donner, dès l'abord, l'histoire plus complète d'un
point scientifique quelconque : ainsi, la distinction des deux
modes d'agir de l'air comprimé, son degré utile, l'appréciation de ses effets physiologiques, ses applications hygiéniques, son action thérapeutique avec ses indications
précises dans certaines maladies générales ou locales,
aiguës ou chroniques, et ses contre-indications manifestes
dans d'autres, tout était déterminé.

Chargé, par la bienveillante confiance de Tabarié, de
diriger l'établissement dont il jeta les premiers fondements
en 1840, à Montpellier, et dont il agrandit et perfectionna
le service public en 1853; dépositaire de toutes les idées
qu'il avait acquises; riche, en un mot, de tout ce qu'il
avait bien voulu me transmettre de son expérience, j'ai
pu juger du caractère complet, de la réalité absolue des
notions arrêtées par ses longues et laborieuses recherches.
Aussi, dans toutes les applications que j'ai pu faire, je n'ai
jamais eu qu'à suivre des indications données, qu'à répéter
des observations déjà faites, et le travail que j'ai publié en
1853, et que je puis aujourd'hui, grâce à de plus nombreuses observations, reproduire sous une forme plus complète, ne peut avoir d'autre prétention que celle de fournir
des faits recueillis comme une confirmation authentique de
tout ce qu'avait annoncé Tabarié.

L'appareil métallique et très-résistant au moyen duquel s'administre le bain d'air comprimé, forme un petit appartement circulaire, une sorte de boudoir élégamment décoré, et dans lequel deux personnes peuvent à la fois se placer très-commodément. On y pénètre par une issue que ferme une porte de grandeur ordinaire, et retenue par le seul effort de l'air. Trois grandes ouvertures circulaires, garnies de glaces doubles, susceptibles de soutenir une pression infiniment supérieure à celle du bain d'air comprimé, laissent pénétrer dans l'appareil un grand jour qu'on peut éteindre à volonté. Un calme que trouble à peine le bruissement de l'air, qui se renouvelle et s'enfuit après avoir servi à la respiration, calme si favorable, je dirai presque si indispensable à l'action de l'air comprimé, est la conséquence des minutieuses précautions qui entourent le malade : il lui permet un sommeil facile, s'il veut un instant cesser de lire ou de s'occuper de toute autre manière plus à son gré.

Après avoir entouré le malade de confortable, après avoir éloigné de lui tout ce qui pourrait donner naissance à la plus légère appréhension, Tabarié a réglé l'accumulation de l'air dans ses appareils de manière à éviter ces transitions brusques dont il avait reconnu l'action perturbatrice. La pression s'accroît avec une telle lenteur, qu'il ne faut pas moins d'une demi-heure pour l'élever au degré qu'on veut atteindre, et les changements successifs qui s'opèrent alors dans le nouveau milieu dont on est entouré, sont assujétis à des gradations si douces, si ménagées, qu'elles ont lieu en quelque sorte sans qu'on en ait conscience. L'air est refoulé sous les appareils par une pompe aspirante et foulante, mise en jeu par une machine à vapeur.

Ici, plusieurs conditions étaient indispensables: l'air devait se renouveler assez rapidement pour qu'il restât constammentpur et qu'il fût d'un instantà l'autre dépouillé de celui que la respiration des malades aurait altéré ; il fallait calculer son renouvellement de telle sorte qu'il fût plus que suffisant, qu'il ne devînt pas incommode par le bruit, nuisible par sa rapidité, ou cause d'une sensation pénible par sa température ; enfin la nature du mal, les goûts du malade quand il n'y aurait nul danger à les sui-vre, les modifications inévitables de la température de l'air sous le degré de densité qu'on lui donne, étaient autant de circonstances qui imposaient la nécessité de pouvoir, à volonté et dans le cours d'une même séance, donner, selon les besoins et la saison, un air plus ou moins frais, plus ou moins chaud.

Toutes ces circonstances ont été prévues, toutes ces exigences légitimes et devant lesquelles on ne pouvaitpas reculer, ont été minutieusement satisfaites. Manomètre, régulateur, tambour de communication à deux soupapes, calorifère, réfrigérant , récipient intermédiaire, rien ne manque pour apprécier le degré de pression, pour le limiter au point voulu, pour communiquer du dedans au dehors, du dehors au dedans, pour chauffer l'air, pour le rafraîchir, pour éteindre les bruissements et pour amortir les secousses ; tout est ménagé de façon que, dans une condition atmosphérique si différente de la condition ordi-naire, on ne se doute pas qu'on soit sorti de celle-ci, sauf par le bien qu'on en retire. La même prévoyance qui règle les ménagements avec lesquels la pression s'élève dans les appareils, assure la constance du degré élevé que l'on veut atteindre pendant tout le temps où il doit agir, et préside à la diminution lente et graduée qui ramène le malade à la pression atmosphérique.

Dans une séance sous l'appareil à air comprimé, les transitions qui s'opèrent de la pression ordinaire à une pression élevée, et réciproquement, sont, ai-je dit, si lentes, si douces, qu'il n'est pas rare d'entendre le malade, lorsque, à la sortie du bain, on le presse de questions sur ce qu'il a éprouvé, exprimer une vive surprise et répondre qu'il n'a rien senti. La position tout exceptionnelle dans laquelle il s'est cru placé pendant deux heures, lui semblait devoir développer chez lui des sensations si nouvelles, que l'absence de ces dernières, après un ou plusieurs bains, éveille ses doutes sur la possibilité d'un effet médicateur. Du calme, du repos, un bien-être général qui, dans certaines maladies où la souffrance n'est pas de tous les instants, semblent n'être, en réalité, que la répétition de ce qu'on a pu éprouver tant de fois sous la pression atmosphérique ordinaire, ne sauraient, en effet, démontrer encore l'influence active de l'air comprimé.

Mais le plus souvent ce n'est pas ainsi que les choses se passent, et la pression s'est à peine élevée de quelques centimètres, qu'on éprouve sur la surface externe de la membrane du tympan le sentiment d'une pression le plus souvent légère, peu incommode, et qui peut, dans quelques cas, rares il est vrai, acquérir une intensité douloureuse. Je l'ai vue s'élever assez pour qu'on fût obligé d'interrompre un instant l'accumulation de l'air, et même pour rendre nécessaire l'abaissement momentané du degré de pression auquel on était arrivé. Avec ces précautions, la douleur ne tarde pas à disparaître, et, dans la plupart des cas, en reprenant une marche ascendante, la densité de l'air dépasse facilement le point où elle était devenue douloureuse, sans que le moindre sentiment pénible se reproduise. Ces précautions sont très-rarement nécessaires; car ordinairement il suffit, pour faire cesser toute pression incommode, de quelques efforts répétés de déglutition qui, entr'ouvrant la trompe d'Eustache, facilitent l'arrivée de l'air dans la caisse du tympan. Ainsi se rétablit sur les faces interne et externe de la membrane un équilibre de pression dont la rupture seule causait la douleur.

Avec la douleur qui se manifeste dans le fond du conduit auditif externe, survient quelquefois une sorte de bourdonnement dans l'oreille ; on le dirait lié à la présence d'un tampon qui assourdit et voile en partie tous les bruits. Lorsque l'obstacle au passage de l'air dans l'oreille moyenne est peu difficile à vaincre, la pression ne tarde pas à en triompher ; dès qu'elle s'élève de 1 ou 2 centimètres de plus, on sent l'air pénétrer dans cette cavité, en produisant sur la face interne de la membrane qui la ferme un petit choc rapide, quelquefois aussi douloureux, mais auquel succèdent instantanément la fin de la douleur et le rétablissement de l'audition. Il est bien rare que cette succession de douleur et de calme, d'obscurcissement et de retour de l'ouïe, ne se reproduise pas ; le plus souvent il suffit d'une élévation nouvelle de la pression, pour que sa marche progressive ramène encore une fois les mêmes effets. Mais enfin un équilibre constant s'établitsur les deux faces de la membrane du tympan, et la douleur effacée permet d'arriver au point de pression qu'on veut atteindre. Jamais, dans les longues années pendant lesquelles j'ai maintenant fait usage du bain d'air comprimé,

une séance n'a été interrompue avant sa durée normale.
par la persistance ou l'intensité de la douleur ressentie
dans les oreilles.

Pendant tout le temps où la pression se soutient sans
variation, l'oreille reste libre et la pression ne s'y fait plus
sentir, quelque différence qu'il y ait d'ailleurs entre la
pression actuelle et celle où la douleur s'était manifestée.
Mais du moment où la pression s'abaisse, de nouvelles
sensations surviennent; ce sont encore des sensations
quelquefois incommodes, mais jamais au même degré que
les premières, et la plus légère étude de ce que l'on éprouve
les fait aisément rapporter à un phénomène tout inverse.
Aussitôt qu'une différence notable s'est établie entre la
densité de l'air de l'appareil qui pèse sur la face externe
de la membrane du tympan et celle de l'air renfermé dans
la caisse, une pression sensible s'établit de dedans en dehors. C'est alors sur la surface interne de la membrane
que l'action se porte, et cette sorte de diaphragme poussé
en dehors semble, par sa distension, donner plus d'étendue
à la cavité qu'elle limite ; aussi éprouve-t-on à son endroit
la sensation d'une plénitude sous l'influence de laquelle le
bruit éloigné des pompes, celui de l'air qui fuit, se modifient de nouveau et s'éteignent sensiblement; en un mot,
l'ouïe est encore une fois passagèrement affaiblie, et l'on
se retrouve assourdi. Que la pression externe s'abaisse
encore, et, soit par son affaiblissement, soit par la dilatation consécutive qu'en éprouve l'air contenu dans la caisse
du tympan, la résistance qui l'y retient se trouve vaincue ;
on sent comme une bulle d'air qui, traversant le conduit
d'Eustache, vient crever derrière le voile du palais; pour
un instant le sentiment de plénitude cesse, ainsi que la

douleur qui l'accompagnait, et l'ouïe perçoit avec plus de force et de netteté les bruits qui s'étaient amortis : ainsi que dans le commencement du bain d'air, ce phénomène ne s'arrête pas là. La sortie des premières bulles d'air n'a pas rendu le passage assez libre, pour qu'en dedans et en dehors de la caisse du tympan la tension de l'air suive une décroissance également facile et rapide. L'obstacle à la sortie de ce fluide se reproduit, et ce n'est que par une succession d'évacuations semblables à celle que j'ai exposée, que l'oreille moyenne laisse échapper l'air en excès dont elle était remplie.

En général, la douleur produite par la pression de l'air sur la membrane du tympan n'a lieu que pendant la durée du premier bain ; dès le second, rien ne se fait plus sentir, et tout obstacle semble levé pour l'arrivée de l'air dans l'oreille moyenne. Chez d'autres sujets, au contraire, ce n'est que peu à peu que l'air comprimé trouve un accès plus facile, et plusieurs bains sont alors nécessaires pour amener ce résultat définitif. De jour en jour, alors, la douleur ressentie perd de son intensité ; et généralement, quand une fois elle a tout à fait disparu, on peut s'en croire exempt pour les séances suivantes. Il ne faudrait pourtant pas conclure d'une manière absolue que la douleur ne viendra pas, par cela seul qu'elle ne se serait pas montrée dans le début des séances. Je l'ai vue, en effet, survenir pour la première fois au troisième bain, sous la plus légère pression, et avec assez de violence pour arracher des cris à la malade qui fut le sujet de cette observation. La douleur fut de courte durée ; elle reparut aux deux bains qui suivirent, en diminuant toujours d'intensité, mais avec cette particularité remarquable, que c'était chaque fois à un degré plus élevé de l'échelle manométrique. Nulle cause appréciable n'avait d'ailleurs sensiblement modifié l'état de l'oreille, de manière à pouvoir expliquer cette apparition retardée d'un obstacle au libre accès de l'air par le conduit d'Eustache.

Il me reste enfin à faire remarquer que, dans tous ces cas, l'air a fini par arriver dans le tympan ; et si quelquefois l'obstacle qu'il rencontrait était assez énergique pour causer une pression très-douloureuse, cet obstacle cédait néanmoins assez promptement pour que la douleur ne fît pas renoncer à l'emploi du bain, assez complètement pour qu'on n'eût pas à craindre qu'elle se reproduisît sans cesse.

D'après tous ces faits, il était naturel de penser qu'une occlusion de la trompe d'Eustache, que l'obstruction du conduit du même nom par une cause quelconque, était l'obstacle qui s'opposait à l'arrivée de l'air dans l'oreille moyenne, mais que la pression était toujours parvenue à la dissiper. Ainsi, j'ai vu bien des fois des sujets chez lesquels l'air ne pouvait pénétrer dans la caisse du tympan, par le procédé d'une forte expiration faite pendant qu'on ferme avec soin la bouche et les narines, réussir à l'y faire arriver après quelques bains d'air comprimé. Il était donc permis d'en conclure que cet agent thérapeutique, mis en usage de manière à produire, pendant une partie des séances, de fréquentes oscillations de pression, pourrait devenir d'une application fort utile, dans certains cas d'obstruction des trompes d'Eustache et de surdité consécutive à cet état. C'était en quelque sorte un nouveau moyen de cathétérisme de l'oreille ; et, mis en regard du procédé qu'on emploie d'ordinaire, abstraction faite de la cautérisation, il faut convenir qu'il offrait sur lui d'incontestables avantages. Il écartait l'intervention d'un instrument dont le contact est toujours plus ou moins pénible, et qui, par un défaut de proportion entre son volume et l'ouverture de la trompe d'Eustache, peut quelquefois rendre l'opération douloureuse; il substituait au simple et rapide passage de l'air, poussé par une force qui n'est pas toujours bien réglée, une pression douce, ménagée, ne s'élevant que par des gradations lentes et bien déterminées, susceptible, enfin, de se maintenir longtemps au même point, parce qu'elle appartient au milieu dans lequel on se trouve placé. D'ailleurs ce n'était plus à la compression seule qu'il empruntait son principe d'action; à cet effet mécanique il ajoutait encore l'influence vivifiante d'un air plus riche de ses principes constituants, et dans le traitement de certaines affections des membranes muqueuses, cette influence médicatrice ne me paraît pas de nature à être dédaignée. L'expérience confirma bientôt entre les mains de Tabarié, comme elle le fit plus tard sous les yeux de Ch.-G. Pravaz, ce qu'avaient pressenti Hamel et Colladon, en se plaçant sous la cloche à plongeur. J'ai naguère publié moi-même dans le journal le *Montpellier médical* [1], des guérisons de surdité catarrhale obtenues par le bain d'air comprimé, et plus récemment encore M. Pravaz fils a corroboré tous ces faits de ses propres observations [2].

---

[1] *De l'emploi du bain d'air comprimé dans le traitement de la surdité.* (*Montpellier médical*, avril 1865.)

[2] *De l'application de l'air comprimé au traitement de la surdité catarrhale.* Grenoble, 1866.

Enfin, pour terminer ce qui se rapporte au mode d'administration du bain d'air comprimé, il faut ajouter, à tout ce qui précède, qu'il se prolonge ordinairement pendant deux heures. La première demi-heure [1] est consacrée à porter la pression à 30 ou 32 centimètres au-dessus de celle de l'atmosphère. Le malade y reste soumis, sans variation, pendant une heure consécutive, et, dans la dernière demi-heure, une pression régulièrement décroissante ramène peu à peu l'intérieur de l'appareil à la pression de l'air qui nous entoure.

Que se passe-t-il chez le malade pendant qu'il est ainsi placé sous une atmosphère différente de la nôtre ? quelles sont les sensations particulières qu'il éprouve ? quels sont les changements qui s'opèrent dans le tissu lésé de ses organes, dans leur mode de vitalité ? quels changements s'établissent ainsi dans les phénomènes pathologiques dont ils sont le siége ? C'est ce que je vais rappeler après

---

[1] « .... Pour bien constater l'action de l'air condensé, il faut expérimenter avec toutes les précautions que j'ai indiquées dès l'origine, de manière à écarter les effets complexes qui dérivent des brusques transitions; car celles-ci peuvent donner lieu à des phénomènes diamétralement inverses de ceux qui proviennent d'une compression uniforme et soutenue: ainsi, par exemple, cette compression abaisse la circulation du sang, les transitions non ménagées l'élèvent et la troublent; la compression arrête et dissipe les hémorrhagies, les transitions brusques les peuvent faire naître, etc.

» Ce contraste fait sentir l'impérieuse nécessité de consacrer un temps suffisant au passage bien gradué d'un état de pression à un autre. Il ne faut guère moins d'une demi-heure pour opérer cette transition.

» Dès-lors, on voit quelle confiance peuvent mériter les résultats de certaines expériences dont la durée entière n'a jamais dépassé vingt minutes. » (Lettre de Tabarié à Arago: *Comptes-rendus hebdomadaires des séances de l'Académie des sciences de l'Institut*, tom. XV, pag. 27 et 28.)

Tabarié, en cherchant à le confirmer par les déductions que je pourrai tirer des faits nombreux qu'il m'a été donné d'étudier, des observations variées que j'ai pu recueillir.

Comme je l'ai dit, et comme l'indique le titre même de ce travail, ces études ont surtout pour but l'appréciation des effets *thérapeutiques* du bain d'air comprimé dans les maladies de poitrine.

Effets du bain d'air comprimé sur la respiration et ses organes.

La respiration est celle des fonctions importantes à la vie qui ressent la première l'influence de l'air comprimé. Ce qui se passe dans les fonctions pulmonaires est diversement apprecié dès les premiers bains, selon l'état de santé ou de maladie de la personne qui s'y est soumise. Dans l'état de santé, les modifications qui surviennent sont si faibles qu'elles restent inaperçues.

On ne peut guère en avoir conscience qu'en reportant sur soi-même une attention sérieuse. Alors on s'aperçoit que les inspirations ordinaires sont devenues plus rares, en même temps qu'elles éloignent de plus en plus le retour de ces longues inspirations qui de temps en temps semblent destinées à compléter le travail respiratoire, en renouvelant l'air jusque dans les dernières divisions des tuyaux qu'il parcourt. Si je ne craignais pas de trop généraliser une impression que j'ai pourtant retrouvée chez beaucoup de personnes, je dirais qu'en s'écoutant respirer, on éprouve moins vivement le sentiment du besoin incessant de cette fonction, et que l'on ressent un certain bien-être dont la source est à la fois dans les premiers effets de l'action sédative que Tabarié a attribuée à l'air comprimé, et dont je signalerai plus tard des effets extrêmement prononcés, dans l'accomplissement facile d'une fonction nécessaire à la vie, et dans le repos que le ralentissement de la respiration procure aux grands muscles appelés à seconder le jeu des organes pulmonaires. Que cet état de calme se généralise peu à peu, qu'il amène à sa suite une diminution de l'activité des autres fonctions ; que l'innervation générale elle-même en devienne moins active, et qu'on cède aisément au sommeil pendant que la séance se prolonge, c'est ce qui, d'abord, semblera peut-être un peu exagéré, quand on ne s'est placé sous l'appareil qu'avec des livres ou tout autre moyen de soutenir incessante l'action du cerveau ; mais c'est ce qui ne paraîtra plus que l'expression bien réelle de ce qui se passe, quand on aura vu s'endormir tranquillement, sous l'action de l'air comprimé, des sujets atteints d'affections dyspnéiques, par suite desquelles ils ne trouvaient jamais qu'avec peine un instant de repos.

L'influence exercée sur les fonctions pulmonaires se prononce, en effet, d'une manière bien plus énergique pendant l'état de maladie. On peut s'en convaincre aisément quand on soumet au moyen qui nous occupe des sujets atteints de pneumonies chroniques, de formations tuberculeuses encore à l'état de crudité, mais envahissant une grande partie du tissu des poumons, d'emphysème pulmonaire très-étendu, ou de quelque autre cause capable d'amener un grand état de gêne de la respiration, tel, par exemple, que celui d'un violent accès d'asthme. Chez ces malades, au bout d'un petit nombre de séances et très-souvent dès la première, l'air comprimé manifeste d'une manière irrécusable son action bienfaisante. Aux angoisses d'une respiration gênée, aux efforts inutiles des muscles inspirateurs qui tendent à soulever avec amplitude les paroix du thorax, succède peu à peu le sentiment, bien

réel et bien appréciable pour le malade, du calme que
j'ai signalé. Chaque inspiration, sans être plus étendue,
amène une plus grande quantité d'air sous un même volume. Le besoin d'air, incessant et si impérieux, qui existe
dans ces cas, trouve ainsi à se satisfaire avec plus de facilité ; et, par cela même qu'elle devient plus fructueuse,
plus réparatrice, la respiration paraît au malade lui-même
plus longue, plus aisée, plus libre. Sans que l'air pénètre
plus avant dans le tissu pulmonaire, sans que celui-ci soit
déjà devenu plus perméable, comme cela arrivera bientôt,
l'influence vivifiante de l'air est, sans doute, plus rapprochée de ce qu'elle doit être dans l'état normal, et, de là,
pour le malade, un commencement de calme et de bien-
être. La crainte de manquer d'air, cette sensation si angoissante que quelques dyspnéiques éprouvent à un si
haut degré, même quand ils se trouvent placés dans de
vastes appartements, et qui parfois semble s'accroître
quand on se voit introduit dans un appareil d'une capacité
comparativement bien resserrée, cette crainte s'efface aussitôt que l'élévation du manomètre accuse une pression
de 15 à 18 centimètres. Plus celle-ci s'élève, plus le calme
se prononce, et quand l'air, comprimé à 30 centimètres au-
dessus de la pression atmosphérique, a fait sentir son action
pendant une heure consécutive, le malade a déjà conscience d'une grande amélioration. Cette difficulté de
garder longtemps une même position, cette agitation angoissée, qui s'accroissaient l'une et l'autre quand il voulait les vaincre, affaiblies peu à peu et, d'un instant à
l'autre, amoindries sous l'influence d'une meilleure respiration, ont déjà disparu tout à fait; à leur place se montre
un état de bien-être dont toute l'économie du malade

semble profiter. Il garde une position plus naturelle; il s'agite moins, ses traits sont moins contractés par la souffrance; les parois de la poitrine, plus doucement et plus rarement soulevées, indiquent moins d'oppression ; tout, dans son ensemble, annonce le repos, et la dernière heure du bain est souvent abrégée par un sommeil que le malade n'avait pas goûté si paisiblement depuis bien des nuits. J'ai vu maintes fois, même dans des cas de graves maladies accompagnées d'une oppression extrême et constante, cet effet se soutenir encore hors de l'appareil pendant quelques heures, après un seul bain donné à 30 centimètres de pression, et alors qu'il n'était pas permis de supposer que la moindre modification heureuse fût déjà survenue dans l'altération physique des organes affectés. Mais aussi, surtout si le malade, trompé par cette amélioration si précoce, se livrait à un exercice un peu soutenu, l'oppression ne tardait pas à reparaître. Ce résultat, trop souvent décourageant pour le malade, était du reste inévitable. Il tient évidemment à l'action prolongée et à l'épuisement successif de l'excès d'air, et par conséquent d'oxygène, dont le sang s'était imprégné grâce à une endosmose accrue par la forte pression de l'intérieur des appareils. Les expériences de MM. Hervier et Saint-Lager, rapportées par Pravaz le père[1], ont démontré que «l'effet consécutif de l'air comprimé, à la sortie de l'appareil, est l'accroissement de l'exhalation de l'acide carbonique», l'élimination des produits gazeux de la combustion des substances carbonées devenant plus active du moment où la pression atmosphérique succède à celle plus forte que le

____

[1] *Essai sur l'emploi médical de l'air comprimé*, pag. 28.

malade supportait sous les appareils, et du moment surtout
où une fatigue quelconque vient y joindre son action.

Sans doute, l'action médicatrice de l'air comprimé ne
s'établit pas toujours d'une manière aussi subite que celle
que je viens de signaler, et j'ai montré comment et pourquoi elle n'est pas toujours permanente. Cependant, comme
le soulagement produit est réel; comme je puis citer et
mettre sous les yeux du lecteur des exemples où, après un
bien petit nombre de séances, la guérison a été complète
et durable, j'ai cru pouvoir en parler ici dès à présent, et,
quoique dans ma manière de voir ces faits soient ceux qu'il
faille le moins invoquer pour amener des convictions, j'ai
cru devoir les mettre en avant dans cette appréciation
générale des effets du bain d'air comprimé.

On a sans doute remarqué les différences saillantes des
lésions organiques existant dans les diverses maladies où
j'ai signalé l'amélioration rapide de la respiration par le
moyen de l'air comprimé. Tantôt, comme dans les lésions
chroniques-suite de pneumonie, la respiration était insuffisante, parce que l'air n'avait pas d'accès dans une partie
considérable du poumon, dont les vésicules étaient engorgées; d'autres fois elle se faisait mal, un grand nombre
de vésicules aériennes se trouvant affaissées, par la compression de leurs parois, sous des corps de formation
hétérogène, sous des masses tuberculeuses développées
dans leur voisinage; tantôt enfin, et c'étaient les cas d'emphysème, cette même fonction était gravement gênée,
quoique les vésicules pulmonaires s'offrissent à l'accès de
l'air dans un état de dilatation exagérée. Or, malgré ces
situations inverses, ces oppositions absolues dans l'état

physique des organes, les effets obtenus sont les mêmes, et la gêne de la respiration, ou mieux la dyspnée suite d'une respiration insuffisante, disparaît sous l'appareil dès que la tension de l'air atteint certaines limites.

L'étude de ces faits peut-elle nous éclairer sur le mode d'action de l'air comprimé? peut-on admettre, d'après eux, que la *pression mécanique* exercée par un air doué d'une grande tension soit la seule cause de l'action médicatrice que j'ai signalée? faut-il admettre qu'elle ait, dans tous ces cas, la même importance?

Sans doute, l'*influence mécanique* de la pression ne saurait être niée. S'il ne suffisait pas, pour s'en convaincre, de se rappeler les effets qui, dans un sens inverse, se rattachent à la diminution du poids de l'atmosphère, à mesure qu'on s'élève à de grandes hauteurs, je pourrais, en invoquant un principe d'analogie, m'appuyer sur la plus grande action tonique que donne aux vaisseaux capillaires un corps quelconque capable d'exercer sur eux une pression continue et qu'on gradue à volonté. Des faits de cette nature se sont souvent présentés à mon observation. Un homme de 55 ans, adonné à des travaux pénibles, était, depuis deux ans, sujet à l'oppression, que le moindre effort aggravait et qui s'accompagnait de palpitations assez prononcées. Issu d'une mère asthmatique, il se crut atteint de la même maladie qu'elle, et vint à Montpellier, pour se soumettre à l'action du bain d'air comprimé. Les battements du cœur qui, dans le voisinage du sternum, communiquaient à la main, et surtout à l'oreille, un choc très-prononcé, s'entendaient, à gauche, dans des limites à peu près normales, mais, à droite, dans toute l'étendue des régions antérieure et postérieure du thorax. L'auscultation ne constatait d'autre modification dans les bruits respiratoires qu'un bruit de crépitation fine, dans une étendue assez grande à la partie inférieure et postérieure du poumon droit, plus bas que l'angle inférieur de l'omoplate. Les bains d'air comprimé furent mis en usage à la pression de 20 centimètres seulement, à laquelle on n'arrivait, d'ailleurs, qu'au bout de trois quarts d'heure. Après le second bain, cette crépitation fine, signe d'un commencement d'œdème du poumon, dépendant de l'état du cœur, et dont l'état de débilitation générale confirmait le diagnostic, avait complètement disparu. C'était là le seul changement survenu chez le malade, et je n'hésite pas à penser qu'il fut le résultat de la pression mécanique due à la plus grande tension de l'air respiré sous les appareils.

Mais, avec un peu d'attention, il est facile de réduire à sa juste valeur l'influence qu'une pression augmentée peut exercer sur les lésions diverses que l'on soumet à son action. Qu'on l'admette dans le premier des cas que j'ai indiqués, alors que la gêne de la respiration tient à l'engorgement sanguin ou séro-purulent du tissu cellulaire, j'ai suffisamment prouvé, ce me semble, comment les faits nous y autorisent. Mais encore faut-il observer que, dans ces cas, le soulagement s'est prononcé dès la première séance et dès les premiers instants de celle-ci, alors que, sans aucun doute, la pression exercée était bien insuffisante, et par son degré et par sa durée, pour faire disparaître l'engorgement. De plus, comme je l'ai fait remarquer, souvent chez ces sujets, dès que la séance est terminée, l'oppression reparaît, et le retour est dû à ce que la cause matérielle, l'engorgement du poumon, reste encore presque intacte. On ne peut donc pas attribuer le premier soulagement qu'a ressenti le malade à l'effet désobstruant de la pression. La lésion physique restant la même ou à bien peu de chose près, ainsi que l'indiquent l'examen de la poitrine et le retour de l'oppression, il faut que le soulagement survenu pendant la séance ait tenu à une autre cause qu'au dégorgement du tissu malade, qu'à l'action mécanique de l'air comprimé.

On est conduit à reconnaître une action autre que cette dernière, en examinant ce qui se passe dans la seconde catégorie des faits que j'ai pris pour exemples. Comment admettre en effet que les cellules déprimées par le voisinage de masses tuberculeuses plus ou moins grosses, puissent être distendues par un air plus pesant ? Cette opinion a contre elle de faire supposer que, tout en ayant dans son tissu des corps solides plus ou moins volumineux, le poumon pourrait encore acquérir une extension égale à celle qu'il prendrait si ces corps n'existaient pas. Cela n'est guère admissible, et si j'observe en outre que dans les cas où des productions tuberculeuses fort restreintes n'occupaient qu'un espace réduit, l'oppression était pourtant considérable et les premiers effets de l'air comprimé très-prononcés, on n'hésitera pas à admettre aussi pour les malades de ce genre une autre action thérapeutique que celle qui se rattacherait à la simple pression. Ici donc, l'action mécanique n'est pas tout, si toutefois elle est quelque chose.

Reste enfin le troisième exemple que j'ai présenté, et dans lequel l'air, avec une forte tension, est appelé à agir sur les vésicules pulmonaires, non plus engouées ou affaissées sur elles-mêmes, mais déjà fortement dilatées. Malgré cette distension permanente qui, dans l'emphysème du

poumon, se lie, sans doute, à la perte momentanée de la
force contractile naturelle aux parois des vésicules, je
n'irai pas jusqu'à craindre que l'intervention de l'air comprimé amène leur rupture et décide un emphysème interstitiel. Cette objection tombe d'elle-même si l'on réfléchit
un instant à l'inévitable réalité de l'équilibre qui s'établit
dans la pression subie intérieurement et extérieurement
par toutes les parties du corps ; elle est d'ailleurs jugée par
l'expérience. J'ai soumis à la pression élevée des appareils
de Tabarié des sujets de tout âge, et parmi eux des malades atteints d'emphysème chronique aggravé de tous les
signes de la plus grande faiblesse générale. J'ai vu, dans
tous ces cas, des guérisons complètes et définitives. — En
eût-il été ainsi, si la rupture des parois vésiculaires s'était
opérée ? Mais si, d'après cela, ce surcroît de pression n'est
nullement à craindre, est-il à croire, quand les poumons
sont déjà distendus par un air qui, pour se renouveler,
exige les plus grands efforts des muscles chargés de seconder les mouvements des parois thoraciques, quand on se
rappelle tous les signes qui, pendant la vie des emphysé-
matiques, ou même après leur mort, démontrent combien
les vésicules pulmonaires sont distendues outre mesure
et semblent réduites à un rôle passif dans l'accès et la
sortie de l'air ; est-il à croire qu'une pression plus forte,
quelque équilibrée qu'elle soit, puisse mettre un terme à
cet excès de dilatation passive? On verra, dans les exemples
d'emphysème essentiel du poumon que je rapporterai
plus tard, dans quel état d'amaigrissement étaient tombés
certains malades, combien leurs forces générales devaient
s'en ressentir, et combien le relèvement de ces forces, par
le retour d'une assimilation plus grande, d'une nutrition

plus active et meilleure, a dù contribuer à la guérison si solidement obtenue. Comment pourrait-on alors rapporter tout ce qui se passe à la seule compression des parties malades par l'air condensé des appareils ? Comment douter que l'arrivée dans les poumons d'une plus grande quantité de leur stimulant naturel, l'amélioration de la respiration et la formation d'un sang plus normal, ne soient les causes réelles de l'augmentation des forces, et ne placent plus haut que dans un simple effet mécanique la puissante action thérapeutique de l'air comprimé ?

Nous sommes ainsi amené à reconnaître au bain d'air comprimé deux modes d'action distincts. Le premier, dépendant de sa pression mécanique augmentée, accroît la tonicité des capillaires et peut ainsi favoriser l'absorption interstitielle; le second, qui se rattache tout à la fois à l'introduction dans les poumons d'un stimulant plus abondant, quoique sous un même volume, à une plus grande absorption, par le sang, d'air, et par conséquent d'oxygène, favorisée par une pression atmosphérique plus forte, porte son action sur les poumons et sur l'ensemble de l'économie, en activant la rénovation générale, en améliorant la nutrition, en relevant les forces.

Maintenant l'on comprendra pourquoi ces soulagements si rapides, mais si fugaces, qui trop souvent découragent les malades dont ils ont d'abord exalté l'espérance, ne doivent pas décourager le médecin, qu'ils ne sauraient tromper. C'est surtout dans le début du traitement des maladies graves, anciennes, que ce fait se produit. On conçoit bien qu'alors, au milieu des angoisses causées par une grande gêne de la respiration, les résultats physiologiques de cette fonction, améliorés par la plus grande quantité d'air absorbée, procurent le sentiment presque instantané d'un nouveau bien-être. On réalise par le bain d'air comprimé ce que l'asthmatique qui étouffe demande vainement au grand air qu'il recherche.

Cet effet du premier bain ne se soutient pas toujours, quelquefois même il n'est pas reproduit par les bains qui suivent immédiatement. Mais lorsque, dans des maladies anciennes, sous l'influence d'une respiration que des lésions graves rendent incomplète, la nutrition altérée a porté dans toute l'économie la faiblesse et le dépérissement; lorsque la membrane muqueuse des bronches devient par là-même de plus en plus disposée aux fluxions passives, qu'elle s'engorge, s'épaissit, perd de sa consistance, que sa sécrétion altérée et plus abondante engoue jusqu'aux dernières divisions bronchiques, jusqu'aux vésicules qui les terminent, et que les symptômes les plus angoissants des catarrhes chroniques, des asthmes humides, s'établissent avec une ténacité désespérante, faut-il que ces soulagements fugaces, que les bains suivants ne renouvellent pas toujours, fassent renoncer à ce moyen de traitement? ou bien encore faut-il ne pas y recourir parce que les premiers bains se sont montrés complètement inactifs? On comprend bien que dans ces cas il ne s'agit pas seulement de profiter du bienfait de la pression mécanique ou de la simple stimulation des poumons; une action plus profondément portée sur toutes les forces de l'économie, devient nécessaire : c'est celle qui résulte de l'activité, de l'amélioration qu'imprime à la nutrition, et par suite à la reproduction des forces générales, une absorption plus grande de l'air, de ce premier principe de la vie. Cette reproduction peut être lente, difficile, à cause de l'obstacle qu'apporte au phénomène qui en est la source l'état altéré des organes où il se produit. Mais l'expérience a montré que l'air comprimé peut surmonter tous ces obstacles, si l'on apporte dans son emploi une persistance proportionnée à la gravité du mal que l'on soumet à son action. Je puis en citer un exemple bien remarquable.

Un homme âgé de 59 ans, mais qu'une vie laborieuse et les atteintes répétées d'un asthme des plus graves avaient jeté dans un profond état de cachexie, sans qu'il eût retiré le moindre soulagement des traitements les plus variés et les plus énergiques, avait aussi pris à Nice, sous la direction de M. le Dr Milliet, 72 bains d'air comprimé à 20 centimètres seulement. Résistant à tous ces moyens, les accès d'asthme, séparés à peine l'un de l'autre par quelques jours d'un calme relatif, pendant l'été, étaient continus en hiver. L'emphysème soulevait largement les deux tiers inférieurs de chaque côté de la poitrine qu'il rendait immobile, et les quintes d'une toux très-fatigante amenaient péniblement des crachats volumineux, tantôt purement muqueux et mélangés de beaucoup d'air, le plus souvent chargés de matières mucoso-purulentes. M. F... me pria d'essayer encore de le soulager par le moyen de l'air comprimé. J'en espérais peu de résultat, et je le soumis à une pression de 30 centimètres. Dès le dixième bain, une amélioration très-notable s'était manifestée, et, soit par l'effet d'une pression plus énergique, soit qu'elle fût encore mieux secondée par le climat essentiellement tonique de Montpellier, l'emphysème guérit. Avec lui disparut aussi l'oppression habituelle, l'exercice devint facile, mais il resta une disposition catarrhale qui, chaque jour, le matin surtout, faisait rejeter, au milieu de quelques

quintes d'une toux fatigante, d'abondantes matières mucoso-purulentes. C'était pour le malade un retour à la
santé, qu'il s'applaudissait d'avoir retrouvée, mais que
77 bains d'air comprimé, pris à Montpellier, ne purent
rendre complète, bien qu'ils eussent encore déterminé un
effet fort utile en pareille circonstance, le rétablissement
d'un flux hémorrhoïdal supprimé depuis très-longtemps.
M. F... se maria. Pendant plusieurs années qu'il passa
dans cette ville, quelques atteintes d'affection catarrhale
survinrent encore, mais toujours exemptes de l'oppression
si angoissante qui les accompagnait autrefois. Le mariage
fut-il une cause qui aggrava cette disposition fluxionnaire
de la membrane muqueuse des bronches? On ne pourrait
le nier d'une manière absolue; mais dans ce fait, si propre
à montrer qu'il faut, dans certains cas, savoir proportion-
ner la durée du traitement à l'ancienneté de la maladie,
à sa gravité, je trouve un enseignement qui ressortira de
plusieurs autres exemples, et que tout médecin a constaté.
Lorsque, sous l'influence d'un état morbide, une membrane a été pendant longtemps le siége d'une grande augmentation de la sécrétion habituelle avec altération de sa
nature, l'état morbide peut se guérir, et la membrane rester
sujette à fournir habituellement une sécrétion exagérée et
anormale. De graves et fréquents coryzas, de graves et nombreuses bronchites, produisent cet effet sur la pituitaire, sur
la membrane muqueuse des bronches. C'est en quelque sorte
une seconde nature qui s'est établie, et l'expérience, qui la
constate, nous montre aussi l'impuissance des moyens que
l'on a pu jusqu'ici employer pour la vaincre. Le bain d'air
ne peut pas mieux faire qu'eux dans ces circonstances particulières.

Effets de l'air comprimé sur la circulation.

L'air comprimé agit sur la circulation d'une manière aussi prompte et aussi digne d'être étudiée que celle avec laquelle il modifie la respiration. En général, comme l'a annoncé Tabarié, il ralentit les battements du cœur, régularise leur succession, et, sous ce rapport, les effets qu'il détermine sont compris entre des limites très-variables. Si j'ai vu quelquefois le nombre des pulsations se réduire à peine de quatre ou cinq par minute, sous l'influence de quatre ou cinq bains, il m'est arrivé aussi bien plus souvent de constater, dès la première séance, un ralentissement de douze ou quinze pulsations par minute. Ces effets, en général peu sensibles et souvent tout à fait nuls dans l'état de santé, se retrouvent dans tous les degrés, quand un état pathologique quelconque a, d'une manière plus ou moins directe, activé la fréquence du pouls. Ainsi, dans des maladies inflammatoires, où un état d'hypersthénie active le pouls, l'air comprimé le ralentit, le rend souple, le détend; dans des affections cachectiques, où la fréquence du pouls devient quelquefois excessive, où elle s'accompagne d'un caractère de débilité générale, indice de la ruine de toute l'économie, l'air comprimé fait perdre encore à la circulation plus ou moins de sa fréquence. Dans les exemples multipliés où les désordres de la circulation ne reconnaissent pour cause qu'une influence nerveuse irrégulière, principe de maladie contre lequel Tabarié a de bonne heure constaté l'insuffisance de l'air comprimé, son action régulatrice ne se prononce pas moins , et, si elle n'amène pas une guérison complète, elle produit au moins un grand soulagement, par le repos que procure au cœur la seule diminution du nombre de ses battements.

Ordinairement, le ralentissement du pouls se manifeste d'une manière graduée. Peu prononcé dès le principe, il s'accroît jusqu'à un certain point à mesure que les bains se multiplient ; quelquefois, au contraire, le premier bain décide une diminution très-notable des battements du pouls, et ce résultat, d'abord tout à fait éphémère, disparaît, pour ne prendre de la stabilité qu'après un certain nombre de séances. Il n'est pourtant pas rare de rencontrer des sujets chez qui un ralentissement de douze à quinze pulsations par minute survient à la première séance sous les appareils à air comprimé, se soutient d'une séance à l'autre, et dénote en réalité une action acquise, un effet définitif. Quelquefois aussi, à l'issue d'un bain d'air comprimé, le pouls conserve la fréquence qu'il avait auparavant, et cependant le lendemain, au lever du malade, il se trouve ralenti de dix à douze pulsations. Il arrive enfin très-souvent qu'à la fin du traitement le pouls ne donne plus qu'un nombre de pulsations bien inférieur à celui de l'état de santé, et conserve cette modification pendant un temps plus ou moins long, malgré l'interruption des bains. De tous les exemples que j'ai rencontrés, le plus remarquable se trouve dans l'histoire d'un double emphysème pulmonaire. Le pouls, habituellement à 106 ou 108 par minute, descendit à 72 après la première séance; il s'abaissa de jour en jour jusqu'à 45, s'y maintint quelque temps pendant le traitement, et de longtemps après ne s'éleva pas au-dessus de 56.

L'exposé des variations que présentent les effets produits sur le pouls, et par conséquent sur tout le système circulatoire, ne serait pas complet si je négligeais d'ajouter aux diverses particularités que je viens de signaler, les cas dans lesquels, au lieu de se ralentir, la circulation s'accélère. Les exemples sont assez rares, et je ne puis encore en trouver d'autre cause probable qu'une de ces influences idiosyncrasiques sous lesquelles tous les agents thérapeutiques sont exposés à voir leurs effets se dénaturer.

Jusqu'ici la même explication me paraît seule applicable aux variations que je viens de signaler dans l'effet général que la circulation éprouve sous l'influence de l'air comprimé. Aussi, tout en reconnaissant la convenance de les mentionner dans le cours de ces études, je ne me dissimule pas que tout l'intérêt qui s'y rattache se borne à celui que peuvent offrir de simples particularités peu capables de rallier encore à elles une indication thérapeutique absolue, ou de servir à démontrer la cause du phénomène.

Tabarié le rapportait à l'action sédative de l'air comprimé, qui, ainsi que nous le verrons plus tard, est dans bien des cas la première influence ressentie par les malades, mais dont les manifestations offrent autant de variations que l'effet qui nous occupe. M. le professeur de Vivenot (de Vienne), dont je regrette beaucoup de ne pouvoir lire les écrits allemands, et qui s'occupe de recherches physiologiques sur l'action de l'air comprimé, en donne une explication différente. Je l'emprunte à une sérieuse appréciation critique des travaux relatifs à l'emploi du bain d'air comprimé contre la surdité, publiée par mon neveu, M. Émile Bertin, professeur-agrégé de la Faculté de médecine de Montpellier [1].

M. de Vivenot attribue le ralentissement des pulsations artérielles à la tension plus grande que donne aux artères la forte pression de l'air comprimé, et à la résistance plus énergique que ces conduits opposent par suite à la systole du cœur.

« L'équilibration apparente des pressions atmosphériques, qui portent aussi bien sur les parois du cœur que sur celles des vaisseaux, paraît bien, au premier abord, ajoute M. Émile Bertin, devoir contre-balancer, annuler par la première les résultats de la seconde, par le secours donné à l'un la résistance augmentée des autres ; mais il suffit de réfléchir à la surface très-inégale des organes placés ainsi en antagonisme d'action, pour changer de prévisions à cet égard : la surface du cœur, organe d'impulsion, est, en effet, de beaucoup inférieure à celle des parois vasculaires qu'il a pour mission de dilater; or comme la pression exercée par un fluide est en raison précisément de la surface sur laquelle cette pression s'exerce, la force impulsive ajoutée à la contraction cardiaque n'égale plus, à ce compte, le poids ajouté d'autre part à l'obstacle vasculaire.

» Au lieu de réfuter ainsi *à priori*, sur la foi d'un théorème de physique, la prétendue équilibration de l'atmosphère condensée, M. de Vivenot a préféré la méthode non moins péremptoire par laquelle Diogène confondit le disciple de Zénon.

[1] *Montpellier médical*, tom. XVI, pag. 470.

» Il a donc construit un ingénieux appareil de circulation artificielle, composé d'un ballon et d'un tube, l'un et l'autre en caoutchouc et remplis de liquide ; des poids tombant régulièrement et d'une hauteur toujours égale sur le ballon, impriment au tube une dilatation rhythmique qui trace, à l'air libre, sur le sphygmographe sa courbe spéciale et définie.

» Or, si la pression augmentée de l'air doit équilibrer et annuler les résultats sur le cœur et les vaisseaux d'un être vivant, il doit avoir, n'est-ce pas ? un résultat pareil de compensation sur le système artificiel que de Vivenot nous présente. Eh bien ! les choses sont loin de se passer ainsi, et, placé dans l'atmosphère condensée de la cloche à air, l'appareil circulatoire est visiblement impressionné par la densité de ce nouveau milieu ; les dessins sphygmographiques donnés par l'artère de caoutchouc offrent des courbes modifiées comme le sont celles du véritable pouls, c'est-à-dire que les segments ascendants des vagues en sont plus inclinés et leurs rayons plus courts, çe qui veut dire que les diamètres de dilatation se réduisent, par le fait, sous la condensation de l'air qui les entoure. »

« Par l'augmentation générale de la tension vasculaire, par la résistance ainsi opposée à la systole ventriculaire, le professeur de l'Université de Vienne explique, selon la théorie de Marey [1], le ralentissement, observé par tous, dans le rhythme des pulsations, sous l'influence de l'air condensé [2]. »

Avant de discuter la valeur absolue de cette explica-

---

[1] J. Marey ; *Physiol. méd. de la circulation du sang*, etc. 1863, pag. 209.
[2] Ém. Bertin, *loc. cit.*

tion, je dois faire observer que M. de Vivenot n'admet le ralentissement du pouls que pendant la durée d'une pression augmentée; tandis que de mon côté j'ai rarement constaté la diminution du nombre des pulsations sous l'appareil; au contraire je l'ai notée immédiatement à la fin du bain, presque toujours plusieurs heures après, ou même le lendemain avant le lever du malade.

Il faut bien reconnaître sans doute qu'une pression plus grande, exercée sur les artères par l'air condensé, augmente leur résistance aux contractions du cœur, et contribue ainsi à produire le ralentissement du pouls. Mais réduire ainsi le phénomène à un effet purement physique, et conclure, de ce qui se passe dans un appareil en caoutchouc. à ce qui se passe aussi dans des circonstances physiques analogues chez l'homme vivant, sain ou malade, c'est méconnaître l'intervention d'une force qui, chez lui, peut seule expliquer les variations observées dans le même phénomène.

Toutes les fois que l'appareil de M. de Vivenot sera mis en jeu dans une atmosphère dont on aura augmenté la densité, les courbes sphygmographiques indiqueront nécessairement une plus grande résistance des parois artérielles, et cette résistance sera d'autant plus grande que l'atmosphère sera plus dense. C'est là la régularité, la constance absolue des faits physiques, lorsqu'ils se reproduisent dans des circonstances semblables.

Si l'air comprimé n'agit chez l'homme que sous l'influence des mêmes lois qui déterminent son action sur l'appareil circulatoire en caoutchouc, le pouls naturel doit ressentir, sous les densités variables de l'atmosphère, des modifications aussi certaines, aussi constantes, que celles qu'en éprouve le pouls artificiel. Il faut dans les deux cas retrouver un effet de même nature, les mêmes rapports entre lui et sa cause. Or, je ne sais si M. de Vivenot a vu *constamment* le pouls humain diminuer de fréquence sous l'action du bain d'air comprimé; mais dans mes nombreuses observations, il m'est arrivé bien souvent de trouver des malades qui sortaient de l'appareil sans m'offrir la moindre diminution dans le nombre de leurs pulsations, et tout étonnés d'avoir, pendant la durée du bain, trouvé toujours leur nombre aussi élevé, quelque soin qu'ils eussent apporté à les compter. Que de fois aussi, des hommes bien portants, placés sous les appareils à air comprimé, soit par un simple motif de curiosité, soit pour accompagner des malades trop timides, ont subi l'épreuve de la compression sans modification de leur pouls. Un état maladif pourrait-il influer sur ce qui se passe chez les premiers sujets que j'ai cités? Mais quelle raison compensatrice invoquer chez les seconds, qui puisse balancer l'énorme différence des pressions subies à la fois par la totalité des surfaces artérielles et par celle du cœur?

Si, comme je l'ai déjà observé, il est ordinaire qu'en physique l'intensité d'un effet grandisse proportionnellement à l'énergie de sa cause, pourquoi n'en est-il pas de même de la lenteur du pouls et de la densité de l'air qui pèse sur nous? Sous l'influence de la pesanteur atmosphérique ordinaire, avec la différence qui existe entre le poids supporté par toute la surface de l'arbre artériel et celui qui presse la surface du cœur, le pouls conserve une fréquence normale que trop de causes insaisissables font pourtant varier, en dépit de l'immobilité de la colonne barométrique. Il suffit d'élever, sous les appareils à bain d'air comprimé, la pression de l'air qu'on y respire, de deux cinquièmes ou d'une moitié d'atmosphère, pour que ce léger changement, sous lequel la différence des poids supportés par le cœur et par les artères devient déjà beaucoup plus grande, détermine dans le rhythme habituel du pouls un ralentissement très-notable.

Voyons maintenant ce qui se passe chez un ouvrier que l'on place sous la pression de trois atmosphères, si ordinaire dans les tubes que l'on emploie à la construction des piles de pont. Quelle énorme différence entre cette pression et celle qu'il abandonne pour aller à son travail! Quelle différence plus effrayante encore entre le poids qui pèse sur le cœur et celui qui tend à déprimer toute la surface du réseau artériel! On craint, au premier coup d'œil, qu'une différence si grande ne porte le ralentissement du pouls jusqu'à l'arrêter tout à fait; et pourtant, que se passe-t-il, alors même qu'aucune précaution n'a été prise pour ménager d'aussi fortes transitions, alors même que l'éclusement dure au plus une minute et demie ou deux minutes? J'ai beau chercher dans l'étude qu'a faite M. le D#r# François des effets de l'air comprimé sur les ouvriers travaillant dans les caissons servant de base aux piles du pont du grand Rhin, et dans le mémoire de M. le D#r# Foley, *sur le travail dans l'air comprimé*, le ralentissement du pouls n'est signalé nulle part[1]. Et dès-lors, comment expliquer que l'extrême exagération d'une cause si

---

[1] Quelques effets opposés seraient plutôt constatés : ainsi, M. François fait observer que « quant à la circulation du sang, il a toujours trouvé qu'elle était accélérée, même après un assez long repos après la descente de l'échelle , descente qui devait certes donner de l'impulsion au cours du sang artériel. Quelque temps après la sortie, le pouls se ralentissait et reprenait

active, quand elle est moins énergique, reste ainsi sans action, quand sa puissance s'est accrue? Je sais bien que la
résistance des tissus peut mettre un terme à ses effets; que
l'on pourra chercher dans la perturbation produite par un
éclusement sans ménagement des transitions, dans l'influence du travail, un obstacle au développement des effets
naturels de cette extrême pression. Mais on s'habitue à la
rapidité de ces transitions au point de ne plus être atteint
par le malaise, par les vives douleurs qu'elles causent la
première fois[1]; et pendant les six à huit heures que l'ouvrier reste dans les tubes, il a des instants de repos. Pourquoi, dans ces circonstances, les effets d'une extrême
pression resteraient-ils inaperçus? Pourquoi n'observerait-
on aucune trace de l'effet qu'elle produit constamment
quand elle est plus faible, ni rien de ce qui pourrait indiquer que cet effet a atteint le terme auquel il doit s'arrêter? Pourquoi enfin, ainsi que l'a observé Tabarié, dont
les études ont été empreintes d'une si scrupuleuse attention, ainsi que je l'ai vu moi-même, certains sujets offrent-
ils, sous l'influence du premier bain d'air comprimé et
dans l'appareil même, une accélération très-notable de leur
pouls habituel? Pourquoi tant de malades chez lesquels le

son nombre normal de pulsations. » (*Annales d'hyg. publ. et de méd. lég.*,
2e série, tom. XIV, pag. 296.)

De son côté, M. Foley nous dit : « Tel est immédiatement pris de trem-
blement, tandis que son voisin a des douleurs de ventre, celui-ci a *des
battements de cœur.* » (*Mémoire sur le travail dans l'air comprimé*,
pag. 10.)

[1] « C'est les premières fois seulement qu'on subit l'influence des tubes
que ces sensations sont bien manifestes. Une fois qu'on y est habitué, on
quitte leur atmosphère artificielle, comme on y entre sans rien éprouver ou
remarquer. » (Foley, mémoire cité, pag. 17.)

pouls n'offre pas de ralentissement sous l'action des premiers bains, tandis qu'il se manifeste plus tard? C'est qu'il y a, sans doute, dans l'homme une cause qui modifie les influences physiques selon les besoins de la vie, et par conséquent il est bien permis de ne pas croire, avec M. de Vivenot, que chez l'homme sain la tension artérielle, augmentée par un surcroît de pression atmosphérique, soit la seule cause du ralentissement du pouls.

Chargées de soutenir la vie en donnant satisfaction au besoin impérieux du principe indispensable à la rénovation des tissus, pourquoi des fonctions pulmonaires et la circulation ne seraient-elles pas influencées dans leur activité selon que cette rénovation plus ou moins étendue réveille avec plus ou moins d'énergie l'action du principe conservateur qui règle toutes les fonctions du corps? S'il rend la respiration et la circulation plus rapides, dans un milieu atmosphérique dont la rareté diminue l'absorption de l'air par le sang, pourquoi ne les ralentirait-il pas quand une densité plus grande de l'air a ce double avantage d'offrir sous un même volume une plus grande quantité du principe rénovateur et d'en augmenter l'absorption? Cette cause, à mes yeux, est tout au moins aussi réelle que l'autre; elle a plus de constance, elle explique mieux les variations qui s'observent chez les divers sujets soumis à l'action de l'air comprimé.

Si ces variations m'ont paru de peu d'importance quant à la déduction des indications thérapeutiques de cet agent, il n'en saurait être de même pour une question qui se présente à l'esprit, quand on considère que l'air comprimé modifie la circulation d'une même manière et dans un même sens, dans tous les cas de maladie qu'il est susceptible de guérir, dans des cas très-divers entre eux. Qu'il s'agisse d'une maladie des organes de la respiration, d'une affection diathésique, d'une chlorose, d'une affection du cœur lui-même[1], etc......, l'air comprimé calme, ralentit, régularise les mouvements de cet organe. Or, à côté de cette action toujours la même, si l'on tient compte de l'intime relation qui existe entre les fonctions du cœur et celles des poumons, de la facilité avec laquelle on peut modifier les premières en agissant sur les secondes, de l'action énergique et prompte à s'établir que l'air comprimé exerce sur celles-ci : n'est-il pas permis de se demander si c'est par une action directe ou indirecte qu'il agit ainsi sur la circulation? Cette appréciation peut avoir son importance par le jour qu'elle est susceptible de jeter sur les indications de ce nouveau remède : elle mérite donc de nous arrêter quelques instants.

Dans des études suivies sur les applications thérapeutiques de l'air comprimé, il est impossible de ne pas reconnaître que des exemples très-remarquables de l'abaissement du pouls se trouvent chez des malades atteints d'affections de poitrine ou de maladies du cœur survenues à la suite de quelque lésion des poumons. Ces deux cas rentrent évidemment dans une même catégorie, et j'ai déjà fait remarquer qu'une des conséquences du calme, de la régularité apportés par le bain d'air comprimé dans les fonctions pulmonaires, était un état semblable introduit dans la circulation. Quand le poumon, débarrassé d'un

---

[1] Nous verrons tout à l'heure, quant à cet organe, qu'il est d'importantes distinctions à faire.

engouement ou d'un œdème plus ou moins étendu , reçoit plus librement le sang qui vient des cavités du cœur ; quand l'hématose, longtemps incomplète sous l'influence d'un emphysème, retrouve plus de régularité et se fait d'une manière plus riche à chaque inspiration, par cela seul que les cellules pulmonaires sont plus accessibles à l'air ou qu'elles en reçoivent davantage sous un même volume, on conçoit aisément que les fonctions du cœur soient sensiblement ralenties et qu'elles retrouvent à la fois du calme et de la régularité. Ici, c'est la respiration qui, la première, s'est modifiée. Rendues plus efficaces, les inspirations en sont naturellement devenues plus rares, elles ont propagé leur ralentissement jusqu'au cœur, et, dans ce cas, cet organe reçoit d'une manière indirecte l'influence de l'air comprimé.

Mais que l'on considère ce qui se passe quand on soumet à l'action du même moyen des sujets atteints de toute autre maladie qu'une maladie des poumons : avant que la moindre influence se fasse sentir sur cet état pathologique, on constatera presque toujours une diminution dans la fréquence du pouls, et, dans la plupart de ces cas, il faut bien le reconnaître, cette modification survient avant que la respiration soit sensiblement modifiée. Si quelquefois, cependant, celle-ci se ralentit à son tour, il faut observer non-seulement qu'elle n'est modifiée que longtemps après la circulation, mais aussi qu'il n'y a plus de proportion entre l'effet qu'elle ressent et celui qui se manifeste sur les mouvements du cœur. C'est ainsi que, dans un cas de palpitations dues à une cause rhumatismale, le pouls tombait déjà de trente pulsations par minute, quand la respiration était à peine modifiée. J'ai vu de même, dans certains cas de surdité catarrhale, d'irritation chronique de l'arrière-gorge, etc., le pouls grandement influencé, tandis que la respiration conservait l'état normal dont elle ne s'était pas écartée pendant la maladie.

Du reste, même dans le traitement des maladies de poitrine, il n'est pas rare de rencontrer des cas où les choses ne se passent pas ainsi que je l'ai montré tout à l'heure, et de manière à ne faire arriver les modifications du pouls qu'après de profonds changements dans l'accomplissement de la respiration. J'ai rencontré certains emphysèmes pulmonaires des plus graves, où la respiration n'éprouvait encore aucune amélioration sensible, tandis que le pouls, habituellement très-fréquent, diminuait dès la première séance de dix, de quinze et même de vingt pulsations par minute. Je rapporterai plus tard l'histoire d'une phthisie sur-aiguë, où la fièvre offrait chaque jour une violente exacerbation précédée d'un froid intense, et dans laquelle le pouls s'élevait jusqu'à cent vingt pulsations par minute, pour redescendre seulement à cent-six pendant les rémissions. Dans cet exemple, les premiers bains amenèrent une diminution de trente pulsations par minute, et après le vingt et unième, toute fièvre avait disparu. La respiration, il est vrai, s'était heureusement modifiée; mais ici, comme dans les cas qui précèdent, pense-t-on qu'il y eut aucune proportion entre le ralentissement remarquable imprimé aux mouvements du cœur et l'effet nul ou presque nul ressenti par la respiration? Je ne saurais l'admettre, et puisque nous trouvons tant de cas où le cœur seul est influencé, tant d'autres où l'influence qu'il éprouve ne saurait, par ses larges proportions, être considérée comme la conséquence de l'effet presque nul subi par la respiration, n'est-il pas permis de conclure que l'air comprimé porte sur le cœur lui-même une action directe spéciale ?

Ce calme profond, cette lenteur de mouvement qui sont la conséquence de cette action, doivent-ils lui faire assigner un caractère sédatif? Est-ce là un nouvel exemple qui confirme à ce sujet les assertions émises dès le principe par Tabarié? Je le pense, et j'ajouterais, si ce fait pouvait rendre cette attribution plus exacte, que plusieurs fois, chez des sujets qui, dès la première séance sous les appareils pneumatiques, avaient éprouvé dans la fréquence habituelle de leur pouls une diminution de douze à quinze pulsations par minute, j'ai vu se manifester le sentiment très-marqué d'une profonde faiblesse. Il survenait après la première séance, d'autres fois plus tard; il se prolongeait plus ou moins; mais ce qu'il avait de remarquable, c'est qu'il ne troublait en rien l'amélioration générale que le bain d'air comprimé avait produite, et qui, s'augmentant de jour en jour et relevant les forces générales, rendait l'action sédative moins apparente et la prévenait tout à fait [1]. Cette particularité a surtout été remarquable dans un cas de phthisie pulmonaire. M. D..., âgé de 19 ans, avait éprouvé, pendant une croissance très-grande et très-rapide, de violentes hémoptysies. Elles servirent de prélude

---

[1] Le relèvement des forces souvent prompt à se manifester sensiblement, l'influence plus excitante d'un sang plus chargé d'air atmosphérique et par suite d'oxygène, sont sans doute les causes qui, au bout de séances plus ou moins nombreuses, mettent un terme à la manifestation de l'action sédative, et expliquent pourquoi, chez certains malades, la diminution des pulsations artérielles observées dès les premiers jours cesse de se montrer. On comprend aisément pourquoi le traitement n'en suit pas moins une marche heureuse.

à une phthisie pulmonaire qui s'établit dans un temps fort court; et quand M. D... se présenta à mon observation, il existait, avec une large ulcération du poumon droit, des noyaux hémoptoïques sur divers points du même organe. Dans l'espoir de dissiper ces engorgements et d'apporter à l'état du malade une simplification qui pouvait lui procurer du soulagement, je le soumis à l'action de l'air comprimé. Ce résultat fut atteint; mais, après le dixième bain, le malade accusa un profond sentiment de faiblesse générale, quoique ses nuits fussent meilleures, qu'il toussât et crachât moins, que son appétit et ses digestions se fussent améliorés, que la fièvre eût sensiblement diminué. Les bains furent alors interrompus pendant deux jours, et le sentiment de faiblesse disparut, laissant tous les symptômes d'amélioration se prononcer de plus en plus. Trois bains de plus reproduisirent le même état, qu'une nouvelle interruption fit disparaître.

J'ai eu l'occasion de soumettre aux effets de l'air comprimé une jeune personne fatiguée par des palpitations qu'une chute violente avait déterminées. Avant de venir réclamer mes soins, elle avait fait un assez long usage des préparations de digitale, et leur action n'avait pu ralentir le pouls au-dessous de soixante pulsations par minute; dès le second bain d'air comprimé, il n'était plus qu'à quarante-cinq. Une observation de ce genre ne peut-elle pas aussi être invoquée, pour confirmer l'action sédative directe que l'air comprimé exerce sur les organes de la circulation?

On peut, ce me semble, conclure de tous les faits que j'ai passés en revue, qu'à part l'influence qu'une augmentation de la pression atmosphérique exerce sur le cœur par suite d'une tension plus grande de l'arbre artériel, l'air comprimé agit sur le cœur de deux manières : indirectement, par suite de son influence sur la respiration, et des connexions de celle-ci avec les fonctions du cœur; directement, par une action qui doit être rangée au nombre des effets sédatifs.

Il y a là bien des motifs d'encouragement pour introduire l'usage du bain d'air comprimé dans le traitement des maladies du cœur. Cette application thérapeutique demande cependant une sérieuse attention, et l'expérience démontre que certains effets inséparables de l'influence de l'air, et que son état de plus grande densité exagère, peuvent, dans bien des cas, être de puissants motifs de contre-indication. Quelque long espace de temps qui se soit écoulé depuis que j'ai à ma disposition les beaux appareils de Tabarié, j'ai eu peu d'occasions d'employer leur mode d'action sur des sujets atteints de maladies du cœur. J'ai pu cependant recueillir quelques données utiles pour nous diriger dans de semblables applications, et puisque les faits que je possède ne sont pas suffisants pour que je leur consacre un chapitre spécial, je m'en servirai du moins ici, pour en déduire quelques renseignements utiles à consulter.

M. Diday écrivait en 1853 (dans la *Gazette hebdomadaire de médecine et de chirurgie*, n° 11, 16 décembre) : «Nous ne conseillerons jamais cet agent (l'air comprimé) aux malades atteints de lésions organiques du cœur et des gros vaisseaux. Le mécanisme de l'aspiration veineuse, ayant pour résultat d'augmenter la masse du sang vers l'organe de la circulation, peut avoir les conséquences les plus formidables. C'était l'opinion de Pravaz, qui la justifiait en citant l'exemple remarquable d'Ollivier (d'Angers), atteint d'une affection du cœur, et qui demanda avec effroi, au bout de peu d'instants, à sortir de la cloche sous laquelle il s'était placé par curiosité.»

J'ai moi-même recueilli naguère, sur un malade que m'avait adressé M. le Dr Haas, un fait qui offre peut-être une grande analogie avec celui de M. Ollivier, mais qui du moins est bien de nature à conseiller une sérieuse étude des cas d'affection du cœur contre lesquels on chercherait à utiliser l'air comprimé. Un boulanger, d'un tempérament lymphatique sanguin, âgé de 56 ans, avait continué jusqu'à 45, et d'une manière très-active, ses pénibles occupations, s'exposant de nuit et de jour, dans toutes les saisons et sans les moindres précautions, aux plus grandes variations de température, tout son corps étant en sueur et souvent à moitié nu.

Des catarrhes de plus en plus graves et fréquents, finirent par laisser après eux une difficulté de respirer qui devint elle-même permanente, et ce fut à la suite de plusieurs accès de la plus violente oppression que le malade vint à Montpellier pour se soumettre à l'action du bain d'air comprimé.

Le figure pâle, un peu livide, très-anxieuse ; la poitrine largement bombée dans tout le pourtour de sa base ; l'épigastre brusquement soulevé par une inspiration brève et sifflante, tandis que les parois du thorax étaient, surtout en bas, à peu près immobiles ; l'impossibilité d'accomplir une longue inspiration, de rester couché, de respirer autrement qu'étant assis et courbé en avant ; la percussion

très-sonore partout ; les deux bruits respiratoires complètement éteints dans le tiers inférieur des deux poumons ;
de la toux avec expectoration muqueuse et mêlée de beaucoup d'air, ou mucoso-purulente suivant l'état plus ou
moins avancé des crises, qui ordinairement survenaient
vers le milieu de la nuit, obligeant le malade à chercher
un air frais ; enfin, à la base du poumon droit en arrière,
près de la colonne vertébrale et dans une étendue assez
limitée, un peu de crépitation fine : tels furent les principaux symptômes qui me firent partager l'opinion de M. le
Dr Haas, et croire, comme lui, à l'existence d'un asthme.

Cependant, quoique le cœur ne fût pas habituellement
le siége de sensations pénibles, M. Ad... se plaignait d'é-
prouver assez souvent et sans l'intervention de causes fort
actives, des palpitations qui aggravaient ses souffrances. La
main appliquée sur le cœur recevait de sa pointe un choc
vivement prononcé, le bruit de ses battements était voilé,
et tandis qu'à gauche l'oreille ne les percevait que dans une
étendue normale, à droite elle les retrouvait, sourds mais
très appréciables, loin de l'organe, dans les régions antérieures du thorax et jusque dans ses parties postérieures.

Ces derniers symptômes fixèrent mon attention sur l'état
du cœur, et bien qu'il fût permis de supposer que leur
manifestation n'était qu'une conséquence de ce qui se
passait dans les poumons, je recommandai de ne soumettre
le malade, dès les premiers bains qu'il prendrait, qu'à
une pression de vingt centimètres, de mettre trois quarts
d'heure pour l'atteindre, de la soutenir invariable pendant
une demi-heure seulement, et enfin d'employer encore
trois quarts d'heure pour redescendre à la pression ordinaire. Grâce, sans doute, à cet extrême ménagement des

transitions, le premier bain fut pris avec un grand succès. M. Ad... y fut très-calme, et le soir il s'applaudissait devant moi de cet essai. Le bien-être qu'il avait ressenti sous l'appareil, celui qu'il éprouvait encore, lui donnaient l'espoir d'avoir enfin trouvé un moyen de guérison. L'examen que je fis de la poitrine et du cœur ne m'apprirent rien de nouveau. Un second bain fut pris le lendemain avec la plus grande confiance; mais à peine la pression fut-elle élevée de quelques centimètres, que les battements du cœur se firent sentir avec une plus grande force; à leur tour, ils rendaient l'oppression plus vive, et M. Ad..., que j'avais prévenu sous ce rapport, ne voulut pas, avec raison, prolonger davantage son bain; il demanda à sortir de l'appareil, et je m'opposai à de nouveaux essais.

Il est évident pour moi, d'après cela, que l'affection du cœur ne se bornait plus à ce simple état de gêne qui, chez les asthmatiques, donne naissance aux symptômes que j'avais observés; ils se liaient à une lésion réelle du cœur, qui pouvait bien être la suite de la profession du malade, de la gêne qu'une respiration modifiée si souvent par de grands efforts, avait apportée à la circulation, mais, à la la longue, elle avait dû prendre un caractère plus grave et porter une atteinte profonde au tissu même du cœur.

Rapprochés l'un de l'autre, ces deux faits renferment un enseignement précis; mais avant d'en tirer tous les préceptes qui peuvent en découler, je crois utile de mettre sous les yeux du lecteur d'autres observations. Elles nous aideront à préciser d'une façon plus motivée les indications et les contre-indications qui, dans le traitement des maladies du cœur, peuvent déjà nous guider dans l'emploi d'un moyen qui semble, par sa puissante influence sur l'acte de la circulation, devoir être rangé au nombre des agents utiles.

J'ai publié dans la première édition de ce travail, et l'on retrouvera ici à l'article *Emphysème*, deux observations, nos 33 et 34, que je rappellerai sommairement. Dans l'une d'elles, la malade, âgée de 24 ans, avait été à 13, après une course rapide, en portant un fardeau, atteinte de toux, d'hémoptysie, et de palpitations. La persistance de ces dernières, leur aggravation, l'inutilité des moyens employés contre elles, firent croire à l'existence d'une hypertrophie des cavités droites du cœur. On conseilla l'usage des bains d'air comprimé. L'examen de la malade me fit reconnaître un emphysème vésiculaire fort étendu du poumon droit, et quinze bains suffirent pour rendre à la respiration sa liberté, au cœur sa régularité et tout le calme normal de ses battements. Évidemment, les palpitations étaient la conséquence de l'état du poumon, et non, comme on l'avait pensé longtemps, la cause des troubles de la respiration.

Il s'agit, dans la seconde observation, d'une jeune dame qui, sous l'influence de deux grossesses et d'affections morales tristes, fut prise de palpitations, d'oppression et d'hémoptysie. Peu à peu les premiers symptômes devinrent fort incommodes, et la jeune malade, établie à Marseille, revint à Montpellier, se placer sous la direction de son père, médecin fort expérimenté.

Le poumon droit était atteint d'emphysème dans toute sa moitié inféreure ; le matin, avant le lever de la malade, son pouls, régulier et peu développé, était à 76 pulsations par minute. La matité de la région du cœur était un peu plus étendue que dans l'état normal ; la main appliquée sur cet organe ressentait des battements un peu exagérés, et l'oreille en éprouvait, pendant l'auscultation, un choc assez vif qui se rapportait aux cavités droites, dont le bruit n'était nullement éteint ; il s'entendait, sans aucun mélange de bruit pathologique, dans toutes les régions du côté droit de la poitrine, et même en arrière du côté gauche. La marche augmentait bien vite les palpitations, et les battements du cœur retentissaient alors jusque dans la tête.

Les bains d'air conseillés furent parfaitement supportés ; après le seizième, l'emphysème était guéri et la santé générale était rétablie, sauf de légères palpitations provoquées encore par une marche rapide ou une forte émotion. Elles étaient beaucoup moins vives et bien moins prolongées qu'autrefois, mais elles indiquaient toujours que le commencement de dilatation dont les cavités droites étaient atteintes depuis plusieurs années, n'avait pas disparu. Un plus grand nombre de bains l'aurait-il entièrement dissipé ? Quoi qu'il en soit, la malade vécut encore de longues années, sans que les bons effets produits par l'air comprimé se démentissent ; ce qui prouve bien tout à la fois l'influence de l'emphysème sur la production de la lésion du cœur, et les bons effets thérapeutiques du bain d'air comprimé.

J'ai eu récemment sous les yeux un malade dont l'observation ne sera pas sans intérêt à la suite des deux qui précèdent. Il s'agissait d'un homme de 55 ans, ayant longtemps joui d'une bonne santé, mais sujet depuis quelques années à s'enrhumer aisément, et fils d'une mère asthmatique. Employé dans un grand atelier de La Ciotat, M. F... était surtout occupé à limer.

Depuis près d'un an, des atteintes d'oppression de plus en plus graves et fréquentes se déclaraient ordinairement dans la nuit ; elles s'accompagnaient au début de toux avec une expectoration difficile de crachats muqueux très-aérés, remplacés à la fin de ces crises fort pénibles, par des crachats mucoso-purulents.

Des palpitations assez vives, fort incommodes, que le malade comparait à une sorte de roulement, se faisaient surtout sentir au moindre effort qu'il fît et sous l'action de toutes les causes qui réveillent l'oppression. La maigreur était très-prononcée, le teint pâle, toute la peau du corps flasque et décolorée ; les forces étaient diminuées.

L'examen de la poitrine constata la présence d'un commencement d'emphysème, mais mon attention fut surtout attirée par le bruit très-distinct, quoique faiblement prononcé, d'une crépitation fine, située à la partie inférieure et postérieure du poumon droit, plus bas que l'angle inférieur de l'omoplate et près de la colonne vertébrale.

A l'auscultation, les bruits du cœur n'offraient aucun bruit pathologique, mais ils se montraient assez souvent intermittents et communiquaient à l'oreille une impulsion, un choc assez vivement prononcés, pendant la systole, quand on explorait le cœur sous le sternum. Les battements s'entendaient dans toute l'étendue de la région antérieure droite du thorax et en arrière, surtout dans les points où j'ai signalé l'existence d'une fine crépitation. Le pouls, peu développé, avait de la fréquence ; il donnait 90 pulsations à la minute et offrait aussi des intermittences.

L'appétit était peu prononcé, les digestions étaient régulières, et l'état du malade s'était aggravé depuis qu'une sueur abondante et habituelle des pieds avait disparu.

L'existence d'une prédisposition héréditaire à l'asthme, la forme des accès d'oppression, la nature des crachats, la prédominance des symptômes dépendant de l'état des poumons sur ceux qui se rapportaient au cœur, l'importance que le malade lui-même attachait à sa dyspnée, qui le tourmentait autrement que ses palpitations, me portèrent à penser qu'en rendant aux fonctions pulmonaires l'étendue, la régularité qu'elles avaient perdues, je verrais disparaître tous les phénomènes pathologiques qui se rapportaient au cœur.

Les bains d'air comprimé furent mis en usage à une pression de 20 centimètres seulement au-dessus de la pression atmosphérique, en consacrant trois quarts d'heure à chaque transition, et demi-heure seulement à la pression continue.

Après les deux premiers bains, le malade s'applaudissait déjà des résultats obtenus. Sa respiration était beaucoup plus libre, elle supportait mieux la fatigue, et l'oreille, posée sur le point où s'entendait d'abord une fine crépitation, n'en retrouvait plus de traces.

Après le sixième bain, tandis qu'un examen attentif constatait que l'amélioration des fonctions pulmonaires s'était confirmée, le malade était moins satisfait de son état ; il se plaignait d'agitation, de malaise général, et perdait toute la confiance qu'il avait d'abord manifestée.

Alors, en effet, les bruits du cœur étaient plus forts, surtout dans les cavités droites, et le choc, l'impulsion que détermine la systole, impressionnaient bien plus vivement l'oreille. Il n'y avait ni plus ni moins de clarté dans ce bruit, toujours, comme dans le principe, plus marqué du côté du sternum ; mais après un certain nombre de battements survenait, à la suite d'une intermittence, un coup beaucoup plus fort, quelquefois suivi d'un second : on eût dit des coups de piston. Tous ces bruits, inappréciables dans les parties de la cavité gauche du thorax éloignées de la région cardiaque, s'entendaient au contraire très-fortement dans toutes les régions antérieures, latérales et postérieures de la cavité droite, offrant absolument les mêmes caractères que dans le cœur lui-même.

Le pouls conservait sa fréquence première ; l'artère, plus développée, frappait plus énergiquement le doigt ; il existait aussi de fréquentes intermittences.

L'examen dont je consigne ici le résultat eut lieu après le dîner du malade, qui s'était rendu à pied chez moi. Quelque influence que je pusse attribuer à ces deux circonstances, le désaccord qui s'offrait entre l'amélioration survenue dans l'état de la poitrine et le trouble plus grand des fonctions du cœur, me parut mériter une sérieuse attention : il fallait s'assurer que l'excitation plus grande de cet organe ne tenait pas à l'influence qu'exerçait sur lui un sang plus chargé d'air atmosphérique, plus riche d'oxygène. Les bains furent interrompus pendant deux jours.

Après ce temps de repos, le malade, rassuré par une amélioration réelle de sa respiration, par la plus grande facilité avec laquelle elle lui permettait désormais de supporter le mouvement, la marche sur un plan incliné, désira reprendre ses bains. Le calme que je retrouvai dans le le cœur, revenu à l'état où je l'avais trouvé avant l'examen qui suivit le sixième bain, m'encouragea moi-même, et le succès le plus complet a justifié notre persévérance.

Après quatorze bains, la respiration, longue et facile, permettait une marche rapide, même en montant, sans qu'il s'ensuivît ni oppression ni palpitation ; la toux et l'expectoration avaient complètement disparu ; le pouls, parfaitement régulier, ne donnait plus que 62 pulsations par minute ; les battements du cœur n'avaient plus de choc exagéré, n'offraient plus la moindre intermittence et avaient cessé de s'entendre, non-seulement en arrière de la cavité droite du thorax, mais en avant, au-delà des limites normales.

M. F.... me fit observer que depuis le moment où sa maladie avait pris tant de gravité, il avait constamment dans les oreilles des battements qui avaient affaibli l'ouïe à droite et la rendaient presque nulle à gauche. Les battements avaient cessé à droite après le sixième ou le huitième bain ; ils étaient, à la fin du traitement, presque nuls à gauche.

Dès les premiers bains, l'appétit s'était augmenté, les digestions étaient faciles, les urines avaient toujours été bien plus copieuses que d'ordinaire, et après le douzième bain, les sueurs des pieds commençaient à se rétablir.

L'aspect général du malade annonçait de plus en plus le retour de la santé, et pour en bien consolider le rétablissement, il a continué l'usage des bains d'air comprimé jusqu'au nombre de vingt-trois.

Je regrette de ne pouvoir donner ici, avec tous les détails nécessaires, l'historique d'un malade, M. La... (de Marseille), qui, atteint depuis longtemps de palpitations, vint essayer l'emploi des bains d'air comprimé : il nous arrêterait trop longtemps. Il s'agissait d'un anévrisme du cœur avec dilatation de toutes ses cavités, et, sous l'influence d'une si grave lésion, M. La... était arrivé à un tel degré de cachexie séreuse que l'abdomen, les ex-

trémités inférieures, les bourses, étaient remplis et distendus par la sérosité ; la cavité du péricarde en contenait
aussi ; de la matité, de l'égophonie ne laissaient aucun
doute sur l'envahissement par le même liquide des cavités
de la poitrine dans une certaine étendue. L'oppression
était portée au point le plus extrême, et la seule position
que le malade pût tolérer était d'être assis sur le bord de
son lit, aussi courbé en avant que le permettait l'énorme
distension de l'abdomen, les jambes soutenues par deux
chaises et aussi peu pendantes que possible. Tous les
moyens qui, dans le principe, avaient pu ralentir la marche
d'un aussi fâcheux état, restaient aujourd'hui sans action,
et c'était en désespoir de cause qu'on avait songé à l'emploi des bains d'air. Quelque répugnance que j'eusse à
tenter ce moyen, la certitude d'en régler l'emploi de la
manière la plus ménagée, l'espoir de quelque soulagement,
et l'insistance de toute une famille à qui des malades, guéris d'oppression liée à des causes bien différentes, avaient
vanté les effets du bain d'air comprimé, conseillé d'ailleurs par des médecins qui avaient, à juste titre, toute la
confiance du malade, me décidèrent à un essai. Le premier bain fut donné à la pression de 20 centimètres, qu'on
n'atteignit, sous mes yeux, qu'avec une lenteur extrême ;
on la soutint à peine pendant un quart d'heure, et le retour à la pression atmosphérique fut aussi doucement ménagé que la transition inverse. Le temps passé sous
l'appareil fut pour M. La... un temps de calme et de soulagement. Il encouragea à de nouveaux essais. Un des
premiers effets obtenus fut une augmentation notable des
urines. Sous l'influence des bains suivants, sans que leur
action fût aidée par aucun autre remède, le régime du

malade étant seulement réglé de manière à produire une bonne mais facile alimentation, que le retour de l'appétit facilitait de plus en plus, les urines devinrent tellement abondantes, que toutes les collections séreuses disparurent. Heureux de retrouver ainsi toute sa liberté de mouvement, la possibilité de reprendre dans son lit la position facile qui ramenait un sommeil réparateur, M. La... se crut guéri. Je n'ai pas besoin d'ajouter que les palpitations et la grave lésion qui les causait, n'avaient rien perdu de leur caractère alarmant. Ce qui n'était pas moins fâcheux, M. La... conservait une extrême sensibilité et une irascibilité plus grande encore. Son traitement terminé par trente bains, à la fin du mois de juin 1858, il ne voulut pas rentrer à Marseille pendant les fortes chaleurs. Je lui conseillai le séjour du Vigan. Il y était depuis deux mois environ, sans que rien semblât altérer les résultats obtenus, quand l'annonce d'un événement qui le contrariait beaucoup provoqua un violent accès de colère, au milieu duquel la mort survint subitement, sans doute par quelque rupture du cœur.

Je n'ai cité ce fait qu'en vue de la manière dont le soulagement du malade s'était opéré, et des données qu'il nous fournira pour la détermination des cas de maladie du cœur dans lesquels l'air comprimé peut être utilisé. Les faits que je viens de citer sont sans doute encore insuffisants pour donner un résultat définitif, mais il ne faut pas oublier que je ne les ai présentés ici que dans le but de poser, dès aujourd'hui, des jalons propres à guider de plus nombreux essais.

Voici, je crois, les conclusions que l'on peut justement tirer de ces observations.

Chez les sujets dont les forces générales sont encore en bon état, dont le tempérament sanguin est prononcé, l'excitabilité vasculaire très-conservée ; où la lésion du cœur consiste dans un état d'hypertrophie avec ou sans dilatation, il est à craindre que la suroxygénation du sang qui s'augmente à chaque bain n'arrive bientôt à produire la surexcitation de l'organe malade. Il se peut que, dès les premières séances, l'action sédative exercée sur lui, la liberté que donne à la circulation du sang une plus grande ampleur de la respiration, inspirent une confiance que le ralentissement du pouls tend à accroître ; mais l'observation d'Ollivier (d'Angers), celle du malade de M. le Dr Haas, doivent inspirer la plus grande réserve dans les cas analogues, et, selon moi, faire exclure de leur traitement l'emploi du bain d'air comprimé.

Mais chez des sujets d'un tempérament lymphatique, chez ceux dont la maladie du principal organe de la circulation offre un caractère passif ou se lie à une altération des poumons, chez ceux dont les forces générales, ainsi que l'irritabilité, sont affaiblies, émoussées ; chez ceux, enfin, dont une cachexie séreuse aggrave la maladie, on ne doit pas, ce me semble, renoncer à ce moyen. Le calme qu'il procure à l'organe malade, l'amélioration ordinairement assez rapide qu'il apporte à la nutrition, l'accroissement qu'il donne aux sécrétions, et surtout aux urines, justifieront toujours des essais tentés avec de sages et constantes précautions, et que les observations présentées les dernières montrent pouvoir être heureux.

Maintenant, si l'on tient compte de la constance avec laquelle le ralentissement du pouls se manifeste dans les applications du bain d'air comprimé, si l'on tient compte des rapports de la circulation avec deux importantes fonctions de l'économie, la respiration et la production de la chaleur animale, que nous allons étudier, on peut se demander encore jusqu'à quel point l'absence ou l'apparition du ralentissement de la circulation sont des présages assurés de guérison ou d'insuccès. Une règle absolue n'est pas plus admissible ici que pour toute autre circonstance analogue en thérapeutique. On peut dire, comme l'a énoncé Tabarié, qu'en général le ralentissement du pouls est un effet de très-bon augure, soit dans les maladies du poumon, soit dans les maladies du cœur ; et dans l'un et l'autre cas, cependant, j'ai vu quelques insuccès, alors que, d'après l'état du pouls, on aurait pu s'attendre à un résultat favorable. La proposition inverse n'est pas plus absolue, et l'augmentation de la vitesse du pouls ne saurait, l'expérience l'a constaté sous mes yeux, faire pronostiquer d'une manière absolue l'inutilité du bain d'air dans tous les cas, d'ailleurs bien rares, où cette fréquence peut subvenir.

Effets du bain d'air comprimé sur la chaleur animale.

Il suffit de l'effet que le bain d'air comprimé exerce à la fois sur la respiration et sur les mouvements du cœur, et du phénomène de transformation qu'il va produire dans la profondeur de tous les organes où la circulation le fait arriver, pour faire comprendre que la chaleur animale ne peut rester étrangère à ce puissant modificateur. Mais en cherchant à apprécier la nature de l'influence qu'il peut exercer sur elle, il est bien des causes d'erreur contre lesquelles il faut se tenir soigneusement en garde.

C'est dans ce sens qu'il faut d'abord établir que les sensations des malades ne doivent jamais être acceptées comme un moyen d'éclairer ces recherches, sans les soumettre à une critique sévère, sans les étudier elles-mêmes, sans tâcher de remonter à leurs causes. Celles-ci se rangent sous deux chefs différents. Les unes se rattachent à l'air lui-même et aux modifications qu'il éprouve sous les appareils, les autres au sujet que l'on soumet à son action. Examinons-les séparément.

Quant à l'air, du moment où le jeu des machines l'accumule sous l'appareil, il doit évidemment par le seul fait de la pression qu'il subit, et qui s'élève jusqu'à deux cinquièmes d'atmosphère, laisser dégager une partie de son calorique. Cela est si vrai que, dans des observations constamment répétées pendant les cinq premières années où la direction des appareils de Tabarié me fut confiée, j'ai toujours vu un thermomètre placé dans leur intérieur atteindre invariablement deux degrés de plus que n'indiquait un instrument semblable placé tout près de l'appareil, dans le local même où l'on puisait l'air. Cette émission de calorique se soutient tant que la pression reste la même, et l'on comprend qu'au contraire, du moment où la condensation diminue pour revenir peu à peu en équilibre avec l'atmosphère, la raréfaction relative qui s'opère sous l'appareil tende à faire absorber du calorique par l'air : aussi voit-on le thermomètre baisser ; et si l'on pousse très-vite l'évacuation de l'appareil, l'expansion de l'air qu'il renferme absorbe assez de calorique pour que la vapeur d'eau dont il se trouve naturellement chargé, soit aussitôt rendue sensible sous forme de légers brouillards.

Voilà donc, dans le seul fait des variations de pression, des causes inévitables de chaleur et de froid dont les malades peuvent avoir conscience, sans que ce qu'ils éprouvent se lie le moins du monde à la production de la chaleur animale.

Je n'ai pas besoin d'ajouter ici que le soin de prendre dans des lieux d'une température artificiellement réchauffée ou refroidie l'air que l'on fait passer sous les appareils, et d'empêcher que les machines ne lui communiquent la chaleur qu'elles contractent par leur jeu, peut influer beaucoup sur la température de l'intérieur des appareils, et, par conséquent, sur les sensations du malade.

Celles-ci peuvent encore varier suivant les dispositions du sujet lui-même, et, selon toute apparence, d'après sa susceptibilité nerveuse. Ainsi, j'ai vu plusieurs fois des malades accuser un sentiment pénible de chaleur, dès que la pression s'élevait à quelques centimètres, tandis qu'une autre personne, placée sous le même appareil, n'éprouvait encore aucune sensation notable ni de chaleur ni de froid. Ordinairement, à mesure que la pression s'élevait, cette chaleur incommode se calmait et n'existait plus, alors que le manomètre indiquait trente centimètres de condensation, c'est-à-dire, quand elle aurait dû devenir plus forte. Survenue à une première séance, je l'ai vue manquer à toutes les autres, quand on n'était plus préoccupé de l'idée de se trouver renfermé dans un espace resserré, et qu'une première séance avait donné la certitude du bien-être procuré par l'air comprimé.

Toutes les sensations dont je viens de parler sont dues, on le voit bien, à l'action extérieure de l'air. C'est sa température propre, mise en rapport avec la peau, et la manière dont une susceptibilité nerveuse exagérée fait percevoir l'effet de cette température, qui sont la source véritable de ces diverses sensations. Aussi sont-elles variables, passagères, inconstantes, par conséquent peu de nature à éclairer notre sujet ; et puisqu'elles n'ont rien de commun avec ce que peut éprouver, dans les mêmes circonstances, le développement de la chaleur animale, c'est ailleurs qu'il faut étudier ce qui est relatif à cet acte important de la vie, si nous voulons éviter les erreurs que j'ai fait pressentir.

Quant à ce qui se rapporte à la chaleur animale et à l'influence qu'elle peut subir sous les appareils à bain d'air comprimé, il importe de l'étudier également pour cette chaleur *intime, profonde, régulièrement distribuée dans tous les organes,* qui fait partie inhérente de la vie, pour la *chaleur physiologique*, en un mot, et pour celle qui se concentre vicieusement sur un organe malade par suite d'un simple état de fluxion, de congestion, ou parce qu'il est le siége d'un travail inflammatoire, ou enfin parce qu'il se trouve sous l'action d'une innervation irrégulière.

Dans le premier cas, il faut bien se garder de ne voir, comme le fait M. Junod, dans la respiration accomplie sous un appareil à air comprimé, qu'un fait analogue à ce qui aurait lieu par l'introduction dans les poumons d'un air plus chargé d'oxygène, et d'annoncer comme l'un des effets dominants du bain d'air comprimé, le développement à l'intérieur du thorax d'une chaleur agréable. « Le jeu de la respiration se fait, dit-il, avec une facilité nouvelle ; la capacité des poumons pour l'air semble augmenter, *les aspirations sont grandes, moins fréquentes ; au bout de quinze minutes, on éprouve à l'intérieur du thorax une chaleur agréable ;* on dirait que des aréoles pulmonaires, qui depuis longtemps étaient devenues étrangères au contact de l'air, se dilatent de nouveau pour le recevoir, et toute l'économie puise dans chaque inspiration un surcroit de vie et de force [1]. »

Les dernières assertions de M. Junod sont aussi rationnelles, aussi vraies, qu'est inexacte l'apparition d'une chaleur agréable dans l'*intérieur du thorax*. Je ne la trouve mentionnée dans aucun des observateurs qui ont étudié ce qui se passe chez l'homme sain soumis à l'air comprimé. Tabarié, qui s'était souvent et longuement placé sous cette influence, ne l'a jamais éprouvée ; M. Pravaz n'en fait pas

---

[1] Junod ; *Recherches sur les effets physiologiques et thérapeutiques de la compression et de la raréfaction de l'air, tant sur le corps que sur les membres isolés.* (Voy. *Arch. gén. de méd.*, 2ᵉ série, tom. IX, pag. 159. 1835.)

mention ; parmi les médecins allemands qui s'occupent aussi de ce sujet, aucun ne la signale. Quant à moi, non-seulement je ne l'ai pas ressentie dans les occasions nombreuses où je me suis placé dans les appareils de Tabarié ; mais parmi les personnes bien portantes qui, par un simple motif de curiosité ou pour accompagner des malades qui les intéressaient, se plaçaient dans les mêmes circonstances, je n'ai pu signaler le phénomène dont parle M. Junod.

Ce n'est pas seulement le défaut de production d'une plus grande chaleur locale dans la poitrine qu'il faut ici faire observer. Dans aucune des circonstances que je viens de signaler, même dans les écrits de M. Junod, il n'est fait mention d'un accroissement de chaleur générale devenu sensible pour le sujet lui-même. Bien plus, si nous cherchons à nous éclairer par ce qui se passe dans des circonstances plus propres encore que celles que nous étudions ici, à produire un tel phénomène, nous ne le voyons indiqué nulle part. Les rapports que nous possédons sur les effets ressentis quand on descend au fond de la mer en se plaçant dans une cloche à plongeur, ne signalent aucune sensation qui dénote une augmentation de la chaleur interne appréciée par le plongeur. Il en est de même chez les ouvriers employés à la construction des piles de pont, et qui travaillent constamment dans des tubes où ils supportent de trois à trois atmosphères et demie de pression. Ainsi M. Foley, en rendant compte des impressions ressenties par les sens cutanés lorsqu'on s'écluse rapidemment dans les tubes, ne manque pas de faire remarquer « qu'à peine le robinet qui met en communication les tubes et l'écluse est ouvert, on éprouve aux lèvres d'abord et bientôt *sur-toute la peau* la même sensation que dans une étuve. Le thermomètre dans l'air comprimé ne marque cependant qu'un cinquième de plus qu'au dehors. » Mais lorsqu'il parle de modifications plus profondes, alors même qu'il fait observer qu'une plus grande combinaison d'oxygène rend le sang si riche qu'il sort aussi rutilant de nos veines que de nos artères [1], M. Foley ne dit pas un mot de l'augmentation de la *chaleur intérieure*.

A cause des applications de l'air comprimé au traitement des maladies de poitrine, il nous importe surtout de montrer que l'élévation de la chaleur animale n'est pas plus réelle dans les poumons malades que dans tout le corps pendant une bonne santé. C'est sans doute aux idées émises par Fourcroy qu'il faut rapporter la crainte de voir le bain d'air comprimé produire dans tout le thorax le sentiment plus ou moins élevé d'une augmentation de chaleur. Si cette crainte a paru justifiée quand il s'agissait, comme dans les travaux de Fourcroy, de l'inhalation de l'oxygène pur, les observations récentes de M. Demarquay viennent la contredire ; mais son désaccord avec ce que l'expérience constate dans les applications de l'air comprimé est bien plus évident encore.

Dans de nombreux essais tentés pendant le cours de maladies de poitrine, entre autres pendant une épidémie de grippe, Tabarié a toujours vu l'ardeur intérieure du thorax ressentie par les malades, céder rapidement à l'air comprimé. M. Devay confirme ce résultat : « Outre le sen-

[1] Foley ; *Ouvr. cit.*, pag. 11 et 13.

timent de bien-être généralement éprouvé par une respiration plus facile et plus large, une sédation remarquable
se produit, et, pendant la durée du bain, on se trouve débarrassé de la sensation de cuisson et de déchirement qui
se manifeste derrière la région sternale lorsqu'on se trouve
atteint de bronchite. C'est une modification que j'ai ressentie moi-même lorsque, atteint de cette dernière maladie,
je me suis placé sous la cloche à différentes reprises [1]. »
J'ai retrouvé le même fait dans la bronchite aiguë, et dans
tous les cas où les symptômes d'un état semblable ou ceux
d'une pneumonie partielle venaient, à la suite de quelque
imprudence, se joindre à ceux d'un catarrhe chronique ou
d'une phthisie pulmonaire, pendant leur traitement par l'air
comprimé.

J'en ai, dans ce moment même, un exemple remarquable
sur une demoiselle de Toulouse qui, atteinte depuis longues années d'un catarrhe chronique affectant les deux
poumons, et s'accompagnant à droite de signes physiques
très-propres à faire admettre de graves lésions, a vu se
dissiper, sous l'effet de deux ou trois bains, une recrudescence très-active de *chaleur sous-sternale*, de toux,
d'oppression, qu'une imprudence avait causée pendant
qu'elle usait des bains d'air comprimé.

Contrairement à ce qu'a avancé M. Junod, Tabarié pouvait donc, avec plus de raison et d'exactitude, dire à
l'Institut, en l'entretenant de ses recherches sur l'action
du bain d'air comprimé, *qu'il dissipe avec une grande*

---

[1] F. Devay; *Du bain d'air comprimé dans les affections graves des
organes respiratoires*, etc. (Voy. *Gaz. hebd. de méd. et de chir.*, n° 11,
16 décembre 1853.)

puissance toute ardeur intérieure du thorax, toute ardeur insolite des organes que cette cavité recèle [1].

Je dois enfin, pour ne rien négliger de ce que l'observation m'a montré, rappeler ici que quand les malades qui se placent sous l'appareil à air comprimé, ont, comme cela devrait toujours se pratiquer, la précaution de s'y mettre calmes, reposés de toute fatigue, il arrive le plus souvent que, malgré l'élévation réelle de la température du bain d'air, ils n'ont conscience d'aucune augmentation de chaleur. Souvent, au contraire, ils ont à peine supporté pendant quelques instants la pression la plus élevée, qu'un léger sentiment de froid intérieur, profond, se manifeste et fait éprouver la nécessité de se couvrir davantage. Ce refroidissement n'est jamais très-incommode. J'ai pourtant rencontré des malades qui demandaient qu'on leur donnât un air d'une température un peu plus élevée, et qui n'étaient bien, sous l'appareil, qu'à cette condition. Cet effet se manifeste assez ordinairement en même temps qu'une tendance plus ou moins forte au sommeil ; ne serait-il pas dû à ce qu'un état de faiblesse générale rend le sujet plus sensible à l'action sédative de l'air comprimé? Son caractère passager, pendant le bain dans lequel il se manifeste, son absence pendant les bains suivants, quand le relèvement des forces l'empêche de se reproduire, tendent à justifier cette explication.

On peut, ce me semble, conclure de tous les faits qui précèdent, que la chaleur animale, bien qu'elle soit un produit irrécusable de l'action de l'air sur les matériaux

[1] *Comptes-rendus hebdomadaires des séances de l'Académie des sciences de l'Institut,* tom. VI, pag. 897.

désassimilés par les actes de la vie, loin d'atteindre jamais, sous l'action de l'air comprimé, un degré qui rende son augmentation sensible, ni pour l'homme sain, ni pour celui dont quelque organe malade éprouve déjà une augmentation notable de sa température, conserve en général son activité ordinaire, et dans quelques cas exceptionnels semble ralentie.

C'est, du reste, parce qu'on analysait avec peu de soin ce qui se passe dans le bain d'air comprimé, qu'on a pu être tenté d'admettre un résultat inverse. On avançait en effet, d'un côté, que, sous l'action de l'agent qui nous occupe, la capacité de la poitrine se trouvait agrandie ; de l'autre, qu'en raison de cet agrandissement, un air plus abondant et surtout plus dense offrait naturellement, au contact du sang, une plus grande masse d'oxygène ; et, de ce double motif, on n'hésitait pas à déduire une production plus active de la chaleur animale.

Il sera facile de montrer le peu d'appui que cette opinion, d'ailleurs en opposition avec ce qui se passe, trouve dans ces mêmes faits sur lesquels on s'appuie ; l'agrandissement de la cavité thoracique, que l'on attribue à l'influence de l'air comprimé, est loin d'être prouvé chez les sujets dont la poitrine est saine. Il suffit, pour le reconnaître, de se rappeler que l'équilibre le plus absolu entre la pression extérieure et intérieure subie par le corps est une condition inséparable du bain d'air, tel que nous l'étudions.

Chez les personnes que l'on soumet à son influence pour quelque lésion du tissu des poumons, l'agrandissement de la capacité de ces organes, qui résulterait, par exemple, de

la guérison de leur état d'engouement, ne peut pas davantage être admis, alors même qu'un soulagement notable
et une bien plus grande liberté de respirer se manifestent
rapidement dès que la pression est élevée. L'expérience
ne montre que trop souvent, dans ces cas, l'insuffisance
d'un premier bain pour dissiper la lésion qui existe. D'ailleurs, n'est-ce pas assez qu'un air plus dense pénètre dans
la portion encore saine du tissu pulmonaire, pour qu'une
quantité de sang plus grande que sous l'action de l'atmosphère ordinaire soit décarbonisée et rapproche de plus en
plus les résultats actuels de la respiration, de ce qu'ils
seraient dans l'état de santé? C'est ainsi que le besoin d'air,
si impérieux pour les malades oppressés, se trouve souvent
satisfait, dès la première séance, sous les appareils médico-
pneumatiques, et cette fois encore l'agrandissement du
thorax est tout à fait inutile pour expliquer ce résultat.

On invoque, en second lieu, comme cause d'un développement plus considérable de la chaleur animale sous
l'influence du bain d'air comprimé, l'arrivée, dans les
poumons, d'une plus grande masse d'oxygène. Plus logi-
que que la première, cette explication est encore mise en
avant pour un fait qui n'existe pas, et l'inutilité de recourir à elle tombera d'ailleurs, à son tour, devant une
appréciation plus complète de tout ce qui se passe.

Sous l'influence prolongée d'un air raréfié et relativement plus pauvre d'oxygène, on sait que l'asphyxie tend
à s'établir et que toutes les fonctions s'affaiblissent. Sous
l'action continue d'un air que sa condensation rend plus
riche de ce même principe vivifiant, une hématose plus
active doit, au contraire, avoir lieu, donner naissance à
plus d'excitation, à plus de chaleur générale. Mais, en

appréciant ces deux points extrêmes d'un même phénomène, s'arrêter à ce que nous venons d'en rapporter, serait
n'y voir que de simples effets de chimie animale, et laisser
de côté tout ce que l'intervention des forces de la vie y
introduit dans l'intérêt de la conservation de l'individu.

Or, dans le premier cas, on le sait, la respiration se
précipite, et, par des inspirations multipliées, par un renouvellement plus rapide de la petite quantité d'air que
chacune d'elles peut amener dans les poumons, la nature
cherche à suppléer à l'insuffisance de l'air respiré, à prévenir une asphyxie imminente.

Un phénomène opposé, mais pourtant du même genre,
ne pourrait-il pas, sous l'influence de l'air comprimé, apporter un obstacle réel à l'action trop énergique du principe qui, cette fois, est offert aux poumons en trop grande
abondance? Si les inspirations devenaient plus rares, elles
préviendraient à la fois la formation d'une trop grande
quantité de sang artériel, et le développement exagéré de
la chaleur animale qui aurait pu s'ensuivre. L'influence
d'ailleurs incontestable d'une plus grande quantité d'oxygène pourrait donc ainsi être utilement balancée par le
simple ralentissement de la respiration; or, déjà ce ralentissement est, pour nous, au nombre des effets les plus
certains de l'air comprimé. M. Junod n'avait pas manqué de le constater; il a été reconnu par tous les médecins
qui se sont occupés de l'emploi de l'air comprimé. Cette
diminution de la fréquence des mouvements respiratoires
combinée avec le ralentissement de la circulation, et plus
marquée encore chez les sujets malades que chez l'homme
sain, vient donc rectifier des résultats que l'imagination
seule ou de fausses appréciations avaient pu mettre en

avant. Évidemment, elles ne tenaient aucun compte des modifications que l'intervention de la vie peut apporter au jeu de nos organes, à l'accomplissement des phénomènes de tout genre qui s'accomplissent en eux[1].

Après des considérations de ce genre, on comprend comment, en se soumettant à l'action de l'air comprimé, on n'éprouve en général ni chaleur intérieure, ni refroidissement sensible. J'ai pourtant avancé que, dans certains cas, quelques sujets avaient la sensation d'un refroidissement intérieur, et que, surtout dans les maladies aiguës de poitrine, Tabarié avait constaté la cessation de l'ardeur interne qui les accompagne. Cette assertion n'est point, comme celle que je viens de discuter, un résultat admis *à priori* et sans pouvoir l'appuyer sur des faits ; aussi me suffira-t-il, pour en faire comprendre la réalité, d'ajouter qu'il a été observé chez les sujets qui, dès les premières séances, avaient éprouvé une diminution bien marquée des battements du cœur. Or, ce ralentissement de la circulation et celui qui se manifeste, sous la même influence, dans l'accomplissement des fonctions

[1] M. Foley a invoqué la même influence en étudiant ce qui se passe dans un milieu bien autrement condensé. sans que pour cela l'analogie des situations soit altérée.

« Dans l'air comprimé, notre capacité pulmonaire augmente, et les mouvements de nos côtes diminuent. L'excès de pression, qui fait dissoudre l'oxygène dans nos fines ramifications vasculo-sanguines, rend superflu le jeu du thorax, et notre centre nerveux coordinateur le réduit par ce motif à son minimum d'amplitude.

» Économie de force et de temps, telle est la loi que l'âme humaine suit dans les nombreuses combinaisons qu'elle fait pour nous maintenir en harmonie avec le monde, même quand il s'agit de notre vie végétative. » (*Loc. cit.*, pag. 13.)

pulmonaires , justifient le résultat que j'annonce, par tout ce qu'ils peuvent apporter l'un et l'autre de diminution dans le développement de la chaleur animale. En outre, il est bon d'observer qu'une circulation ralentie affaiblit d'autant les mouvements fluxionnaires qui existent, et qu'une pression élevée, dont l'action n'est pas douteuse, peut bien, à son tour, en contribuant à dissiper la congestion inflammatoire, affaiblir d'autant la chaleur fixée sur la partie malade.

De tout ce qui précède, il faut conclure, ce me semble, que sous l'action du bain d'air comprimé, les modifications de la chaleur du corps peuvent être envisagées sous trois points de vue distincts. Les unes dépendent d'une élévation de la température du milieu ambiant, pendant que la pression qu'il subit s'augmente ou se soutient à un degré élevé, et de son abaissement, au contraire, sous l'influence d'une pression décroissante. Elles n'ont aucune valeur thérapeutique, mais elles indiquent la nécessité absolue de n'employer que des transitions bien ménagées.

D'autres se rapportent à la chaleur animale. J'ai pris soin de montrer que, sous l'influence de l'air comprimé, même à plusieurs atmosphères, elle n'éprouvait pas d'élévation dont l'homme malade ou à l'état de santé eût conscience, grâce à l'intervention puissante du régulateur général des phénomènes vitaux. Il ne faut pourtant pas prendre cette idée dans un sens trop absolu. La chaleur animale se lie de trop près à l'acte de la nutrition, pour qu'une transformation plus active des matériaux désassimilés ayant lieu sous l'action d'une plus grande quantité d'air atmosphérique, elle y reste totalement étrangère.

Comme la nutrition elle-même, elle en devient au moins plus assurée, et peut-être que, sans dépasser un degré qui reste inaperçu parce qu'il fait partie de notre état normal, elle contribue à ce sentiment de bien-être que beaucoup de sujets affaiblis éprouvent souvent dès les premiers bains d'air comprimé. Peut-être aussi est-ce à sa production plus assurée et à certaine modification concomitante de la sensibilité nerveuse que quelques sujets ont fourni une exception au fait que je constate. Dans ces cas, la chaleur ressentie a été très-rarement portée au point d'être incommode; elle n'a jamais été un obstacle aux bons effets de l'air comprimé, et, considérée à ce point de vue qui la rattache à l'acte nutritif, son apparition ne pourra jamais faire mal augurer des effets thérapeutiques demandés à l'air comprimé.

J'ai déjà signalé l'exception inverse, dans laquelle un état de faiblesse générale très-prononcé rend le malade plus sensible à l'action sédative du bain d'air, et devient la cause d'un sentiment de froid passager. Rarement prolongé pendant toute la durée du bain; ce refroidissement cesse de se montrer à mesure que, par une respiration meilleure, les bains suivants relèvent les forces générales; il ne saurait indiquer un effet fâcheux produit par l'air comprimé, et s'il n'est pas plus que le sentiment d'une augmentation de la chaleur animale indispensable au succès du traitement, il peut, comme lui, nous amener à reconnaître l'influence que l'air comprimé exerce sur tous les phénomènes qui se rattachent à la nutrition, qu'il active et régularise. De là, l'indication naturelle et rationnelle de son emploi chez bien des convalescents de longues maladies, chez les sujets qui, sans être encore malades, sont affaiblis par des excès, par des travaux pénibles, par une vie trop active.

Enfin, le troisième point de vue sous lequel on peut envisager les effets du bain d'air comprimé sur la chaleur animale, se rapporte à ce qui se passe dans les organes qui sont atteints de mouvements fluxionnaires ou inflammatoires, et se trouvent ainsi le siége d'une chaleur morbide, d'une accumulation exagérée de la chaleur animale. Nous avons vu que, par le double effet d'une pression augmentée, mais douce, graduée, soutenue dans son action, et de la lenteur apportée dans la circulation, ce sentiment d'une chaleur anormale disparaissait aisément. La constance de cet effet a été constatée par tous les observateurs'; elle met donc sur la voie des cas multipliés où le bain d'air comprimé trouve une application rationnelle contre un élément morbide toujours grave, soit qu'il se présente isolé, soit qu'il s'ajoute comme complication à des affections chroniques. L'air comprimé, dans ces cas, nous offre un grand avantage : il accomplit son action curative sans porter atteinte aux forces du malade, et cette circonstance, toujours favorable dans les maladies de long cours, dans celles qui reconnaissent pour cause une débilitation profonde, a bien aussi parfois son avantage, au début même des maladies aiguës.

Effets du bain d'air comprimé sur la nutrition et les forces générales.

Les modifications que l'air comprimé introduit dans l'accomplissement de la circulation et des fonctions pulmonaires, doivent, en favorisant l'acte incessant de la rénovation des tissus organiques, réagir sur la nutrition elle-même. La vérité de cette assertion se trouve justifiée par le rapport constant qui existe entre la densité du milieu dans lequel on respire et le besoin d'alimentation que l'on y ressent. Selon que cette densité s'abaisse au-dessous, ou s'élève au-dessus de celle de l'atmosphère prise au niveau de la mer, l'appétit s'éteint ou s'exalte, et témoigne de la lenteur ou de l'activité des fonctions nutritives. Il diminue et finit presque par s'éteindre, à mesure que l'on s'élève sur les hautes montagnes. Il s'augmente bientôt par l'usage du bain d'air comprimé ; il s'exalte sous l'influence d'une pression de plusieurs atmosphères, telle qu'on la supporte sous la cloche à plongeur et surtout dans les tubes destinés à la construction des piles de pont.

A mesure que l'on s'élève à de grandes hauteurs, la marche devient de plus en plus pénible, le moindre exercice exige un prompt repos, et si l'on s'arrête presque à chaque pas pour reprendre haleine, c'est en réalité pour parvenir, au moyen de quelques inspirations faites en repos, à dégager l'économie des particules du tissu musculaire que l'exercice a désassimilées. Malgré ces pertes matérielles qui ruinent les forces, l'appétit ne se réveille pas, et s'il se prononce, c'est avec un dégoût, une aversion marquée pour tous les aliments azotés.

Sous l'air fortement condensé des cloches de plongeur ou des tubes employés à la construction des piles de pont, où un travail énergique est mieux supporté, la désassimilation des tissus doit, sans doute, être considérable ; mais une abondante endosmose d'air atmosphérique lui correspond, et grâce à cette activité de la rénovation organique, quand un long travail finit par amener une fatigue inévitable, l'appétit se prononce avec une préférence constante pour les substances azotées ; ainsi les forces se soutiennent et le travail peut être continu [1].

Tout en tenant compte des différences notables existant entre ces pressions élevées et celle qu'on supporte dans les appareils de Tabarié, il n'est pas étonnant qu'avec tous les médecins qui ont soumis des malades à l'action de l'air comprimé, je puisse signaler chez ceux-ci, d'une manière assez générale, le retour souvent très-prompt d'un appétit dont l'absence prolongée était pour eux un grave sujet d'alarmes. Mais ce n'est pas à une excitation plus ou moins directement portée sur l'estomac qu'il faut attribuer cette nouvelle et plus énergique appétence pour les aliments. Le

---

[1] Les ouvriers qui travaillent sous la cloche de plongeur « sont en général, dit Colladon, robustes et d'une bonne santé; *leur vie pénible exige trois solides repas par jour; du thé, du café, du pain, du beurre, des œufs, du jambon, des pommes de terre et du poisson, telle est leur nourriture ordinaire.* »(Voy. Pravaz, *Ouv. cit.*, pag. 102.)

La faim prend vite les hommes qui travaillent à la construction des piles de pont dans les tubes à air comprimé, dit M. le Dr Foley (*loc. cit.*, pag. 14).

choix instinctif que le malade lui-même dirige avec insistance sur les substances les plus nutritives, dit assez qu'elle se rapporte au besoin réel d'une bonne alimentation. C'est au travail profond d'une meilleure rénovation organique, à l'élimination plus active des principes désassimilés, que cette faim se rapporte. Elle est l'annonce d'une nutrition plus régulière et plus active, l'indice le plus heureux de cet acte de rénovation si important et trop souvent si difficile à rétablir.

Il n'est pas besoin de se livrer à de longues applications de l'air comprimé dans le traitement des maladies qu'il peut guérir, pour s'apercevoir de sa puissance reconstituante. Il suffit souvent d'un bien petit nombre de bains pour rendre de tels effets sensibles et pour le malade et pour ceux qui l'entourent. Je les ai vus survenir sur des sujets porteurs de lésions contre lesquelles l'air comprimé devait rester impuissant, et soutenir du moins des espérances qui rendent le mal plus tolérable. Dans des cas moins désespérés, je les vois souvent précéder toute modification heureuse des organes malades, et leur apparition est toujours d'un favorable augure.

C'est sans doute aux changements survenus dans l'accomplissement de l'acte nutritif, qu'il faut rapporter, ainsi que Pravaz et Devay n'ont pas hésité à le faire, l'activité plus grande que certaines sécrétions retrouvent sous l'influence de l'air comprimé, et que l'on observe chez l'homme sain comme chez les sujets malades, sous de fortes pressions comme sous des pressions plus modérées.

Celle des sécrétions qui m'a paru manifester la première l'activité que lui imprime l'air comprimé, est celle des glandes salivaires. Elle n'a pas été signalée par tous les observateurs, mais M. Junod l'avait constatée, et, comme lui, je l'ai retrouvée dans un grand nombre de cas. Destiné à jouer un rôle important dans l'acte de la digestion, il est naturel que le fluide des glandes salivaires se sécrète en plus grande quantité quand l'activité des organes digestifs se trouve accrue par une cause quelconque. C'est, entre les organes chargés de concourir à ces fonctions, un *consensus* d'action qui se retrouve toujours. Il me serait pourtant difficile de montrer par une observation directe que cette même harmonie d'action fasse arriver, avec la même augmentation proportionnelle, dans les diverses parties du tube digestif, et le suc gastrique, et la bile, et le liquide pancréatique. Mais si l'on considère que chez les hommes sains soumis à une forte pression de trois atmosphères ; que, même chez les malades soumis au bain d'air comprimé, malgré les circonstances peu favorables de la maladie, la plus grande quantité d'aliments qu'exige l'accroissement de l'appétit est, dans l'un et l'autre cas, parfaitement digérée, et soutient ou relève promptement les forces générales, on sera bien tenté d'admettre qu'aucun des fluides nécessaires à une bonne élaboration de la substance nutritive n'est sécrété d'une manière insuffisante par les organes chargés de le fournir. Pourquoi, dès-lors, refuser d'admettre qu'à l'instar de la salive, la bile et le fluide pancréatique subissent une augmentation réelle ?

On n'a pas encore songé à des applications de l'air comprimé dans le traitement des sujets que des dyspepsies, des gastralgies anciennes ont jetés dans un état de grande émaciation, de débilitation profonde. Mais si l'on considère que l'affaiblissement général qui résulte de l'accomplissement imparfait des fonctions digestives peut, à son tour, agraver l'état morbide des organes primitivement affectés; si l'on songe à l'influence heureuse que peut avoir sur ces mêmes organes une cause qui, d'une manière indirecte, vient solliciter leur action, en activant celle de tous les organes concourant avec lui à une même fonction ; si l'on songe qu'une hématose plus active, alors même qu'elle ne s'exerce que sur une faible quantité du fluide qui porte partout l'excitation et la vie, pourrait peut-être réveiller l'action des organes digestifs malades, avec plus de succès que les toniques directs ; si l'on observe, en outre, que cette stimulation arrive à ces organes avec le principe réparateur de leurs propres forces amélioré lui-même dans sa constitution ; n'est-il pas permis d'espérer que par des essais tentés avec précaution, avec tous les ménagements que des appareils bien établis rendraient faciles, et en élaguant de ces tentatives les cas où l'on pourrait soupçonner la moindre lésion organique, on arriverait à préciser les indications ou les contre-indications du bain d'air comprimé dans quelques-unes de ces maladies de l'estomac ordinairement si rebelles aux moyens variés que l'on dirige sur cet organe lui-même ?

Parmi les sécrétions d'un autre ordre et qui sont destinées à porter au dehors de l'économie les matériaux qui ont déjà servi à la nutrition, l'urine est sans contredit celle dont les modifications ont le plus frappé les médecins qui ont observé les effets de l'air comprimé. Pravaz, Devay, signalent son augmentation comme ayant lieu, soit pendant, soit après le bain d'air comprimé ; ils la rapportent avec raison à l'activité plus grande imprimée aux phéno-

mènes de la nutrition. J'ai déjà montré que cette augmentation s'élève à un degré considérable, et devient ainsi,
dans certains cas où existent d'abondantes collections
séreuses, un moyen fort utile de guérison. S'il faut en
croire les observations faites par M. le Dr Foley sur les
travailleurs dans les tubes à forte compression, l'effet que
je signale ici ne se reproduirait pas dans ces circonstances,
de façon à constater, comme nous l'avons fait jusqu'ici,
l'analogie des résultats obtenus par des augmentations variables de pression. « Dans l'air comprimé, nos sécrétions
se modifient ; celles du poumon et de la peau augmentent considérablement ; celles du tube digestif, des reins,
du foie, leurs inverses en maintes circonstances, ne varient
pas, ou mieux, *diminuent* généralement [1]. »

Il y a plus d'apparence que de réalité dans le désaccord
qui existe entre les faits observés par M. Foley et ceux que
tant d'autres médecins ont constatés. Il ne faut pas oublier,
en effet, que, tandis que dans les appareils de Tabarié les
malades sont soumis au plus grand repos , les ouvriers,
dans les tubes de construction des piles de pont, sont
constamment occupés à des travaux pénibles. La sueur
abondante qu'ils y éprouvent, détourne certainement au
détriment de la sécrétion urinaire tout ce que la première
offre d'exagéré, et ce qui se passe alors n'est en réalité
que la preuve de l'antagonisme que M. Foley signale entre
ces deux produits de nos organes.

Les malades qui ont fait le sujet de mes observations ne
m'ont pas offert d'augmentation notable des sueurs qui
doive être rangée au nombre des effets habituels de l'air

---

[1] Foley, *loc. cit.*, pag. 15.

comprimé. Si quelques exceptions se sont offertes à moi,
je les ai recueillies sur des sujets qu'une excitabilité nerveuse assez prononcée rendait plus sensibles à l'action
d'un sang plus riche en oxygène, plus stimulant, surtout
si de telles dispositions idiosyncrasiques s'observaient chez
des sujets atteints de phthisie galopante, de phthisie à marche suraiguë.

Si maintenant l'on se demande quelle peut être l'action de l'air comprimé sur les forces générales, il est
facile de comprendre que son action doit tendre à les augmenter. Quelle que soit, en effet, la manière dont se com-
portent les deux principes constituants de l'air atmosphérique, quelle que soit leur importance particulière dans le
phénomène de la nutrition, il est certain que, dans toutes
les circonstances où l'homme se place sous l'action de
l'air comprimé, celui-ci se présente avec des modifications
favorables aux usages qu'il doit remplir. Si les organes
pulmonaires se trouvent alors dans un état de santé, ils
reçoivent dans toutes leurs parties, et sans augmentation
de volume, une plus grande quantité du fluide nécessaire
à l'une des opérations les plus importantes du phénomène
de l'assimilation.

Quand, au contraire, des lésions de nature diverse fer-
ment à l'accès de l'air, ce *pabulum vitæ*, une partie du
tissu pulmonaire où il doit être élaboré, la quantité qui se
trouve introduite dans les portions restées saines doit, par
suite d'une densité plus grande, suppléer inévitablement
à celle qui n'est point admise au contact du sang dans les
points malades. Ainsi, dans l'état de santé, l'action réparatrice de l'air comprimé s'accomplit facilement et de la

manière la plus absolue. Dans l'état de maladie, alors que par l'effet d'une respiration incomplète, elle s'était trouvée réduite au-dessous de ce qui est nécessaire à l'entretien régulier de la vie, elle se rétablit dans des proportions plus larges et plus convenables. Le raisonnement le plus simple suffira donc pour montrer, d'après cela, que si les forces générales diminuent quand l'air atmosphérique ne s'offre pas en quantité suffisante aux organes de la respiration, elles doivent au contraire s'améliorer et s'accroître sous l'influence de l'air comprimé.

Si nous entrons dans les détails de ce qu'on observe, en suivant avec attention ce qui se passe dans l'emploi de ce moyen, nous ne trouverons rien qui, bien examiné, ne confirme ces résultats.

Ainsi, dès les premières séances consacrées à l'usage de l'air comprimé, on constate souvent une amélioration notable des forces du malade; l'exercice lui est devenu moins pénible, et la plus grande facilité qu'il a acquise pour accomplir et supporter une fatigue qu'il était auparavant incapable de soutenir, n'est pas un des moindres encouragements qu'il retire des premiers essais, ni une des causes les moins propres à dissiper le sentiment de défiance ou d'incrédulité avec lequel quelques personnes se soumettent à l'action d'un moyen si indifférent en apparence. Ce qui frappe alors le plus, c'est le *caractère intime* de cette nouvelle force, c'est la conviction du malade qu'elle lui est désormais bien acquise, et la confiance qu'elle lui donne en lui-même, pour entreprendre ce que, la veille encore, il n'eût pas osé se permettre.

A la vérité, le résultat que je signale ici comme produit par les premiers bains, ne s'établit pas aussi promptement dans toutes les occasions ; mais il est surtout intéressant à observer pour la promptitude avec laquelle il se montre chez certains sujets qui souffrent depuis assez longtemps d'une dyspnée liée à quelque lésion physique des poumons. Alors même que celle-ci n'a pas été sensiblement amoindrie, il a suffi cependant d'une respiration devenue plus réparatrice pendant quelques heures, pour que ce bon résultat ait profondément retenti sur toute l'économie, et soit devenu la source d'une énergie nouvelle dans toutes les fonctions. On se fait difficilement une idée de l'heureuse influence qu'exerce sur les malades la conscience de cette force acquise, alors même qu'elle n'est pas encore portée à un très-haut degré. Un effet semblable est si rarement la suite immédiate des moyens les plus usités et dont l'action est, cependant, parfois vivement ressentie, que son arrivée sous l'influence d'un mode de traitement qui semble agir à notre insu, a réellement quelque chose qui étonne et qui encourage.

Sans doute, quand cette augmentation des forces se manifeste dès le début, celles-ci ne sont pas toujours définitivement acquises ; mais cette instabilité, qui n'est que passagère et que quelques séances de plus ne manquent pas de leur ôter, ne saurait faire mettre en doute la réalité de leur développement. Encore moins faudrait-il, pour cela, vouloir comparer ce qui se passe ici, avec les effets ressentis sous ces faibles variations de pression atmosphérique, que mesurent 3 ou 4 centimètres d'élévation de la colonne mercurielle. Bien qu'elles se rattachent au même principe, ces dernières modifications des forces sont réellement passagères comme les accidents atmosphériques qui les produisent. Mais les forces nouvelles, qui

résultent d'une pression élevée, sont dues à des modifications plus profondes, plus intimes, à des effets de nutrition
qui les infiltrent en quelque sorte dans tous les organes, et
leur font acquérir ainsi un caractère de permanence susceptible de se montrer, dans certaines occasions, d'une manière bien digne de remarque. Ainsi, j'ai vu bien des fois
chez des sujets asthmatiques, par exemple, alors que quelques bains d'air avaient sensiblement relevé les forces et
ramené du calme dans la respiration, un accès subit d'oppression être la suite d'une imprudence ou d'une cause
imprévue. Il cédait, en général, assez promptement; mais,
soit pendant la durée, soit après, les forces acquises n'avaient rien perdu de leur intensité.

Il arrive bien plus souvent encore de voir les malades
accuser une amélioration très-sensible de leurs forces, alors
qu'aucun des signes physiques qui peuvent faire apprécier
l'intensité des lésions morbides soumises à l'action de l'air
comprimé, n'a subi la moindre variation capable de faire
croire à une diminution du mal. Le retour des forces
précède, dans ce cas, la guérison des lésions locales, et,
selon toute apparence, il ne reste pas étranger à cette
guérison. Que de fois, en effet, ne sommes-nous pas réduits à regretter, surtout dans le traitement des maladies
chroniques, l'obstacle funeste que le défaut des forces générales oppose aux efforts de la nature ou à l'action des
remèdes ? C'est aussi, sans doute, à l'heureuse et profonde
modification qu'elles éprouvent, qu'il faut rapporter un fait
que nous aurons bien souvent à constater dans les observations que je rapporterai plus tard, et dont l'apparition
est, dans toutes les circonstances, du plus heureux augure
pour le retour de la santé ou pour sa consolidation. Je veux

parler de ces cas où la suppression d'hémorrhagies ou de sueurs locales habituelles ne saurait être considérée comme étrangère à l'étiologie de la maladie soumise au bain d'air comprimé, et dans lesquels on ne tarde pas à voir, sous son influence, reparaître ces dispositions naturelles qu'aucun moyen plus ou moins direct n'avait pu rétablir.

Lorsque l'air comprimé est mis en usage d'une manière soutenue, l'action fortifiante que Tabarié lui avait reconnue devient plus marquée, parce qu'elle est alors le produit de l'amélioration journalière qu'il apporte dans les résultats des fonctions pulmonaires et de l'activité qu'il imprime à tous les actes de la nutrition. Dans ce cas, en effet, par un phénomène inverse à ce qui se passe quand on respire l'air des plus hautes montagnes, les fonctions digestives prennent une activité proportionnelle à celle de la respiration. Comme je l'ai déjà constaté, l'appétit s'augmente communément, et des digestions plus régulières viennent ajouter leur influence à celle d'une hématose plus complète et plus facile. Les heureux résultats de cette amélioration des fonctions réparatrices sont promptement mis hors de doute par ce qui se passe chez les personnes devenues anémiques, soit par suite d'émissions sanguines répétées, soit par suite du régime austère et des souffrances qu'entraine une maladie chronique. Après un petit nombre de bains, on suit aisément, dans ces cas, les progrès journaliers de la nutrition. Le teint se colore ; le pouls acquiert de la consistance et de la force ; le mouvement devient facile, il cause chaque jour moins de fatigue, tandis que le repos devient importun ; l'embonpoint s'augmente, le moral se relève, et la régularité de toutes les fonctions devient elle-même une cause incessante du bien, qui chaque jour se prononce davantage.

Ces effets réparateurs et si constants que produit l'air comprimé, et dont la réalité est démontrée par les grands avantages qu'on en retire chez les jeunes enfants à tempérament débile, qui peuplent les maisons orthopédiques, rendent cet agent bien précieux dans le traitement des maladies chroniques, et dans celui des maladies aiguës qui peuvent l'admettre. Grâce à eux, en effet, pendant que les lésions morbides disparaissent, ainsi que je le montrerai bientôt par les faits, non-seulement les forces du malade ne sont point diminuées par des pertes de sang plus ou moins abondantes, par des évacuations plus ou moins répétées, par des irritations locales révulsives et douloureuses ; mais l'action de l'air comprimé étant surtout un effet réparateur qui s'accomplit le plus souvent indépendamment de l'état pathologique des organes qui contribuent à le réaliser, les forces générales sont ainsi conservées, et le plus souvent augmentées. Aussi, tandis qu'avec d'autres agents thérapeutiques il faut, quand la maladie est terminée, s'empresser de réparer les pertes que la guérison a coûtées, et veiller sans cesse au moindre choc qui pourrait encore briser une machine si fortement ébranlée; après un traitement par l'air comprimé, grâce à l'influence salutaire qui, chaque jour, s'est manifestée sur l'ensemble des forces, on n'a plus en quelque sorte de convalescence. En même temps que les organes lésés se guérissent, les forces s'augmentent ; et quand les premiers sont rendus à l'état naturel, les secondes sont elles-mêmes, et quelquefois depuis assez longtemps, rétablies dans leur état normal. Ainsi la santé succède directement à la maladie, et si j'ai constaté, chez beaucoup de sujets guéris par l'action de l'air comprimé, que les effets salutaires de celui-ci semblaient s'accroître encore quand son usage était abandonné, c'est que le bon état de toutes les fonctions, l'harmonie rétablie dans leur ensemble et le retour des forces générales, devenaient une cause incessante de l'amélioration progressive et rapide de la santé, de la facilité avec laquelle elle pouvait résister efficacement aux causes qui, naguère encore, reproduisaient infailliblement de graves accidents morbides.

On aura sans doute, dans le cours de ce travail, de nombreuses occasions de retrouver dans les observations que je rapporterai, des faits bien propres à montrer comment, en reconstituant rapidement les forces radicales, l'air comprimé met un terme à certaines maladies, et à la disposition qu'elles laissent après elles à de faciles et graves rechutes ; mais je crois qu'il ne sera pas sans intérêt d'en trouver ici un exemple des plus frappants.

Mme C..., de Neufchâtel (Suisse), âgé de 28 ans, d'un tempérament lymphatique nerveux, avait joui d'une assez bonne santé pendant sa première enfance, quoiqu'elle fût d'une constitution faible et très-délicate. Réglée dès l'âge de 13 ans, elle fut alors atteinte d'une éruption lichénoïde. En même temps, par une croissance très-rapide, elle atteignit une taille fort élevée, sa poitrine restant resserrée, et ses membres très-grêles. La mère de Mme C... était fort sujette à de graves catarrhes pulmonaires ; une de ses tantes, du côté paternel, avait succombé à la phthisie. Mme C... fut soumise à l'usage continu de l'huile de foie de morue, des feuilles de noyer, des fleurs de houblon, et envoyée aux bains de Louëche.

Mariée à l'âge de 18 ans, Mme C... avait eu six enfants, et pendant ses deux dernières grossesses, elle avait éprouvé des pertes sanguines très-abondantes qui, sans empêcher une heureuse issue de la gestation, avaient déterminé un état anémique auquel on opposa avec succès des toniques, des ferrugineux, et les eaux de Griesbach.

Mme C... était sujette à de fréquentes atteintes d'esquinancie que le moindre refroidissement déterminait, et qui d'ordinaire prenaient un caractère grave, exigeaient des cautérisations avec le nitrate d'argent, et la fatiguaient beaucoup. Une de ces atteintes était survenue au commencement de 1856, dans un moment où Mme C..., sous l'influence d'un état gastralgique opiniâtre, avait rapidement beaucoup maigri. Cette complication augmenta encore l'amaigrissement et la faiblesse générale, et dès que la saison le permit, on eut de nouveau. mais sans succès, recours aux eaux de Griesbach.

Une petite toux survint vers la fin du mois d'août; Mme C... habitait alors la campagne, et de fréquentes promenades en bateau, par des vents très-froids, aggravèrent cette affection catarrhale qui, vers le milieu de septembre. avait pris tous les caractères d'une bronchite aiguë. De profondes émotions morales vinrent encore aggraver cet état; la fièvre prit de l'intensité, et le pouls, de 95 à 100 pulsations par minute le matin, s'élevait le soir jusqu'à 120. Les bruits respiratoires, mêlés de quelques râles muqueux, n'offraient aucune altération dans leurs rapports mutuels de rhythme, d'étendue. Mais il y avait de la matité assez prononcée en avant et en arrière, dans quelques points des lobes

supérieurs des deux poumons et dans le lobe moyen du poumon droit; une toux sèche n'était suivie d'aucune expectoration ; il n'y avait pas de douleur fixe dans la poitrine,
mais de l'enrouement avec un sentiment d'irritation dans
le larynx et dans les bronches.

Les fonctions digestives étaient bonnes; la menstruation
régulière, quoique suivie d'un peu de leucorrhée.

L'éruption lichénoïde, qui pendant plusieurs années
s'était montrée sur les bras, ne reparaissait pas.

Un exutoire au garou fut appliqué au bras gauche ;
l'huile de foie de morue, l'iodure de potassium, les extraits
de jusquiame, d'aconit, des frictions sur le cou avec une
pommade d'iodure de plomb, furent prescrits par MM. les
Drs Fabre et Castella, dans le but, disaient leurs consultations
que j'ai eues sous les yeux, d'empêcher un développement
de tubercules, et par conséquent de la phthisie pulmonaire.

Une amélioration notable fut la suite de ce traitement;
mais la gravité des principaux symptômes persistant encore, Mme C... vint à Montpellier réclamer mes soins. Le
24 décembre 1856, elle offrait l'état suivant :

La maigreur générale était très-grande, la figure pâle;
les pommettes saillantes étaient recouvertes d'une rougeur
intense, limitée ; les yeux étaient enfoncés, les traits exprimaient la souffrance, l'aspect général était languissant.

La respiration était habituellement courte et précipitée:
Mme C.... ne pouvait soutenir une conversation ou lire
quelque peu à haute voix sans éprouver entre les deux
épaules une douleur très-fatigante. La marche l'oppressait
après quelque pas ; cependant une longue inspiration était
possible, mais elle réveillait la toux, et celle-ci était habituellement fréquente et à peu près sans expectoration.

La cage osseuse de la poitrine était étroite, resserrée ; les omoplates étaient en ailes, la percussion donnait dans les régions thoraciques une sonorité exagérée par la maigreur. L'inspiration, faible dans le tiers supérieur du poumon droit, était courte et sèche ; l'expiration était à peine appréciable. Dans les deux tiers inférieurs, l'inspiration était plus faible encore, l'expiration tout à fait insaisissable, si ce n'est après une longue inspiration qui la rendait très-faiblement perceptible. A gauche, les deux bruits respiratoires étaient aussi très-faibles dans toute l'étendue du poumon, mais partout le bruit d'expiration s'entendait bien mieux qu'à droite.

Dans aucun point des deux poumons on n'entendait ni râles, ni craquements, ni pectoriloquie. Il eût été difficile de trouver des bruits respiratoires aussi peu appréciables, à cause de leur faiblesse, qu'ils l'étaient chez Mme C...., sans autre signe de lésion des organes de la respiration.

L'arrière-gorge offrait, sur le voile du palais, une rougeur pointillée qui, devenant unie et plus intense sur la luette et les amygdales, indiquait un état de congestion chronique ; la déglutition n'était pourtant pas douloureuse. Il y avait de la douleur au larynx ; dans les deux ventricules, le bruit de l'inspiration était plus fort, plus sec et plus sonore que dans l'état normal, et la voix s'éteignait à la moindre fatigue causée par la conversation ou par la lecture. Il n'y avait pas de fièvre ; le cœur n'offrait rien de particulier ; la menstruation était régulière.

Les bains d'air comprimé furent pris à 30 centimètres de pression et supportés sans la moindre fatigue. Déjà, le 2 janvier 1857, après sept bains, la rougeur de l'arrière-gorge avait beaucoup diminué et la malade soutenait mieux la marche sans être oppressée.

L'appétit ne tarda pas à se prononcer vivement ; les digestions étant très-bonnes, les forces s'accrurent, en même
temps que la respiration améliorée rendait la conversation , la lecture à haute voix et la marche plus aisément
supportables sans oppression. Les signes d'une amélioration réelle se prononçaient chaque jour davantage : ainsi,
au 30 janvier, après trente bains, l'arrière-gorge n'offrait
plus de rougeur, le larynx était sans douleur, les bruits
respiratoires y étaient doux, humides ; la toux avait disparu. Une longue inspiration se prolongeait beaucoup sans
réveiller la toux.

Dans le poumon gauche, les bruits de la respiration,
devenus plus forts, offraient aussi tous les autres caractères de l'état normal ; il en était de même à droite, sauf
un peu de faiblesse de l'expiration.

Mme C... supportait déjà une longue marche sans fatigue
et sans oppression ; sa voix, plus forte, plus égale, soutenait aisément une conversation prolongée. Le retour des
forces et de l'embonpoint était déjà la conséquence de
l'augmentation de l'appétit.

À cette époque, Mme C..., après une longue promenade à
pied, en causant, avec animation et sans oppression, d'ob-
jets qui l'intéressaient vivement, se reposa en plein air
sur un banc de pierre et par un temps très-froid. Elle ressentit, le soir même, une très-vive irritation de la gorge,
avec fièvre, déglutition difficile, et craignit, d'après tout
ce qu'elle éprouvait, une atteinte en tout semblable à celles
dont elle souffrait à Neufchâtel. Le lendemain au matin,
malgré cet état de souffrance, Mme C.... prit son bain. Sous
l'action de ce moyen, sans avoir recours à aucun autre agent
thérapeutique, tout symptôme d'irritation de la gorge dis-

parut, et l'esquinancie, tant redoutée, avorta. Une nouvelle menace, suite de nouvelles imprudences, céda de même au quarantième bain. Du reste, le rétablissement général de toutes les fonctions se confirmait de plus en plus, et après quarante-neuf bains, la santé de Mme C.... ne laissant plus rien à désirer, le retour de ses forces lui permettant de reprendre sa vie ordinaire, le traitement fut terminé.

Ainsi, du 24 décembre au 16 février suivant, une débilitation considérable, un appauvrissement général de toute la constitution, sous l'influence des causes énergiques que j'ai énumérées : débilitation, appauvrissement, qu'accompagnaient des symptômes bien propres à faire craindre l'apparition de lésions qu'une constitution délicate et des dispositions héréditaires semblaient rendre imminentes, avaient fait place à une santé réelle et si bien établie, qu'elle ne s'est pas démentie jusqu'ici (1868).

**L'emploi du bain d'air comprimé ne peut produire aucune
congestion sur les organes internes.**

Dans les applications qui ont été faites jusqu'ici de l'air
comprimé au traitement de diverses maladies, on a vu
souvent des mouvements fluxionnaires, des congestions
locales, des engorgements chroniques, céder aisément à
son influence. Lorsque j'ai eu occasion de mentionner des
faits de cette nature, je n'ai pas hésité à admettre que la
pression de l'air avait contribué à ce résultat, comme la
diminution de cette même pression facilite l'abord plus
rapide du sang et des humeurs à la surface du corps. On
a trouvé dans cet effet, si souvent utile, de l'air comprimé,
le motif d'une objection à son emploi, trop sérieuse en apparence pour ne pas nous y arrêter un instant. Sans tenir
compte de l'équilibre de pression qui, dans toutes les circonstances où le poids de l'air sur nous est augmenté, ne
peut que s'établir absolument comme il le fait sous l'atmosphère ordinaire, quand tout le corps s'y trouve plongé,
on a demandé s'il n'était pas à craindre qu'une pression
considérable, en refoulant les liquides loin des grandes
surfaces qui sont en rapport avec l'air, ne décidât vers les
organes internes, vers la poitrine ou le cerveau, de dangereuses congestions.

Partout où l'air comprimé a été mis en usage, on l'a utilisé avec les plus grands succès contre des affections de poitrine dans lesquelles le tissu pulmonaire était plus ou moins

engorgé ; et, loin d'augmenter par l'arrivée des liquides refoulés de l'extérieur, l'engorgement s'est dissipé. Des sujets atteints de dispositions aux congestions cérébrales, ayant, comme on le dit vulgairement, le sang à la tête , placés pour d'autres motifs sous l'appareil à air comprimé, loin de voir leur disposition morbide se réaliser d'une manière fâcheuse, n'ont jamais eu la tête plus libre, n'ont jamais été moins fatigués par l'arrivée trop abondante du sang au cerveau, qu'après avoir fait usage des bains d'air comprimé.

Pravaz a consacré tout un chapitre de son livre à montrer par des exemples l'utilité de l'air comprimé dans le traitement des congestions chroniques de l'encéphale.

Dans l'étude des phénomènes nouveaux qui se manifestent sur l'homme quand il est soumis à la forte pression que l'air acquiert sous la cloche à plongeur, ou dans les mines profondes, ou dans les tubes de construction des piles de pont, non-seulement personne n'a jamais signalé le moindre accident dépendant d'un état congestif du cerveau ; mais la facilité avec laquelle les ouvriers se livrent alors à des travaux fatigants , la liberté de leurs mouvements, la liberté de la pensée chez ceux qui les dirigent, prouvent combien l'encéphale reste exempt de toute congestion sanguine. L'expansion plus considérable du tissu pulmonaire, la liberté plus grande avec laquelle le sang veineux s'écoule de tous les organes, la plus grande lenteur de la circulation artérielle, expliquent cette absence de danger, alors même que, dans tous les cas autres que le bain d'air, on ne suive aucun ménagement pour passer de la pression atmosphérique ordinaire à celle de plusieurs atmosphères. L'expérience se réunit donc à tout ce que nous avons déjà vu de l'influence de l'air comprimé sur la

respiration et la circulation, pour donner la meilleure ré-
ponse qu'on puisse faire à cette objection.

Résumé des chapitres qui précèdent.

Après avoir passé en revue les effets qui se produisent
sous l'influence de l'air comprimé, je pense qu'il suffira de
les résumer, pour faire comprendre tout le parti que l'on
peut tirer de cet agent thérapeutique dans le traitement
d'un assez grand nombre de maladies, et surtout dans celles
qui font le sujet de ce travail, dans les maladies de poitrine.

L'air comprimé, quel que soit le degré auquel on élève
sa densité, peut être supporté sans danger, à cause de l'équilibre de pression qui s'établit sur toutes les parties du corps,
absolument comme cela a lieu dans l'atmosphère ordinaire.

L'expérience démontre qu'à une pression poussée bien
au-delà du degré qu'il suffit d'atteindre pour déterminer
tous les effets thérapeutiques, il ne survient dans les phénomènes de la vie aucune modification qui puisse nuire à
leur régularité.

Sous l'influence d'une augmentation de pression portée à
deux cinquièmes d'atmosphère environ, et qu'une longue
expérience a généralement démontrée comme la plus convenable à employer, on voit se dissiper les moûvements
fluxionnaires, les congestions permanentes qui ont leur
siége sur les surfaces cutanée et muqueuse en contact direct avec l'air.

Il est rationnel d'admettre que, la diminution de la pression atmosphérique suffisant pour ralentir le retour du sang
veineux vers le cœur, et pour favoriser ainsi des stases dans

7

le système capillaire, une augmentation de pression doive au contraire faciliter ce retour et dissiper ces congestions.

Les liquides accumulés sur ces lieux de fluxion, rendus ainsi à la circulation générale, ne deviennent jamais la cause de métastases fâcheuses ; ils rentrent surtout dans le système capillaire, dont l'équilibre seul avait été rompu.

Quand la respiration s'opère dans un air comprimé, le sang mis en contact avec une plus grande quantité de ce fluide gazeux sous un même volume, doit aussi en absorber, par l'effet de l'endosmose, une plus grande quantité. Ainsi, le rôle que joue dans l'économie chacun des deux principes de l'air, l'oxygène et l'azote, doit se trouver plus amplement rempli. Chaque inspiration doit donc avoir un effet plus étendu sous l'air comprimé que sous l'atmosphère ordinaire ; de là, la nécessité d'inspirations moins répétées, pour suffire aux besoins de chaque moment ; de là, une diminution souvent très-grande dans le jeu des organes pulmonaires, et la source d'un repos si utile et pourtant si difficile à procurer par tout autre moyen, à des organes dont l'action doit être incessante.

Sous l'influence des relations qui unissent la respiration avec les battements du cœur, le ralentissement de la première doit amener une modification semblable dans la circulation. Mais bien des faits permettent en outre d'attribuer à l'air comprimé une action sédative directe sur le système circulatoire ; car, en général, sous l'influence du bain d'air comprimé, la diminution du nombre des pulsations artérielles, dans un temps donné, est de beaucoup supérieure à celle qui ne serait qu'en rapport avec la diminution du nombre des inspirations accomplies dans le même temps. Sous cette double influence, la lenteur du pouls devient un état permanent, non-seulement pendant l'emploi soutenu des bains d'air comprimé, mais même longtemps après leur interruption. Il en résulte, pour le cœur lui-même, un repos dont l'importance est facile à comprendre, quand on se rappelle que le nombre des battements du pouls a pu être réduit à 45 par minute.

Sous l'influence de l'air comprimé, la respiration se perfectionne. le sang devient plus propre à la nutrition et se dépouille mieux des particules impropres à celle-ci. Alors aussi une circulation plus calme, plus normale, le porte dans de justes proportions à toutes les parties du corps et détruit par sa régularité même ce que, jusque-là, elle pouvait offrir de pathologique. En même temps l'appétit s'augmente, les fonctions digestives s'accomplissent avec régularité, et par là se trouve assurée une bonne nutrition, source indubitable d'un accroissement des forces générales. C'est en elle que le bain d'air comprimé puise son action tonique, action d'autant plus réelle qu'elle s'accompagne d'une rénovation organique facile à reconnaître de bonne heure chez tous les malades, et surtout chez les sujets débiles, anémiques, diathésiques, pour lesquels elle est d'ailleurs si utile.

A mesure que les effets que je viens de rappeler se prononcent d'une manière durable, on voit. sous l'action de l'air comprimé, s'effacer des congestions aiguës ou chroniques, des dispositions fluxionnaires récentes ou anciennes. Alors une plus grande régularité dans la circulation capillaire et veineuse, moins d'activité dans la respiration, et surtout une lenteur remarquable imprimée à la circulation artérielle, s'opposent au retour de ces états morbides. après avoir contribué à les dissiper.

En signalant l'augmentation de la salive sous l'action du bain d'air comprimé, j'ai montré que les faits permettaient de conclure que la sécrétion de tous les liquïdes nécessaires à la digestion se trouvait également activée, et, rapporté à une plus grande activité de la nutrition, l'accroissement des urines capable d'atteindre dans certains cas une telle activité qu'il devenait un moyen curatif d'abondantes collections séreuses.

Après ce résumé, je n'ai pas besoin de passer en revue toutes les sources d'indication qui peuvent faire recourir à l'emploi du bain d'air comprimé. Un agent capable de dissiper de graves congestions aiguës ou chroniques en relevant le ton des parties qu'elles affectaient ; d'apporter dans les fonctions pulmonaires et dans la circulation un calme, une régularité soutenue ; de perfectionner la nutrition et de relever ainsi graduellement les forces générales, en même temps qu'il dissipe les états morbides qui les ruinaient ; capable enfin de porter, par ce moyen, sa bienfaisante influence jusqu'à modifier, à la longue, les atteintes profondes qu'indiquent les états cachectiques et certaines diathèses ; un tel agent peut offrir de précieuses ressources dans le traitement de maladies très-variées. Les faits tendent de plus en plus à le démontrer ; ils s'accumulent dans de nombreux établissements médico-pneumatiques créés sous la direction d'habiles médecins, dont j'ai trop souvent regretté de ne pouvoir lire les travaux publiés dans des langues qui, pour la plupart, me sont étrangères. M. Pravaz fils, à Lyon, où il continue les utiles travaux de son père ; MM. Mac Lead et Simpson, à Ben Rhydding, en Écosse ; le Dr Sandahl, à Stockholm ; le Dr Lange, dans le Holstein ; le savant professeur de Vivenot, à Vienne ;

d'autres médecins dont les travaux ne me sont pas parvenus, à Kiel, à Heidelberg, à Berlin; et à Paris, un praticien
distingué M. le Dr Gent , qui a bien voulu se charger
de la direction des appareils que possède Mme Tabarié ,
recueillent chaque jour des observations tendant à démontrer , aux yeux de tous , l'action salutaire du bain d'air
comprimé, à populariser ses utiles applications. Puissé-je,
à mon tour, contribuer à cet heureux résultat par la publication des faits que je viens aujourd'hui, après vingt ans
d'une étude assidue , ajouter à ceux que j'ai déjà fait
connaitre.

LIVRE II

Emploi du bain d'air comprimé dans le traitement des maladies de poitrine.

Tout ce qui a été dit jusqu'ici pour mettre en lumière les effets que le bain d'air comprimé peut produire, est sans doute de nature à montrer que son application peut offrir des résultats thérapeutiques de la plus grande utilité, soit dans les maladies aiguës, soit dans les maladies chroniques. Les éléments morbides auxquels on peut l'opposer se retrouvent dans chacun de ces cas. On pourrait donc s'étonner de ne trouver, dans tous les faits que je vais rapporter, que des exemples de maladies plus ou moins anciennes et offrant le plus souvent le caractère chronique le mieux caractérisé, se présentant, en un mot, après de longues années d'existence. Il ne faudrait pas en conclure que l'expérience ait démontré l'inutilité de l'agent thérapeutique qui nous occupe, dans les maladies aiguës; leur absence de ce travail n'est due qu'à la difficulté de faire arriver, sans danger, les malades au lieu où les appareils sont invariablement fixés, par la double cause de leur volume et des machines qui les mettent au jeu. Que plus tard, quand les convictions seront plus grandes, plus gé-

nérales, quand les applications du bain d'air comprimé
ne se heurteront plus contre l'opposition que soulève toujours le caractère de nouveauté qu'il n'a plus aujourd'hui ;
que plus tard, dis-je, on arrive à construire des appareils
portatifs, on peut l'espérer, ce me semble.

Déjà Tabarié lui-même s'était posé ce problème à résoudre ; peut-être même trouverait-on quelques indications utiles pour cela dans les notes nombreuses qu'il a
laissées. En attendant, les applications que je regrette de
n'avoir pu tenter ne seraient possibles que dans le cas où
les appareils seraient placés dans une maison hospita-
lière, comme M. le professeur de Vivenot nous annonce
qu'il espère l'obtenir pour un des grands hôpitaux de
Vienne.

Nous ne sommes pas cependant tout à fait dépourvus de
faits pratiques relatifs au traitement des maladies aiguës.
Dans la petite ville où Tabarié s'était retiré pour se consacrer à cette vie laborieuse qu'il a, malgré de cruelles
souffrances, courageusement soutenue jusqu'à ses derniers
jours, il avait pu, pendant une épidémie de grippe, soumettre de nombreux malades à l'action de ses appareils.

Si l'on se rappelle le degré d'activité que dans bien des
cas les symptômes de cette maladie pouvaient acquérir ;
si l'on se rappelle l'intensité des mouvements fluxionnaires dont la poitrine était le siége, leur caractère inflammatoire, le nombre des cas dans lesquels l'affection
des bronches, gagnant le tissu pulmonaire, dégénérait
en pneumonie ; si l'on tient compte de la fréquence avec
laquelle des mouvements congestifs vers l'encéphale venaient compliquer la maladie des organes de la respiration, de l'atteinte profonde portée sur les forces générales,

et qui rendait cette maladie si redoutable pour les vieillards ou les sujets de faible constitution, on comprendra combien ce catarrhe épidémique était heureusement choisi pour l'application du bain d'air comprimé. Rien ne le prouve mieux que les succès obtenus, et que Tabarié a consignés dans le premier mémoire qu'il lut à l'Académie des sciences de l'Institut. Malheureusement, les faits qu'il rapporte sont recueillis sans offrir tous les détails qui n'eussent point échappé à un observateur moins étranger aux études médicales. Ils peuvent ainsi ne pas avoir la valeur de véritables observations cliniques, mais ils n'en ont pas moins fourni de sérieuses conclusions déduites de faits, incomplètement peut-être, mais, sans aucun doute, consciencieusement amassés.

Dans le cours de mes observations, il m'est arrivé bien des fois de voir survenir, pendant la durée des maladies chroniques soumises à l'action de l'air comprimé, tantôt un état inflammatoire accidentellement produit sur des organes plus ou moins étrangers à la maladie, tantôt une exacerbation de la maladie qui prenait, par une cause ou par une autre, un caractère aigu passager. J'ai eu ainsi tout autant d'occasions d'apprécier l'activité de l'air comprimé contre des états pathologiques aigus; j'en signalerai quelques cas, mais sans perdre de vue que l'état des sujets qui ont fourni ces observations était une cause capable de modifier le caractère aigu, et sans en tirer la moindre conclusion qui pût paraître prématurée. En réalité, ce n'est donc que du traitement des maladies chroniques que je veux m'occuper.

Puisqu'il ne s'agit point ici d'un travail nosographique, je n'ai pas besoin de faire précéder chaque groupe principal des faits que je rapporterai, de la description générale de l'état morbide qu'ils doivent représenter. Dans l'étude clinique que je me propose, ce sont surtout les faits individuels qu'il faut étudier. C'est en m'attachant à les présenter de façon à ce que leurs symptômes nous éclairent sur la présence des éléments qui constituent le groupe auquel ils appartiennent, sur leurs rapports d'intensité, de prédominance, sur leur évolution successive, que je montrerai ce qu'on peut attendre, pour leur guérison, de l'emploi de l'air comprimé.

Dans les affections catarrhales des conduits aériens, les éléments morbides qui s'offrent à nous révèlent des mouvements fluxionnaires, des états congestifs, des altérations variées de sécrétion, quelquefois un élément nerveux, plus souvent une altération plus ou moins grave des forces générales et de la tonicité des organes. Chacune des observations que je vais mettre sous les yeux du lecteur offrira une réunion plus ou moins complète de ces éléments, et je tâcherai de les présenter de manière à suivre une gradation bien ménagée du plus simple au plus composé, sans cependant m'astreindre à cette règle d'une manière invariable. Ainsi, la constance de l'action du bain d'air comprimé dans des cas semblables entre eux, les légères modifications que peuvent lui imposer certaines individualités, comme aussi diverses circonstances propres à en rendre l'indication plus ou moins positive, pourront ressortir de ces rapprochements, et ce sera l'occasion de compléter sous ce rapport l'exposé plus général que je viens de faire. Obligé quelquefois d'entrer dans des détails un peu minutieux pour mieux faire ressortir les modifications apportées à tel ou tel état pathologique, pour montrer la manière graduée dont ces modifications se prononcent, et établir ainsi la certitude de leur développement par l'effet de l'air comprimé, je retrancherai pourtant tous les détails qui nuiraient, par trop de longueur, à l'intérêt des faits eux-mêmes. C'est dans ce but qu'après avoir cherché à bien caractériser la maladie, je ne reviendrai pas, dans son historique, sur tous ses symptômes journaliers ; il me suffira de signaler les changements obtenus. De même, pour éviter des répétitions inutiles, je m'abstiendrai de rapporter, pour chaque malade individuellement, toute la série des impressions qu'il aura ressenties pendant son séjour sous les appareils et dont il m'aura rendu compte.

Je crois devoir rappeler qu'en général le bain d'air comprimé se prolonge pendant deux heures, et que la pression est ordinairement portée à 30 centimètres au-dessus de celle de l'atmosphère. J'ai fait connaître comment la pression s'élève avec lenteur, le temps qu'elle met à parvenir au degré le plus élevé, celui pendant lequel elle reste invariablement soutenue, et celui que l'on consacre à sa décroissance ménagée. Ces règles diverses sont celles de tous les bains, sauf quelques exceptions, et par conséquent, tant que quelques circonstances particulières n'auront pas exigé de modifications à ce sujet, je pourrai me contenter de dire que le bain d'air comprimé a été mis en usage ; il sera bien entendu qu'il a duré deux heures, et que le degré de condensation a été porté à 30 centimètres au-dessus de la pression atmosphérique.

Je dois aussi prévenir le lecteur que, dans tous les cas où j'ai eu recours au bain d'air comprimé, il a été mis en usage exclusivement à tout autre moyen. S'il se présente quelques rares exceptions à cette règle, qui pouvait seule nous fournir les moyens de bien étudier l'action de ce nouvel agent thérapeutique, j'aurai soin de les indiquer.

Affections catarrhales des voies aériennes.

PREMIÈRE OBSERVATION.

Esquinancie.

Mme M... (de Marseille), d'un tempérament lymphatico-sanguin, était venue à Montpellier dans les premiers mois de l'année 1866 , pour chercher, dans l'emploi du bain d'air comprimé, la guérison d'un asthme déjà assez ancien. Le succès avait été complet, et bien que nulle menace de récidive des accès, autrefois très-rapprochés, ne fût survenue, Mme M... revint, dans les derniers jours de novembre, prendre quelques bains, afin de mieux assurer, contre l'influence de l'hiver, une guérison qui d'ailleurs lui paraissait bien complète. Ne prenant ainsi ses bains que par simple précaution, Mme M... n'observait pas toutes les règles hygiéniques que la prudence aurait dû lui conseiller; et s'étant reposée sous l'action d'un vent violent et très-froid, pendant que son corps était échauffé par une longue promenade, elle éprouva, dès la nuit suivante, un malaise avec chaleur générale, fièvre, douleur au gosier rendant la déglutition difficile. Dans cet état, Mme M... crut devoir s'abstenir d'aller prendre son bain, et dans l'après-midi du 22 novembre, je constatai l'état suivant :

Chaleur très-élevée et sécheresse générale de la peau, causant beaucoup de malaise; pouls élevé, donnant 85 pulsations à la minute.

Une rougeur très-intense s'étendant sur la voûte, le voile du palais et sur la luette fortement tuméfiée, se propageait jusqu'aux piliers et sur les amygdales, dont la tuméfaction rétrécissait de beaucoup l'isthme du gosier; la déglutition était très-douloureuse, la voix enrouée.

L'heure du bain étant passée, je conseillai le séjour au lit, des gargarismes émollients, de la tisane d'orge et un pédiluve sinapisé.

Le lendemain, Mme M.... n'ayant eu recours à aucun des moyens conseillés, parce que, dans de pareilles occasions, elle n'en avait, disait-elle, retiré aucun résultat contre la durée et l'intensité du mal, la rougeur, la sécheresse de toute l'arrière-gorge et la tuméfaction des amygdales avaient considérablement augmenté, et la fièvre se soutenait avec la même force, la même ardeur, la même sécheresse de la peau.

Je conseillai de recourir au bain d'air comprimé. Il fut pris, dès le matin, dans les circonstances ordinaires, et produisit, pendant sa durée même, un soulagement très-marqué. Sous l'appareil, la déglutition était déjà moins douloureuse, et la voix moins enrouée.

Le 24 novembre, avant le lever de la malade, je n'observai plus sur toutes les parties enflammées qu'une légère rougeur; la luette et les amygdales étaient à très-peu près revenues à leur volume ordinaire; il restait encore un peu de douleur pendant la déglutition, et la fièvre, quoique bien diminuée, ainsi que le malaise général qui l'accompagnait, n'avait pas tout à fait cessé; le pouls, conservant encore de l'élévation, n'était plus qu'à 70 pulsations par minute. Je conseillai un nouveau bain d'air comprimé, qui pendant sa durée fit cesser toute douleur du gosier et rendit à la voix son timbre naturel. Le 25 novembre, il n'existait plus la moindre trace de l'état inflammatoire qui s'était fixé sur les parties de l'arrière-gorge, et tout symptôme fébrile ayant aussi disparu, Mme M... se trouvait entièrement rétablie; jamais, chez elle, une atteinte semblable n'avait été aussi facilement et aussi promptement dissipée.

Cette observation, que je place ici, malgré le caractère d'acuité qui la distingue de celles qui vont suivre, est remarquable sous quelques rapports bien propres à faire ressortir la puissance d'action de l'air comprimé dans les maladies inflammatoires. Chez Mme M..., un état de ce genre, bien caractérisé par ses symptômes irrécusables, la chaleur, la rougeur, la tuméfaction, la douleur, s'était fixé sur des parties qui, plusieurs fois déjà, en avaient été atteintes, et l'on sait tout ce qu'une prédisposition semblable prête de gravité à chaque nouvelle manifestation. Les symptômes se présentaient, dès le début, avec une grande intensité; ils s'accroissaient rapidement du soir au lendemain; leur marche progressive se soutenait encore le jour suivant, et la fièvre intense qui les accompagnait, ne permettait pas de penser que la maladie, n'existant encore que depuis deux jours quand on eut recours au bain d'air comprimé, eût alors atteint le plus grand développement auquel elle eût pu parvenir. La fièvre, que l'air comprimé n'affaiblit pas, dès le premier jour, en proportion de la diminution subie par l'état local, ne donne-t-elle pas plus de valeur à cette supposition, en montrant qu'il s'agissait ici d'une influence générale subie par toute l'économie, et qui s'était surtout localisée vers l'isthme du gosier?

L'aspect des parties malades peut aussi servir à démontrer que leur état inflammatoire n'était encore qu'à son début, et qu'il devait, abandonné à lui-même ou combattu par des moyens insuffisants, s'élever à un degré plus grave. On a dû remarquer, en effet, que je n'ai signalé d'aucune manière l'apparition vers l'arrière-gorge de ces mucosités plus ou moins abondantes, mais tenaces, visqueuses, qui se montrent dans la plupart des cas, quand l'inflammation a atteint son apogée, ou quand elle offre, par la présence même de cette sécrétion, une tendance à se résoudre ; ici, toutes ces parties étaient dans un état de sécheresse remarquable. Tout laissait donc présumer que l'esquinancie dont je trace l'historique résultait d'une impression profonde sur le système général, et n'était encore qu'à sa première période de développement, quand elle a été soumise à l'action du bain d'air comprimé.

Les effets de ce moyen ont produit rapidement les résultats les plus favorables. Deux bains ont suffi pour effacer toute trace d'une maladie qui, soumise au traitement qu'on dirige ordinairement contre elle, eût certainement duré bien plus longtemps. Affranchie des symptômes d'embarras gastrique qui, dans des cas de ce genre, font souvent recourir avec avantage à l'emploi des vomitifs, elle offrait donc l'indication des moyens antiphlogistiques. Ceux-ci, mis en usage, l'eussent-ils arrêtée dans son cours avec autant de promptitude, d'une manière aussi complète, effaçant à la fois les traces du mal et celles de leur propre action ? Ici, sans doute, l'air comprimé a agi par le ralentissement imprimé à la circulation, mettant ainsi un obstacle à la durée des mouvements fluxionnaires et par la pression qui, tout en facilitant la circulation capil-

laire, le retour du sang veineux vers le cœur , tendait
à dissiper d'une manière plus directe la congestion déjà
formée. On peut juger combien ce résultat a été facile et
complet, malgré sa rapidité. Sous ce rapport, l'observation suivante, offrant encore un caractère aigu, ne sera pas
moins remarquable.

OBSERVATION II.

Bronchite aiguë ; extinction presque complète de la voix.

Au mois de mars 1840, sous l'influence de vents impétueux, M. B......, âgé de 43 ans, d'une bonne constitution et nullement sujet à des maux de poitrine, ressentait depuis quelques jours, au larynx, une irritation, cause
d'une toux fréquente et sèche, sans fièvre et sans dérangement notable des principales fonctions. Au bout de
quelques jours, la douleur prit tout à coup une intensité
plus grande, se propagea d'abord. du larynx jusqu'aux
bronches, et, de là, dans presque toute l'étendue de la
poitrine, s'accompagnant, principalement sous le sternum,
d'un sentiment de gêne et de vive chaleur. La toux était
devenue plus fréquente ; ses quintes, plus longues et plus
douloureuses, amenaient une expectoration de mucosités
glaireuses mélangées dans une assez grande proportion
avec la matière grise décrite par Laënnec. Le moindre
mouvement augmentait la gêne de la respiration, devenue
plus fréquente ; le larynx était douloureux à la pression ;
la voix était presque entièrement éteinte, et les efforts
nécessaires pour la rendre un peu plus distincte augmentaient les douleurs de la poitrine et du larynx. La percussion étoit sonore ; l'auscultation constatait çà et là quelque
peu de râle sibilant.

De la céphalalgie, quelques frissons parcourant tout le corps; au milieu d'une chaleur générale élevée, avec sécheresse à la peau, accompagnaient cet état. Le pouls, plein et fréquent, s'était élevé jusqu'à 72 pulsations par minute, en conservant sa régularité.

Dans cet état, on eut recours au bain d'air comprimé, et la pression fut graduellement élevée, dans l'espace d'une demi-heure, jusqu'à 30 centimètres au-dessus de celle de l'atmosphère. Une douleur passagère se fit sentir sur la membrane du tympan. Dès qu'on eut atteint la pression que je viens d'indiquer, l'arrière-gorge devint le siége d'un picotement continu. La chaleur intérieure de la poitrine diminua sensiblement; le poids qui semblait oppresser le thorax s'allégea et laissa la respiration plus libre; l'émission des sons se fit avec moins d'efforts; la voix prit de la force; la lecture devint possible à haute voix. Au bout d'une heure et demie de séjour sous l'appareil, le pouls n'était plus qu'à 64 pulsations par minute; la chaleur générale diminuait sans amener encore le sentiment du froid; la toux était plus rare, les quintes moins prolongées. Un peu plus tard, la poitrine, affranchie de toute douleur, de toute chaleur, accomplissait ses fonctions avec beaucoup de liberté; un grand calme se manifestait; la voix, devenue plus claire, soutenait une lecture prolongée à haute voix; le pouls tombait à 60 pulsations, devenait souple, et à la fin de la séance le retour à la pression ordinaire s'était fait sans que la douleur, la toux et les autres symptômes que l'air comprimé avait dissipés, reparussent. La voix avait repris son timbre habituel; elle le conserva, malgré qu'au sortir de la séance le sujet de cette observation se livrât à des conversations trop suivies ; et sa guérison fut si com-

8

plète que, dès le lendemain, il reprit ses occupations habituelles.

Ce qui s'est passé dans ce cas justifie l'assertion émise
par M. Devay que, « appliqué aux affections simples, bronchites, catarrhe aigu, laryngite, le bain d'air comprimé
agit presque d'emblée. Cinq à six bains suffisent pour calmer
la toux, pour dissiper l'enrouement [1]. » Nous n'aurons pas toujours à constater des guérisons aussi faciles
et aussi promptes que celle-ci. Le peu d'ancienneté de la
maladie, l'intensité modérée de tous ses symptômes, assez
graves cependant pour que tout autre mode de traitement
eût exigé des soins et un repos de plusieurs jours, rendaient sans doute plus aisée l'action de l'air comprimé.
Mais ce n'est pas seulement en considération d'un succès
si rapide et si bien assuré, que j'ai cru devoir rapporter
cette observation; elle a, à mes yeux, l'avantage de montrer,
à côté d'un résultat aussi satisfaisant, le développement
régulier des effets du bain d'air comprimé. Ainsi, le mouvement fluxionnaire fixé sur la membrane muqueuse des
voies aériennes se dissipe avec tous les symptômes qui
s'y rattachent ; la respiration et la circulation reprennent
leur rhythme habituel en déterminant l'abaissement de la
chaleur générale, et ce passage de la maladie à la santé
s'accomplit encore cette fois, comme dans le cas précédent, avec un tel ménagement des forces, que le rétablissement a lieu sans gradation intermédiaire, sans convalescence.

[1] Devay, *loc. cit.* pag. 4.

Ce résultat, peu surprenant sans doute après des maladies de courte durée, ne peut cependant être attribué qu'à l'air comprimé, puisque c'est par lui seul que le traitement a été accompli. D'ailleurs, nous retrouverons un rétablissement aussi rapide dans des affections plus graves, plus anciennes, plus longuement rebelles à cet agent thérapeutique, et ces cas achèveront de mettre en lumière cet avantage que l'air comprimé possède sur toutes les autres méthodes de traitement. Les saignées générales ou locales, les évacuants de diverses sortes, les révulsifs plus ou moins énergiques qui font essentiellement partie de ces dernières, n'accomplissent jamais leurs effets sans porter de graves atteintes aux forces générales. L'air comprimé les ménage au contraire, soit en évitant toute espèce d'évacuation, soit en modérant le jeu des principales fonctions organiques, et, de plus, il tend à les augmenter par son influence directe sur la nutrition.

OBSERVATION III.

Angine et laryngite chroniques.

M.L..., âgé de 45 ans, d'un tempérament lymphatique-bilieux, d'une bonne constitution, habitait depuis une vingtaine d'années New-York, où il se trouvait à la tête d'une grande maison de commerce de vins. Au milieu d'une vie très-active, il avait contracté une telle habitude de fumer, qu'il avait, disait-il, sauf les moments du repas, la pipe à la bouche pendant toute la journée. Aussi attribuait-il à cette habitude, plutôt qu'aux variations atmosphériques auxquelles il se trouvait fréquemment exposé, l'irritation qui, déjà depuis longtemps, restait constamment fixée dans toute la cavité de la bouche , dans les fosses nasales et jusque dans le larynx. Du reste, comme sa santé générale ne paraissait pas souffrir de cet état, M. L.... ne songeait nullement à modifier son genre de vie ou à renoncer à fumer, se trouvant entraîné, soit par ses affaires, soit par l'exemple des personnes qui l'entouraient.

Venu à Montpellier pour y passer quelques mois, M. L.... réclama mes conseils. Le 6 avril 1857, il était dans l'état suivant :

La maigreur générale était très-prononcée, mais elle ne s'accompagnait d'aucune atteinte sérieuse sur les forces ou sur l'activité de M. L... Il se plaignait d'une douleur constante, et depuis très-longtemps fixée dans le gosier. Une toux fréquente et fort incommode s'accompagnait en général d'une expectoration de matières muqueuses d'une grande viscosité, et dont l'expulsion ne l'affranchissait pas du sentiment de gêne, d'irritation, dont l'arrière-gorge et les fosses nasales étaient le siége habituel. Le goût et l'odorat étaient à peu près entièrement perdus.

La voûte palatine, le voile du palais, toutes les parties de l'isthme du gosier et la paroi postérieure du pharynx, offraient sur la membrane muqueuse qui les recouvre. une rougeur uniforme très-intense et sillonnée de petits vaisseaux injectés qui formaient des arborisations se détachant par une coloration plus prononcée. L'arrière-gorge. presque toujours embarrassée de mucosités visqueuses. offrait, au contraire, dans certains moments une sécheresse fort pénible, et qui paraissait accroître le sentiment d'irritation douloureuse.

Le 6 avril, M. L... se soumit pour la première fois au bain d'air comprimé, et cessa complètement de fumer.

Après le quatrième bain, la voûte palatine avait déjà beaucoup pâli, mais le voile du palais conservait encore une rougeur si prononcée, que le point de réunion de ces deux parties semblait indiqué par une ligne fortement prononcée. Les mucosités, qui d'ordinaire encombraient l'arrière-gorge, étaient devenues bien moins abondantes.

Le 17 avril, après dix bains, la diminution de la rougeur était très-marquée sur toutes les parties de la membrane muqueuse que la vue pouvait atteindre, et qui, sans fournir une aussi abondante sécrétion de mucosités, se trouvaient constamment et naturellement lubréfiées. Le sentiment de gêne, d'irritation, dont elles étaient le siége, se trouvait ainsi dissipé, et les sens du goût et de l'odorat avaient au contraire pris à la fois plus de force et de régularité. L'aspect général du malade était aussi meilleur, son teint était devenu bien plus naturel.

Cette amélioration si marquée s'augmentait à chaque bain, et le 22 avril, après le quinzième, elle n'avait rien perdu, quoique M. L.... accusât dans toutes les parties malades un sensibilité plus marquée, cause d'un peu de malaise. C'était le résultat d'une course faite à Cette, où il était allé retrouver de nombreux amis avec qui la conversation fut longue, animée, et déguster des vins qu'il faisait expédier dans les États-Unis. Cette légère augmentation de la sensibilité de ces parties ne s'accompagnait pas de plus de rougeur.

Malgré de semblables imprudences, qu'une amélioration croissante faisait d'autant moins éviter que sa marche progressive n'en paraissait nullement ralentie, toutes les membranes muqueuses furent bientôt rendues à leur état naturel. Leur coloration rosée, leur état ordinaire de lu-

bréfaction, la cessation de toute douleur, de tout sentiment de gène dans la déglutition, de la toux et de l'expectoration, le retour parfait du goût et de l'odorat, furent les
signes d'une guérison complète, que vingt bains produisirent, et que M. L... confirma, en portant ceux-ci jusqu'au nombre de trente-six.

La maladie qui fait le sujet de cette observation était
le produit de deux causes également actives, et dont l'influence s'était longuement et assidûment fait sentir. On
apprécie bien aujourd'hui toute l'action pernicieuse que
la fumée du tabac exerce sur les membranes muqueuses,
alors qu'elles sont mises trop habituellement en contact
avec elle. D'un autre côté, comment mettre en doute tout
ce que peut avoir d'irritant pour ces mêmes tissus l'obligation de déguster chaque jour un grand nombre de qualités diverses de vins? aussi, sous l'action de ces deux influences réunies, un véritable état d'inflammation chronique
s'était-il fortement et longuement établi sur les parties
dont j'ai signalé l'aspect. Douleur habituelle, rougeur intense avec arborisation produite par l'injection des capillaires, sécheresse des surfaces malades, mais le plus souvent hypersécrétion et viscosité plus grande des mucosités
qui d'ordinaire les lubrifient; altération de la sensibilité
normale et des sens dont elles sont le siége : ne retrouvons-
nous pas là tous les symptômes d'un véritable état d'inflammation chronique? Sa longue durée, son étendue, la
délicatesse des tissus affectés, la persistance ininterrompue des causes provocatrices jusqu'au moment où le traitement a été entrepris, ne devaient-elles pas faire craindre
un guérison longue et difficile à obtenir?

Cependant les premiers bains suffirent pour produire une amélioration réelle. Sous l'augmentation de pression des appareils, M. L..... n'éprouva aucune douleur nouvelle sur les parties malades; cette circonstance, qui se retrouve, du reste, dans tous les faits analogues à celui-ci, serait-elle une raison de croire que l'action mécanique de cette plus grande pression reste étrangère à l'effet produit, à la disparition de l'état congestif? On peut, ce me semble, s'arrêter d'autant moins à cette idée que, chez M. L....., il n'a été possible de constater aucun ralentissement de la circulation générale capable de diminuer l'afflux habituel du sang avec les parties fluxionnées. C'est donc à l'activité plus grande que le système capillaire acquiert sous une pression qui l'enveloppe de toutes parts, qu'il faut rapporter le rétablissement régulier de sa circulation, la cessation des fluxions locales. Sans doute aussi cette heureuse influence a pu être secondée par l'éloignement des causes premières de la maladie; mais n'est-il pas encore une autre action favorable qu'il faut ici reconnaître: celle de l'air lui-même, qui, sous une densité plus grande, apporte aux membranes malades l'action proportionnellement augmentée de leur stimulant naturel, et tend ainsi à relever leur tonicité, à consolider leur retour à l'état normal?

La guérison de M. L..... fut complète et si bien établie que, six ans après son départ de Montpellier, il y revint n'ayant souffert aucune atteinte nouvelle, quoiqu'il eût repris la dégustation fréquente des vins à laquelle l'obligeait son commerce, et quoiqu'il eût trop facilement cédé aux sollicitations journalières de son ancienne habitude de fumer.

OBSERVATION IV.

Angine chronique ; extinction de voix.

Mlle L....., de Guernesey, âgée de 35 ans, d'un tempérament nerveux, d'une assez bonne constitution et régulièrement menstruée, avait éprouvé plusieurs atteintes graves de douleurs rhumatismales qui lui avaient rendu très-pénible l'habitation des pays du Nord. Depuis quelques années, une irritation très-prononcée s'était établie sur la membrane muqueuse des fosses nasales et de toute l'arrière-gorge. La voix s'était promptement altérée ; elle avait tellement baissé de ton, elle s'était tant affaiblie, qu'elle était presque totalement éteinte. Le voile du palais, ses piliers, la luette, la paroi postérieure du pharynx, offraient une teinte générale d'une rouge vif parsemé çà et là de taches plus rouges encore et de petits vaisseaux fortement injectés de sang. Depuis le moment où cet état s'était manifesté, il survenait très-souvent dans la journée, sous l'influence des causes les plus variées et quelquefois les moins appréciables, des bouffées de chaleur et de sang à la face, se terminant par des accès de céphalalgie. La respiration était libre ; cependant il suffisait que Mlle L..... se trouvât pendant quelques instants au milieu d'une réunion nombreuse, pour qu'elle ressentît de l'oppression, et, bientôt après, de la chaleur au visage avec céphalalgie. La poitrine et le cœur, examinés par la percussion et le stéthoscope, ne donnaient aucun bruit anormal ; le pouls était régulier, peu développé, et donnait 80 pulsations par minute.

Pendant le premier bain d'air comprimé, la pression ne

fut poussée qu'à 25 centimètres au-dessus de celle de l'atmosphère, à cause d'un peu de chaleur au visage qu'éprouva la malade dès le début de la séance, et qui fut sans doute le résultat d'un peu d'émotion produite par une chose inaccoutumée. Du reste, elle se dissipa promptement, et fut, avec une légère pression aux oreilles et le sentiment d'un grand calme général, les seules impressions dont la malade eût à rendre compte. A la fin du bain, le pouls ne donnait que 66 pulsations et la tête était plus libre; mais ces effets ne se soutinrent pas.

Après le troisième bain, la rougeur de l'arrière-gorge avait sensiblement diminué; on n'y remarquait plus de vaisseaux injectés, et la voix prenait plus de force. Après le cinquième, l'injection habituelle de la figure avait fait place à une coloration naturelle; les céphalalgies ne reparaissaient plus; les membranes muqueuses, congestionnées depuis si longtemps, avaient repris leur teinte rosée; la voix se trouvait rétablie et le pouls était habituellement à 60 pulsations par minute. Malgré l'interruption des bains d'air comprimé, cette amélioration se soutint au point de faire espérer une guérison complète. On n'eut pas recours à d'autres séances, et j'ai su, longtemps après, qu'elle ne s'était pas démentie.

Cette fois nous n'avons pu obtenir qu'au bout de quelques séances la guérison d'une irritation chronique peu intense. Elle datait, il est vrai, de plusieurs années, et devait résister avec d'autant plus d'énergie qu'elle existait en même temps qu'une fâcheuse habitude de mouvements fluxionnaires vers la tête. Or, quel qu'ait été, au début de la maladie, l'ordre suivi, dans leur apparition, par l'irritation de la gorge et les mouvements fluxionnaires vers la tête; quel qu'ait été celui de ces deux états pathologiques qui ait précédé l'autre, le temps, l'habitude de se produire et de durer ensemble, avaient certainement fini par les rendre solidaires. Il était alors bien difficile de penser que le mal de gorge disparût, tant que le sang serait poussé à la tête par des mouvements fluxionnaires fréquemment répétés. C'est peut-être, dans ce cas, autant à ces rapports qu'à son caractère chronique, que l'irritation de toutes les parties de l'arrière-gorge dut de céder moins vite que l'irritation aiguë et bien autrement intense qui a fait le sujet de la deuxième observation. Dans ce dernier cas, on doit peut-être rapporter beaucoup de l'action curative à la pression augmentée; tandis que, dans l'observation qui nous occupe actuellement, un effet plus intime, plus profond, était sans doute nécessaire; et ce qui le fait croire, c'est que du moment où la circulation a été ralentie et a cessé d'alimenter ainsi d'une manière active, incessante, tout état fluxionnaire, la rougeur des parties de l'arrière-gorge a disparu d'une manière définitive, et la guérison a été complète.

Sans doute, chez Mlle L..... l'habitude de mouvements fluxionnaires vers la tête était un élément particulier qui rendait plus nécessaire, pour la guérison définitive de l'irritation de la gorge, une modification de la circulation générale; mais on ne peut se refuser à admettre que, par lui-même, le caractère chronique d'une irritation locale ne la rende assez tenace pour exiger qu'à l'effet local de la pression augmentée s'ajoute l'action spéciale de l'air comprimé sur la circulation.

On voit très-souvent, si ce n'est toujours, dans des cas

analogues à celui qui nous occupe, une amélioration très-notable se manifester d'abord sous l'appareil, et puis, pendant un certain nombre de jours, disparaître immédiatement après la séance, avec l'action actuelle de l'air comprimé. C'est que, sans doute, il ne suffit pas alors du seul effet de la pression ; il faut, pour que l'équilibre se rétablisse d'une manière définitive dans tout le cercle de la circulation capillaire, et pour que les congestions se dissipent complètement et pour toujours, il faut, dis-je, qu'une action générale se fasse sentir sur la grande circulation ; il faut que celle-ci, réduite dans son activité, alimente d'une manière moins soutenue, moins incessante, la congestion locale que la pression a d'abord effacée. Ce n'est qu'à cette condition qu'on rend définitif un effet qui, dès le principe, peut bien s'établir dans l'appareil sous l'action de l'air comprimé, mais qui ne se prolonge pas au-delà, tant que la lenteur de la circulation artérielle n'est pas elle-même un effet assuré. Ce fait, que l'expérience sanctionne, prouve que dans l'emploi de l'air comprimé il faut savoir, comme dans celui de tout autre agent thérapeutique, apporter une persévérance proportionnée à l'ancienneté et à la résistance du mal. L'observation suivante nous montrera tout ce qu'on peut alors attendre du bain d'air, pour la guérison d'affections anciennes et rebelles.

OBSERVATION V.

Angine et laryngite chroniques ; aphonie.

M. de L......, officier de cavalerie, âgé de 39 ans, d'un tempérament sanguin, d'une bonne constitution, avait toujours joui d'une bonne santé jusqu'au moment où, pendant

un voyage entrepris pour la remonte de son régiment, il
se sentit tout à coup si violemment pris de la gorge, qu'il
lui fut impossible d'élever la voix. Une aphonie complète
survint ainsi presque instantanément, et s'accompagna d'un
engorgement inflammatoire des diverses parties de l'ar-.
rière-gorge. Pendant qu'elle résistait à tous les moyens
dirigés contre elle, plusieurs nouvelles atteintes d'amygda-
lites aiguës se succédèrent, furent traitées par des moyens
très-variés, au nombre desquels furent même appelés, sans
plus de succès, des antisyphilitiques, dont au reste le
malade garantissait la complète inutilité. Les vomitifs,
les gargarismes astringents, les dérivatifs, les cautères
même sur le devant du cou, et tous les autres moyens
auxquels on put recourir, restèrent sans succès : l'aphonie
persista dans toute son intensité.

A l'époque où je conseillai à M. de L.... l'usage des
bains d'air comprimé, l'aphonie existait déjà depuis quinze
mois. La voix était éteinte ; elle était semblable à celle
d'une personne qui parle à voix basse, et devenait encore
plus faible, plus nulle, par une longue conversation. Il n'y
avait point de toux, le larynx n'était nullement douloureux à la pression. La membrane muqueuse qui recouvre
le voile du palais, ses piliers, la luette et les amygdales
offraient une rougeur uniforme très-intense, et quelques
petits vaisseaux sanguins très-injectés. Il n'existait pourtant qu'un engorgement peu sensible de ces parties ; la
figure était habituellement injectée. Il n'y avait alors
aucune expectoration notable, tandis qu'à diverses reprises
le malade avait rejeté, d'une manière assez soutenue, des
crachats muqueux, épais, jaunâtres, mais jamais sanguinolents. Le goût et l'odorat étaient complètement perdus

depuis l'apparition de l'aphonie. Toutes les autres fonctions étaient régulières.

Le premier bain d'air comprimé fut pris le 27 janvier 1841. Au moment où le malade se plaçait sous l'appareil, son pouls, peut-être un peu animé par la marche, était à 78 pulsations par minute, sans plénitude, sans dureté. Sauf un léger refroidissement que le malade éprouva quand il eut ressenti l'action soutenue d'une pression élevée, cette première séance et celles qui suivirent se passèrent sans causer la moindre impression, et ce malade est un de ceux qui n'ont jamais rien ressenti sous l'appareil. Trois heures après le bain, le pouls n'était qu'à 70 pulsations. Rien n'était encore changé dans la voix, ni dans l'état des parties qui constituent l'arrière-gorge.

Après le troisième bain, la voix était un peu plus claire, mais elle s'éteignait dès que le malade avait prononcé quelques paroles.

Après le quatrième, la rougeur avait beaucoup diminué sur toute l'arrière-gorge; on n'y voyait plus de vaisseaux injectés; la voix était plus claire, mais elle avait quelque chose de sec.

Le septième bain avait encore augmenté l'amélioration; mais le temps était devenu très-froid, et, la voix du malade s'altérant d'une manière très-notable dès qu'il sortait de son lit, le traitement fut suspendu pour quelques jours et repris le 9 février.

Malgré cette interruption, le bien obtenu se maintint, et, après la dixième séance, la voix avait acquis une souplesse remarquable, une facilité d'émission que tout le monde reconnaissait. M. de L.... parlait sans efforts, sa voix se soutenait et avait à peu près recouvré son timbre naturel.

L'état de l'arrière-gorge s'était aussi rapproché de plus en plus de l'état normal.

L'arrivée de pluies froides et prolongées causa dans le traitement une nouvelle interruption, qui se prolongea du 11 au 22 février. Pendant sa durée, les changements heureux survenus dans l'état de M. de L........ se soutinrent parfaitement.

Après la dix-neuvième séance, l'arrière-gorge avait retrouvé son état naturel. La voix était plus forte, plus souple, plus facile; elle se soutenait bien plus longtemps; et quoique, dans une conversation prolongée, elle prît quelquefois un timbre plus grave, elle n'en conservait pas moins toute sa clarté.

Une troisième fois le traitement fut suspendu, du 26 février au 8 mars, et, pendant ce temps, l'amélioration obtenue se confirmait et s'augmentait au point de permettre de très-longues conversations sans être altérée ; elle était, à bien peu de chose près, revenue à son état naturel. On remarquait déjà depuis longtemps que la figure de M. de L.... était moins colorée ; elle n'offrait plus d'injection des petits vaisseaux et le teint était plus uni.

Enfin la vingtième séance, prise le 12 mars, avait rendu à la voix toute son intensité, toute sa clarté, toute sa force de résistance, et M. de L...., rappelé par le Ministre de la guerre pour remplir les fonctions de capitaine commandant un escadron, n'hésita pas à se rendre à son poste. Sa voix supporta très-bien l'épreuve dangereuse qu'elle allait subir, et j'ai su longtemps après que M. de L... avait pu continuer une carrière qu'il parcourait avec distinction.

Il serait difficile de rapporter en faveur de l'air com-

primé une observation plus concluante que ne l'est celle-
ci. Une maladie grave, invétérée, que n'avaient pu guérir
des traitements variés et suivis par le malade avec une
constance bien rare, est à peine soumise à ce nouvel agent,
qu'elle ne tarde pas à en ressentir une influence favorable.
Alors même que le malade semble ne rien éprouver sous
le bain d'air comprimé, les effets de celui-ci se prononcent,
grâce à son action profondément modificatrice, qu'il faut
surtout invoquer ici pour l'explication de tout ce qui se
passe. Les symptômes congestifs résistent en effet pendant
quelques jours, et ce n'est qu'à la suite de plusieurs bains
qu'une légère modification se prononce, mais elle est solidement acquise; elle prend chaque jour une nouvelle
valeur, et malgré des interruptions dans le traitement,
malgré l'action défavorable des circonstances atmosphériques qui forcent à ces interruptions, par conséquent
sans le secours soutenu du bain d'air comprimé, le bien
déjà produit s'augmente et une guérison solide s'établit.
Une telle marche est sans doute bien propre à faire comprendre la vérité de cette assertion, que j'ai déjà mise en
avant, que le traitement accompli par le bain d'air comprimé a surtout l'avantage d'améliorer constamment les
forces générales, pendant qu'il dissipe certains phénomènes
morbides. Il termine les maladies sans laisser après elles
d'état valétudinaire, sans préparer des convalescences où
l'on soit appelé à réparer tout à la fois et les conséquences
du mal, et certains effets inévitables des remèdes eux-
mêmes. Chez M. de L.... comme nous le rétrouverons, du
reste, dans le traitement d'affections bien autrement graves, une guérison complète succède immédiatement à la
maladie, et supporte sans danger l'épreuve redoutable à

laquelle il dut se soumettre en reprenant, sans aucune précaution, des fonctions pénibles, et qui certes ne lui promettaient pas le moindre ménagement des organes mêmes qui avaient si longtemps souffert.

Averti par cet exemple et par d'autres cas où j'ai vu des guérisons se confirmer de plus en plus, bien que l'usage du bain d'air comprimé eût été discontinué avant qu'elles eussent été définitivement accomplies, j'ai pensé qu'il serait souvent fort utile, surtout dans les longs traitements, de laisser parfois quelques intervalles, et de diviser en plusieurs séries le nombre des bains qui peuvent être nécessaires. Dans ces intervalles de repos, le bien produit se consoliderait par suite de l'amélioration des forces générales, et rendrait encore plus faciles et plus profitables les effets des bains subséquents. Malheureusement, il n'est pas toujours possible de faire comprendre aux malades que, dans ces cas, un repos n'est pas une perte de temps, et leur impatience, surexcitée par la connaissance de quelques guérisons rapides, se prête rarement à de sages lenteurs.

OBSERVATION VI.

Angine chronique ; extinction de voix.

M. de C..., âgé de 50 ans, d'un tempérament bilioso-nerveux, avait reconnu de bonne heure qu'il lui était impossible de faire de grands efforts de voix. Ainsi, pendant son séjour à l'École polytechnique, il ne pouvait pas même commander une brigade. Plus tard, se trouvant chargé, chez une nation étrangère, d'une organisation très-importante, il en éprouva de longues et très-grandes fatigues.

Près d'avoir accompli cette mission, M. de C... sentit sa voix s'affaiblir, baisser de ton, devenir plus grave et se refuser à une conversation quelque peu prolongée.

M. de C... avait abandonné ses grandes occupations depuis cinq ans, et sans qu'il en fût résulté la plus légère amélioration dans son état, lorsque le professeur Lallemand me l'adressa, dans l'espoir qu'un traitement par l'air comprimé pourrait avoir d'heureux effets.

Alors la voix conservait encore tous les caractères que j'ai rapportés, et dès le matin, même après le repos d'une bonne nuit, elle était très-rauque et très-grave. La conversation l'éteignait de plus en plus, et pour peu que dans la journée M. de C... causât longuement, il éprouvait pendant la nuit suivante de l'insomnie au milieu d'une agitation fébrile.

Lorsqu'on examinait l'arrière-gorge, la luette se montrait très-longue et tuméfiée, surtout à son extrémité libre qui reposait sur la base de la langue. Les amygdales, fort engorgées, rendaient l'isthme du gosier bien plus étroit que dans l'état ordinaire ; la membrane muqueuse qui les recouvre, ainsi que le voile du palais et la luette, était d'une rougeur intense ; sur toutes ces parties, il n'y avait d'autre douleur qu'un sentiment de gêne.

Il n'y avait jamais de toux ; la respiration, libre, facile même pendant la marche, ne faisait rien soupçonner du côté des poumons. En effet, la percussion donnait partout un son clair ; mais l'auscultation faisait entendre dans toute l'étendue des deux poumons, au lieu des bruits successifs d'inspiration et d'expiration, un souffle continu semblable au bourdonnement que l'on entend quand on applique sur l'oreille un corps creux, une coquille par exemple.

Le pouls était régulier, il donnait 60 pulsations par minute.

M. de C... se plaça pour la première fois sous les appareils médico-pneumatiques de Tabarié, le 18 mai 1840 ; et, à cause de sa susceptibilité nerveuse, la pression ne fut portée qu'à 26 centimètres au-dessus de la pression atmosphérique. Nul effet appréciable ne se manifesta pendant le bain.

Un peu plus de clarté dans la voix, une légère diminution dans la rougeur de l'arrière-gorge, succédèrent au second bain. Après le troisième, le pouls, observé le lendemain au lever du malade, n'avait plus que 57 pulsations par minute ; pendant le quatrième, la pression fut portée à 30 centimètres, et, sous cette influence, M. de C..... éprouva un calme, un bien-être qu'il n'avait pas encore ressenti ; il se croyait débarrassé du malaise habituel que sa gorge lui causait. Le lendemain au matin, la rougeur de cette partie semblait tout à fait dissipée ; il n'en restait de traces que sur la luette et les amygdales. La voix était meilleure, plus ferme, plus égale ; elle reprenait son timbre naturel, et le malade lui-même reconnaissait une grande amélioration dans l'état de la gorge, qu'il trouvait bien dégagée de toute gêne.

Après la cinquième séance, où la pression avait été portée à 35 centimètres, la voix avait presque entièrement retrouvé sa force et son timbre naturels ; déjà elle supportait une conversation un peu prolongée. L'inspiration et l'expiration étaient devenues on ne peut mieux distinctes l'une de l'autre ; mais cette fonction paraissait encore manquer de force et d'énergie. Le pouls restait à 57 pulsations ; l'appétit augmentait, les nuits étaient plus calmes.

Dès le huitième bain, la voix avait retrouvé autant de force et de clarté qu'elle en eût jamais possédé ; elle se soutenait malgré de longues conversations ; les amygdales n'étaient plus engorgées ; la luette, revenue à son état naturel, était relevée, elle ne reposait plus sur la base de la langue, et l'isthme du gosier avait retrouvé sa largeur ordinaire.

Trois séances nouvelles ne servirent qu'à consolider cette guérison, qu'on ne pouvait guère, dès le principe, se flatter d'obtenir si tôt. Le mal qu'il fallait déraciner comptait plusieurs années d'existence ; les causes qui l'avaient provoqué avaient agi longuement, avec énergie ; elles avaient été secondées par une prédisposition naturelle, aussi était-il résulté de toutes ces influences une débilitation profonde de toutes les parties de l'arrière-gorge. Le relâchement et l'engorgement passif qui en étaient sans doute la conséquence directe, disparurent pourtant bien vite et aussi complètement que possible, sous l'action tonique de l'air comprimé ; et si les modifications que je n'ai fait qu'indiquer dans la manière dont s'accomplissaient les deux temps de la respiration avaient été plus complètes, cette guérison aurait eu une bien plus grande valeur. Quoique améliorée, la respiration n'offrait pas encore, dans les bruits d'inspiration et d'expiration, toute la distinction désirable. En outre, elle paraissait manquer de force, d'activité. On pensa que les eaux sulfureuses du Vernet, par l'inspiration de leurs émanations soufrées, rendraient aux poumons l'énergie qui leur manquait. Mais si, par une longue expérience, j'avais pu mieux apprécier toute la valeur de ce caractère continu du souffle respiratoire, comme symptôme pathognomonique de l'emphysème des vésicules pulmonaires, j'eusse plus fortement insisté sur la nécessité de prolonger davantage l'emploi de l'air comprimé. Au lieu d'attribuer la faiblesse de l'inspiration et du bruit qui lui succède à la débilité naturelle du tissu des poumons, et tenant en ligne de compte le temps si long pendant lequel M. de C.... avait eu à commander les nombreux ouvriers occupés sous sa direction, j'aurais vu dans son état un emphysème vésiculaire à son début. Les observations multipliées que je consignerai dans ce travail prouveront que, employé avec plus de persévérance, le moyen dont l'application avait déjà produit de si bons résultats, n'aurait pas manqué de rétablir l'action pulmonaire telle qu'elle doit s'accomplir, et de lui rendre une énergie qu'elle avait sans doute perdue sous l'action des causes que j'ai rappelées.

OBSERVATION VII.

Laryngo-bronchite; aphonie partielle.

Mme J.... d'Aberdeen (Écosse), âgée de 45 ans, d'un tempérament lymphatique sanguin, régulièrement menstruée, jouissant habituellement d'une bonne santé, contracta, vers le milieu de l'année 1857, une bronchite aiguë très-grave. Cette maladie résista longuement aux traitements que l'on mit en usage, et laissa après elle une douleur constante, assez intense, située à l'union du larynx et du premier anneau de la trachée. Depuis lors, Mme J.., dont la voix était belle et étendue, ne pouvait plus chanter. Au moindre essai, sa voix s'éteignait. Pour la parole ordinaire, son timbre restait plus naturel, quoique devenu plus grave, mais elle se fatiguait aisément, et la lecture à haute voix ou une conversation un peu prolongée n'étaient plus supportées.

Le 6 mai 1857, lorsque Mme J... vint à Montpellier réclamer mes soins, à ce que j'ai dit de sa voix se joignait l'état suivant :

Injection prononcée de la figure avec les apparences extérieures d'une assez bonne santé : cependant la respiration était courte et fréquente ; la marche causait facilement de l'oppression, les forces générales étaient sensiblement diminuées ainsi que l'embonpoint. La percussion donnait dans tout le côté gauche de la poitrine une sonorité normale ; celle-ci était sensiblement éteinte dans tout le côté droit, sans qu'il existât cependant une matité réelle.

L'auscultation constatait, dans le lobe supérieur du poumon droit, des bruits respiratoires distincts, mais faibles et peu prolongés. A mesure qu'on se rapprochait davantage des parties moyennes et inférieures du poumon, ces bruits s'affaiblissaient de plus en plus et finissaient par s'éteindre complètement ; des râles muqueux se faisaient entendre dans toute l'étendue de cet organe.

Les bruits respiratoires étaient faibles, mais perceptibles dans toute l'étendue du poumon gauche.

Le passage de l'air dans le larynx ne donnait lieu à aucun bruit anormal.

Il n'y avait nulle part de pectoriloquie ; mais les deux poumons offraient également, dans une grande étendue de leur lobe supérieur, une bronchophonie remarquable par le son flûté que prenait la voix.

La toux, assez fréquente, amenait des crachats mucosopurulents, très-épais, globuleux, jaunes, peu volumineux, et restant tous à la surface de l'eau du vase où ils étaient reçus.

Point de fièvre, point de sueurs nocturnes.

Mme J... commença le même jour l'usage des bains d'air comprimé.

Après le douzième, l'amélioration obtenue était déjà considérable. On voyait pendant l'inspiration les parois du thorax se soulever largement, ce qui faisait dire par la malade qu'il lui semblait que sa poitrine s'était agrandie et recevait plus d'air. La marche, même ascendante, ne lui causait presque plus d'oppression ; la voix était en grande partie revenue ; la toux était très-rare, et l'expectoration recueillie ce jour-là s'était réduite le matin à un seul crachat, insignifiant par son volume et restant, quoique épais, à la surface de l'eau.

Les bruits respiratoires étaient perceptibles dans toute l'étendue du poumon droit, où les râles muqueux avaient cessé.

Le 31 mai, après vingt et un bains, la malade se réjouissait d'avoir retrouvé sa voix ; elle chantait d'une manière soutenue. Elle se promenait, pouvait monter un escalier sans oppression pénible et durable. La toux était très-rare, et, depuis quatre jours, l'expectoration avait complètement cessé.

La sonorité était rétablie dans tout le poumon droit ; les bruits respiratoires avaient pris plus de force et d'étendue ; ils avaient de la douceur, de l'humidité dans les parties supérieures. Cette amélioration était moins complète dans les régions inférieures, où le murmure vésiculaire conservait encore un peu de faiblesse ; il n'y avait plus de râles.

Les forces s'étaient aussi augmentées ; la santé générale

se fortifiait de plus en plus, et, encouragée par ces heureux résultats, Mme J... continua son traitement jusqu'au 26 juin ; elle avait alors pris quarante-cinq bains.

La voix était complètement revenue, elle soutenait le chant et la conversation aussi bien qu'avant la maladie. La respiration était large et facile ; dans le poumon droit, les deux bruits respiratoires étaient aussi intenses, aussi doux, aussi humides qu'à gauche. La toux et l'expectoration avaient entièrement cessé depuis longtemps ; le rétablissement des forces et de l'embonpoint indiquait enfin un état de santé aussi bon que l'eût jamais eu Mme J..., qui partit alors pour rentrer en Écosse.

L'altération de la voix ne pouvait guère ici être rapportée à la seule lésion du larynx ou du point où il s'unit à la trachée-artère. La douleur dont ce point avait été le siége n'existait plus depuis longtemps, et le larynx lui-même ne donnait aucun signe évident d'altération locale. Cette aphonie était aussi liée à la bronchite ; elle était, avec la faiblesse des bruits respiratoires, le peu d'étendue de l'inspiration, la submatité du poumon droit, les râles qu'on y entendait et l'expectoration que déterminait la toux, la preuve du grave état de congestion chronique dont la membrane muqueuse du poumon droit restait frappée ; d'un autre côté, l'exaltation des caractères morbides de la voix, son extinction complète à la moindre fatigue qu'on lui imposait, l'oppression qui survenait promptement sous l'influence d'un peu d'exercice, le sentiment de lassitude, de faiblesse dont la poitrine était le siége dans toutes ces occasions, laissaient voir aisément combien les forces de l'organe de la respiration étaient épuisées, et ne laissaient aucun doute sur le caractère atonique de la maladie dont il fallait l'affranchir.

Cette appréciation, qui nous portait à admettre ici une profonde débilitation du tissu d'un organe, quand l'aspect, l'ensemble extérieur de la malade pouvaient faire croire à un bon état des forces générales, et qui donnait une grande importance à l'action médicatrice que nous demandions au bain d'air comprimé, n'est nullement en contradiction avec les faits. On ne voit que trop souvent, au milieu d'une santé réelle, un système d'organes ou un organe isolé n'accomplir leurs fonctions que d'une manière languissante, et de pareilles dispositions ne sont que trop fréquemment la cause qui fixe sur un organe, de préférence à tous les autres, l'action des influences pathogéniques.

C'est donc encore par son action résolutive et tonique sur les parties malades, que l'air comprimé a dissipé la submatité, les râles muqueux, la toux, l'expectoration ; qu'il a mis un terme à l'oppression en ouvrant un champ plus libre à la pénétration de l'air, augmenté la force et la longueur des temps de la respiration, rendu à la voix son intensité, son timbre, son étendue, ses modulations, tandis qu'en activant d'un autre côté les actes de la nutrition, il améliorait encore la santé générale.

Malgré la résistance naturelle aux maladies chroniques, et tandis que des traitements actifs et variés avaient échoué, quelque rationnelles que fussent les indications qui les avaient fait adopter, le bain d'air comprimé s'est montré rapidement efficace. Vingt et un bains ont suffi pour amener la guérison, et si l'on a cru devoir la consolider par un nombre plus élevé de séances sous les appareils pneumatiques, il est certain qu'alors un examen attentif de la malade et ses propres sensations ne laissèrent aucun doute sur le retour d'une santé durable.

En effet, pendant tout l'été et une grande partie de l'hiver qui suivirent, elle ne se démentit en aucune manière. Mais, quelque soin que j'eusse pris d'observer à Mme J.... que les irritations congestives des bronches, que leurs maladies inflammatoires laissaient toujours après elles une grande disposition à leur retour, elle se fatigua des précautions que j'avais conseillées et que le climat de son pays rendait doublement nécessaires. Quelques imprudences furent commises ; la peau fut mal protégée ; sous l'influence du froid, ses fonctions se supprimèrent et furent cause de l'apparition de quelques symptômes de catarrhe bronchique. Mais ils guérirent aisément, et Mme J..... ne réalisa pas le projet de revenir se soumettre à l'action du bain d'air comprimé, si le léger accident dont M. J.. me rendit compte ne cédait pas aux moyens que l'on dirigeait contre eux.

OBSERVATION VIII.

Irritation chronique de l'arrière-gorge; enrouement habituel; perte partielle de la voix.

Une jeune personne âgée de 21 ans, d'un tempérament bilieux, d'une bonne constitution, avait à diverses époques éprouvé de légères atteintes d'affection cutanée du genre *impetigo*. Douée d'une belle voix, qu'elle exerçait beaucoup, elle dut cesser de chanter, par suite d'une irritation de gosier à laquelle des efforts de voix trop soutenus avaient sans doute contribué. Tous les moyens employés contre cet état n'avaient jamais eu que des effets palliatifs, et dans l'une des exaspérations répétées. qu'avait.offertes ce mal de gorge, on aperçut sur l'amygdale gauche deux petites granulations jaunâtres, ayant chacune la grosseur d'un grain de millet et se touchant sans se confondre. Aux remèdes qu'on avait employés jusqu'alors, on joignit pendant plusieurs saisons l'usage des Eaux-Bonnes. Là, Daralde soumit les petites tumeurs à l'action du nitrate d'argent, mais tout fut à peu près inutile : l'irritation de la gorge et les granulations, passagèrement amoindries, reprirent bientôt, l'une son intensité, les autres leur volume primitif.

Dans les premiers jours de décembre 1853, une recrudescence survint, à la suite d'un léger refroidissement. La rougeur augmenta sur toutes les parties de l'arrière-gorge, qui se couvrirent de petits vaisseaux fortement injectés ; elles devinrent le siége d'un sentiment pénible de gêne ; la luette engorgée augmenta beaucoup de volume et s'allongea de manière à reposer, par son extrémité libre, sur la base de la langue. La voix s'affaiblit au point qu'elle ne soutenait plus la lecture pendant quelques instants. La moindre conversation amenait un enrouement passager ; alors la voix se cassait, passait. presque dans le même mot, de l'aigu au grave, ou s'éteignait d'une manière absolue pour un ou deux mots seulement. Du reste, pas de toux, point de douleur habituelle au larynx, pas de fièvre.

Un premier bain d'air comprimé fut pris le 5 décembre. *Sous la pression la plus élevée que l'on atteignit pendant sa durée, la lecture à haute voix put être soutenue sans fatigue, pendant une demi-heure.* La rougeur des parties malades diminua sensiblement dès le second bain ; et déjà, dès le quatrième, une conversation assez soutenue, *hors de l'appareil*, n'amenait plus dans la voix les altérations passagères que j'ai signalées.

La cinquième séance fut marquée par des bâillements fréquents, et par une sensation de froid assez forte, qui se soutint longtemps malgré qu'on envoyât sous l'appareil un air réchauffé. En même temps, la malade éprouvait beaucoup de calme, et surtout sa respiration s'accomplissait avec une liberté plus grande que jamais.

Le neuvième bain avait presque dissipé la rougeur congestive de l'arrière-gorge, et la voix avait déjà pris assez de force pour que, sans fatigue, sans enrouement consécutif, la malade pût, pendant toute une après-midi, prendre part à des conversations animées, au milieu d'une réunion pour des œuvres de charité.

Après le vingt-quatrième bain, la luette avait tout à fait repris son volume et sa forme ordinaires ; à peine restait-il un peu de rougeur sur les piliers du voile du palais. Quelques journées où le froid descendit à — 8º Cent. n'eurent aucune influence fâcheuse sur le gosier, tandis qu'autrefois une température moins basse suffisait pour augmenter la congestion, affaiblir la voix et l'enrouer ; aussi la malade assurait-elle qu'elle avait la conscience que son gosier était plus fort, qu'il résistait davantage aux causes qui, naguère encore, l'impressionnaient si profondément et si vite. Les petites granulations avaient diminué de volume ; elles étaient plus espacées entre elles. Le trentième bain avait de plus en plus consolidé tous ces bons résultats.

Après quelques semaines de repos, pendant lesquelles tout le bien obtenu s'était soutenu sans altération, on eut encore recours à un certain nombre de bains. Leur résultat fortifia de plus en plus celui que l'on avait déjà acquis, et réduisit les petites granulations au point que les deux réunies eussent à peine égalé une tête d'épingle ; elles ne faisaient plus de saillie à la surface de la membrane muqueuse. Depuis lors, la voix a conservé la force qu'elle avait acquise ; quelques essais de chant permettaient de croire qu'il ne serait plus une cause de fatigue ; mais il parut prudent d'attendre encore, avant de s'y livrer, qu'un temps plus long eût rendu la guérison plus assurée. Du reste, elle ne s'est pas un instant démentie, et je pus me convaincre, peu de jours après la fin du traitement, que les deux petites granulations situées sur l'amygdale gauche avaient totalement disparu. Aucun autre moyen de traitement n'avait pu obtenir ce résultat, qui a été définitif.

Dès la première séance, on n'a pas manqué de le remarquer, sous l'appareil la voix avait déjà repris une certaine force, quoique l'état local fût sans doute bien peu modifié, ou du moins quoiqu'il ne le fût pas encore de manière à ce que les changements qu'il pouvait avoir éprouvés eussent un caractère durable. Or, il peut paraître étonnant que, dans toutes les observations que j'ai rapportées, il y ait eu, comme dans celle-ci, dès les premiers bains et seulement pendant leur durée, pendant le séjour sous l'appareil, dans la formation de la voix une amélioration qui semblait en indiquer une pareille dans l'état des organes vocaux. Je crois qu'on ne saurait mettre en doute qu'une forte pression exercée sur des organes congestionnés ne puisse les dégager, même dès le principe, au moins momentanément. Cela seul peut suffire, pour les mettre en état d'accomplir leurs fonctions, quelles qu'elles soient, d'une manière plus exacte. Mais, indépendamment de cette cause, ne serait-il pas possible que, dans les faits que nous étudions, une autre influence intervînt ? La manière dont un air plus dense peut concourir lui-même, par sa plus grande élasticité, par l'augmentation de sa propriété conductrice, à la formation et à la transmission du son, ne serait-elle pas aussi pour quelque chose dans le phénomène ? Je ne fais cette observation que pour empêcher qu'en se guidant sur une amélioration de l'état de la voix *sous les appareils médico-pneumatiques*, on ne soit trop porté, dans certains cas d'aphonie, à compter sur l'utilité du bain d'air comprimé, et exposé à des mécomptes.

Dans la première année où je me livrais à l'étude de cet agent thérapeutique, un homme de 40 ans environ, et dont l'arrière-gorge avait été le siége de maladies assez graves pour détruire entièrement la luette, et pour porter probablement quelque atteinte non moins fâcheuse vers le larynx et les fosses nasales postérieures, avait aussi perdu la voix. Elle n'était plus, chez lui, si je puis m'exprimer ainsi, qu'un souffle que de grands efforts parvenaient à moduler; l'aphonie était complète. On voulut essayer des effets de l'air comprimé : en vain j'assurai qu'ils seraient nuls; la certitude qu'il ne pouvait faire aucun mal, rendait les instances plus vives; une guérison eût été si heureuse ! Je dus céder. Sous l'appareil, pendant que la pression se maintenait à un degré élevé, la voix gagnait sensiblement, elle prenait un peu plus de corps, et le sujet de cette observation éprouvait surtout moins de peine, moins de difficulté à l'émission de ces sons incomplets. Une lueur d'espoir semblait s'attacher à cette modification.

presque inappréciable, mais il suffit d'un bien petit nombre de séances pour montrer son peu de réalité, et les bains d'air furent abandonnés.

OBSERVATION IX.

Angine et laryngite chroniques ; extinction de la voix.

M. B..., négociant à Édimbourg, âgé de 66 ans, d'une bonne constitution, exempt de toute affection diathésique, fut pris, dans le cours de l'année 1848, sans autre cause appréciable qu'un refroidissement, d'irritation à la gorge, accompagnée d'un fort enrouement et de toux, qui déterminait l'expectoration de mucosités transparentes et très-visqueuses. Depuis lors, M. B... avait conservé une grande impressionnabilité pour le froid, dont la moindre atteinte renouvelait l'irritation de la gorge, du larynx, la raucité de la voix, et obligeait M. B... à s'isoler, à s'imposer un silence absolu.

Le 26 août 1856, M. B... vint à Montpellier réclamer mes soins ; il offrait alors les symptômes suivants :

Malgré l'air de souffrance dont la figure était empreinte, l'état général était assez bon. Mais le voile du palais, ses piliers des deux côtés, la luette, offraient une coloration rouge très-prononcée, sillonnée par de nombreuses arborisations vasculaires d'un rouge plus intense. Toutes ces parties étaient habituellement le siége d'une douleur que la déglutition et quelques instants de conversation augmentaient, et qui se retrouvait aussi constante dans le larynx, où une pression légère la rendait plus prononcée. L'arrière-gorge était souvent tapissé de mucosités visqueuses.

La voix, fatiguée, était fort inégale dans son timbre, souvent rauque, d'autres fois plus claire, mais toujours facile à s'éteindre au moindre effort prolongé. Une toux assez fréquente amenait une expectoration muqueuse. L'auscultation du larynx ne faisait entendre aucun bruit pathologique au passage de l'air.

Le 3 septembre, après le troisième bain d'air comprimé, le voile du palais avait à peu près recouvré sa coloration naturelle, et l'on ne remarquait plus sur la luette et sur les piliers que quelques arborisations et quelques taches rouges. La douleur de l'arrière-gorge et du larynx avait cessé, ainsi que la toux et l'expectoration.

La voix avait retrouvé de la clarté, elle était beaucoup plus forte, plus égale, très-soutenue ; M. B... observa lui-même que depuis le commencement de sa maladie il n'avait jamais aussi bien parlé.

Le nombre des bains fut porté jusqu'à quatorze ; alors toutes les parties de l'arrière-gorge avaient repris leur coloration, leur aspect naturels, retrouvé plus de ton ; le larynx ne donnait plus le moindre signe de maladie ; la toux n'avait plus reparu ; la voix était forte, claire, égale, capable de soutenir une conversation prolongée, et M. B.., convaincu par des épreuves journalières de la solidité d'une guérison si rapidement obtenue, repartit pour l'Écosse.

OBSERVATION X.

Laryngite chronique ; extinction de la voix.

M. Andrews J....., d'Édimbourg, d'un tempérament lymphatique, suivait avec distinction la carrière du barreau, lorsqu'en 1848 il contracta, sous l'influence du froid, une atteinte grave de laryngo-bronchite. Depuis lors, cette maladie se renouvelait avec la plus grande facilité ; dans ces cas, la voix s'enrouait, s'éteignait, pour peu que M. J... se livrât à une causerie de quelques instants ; un sentiment de douleur se réveillait dans le larynx, et bientôt les choses s'aggravèrent au point que le malade abandonna le barreau, et accepta les fonctions de juge.

Le 5 septembre 1856, M. J... offrait l'état suivant :

L'aspect général de la santé était bon, et ne laissait présumer aucune maladie. L'arrière-gorge offrait cependant une rougeur intense s'étendant sur tout le voile du palais, la luette, les piliers, les amygdales et toute la paroi postérieure du pharynx accessible à la vue ; la luette était gonflée et se prolongeait jusque sur la base de la langue. Il existait à gauche une dureté d'ouïe si prononcée, que M. J... n'entendait, de ce côté, le bruit de sa montre qu'en l'appliquant sur l'oreille ; il cessait de l'entendre dès qu'elle en était éloignée d'un centimètre. La membrane muqueuse des fosses nasales gauches était aussi le siége d'une irritation chronique, et de temps en temps M. J.... sentait qu'il s'en écoulait des matières muqueuses épaisses, d'un blanc jaunâtre, retombant dans l'arrière-gorge, d'où elles étaient rejetées par des efforts d'expectoration.

Le larynx était le siége d'une douleur peu intense que la pression n'augmentait pas, et l'auscultation y constatait un bruit d'inspiration fortement prononcé, mais sans rudesse et sans sécheresse marquées.

La voix était inégale ; elle était grave, rauque, caractères qui s'exagéraient beaucoup pour peu que le malade parlât avec un peu de suite ; elle s'éteignait complètement au moindre effort de phonation, comme par exemple pour

chanter quelques mesures ; la simple lecture à haute voix
de quelques phrases était impossible.

Le premier bain d'air comprimé fut pris le 5 septembre 1856.

Après le septième, la rougeur de toutes les parties de
l'arrière-gorge était déjà bien diminuée, mais cette diminution s'était opérée inégalement sur tous les points injectés. Les piliers du voile du palais étaient les points qui
restaient les plus rouges, et sur le voile, sur la luette, sur
les parois postérieures du pharynx, on ne voyait plus çà
et là que quelques petites taches rouges, rares, isolées et
séparées par de larges espaces dans lesquels la membrane
muqueuse avait repris sa couleur ordinaire. Du reste,
toutes ces parties paraissaient moins relâchées, elles
offraient plus de ton, de contractilité ; la luette avait repris
son volume ordinaire, et se montrait maintenant toujours
relevée et contractile.

Rien n'était encore changé quant à l'audition par l'oreille
gauche. La voix commençait à se montrer plus égale,
moins rauque, plus capable de résister à la fatigue d'un
peu de lecture ou de conversation.

Le 19 septembre, M. J... avait pris onze bains, et sauf
une légère teinte de rougeur qu'offraient encore les piliers
du voile du palais, toutes les parties de l'arrière-gorge
étaient revenues à une coloration naturelle. La luette, le
voile du palais avaient retrouvé toute leur contractilité et ne
restaient plus pendants et abaissés quand la bouche s'ouvrait, comme ils le faisaient au début du traitement.

Il n'y avait plus de douleur dans le larynx, où le passage de l'air causait un bruit plus doux et plus faible.

La voix avait retrouvé la force et la clarté qu'elle avait

autrefois, et le bon état de toutes les membranes muqueuses permettait de penser que son rétablissement serait durable.

L'ouïe avait sensiblement gagné, et les mucosités épaisses que la pituitaire sécrétait ne se montraient plus.

Quelques bains eussent sans doute consolidé de plus en plus cette guérison rapide; mais M. J..., arrivé au terme du congé qu'il avait obtenu pour se rendre à Montpellier, fut obligé d'en repartir.

OBSERVATION XI.

Irritation chronique de l'arrière-gorge, du larynx et des bronches; extinction de voix.

M. C..., pasteur écossais, âgé de 55 ans, d'une forte constitution, mais fatigué par de nombreuses prédications et les devoirs multipliés de son ministère, éprouvait déjà depuis plusieurs années un affaiblissement progressif de ses forces générales, de l'amaigrissement, et de l'altération dans sa voix. Celle-ci s'était peu à peu gravement affaiblie, au point que la prédication était devenue impossible, surtout depuis que cet état s'était aggravé d'un sentiment constant de douleur au gosier et sur le devant de la poitrine.

L'inutilité des moyens mis en usage pour aider l'action salutaire d'un repos absolu, et qui n'amenaient jamais qu'un peu de soulagement, aussitôt interrompu par une nouvelle aggravation des symptômes, décida M. C... à venir à Montpellier se soumettre à l'action du bain d'air comprimé.

Le 3 octobre 1856, je constatai chez lui de la maigreur,

avec pâleur générale de la peau, ce qui rendait plus apparente sur le nez et les joues une éruption déjà ancienne.

Une rougeur intense couvrait tout le voile du palais, ses piliers, la luette, les amygdales et la paroi postérieure du pharynx. La luette, tuméfiée, offrait un tel prolongement, qu'elle reposait constamment sur la base de la langue, et dans son état de procidence semblait entraîner le voile du palais, qui comme elle restait presque immobile et ne se relevait jamais complètement pendant l'examen de l'arrière-gorge.

Le larynx était le siége d'un sentiment douloureux de gêne qui se propageait jusqu'au-dessous du sternum. Le passage de l'air faisait entendre à l'auscultation, dans les deux ventricules du larynx, un bruit rude et sec. Quelques quintes de toux amenaient de petits crachats muqueux peu abondants; mais, sauf une faiblesse générale, les bruits respiratoires dans les deux poumons étaient exempts de caractères pathologiques.

La voix était fort inégale, toujours faible, d'une émission pénible; elle était très-variable dans son timbre; le plus souvent grave et très-rauque, elle prenait parfois un caractère aigu qui ne se soutenait pas, et cette inégalité, pénible à entendre, donnait l'idée d'un état maladif grave fixé sur les organes de la phonation.

Le 9 octobre, le malade avait déjà pris quatre bains d'air comprimé : l'*acne rosacæa* avait sensiblement perdu de sa coloration intense ; toute la membrane muqueuse du fond de la gorge offrait aussi moins de rougeur, mais la luette et le voile du palais restaient encore dans le même état de relâchement. La voix n'avait pas encore offert de changement sensible, et même ce jour-là, sous l'influence d'un temps humide, pluvieux, elle se montrait, comme toujours sous un tel état de l'atmosphère, plus gravement affectée. L'expectoration, devenue plus facile, amenait un mucus bronchique moins consistant, et ce léger changement devenait déjà pour le malade la cause d'un sentiment particulier de bien-être.

Le 18 octobre, après treize bains, la rougeur des membranes muqueuses de l'arrière-gorge était tellement diminuée qu'elle avait fait place à une coloration rosée presque normale. La voix, moins rauque, moins fêlée, avait plus de clarté, plus d'égalité, et conservait plus longtemps dans la conversation ce caractère d'amélioration; elle était plus forte, plus soutenue. L'auscultation constatait aussi plus de force, plus d'étendue dans les bruits de la respiration.

Le 21 octobre, quinze bains avaient rendu à la voix beaucoup de clarté et d'égalité; mais elle avait encore besoin de gagner de la force, car il avait suffi, pour lui rendre ses caractères morbides, d'un court service religieux que le révérend. C... voulut faire dans son appartement. Du reste, quoique la coloration du voile du palais et des parties voisines fût rendue à son état naturel, la luette, toujours allongée et pendante, avait cependant retrouvé un peu de sa contractilité. La respiration prenait aussi plus de force dans toute l'étendue des deux poumons, et la douleur du larynx et de la région sternale avait disparu.

Le dix-neuvième bain avait de plus en plus fortifié la voix, rétabli la coloration naturelle de toute l'arrière-gorge; la luette, diminuée de volume, reprenait sa contractilité, et dans l'examen de la gorge commençait à se contracter, en se détachant de la base de la langue, sur laquelle je l'avais toujours vue reposer.

Le 30 octobre, après le vingt-troisième bain, la luette avait enfin repris sa forme et sa contractilité naturelles, et toute l'arrière-gorge offrait une coloration normale, toutes ses parties avaient retrouvé leur tonicité. Dans le larynx, le bruit du passage de l'air était doux, humide ; dans les poumons, le murmure vésiculaire était plus étendu, plus en rapport avec la stature du malade.

La voix avait repris toute sa clarté primitive, elle était sonore, soutenue, elle supportait aisément et sans la moindre altération de longues conversations, et sous l'influence d'une augmentation de l'appétit qui s'était prononcée de bonne heure, de digestions régulières et faciles, l'embonpoint s'était accru, les forces générales s'étaient grandement relevées.

Le vingt-cinquième bain termina le traitement. M. C... repartit pour l'Écosse, supporta sans la moindre atteinte pénible sur les organes de la voix, l'influence d'un temps très-froid qu'il retrouva dès qu'il s'approcha du Nord, et put immédiatement reprendre un ministère auquel il apportait un grand dévouement.

Plus tard, des nouvelles indirectes m'ont appris que la guérison de M. C... se soutenait malgré ses fatigues.

Les faits que je viens de passer en revue ont chacun leur importance dans l'histoire des applications thérapeutiques de l'air comprimé. Mais il ressort de leur ensemble une démonstration bien établie de son incontestable valeur, quand il s'agit de mettre un terme à des affections catarrhales, à des mouvements fluxionnaires dont certains organes sont affectés, et de régulariser ainsi des fonctions que ces états morbides altèrent, dans quelques cas, très-profondément. Des fluxions aiguës, des états congestifs chroniques et souvent forts anciens, ont disparu sous la même action. Cependant les uns, au milieu de leur longue durée, avaient conservé ou repris accidentellement un caractère si évident de fluxion active, qu'on les eût volontiers considérés comme un état inflammatoire. Les autres, au contraire, par le peu d'intensité de la coloration des tissus, par l'absence de douleur, de chaleur, et surtout par l'aspect flasque et relâché des parties, ne laissaient aucun doute sur la réalité de leur caractère passif. Dans aucun de ces cas il n'existait, il est vrai, aucune lésion grave des tissus; mais une irritation chronique, accompagnée de congestion plus ou moins profonde, changeant le mode de sensibilité des organes malades, altérait aussi leur sécrétion, et sous l'influence d'un notable affaiblissement de leur tonicité, l'importante fonction de la phonation, pour laquelle l'intégrité de ces membranes est nécessaire, en était elle-même gravement altérée, presque détruite.

Dans tous les cas que j'ai rapportés, cet état de choses était ancien, et non-seulement il avait résisté à tous les moyens de traitement que l'on avait essayés pour y mettre un terme; mais, soit par l'insuffisance de ces moyens ou leur action défavorable, soit parce que les sujets de ces observations restaient exposés à l'action des causes de leur maladie, celle-ci s'était constamment aggravée et, de sa longue action sur les tissus, retirait elle-même une plus grande difficulté pour sa guérison. Cependant, malgré toutes ces circonstances fâcheuses, malgré le caractère divers que nous reconnaissons dans ces faits, quelque profonde qu'ait été l'altération de la voix, elle s'est promptement rétablie, suivant toujours, dans l'amélioration qu'elle offrait, une marche réglée par celle qui se manifestait dans l'état de congestion et dans le rétablissement de la tonicité des organes malades.

Pourquoi, dans les faits où les caractères différents que j'ai signalés se sont offerts, le même agent, toujours employé de la même manière, a-t-il eu des succès égaux? Une réflexion bien simple peut répondre à cette question. Ce n'est point le caractère aigu ou chronique du mouvement fluxionnaire qu'il faut ici prendre en considération ; il s'agit de la congestion, et tout porte à croire que l'action physique de l'air comprimé la dissipe surtout par l'activité et la régularité qu'elle imprime à la circulation capillaire, par la lenteur qu'elle apporte à la circulation artérielle. Rendre à la circulation générale les liquides qui en sont momentanément soustraits ; empêcher que, par leur afflux trop rapide, d'autres ne viennent les remplacer, là se trouve tout le problème, et ce sont les conditions que les bains d'air comprimé réalisent. En poussant plus loin les objections, si l'on s'étonnait que des tissus affranchis d'un mouvement fluxionnaire mais restant, après cela, dans des états bien différents suivant le caractère aigu ou chronique de ces fluxions, aient pu retirer la même influence favorable d'un seul et même agent, je croirais pouvoir répondre encore que, dans son action tonique, l'air comprimé n'a rien d'excitant, qu'il s'accommode d'autant mieux à la sensibilité des tissus, qu'il n'a pour eux rien d'insolite et ne leur offre qu'un stimulant auquel ils sont accoutumés. Pour mieux faire comprendre cette dernière assertion, je citerai les cas où, soumettant à l'action du bain d'air comprimé des sujets atteints de diverses affections de poitrine, je les ai vus se placer sous l'appareil, s'exposer à une pression de 30 centimètres au-dessus de celle de l'atmosphère, malgré l'existence d'une ophthalmie aiguë quelquefois assez vive, et se trouver, après deux ou trois séances, tout à fait guéris de cette complication accidentelle.

Quelle que soit la valeur des raisons que j'ai cru pouvoir donner ici pour expliquer les succès de l'air comprimé dans les cas variés que j'ai rapportés, on peut au moins conclure de ceux-ci, que l'aphonie qui se rattache à l'état fluxionnaire aigu ou chronique des voies aériennes, cède généralement à l'emploi du bain d'air comprimé, qui trouve dans l'état congestif une source réelle d'indication.

Ces conclusions doivent-elles faire rejeter d'une manière absolue ce mode de traitement pour toute aphonie qui ne découlerait pas d'une cause semblable, et nous conduire d'ores et déjà à penser, par exemple, que l'air comprimé ne saurait être utile dans les aphonies purement nerveuses ? Le précepte général formulé par Tarbarié au sujet de l'élément nerveux, l'expérience acquise, laissent encore quelque chose à désirer, et nous devons attendre du temps des notions plus précises que les faits seuls peuvent fournir. L'exemple que je vais rapporter montrera du moins que le caractère purement nerveux de l'aphonie peut quelquefois être une contre-indication du moyen qui nous occupe.

OBSERVATION XII.

Aphonie.

M. M..., âgé de 40 ans, d'un tempérament éminemment nerveux, avocat distingué et membre de la Chambre des Députés, n'avait jamais, malgré l'apparente faiblesse de sa constitution, ressenti la moindre fatigue de poitrine à la suite des longs plaidoyers ou des discours qu'il avait été appelé à prononcer. Cependant, depuis quatre ou cinq années, chaque hiver amenait une petite toux sèche, sans longues quintes, sans douleurs dans la poitrine. La voix n'en était pas influencée et pouvait sans peine supporter encore une très-longue plaidoierie. En 1839, M. M..., avant de se rendre à la Chambre, eut de grandes fatigues à supporter, et en arrivant à Paris il fut pris de toux et d'une extinction de voix accompagnées de quelques symptômes fébriles. Au bout de quelques jours, l'aphonie restait seule, et M. M..., décidé par les encouragements d'Arago, vint à Montpellier pour faire usage des bains d'air comprimé.

L'intensité de la voix était alors très-variable, mais on s'apercevait des efforts constants que son émission nécessitait; son timbre grave et fêlé s'éclaircissait par moments, mais elle était souvent presque totalement éteinte.

La toux n'existait plus, l'arrière-gorge n'offrait aucune rougeur; le larynx, sans altération apparente dans les formes, dans la souplesse de ses cartilages, n'était nullement sensible à la pression et n'avait jamais été le siége d'aucune douleur.

La percussion et l'auscultation constataient un état normal dans toute la poitrine.

Il n'existait point de fièvre, et toutes les fonctions s'exécutaient fort régulièrement.

Un premier bain d'air comprimé fut donné le 22 avril 1840, et le seul effet dont rendit compte M. M..., fut la variation qu'avait offerte son pouls qui, fixé à 72 pulsations par minute au début de la séance, était tantôt au-dessus, tantôt plus bas, et se trouvait à la fin à 64 seulement.

Le troisième bain sembla produire une amélioration. La nuit qui le suivit fut plus calme, et le lendemain le malade put lire quelques lignes à haute voix ; cet effet disparut aussitôt. Il devint plus marqué après le septième bain : la voix alors était plus claire, plus égale dans son timbre et dans sa force. Des alternatives de bien et de mal survinrent dans ce léger amendement, jusqu'à la quatorzième séance. Dès ce moment, il ne tendit qu'à s'effacer ; et malgré la persévérance que le malade mit encore à faire usage de l'air comprimé, on dut renoncer à le voir produire une guérison qu'heureusement d'autres moyens amenèrent plus tard.

Dans l'espoir d'obtenir des effets plus assurés, on avait porté la pression à 40 centimètres au-dessus de celle de l'atmosphère. Il fallut, pour les dernières séances, s'arrêter à 30 centimètres : une pression plus forte causait une tendance si prononcée au refroidissement, que M. M... craignit de voir se renouveler, par ce seul effet, une gastralgie dont il avait souffert pendant longtemps, et qu'il avait due aussi à l'action d'une basse température.

Dans cette observation, les dispositions nerveuses du malade, les causes qui avaient agi sur lui, l'absence de tout symptôme d'irritation, et surtout d'inflammation, dans toute l'étendue des voies respiratoires; l'existence antérieure de maladies nerveuses, les effets variables de l'air comprimé sur le pouls pendant la durée d'une même séance, ses effets si peu durables sur l'aphonie, permettent bien d'admettre, pour cette maladie, l'existence d'un caractère nerveux. Est-ce lui qui s'est opposé à la guérison, comme tout ce qui s'est passé porte à le croire? Tabarié avait déjà constaté que les maladies nerveuses se montraient rebelles à l'air comprimé; je citerai même, en m'occupant des maladies des poumons, des exemples d'insuccès que cette cause seule paraît expliquer ; cependant, dans cette classe de maladies, n'y aurait-il pas encore à faire d'importantes distinctions? J'ai vu une névralgie faciale légère guérie par le bain d'air comprimé, chez une dame qui, atteinte de cette affection, ne se plaçait sous l'appareil de Tabarié que pour y accompagner sa fille. Appuyé de cet exemple, j'ai soumis à la même médication un cas rebelle et très-ancien de cette même maladie. Dans ces deux cas, une menstruation arrivée à son terme n'était pas étrangère au développement de ces états nerveux, en favorisant la production d'une congestion sanguine sur les nerfs affectés. Cet état d'hyperémie d'un nerf ou de son enveloppe pourrait-il, d'après cela, s'il altère son influence, faire ranger les affections nerveuses qui en dépendent au nombre des maladies que l'air comprimé peut guérir? Plusieurs cas de migraines anciennes et sujettes à de fréquents retours ont aussi été soumis à ce même moyen; un seul a guéri. Le sujet de

cette observation était une jeune dame , mère de plusieurs enfants, d'une constitution grêle, délicate, d'une
grande maigreur, d'une impressionnabilité exaltée, et chez
laquelle la plus légère cause de préoccupation sérieuse,
la moindre émotion, le plus faible ébranlement nerveux,
ne manquaient pas de produire une atteinte qui parfois
se prolongeait bien au-delà de vingt-quatre heures, résistait à tous les remèdes, et qui ne cédait qu'à un repos
absolu et prolongé. Rien ne faisait supposer chez elle la
plus légère lésion organique , et sauf peu de régularité ou
d'abondance dans la menstruation , cette dernière circonstance étant justifiée d'ailleurs par la constitution même,
on ne pouvait assigner à cette affection d'autre cause qu'un
état nerveux. Vingt-trois bains suffirent pour amener une
guérison qui, plusieurs années après, ne s'était pas démentie.

OBSERVATION XIII.

Bronchite chronique.

Un jeune enfant de dix ans, d'un tempérament lymphatique, avait été affecté dans son enfance de nombreuses
et graves éruptions d'*impetigo larvalis* qui quelquefois s'é-
tendaient à toute la surface du corps. Adonné de très-bonne
heure à l'onanisme, il était habituellement doué d'un
grand appétit, et, malgré de bonnes digestions, réduit à
un état de maigreur extrême. Ces circonstances avaient
sans doute contribué à donner beaucoup de gravité à
quelques atteintes de bronchite; et dans un moment où,
sous l'influence constante de ses mauvaises habitudes, cet
enfant s'amoindrissait chaque jour, où il prenait de plus
en plus un aspect rachitique, où son teint pâle et ver-

dâtre, ses yeux caves et cernés, ses sclérotiques d'un blanc bleuâtre, sa voix rauque et cassée, semblaient présager une marche rapide vers un état bien fâcheux, un nouveau catarrhe pulmonaire se manifesta. Son invasion fut brusque; une fièvre intense accompagnait une oppression si violente, que le jeune malade semblait à chaque instant près de périr suffoqué. Une inspiration pénible, sifflante, indiquant les plus grands efforts des muscles inspirateurs, était suivie d'une expiration brève et sans sifflement. La percussion constatait partout une sonorité à peu près normale; l'auscultation faisait entendre du râle sibilant dans toute l'étendue des deux côtés de la poitrine, les deux bruits respiratoires étaient fort inégaux, l'expiration se montrait plus brève et plus faible. Nulle part on n'entendait de pectoriloquie, une toux fréquente et très-fatigante amenait une abondante expectoration de crachats muqueux.

La cage osseuse de la poitrine offrait une difformité manifeste; dans leur extrémité sternale, les côtes gauches, depuis la seconde jusqu'à la neuvième, avaient subi une dépression qui formait sur les côtés du sternum une gouttière très-marquée; en arrière et à droite, leur convexité se trouvait exagérée, et la colonne vertébrale, sans altération dans ses courbures antérieure et postérieure, offrait, à l'endroit des premières vertèbres dorsales, une incurvation latérale dont la concavité était à gauche. L'inverse s'observait dans les dernières vertèbres dorsales. Les voies digestives étaient en bon état.

La plus grande violence des crises durait peu; elle avait déjà diminué sous l'influence des premiers moyens employés, et le râle sibilant avait sensiblement disparu quand on eut recours au bain d'air comprimé.

Les effets de cette médication se firent promptement
sentir. Dès le quatrième bain, la toux, l'expectoration
étaient presque nulles; le râle sibilant, qui avait d'abord
pris un son plus grave, avait cessé; les bruits respiratoires avaient gagné, à gauche, plus de force, plus d'étendue
et plus d'égalité entre eux; la respiration était par conséquent plus libre et plus facile, le teint du malade sensiblement moins pâle. Après le douzième bain, la toux avait
à peu près disparu; elle ne se montrait qu'à de longs intervalles, c'était l'ordinaire depuis longtemps; l'expectoration
était nulle, la respiration de plus en plus forte et facile;
le visage offrait un air de santé bien meilleur que celui
qui précédait cette crise; les forces générales étaient sensiblement améliorées, mais malheureusement les bains d'air
furent suspendus.

Il n'était guère possible d'attendre d'un aussi petit nombre de bains que celui qu'on avait mis en usage, une modification considérable dans toute l'économie et surtout dans
le système osseux. Je ne doute pas cependant que, sous
l'influence d'une action plus régulièrement vivifiante, d'une
nutrition améliorée par les résultats d'une respiration devenue meilleure elle-même, il n'eût fini par se produire
une rénovation organique, une augmentation des forces
radicales. Or, à cet âge surtout, il est facile de comprendre
qu'un changement semblable dans le résultat des fonctions
nutritives puisse modifier heureusement les altérations
survenues dans les formes de quelques parties du système
osseux, aussi nécessairement que ces formes mêmes sont
altérées par suite d'une nutrition insuffisante ou de mauvaise nature. Quant aux symptômes de catarrhe pulmo-

naire, dont l'intensité s'aggravait de la débilitation générale du sujet, des rechutes fréquentes qui avaient eu lieu et des dispositions si fâcheuses qu'introduit ordinairement l'onanisme, comment eût-il été possible d'en triompher plus vite? Dès le quatrième bain, ils étaient presque entièrement dissipés, et la continuation du traitement fut surtout prolongée dans le but d'une amélioration générale. Au reste, cette épreuve ne fut pas la dernière que ce pauvre enfant eut à subir. Ses mauvaises habitudes se soutinrent jusqu'au moment où son âge plus avancé lui donna plus de raison, et s'il a échappé aux menaces sérieuses de phthisie pulmonaire qu'à plusieurs époques de sa jeunesse nous avons eu à redouter pour lui, je reste bien convaincu qu'il le doit à l'usage du bain d'air comprimé, plusieurs fois repris dans l'espace de quelques années, et chaque fois manifestant ses résultats avec la même énergie, avec les mêmes avantages, tant sur les symptômes que sur l'état général du malade.

L'observation suivante montrera encore d'une manière bien évidente toute l'heureuse influence que le bain d'air comprimé peut exercer sur les forces radicales, en donnant à la respiration elle-même une nouvelle activité.

OBSERVATION XIV.

Bronchite chronique.

Mme L...., âgée de 30 ans, d'un tempérament nerveux, d'une grande maigreur, mais régulièrement menstruée, était issue d'une famille où la goutte était héréditaire, et en avait elle-même déjà souffert une légère atteinte. Chez elle aussi, depuis quelques années, un picotement douloureux se faisait sentir avec une intensité variable dans la trachée-artère ; il s'accompagnait d'une toux sèche, peu prolongée, rarement suivie d'une expectoration muqueuse. Souvent, de la trachée cette douleur se propageait dans la poitrine, dont elle occupait la partie antérieure et moyenne, causant alors un sentiment de gêne, d'obstacle à la respiration. Les efforts de la malade pour respirer largement ne pouvaient jamais satisfaire au besoin qu'elle éprouvait d'une plus grande inspiration. Que la douleur existât ou non, une marche un peu prolongée, pressée ou ascendante, la moindre conversation soutenue, le décubitus horizontal sur le dos, causaient sur-le-champ une oppression qui se prolongeait longtemps, éteignait la voix, et imposait ainsi à la malade l'obligation des plus grands et des plus constants ménagements.

La poitrine était sonore à la percussion dans toute son étendue. A gauche, on percevait par l'auscultation un bruit d'inspiration très-faible suivi d'un bruit d'expiration plus faible encore et comme saccadé. Dans le poumon droit, le souffle respiratoire était encore plus affaibli, et ce n'était que sous l'extrémité humérale de la clavicule qu'on parvenait, avec la plus grande attention, à entendre un faible bruit d'expiration. Partout, du reste, absence complète de râles et de pectoriloquie ; le pouls, petit et régulier, était habituellement de 96 à 100 pulsations par minute ; les organes digestifs étaient en bon état ; mais, soit défaut d'appétit, soit habitude, la malade s'était soumise à un régime très-peu nourrissant : aussi, je l'ai déjà dit, était-elle fort amaigrie.

Le 23 février 1843, Mᵐᵉ L... se plaça pour la première fois sous l'appareil médico-pneumatique de Tabarié, où la pression ne fut élevée qu'à 25 centimètres au-dessus de celle de l'atmosphère. Mme L.... ne tarda pas à ressentir une grande liberté dans sa respiration ; elle eut des bâille- ments fréquents et faciles, éprouva beaucoup de calme et de bien-être, sans variation sensible dans la température du corps, et le pouls, qui dès le commencement de la séance était à 96 pulsations par minute, n'était plus, après la séance, qu'à 84. Dès la troisième séance, le bien-être qu'elle avait produit se prolongeait longtemps après ; mais le soir la fatigue et les douleurs de poitrine reparaissaient, quoique la toux fût beaucoup plus rare. Après la sixième, pendant laquelle la malade avait ressenti une grande liberté pour respirer, le pouls n'était plus qu'à 74 pulsa- tions par minute ; il offrait beaucoup de calme, de régu- larité et plus d'ampleur qu'auparavant. Toute douleur avait cessé dans la trachée et dans la poitrine ; la con- versation était mieux supportée, la toux très-rare.

A la dixième séance, les forces générales s'étaient déjà bien relevées ; l'appétit avait augmenté ; une profonde in- spiration s'accomplissait aisément et sans réveiller la toux, qui ne reparaissait plus ; la conversation était de plus en plus facile ; le pouls, souple, libre, développé, était encore à 75 pulsations par minute, et la malade avait le sentiment du retour de sa meilleure santé. Les séances furent encore prolongées jusqu'à quatorze ; alors toutes les améliorations que j'ai signalées avaient acquis plus de consistance, elles étaient devenues un état définitif. La respiration résistait aux fatigues de la marche et d'une conversation prolongée, les inspirations les plus longues étaient faciles ; la percus- sion donnait une sonorité normale ; l'auscultation consta- tait, des deux côtés de la poitrine, des bruits d'inspiration et d'expiration partout faciles à entendre, et dans des rapports convenables entre eux ; le pouls avait aussi acquis de l'énergie, il ne battait que 65 fois par minute, et le retour des forces générales confirmait le rétablissement d'une bonne santé.

Dans des observations semblables à celles que je viens de rapporter, tandis que nul obstacle ne s'oppose à l'entrée de l'air dans les poumons, tandis que dans aucun point de leur étendue rien n'obstrue les vésicules où s'opère l'absorption de l'air par le sang, comment se fait-il que la respiration s'altère, s'affaiblisse au point d'être à son tour, par le changement qu'elle subit, la cause d'une si grande diminution dans les forces générales ? Serait-ce que la membrane muqueuse ne jouerait pas seulement, dans le grand acte de la respiration, le rôle passif d'une cloison membraneuse traversée par un simple phénomène d'endosmose, et qu'une fois modifiée dans sa texture et sa vitalité par une fluxion catarrhale, elle cesserait en partie ses importantes fonctions et ne donnerait plus lieu qu'à une hématose insuffisante ?

Quoi qu'il en soit, cet exemple a montré qu'avec plus de facilité que n'aurait pu le faire tout autre agent thérapeutique, le bain d'air comprimé avait tout de suite relevé l'action pulmonaire. Opposant à une tonicité affaiblie l'action accoutumée du stimulant direct que le poumon supporte le mieux, il avait rendu cet agent d'autant plus efficace qu'il le multipliait, tout en le présentant sous le même volume ; aussi, dès la première séance et pendant sa durée, le sentiment d'une grande aisance dans la respiration témoignait-il déjà de l'existence d'une hématose plus complète. Celle-ci, à son tour, n'avait pas tardé à manifester son action sur toute l'économie. Sous son influence, les forces générales s'étaient relevées, et, sans aucune interruption dans sa marche rapide, un rétablissement complet avait été l'ouvrage de quelques jours ; il avait été, du reste, si réel et si solidement établi, que, revenue bientôt après en Écosse, dont elle avait été obligée de fuir le climat rigoureux, Mme L..... y conserva sa bonne santé et y devint mère de plusieurs enfants.

Des faits de cette nature sont sans doute bien propres à démontrer l'heureuse influence que l'air comprimé peut exercer sur toute l'économie par le rétablissement d'une respiration régulière. Mais quand nul obstacle ne s'oppose à la libre arrivée d'un air plus riche dans toutes les parties du poumon, comment se fait-il que cette excitation bienfaisante, qui n'a d'abord d'autre effet que d'imprimer aux fonctions une activité favorable, ne devienne pas excessive sous l'action de bains répétés, et, par un phénomène inverse de ce qui se passe dans l'état de maladie quand la respiration est languissante, ne cause pas une surexcitation nuisible ? Le ralentissement de la respiration le dit assez ; comme je l'ai indiqué dans les considérations générales, une respiration plus riche amène une respiration plus rare, et cela suffit pour arrêter l'hématose dans le degré d'activité que comporte l'état normal. Alors, en effet, ce résultat d'une meilleure respiration, qui se bornait d'abord à la durée du bain, se prolonge bientôt au-delà, et, sans excitation trop forte, détermine l'augmentation des forces générales. Elles se multiplient, s'accroissent ; tous les systèmes d'organes en profitent, et le bien qu'ils en éprouvent, la régularité qui en résulte pour leurs fonctions, ne sont plus une modification passagère : ils ont pris un caractère définitif.

C'est alors aussi qu'on a vu survenir, avec l'augmentation des forces, le ralentissement du pouls. Quand la respiration, ne s'exécutant que dans un champ très-réduit, rendait la malade débile, il était faible, petit, et s'élevait jusqu'à cent pulsations par minute. Il avait pris, au contraire, de la force, de l'ampleur et surtout une lenteur remarquable, quand une hématose accomplie par une large respiration s'était montrée plus en rapport avec les besoins de la vie. Ce résultat, au reste, n'a rien qui doive surprendre ; et parce qu'on l'obtient par un moyen nouveau, faut-il le distraire de ceux qu'une expérience particulière place sous nos yeux ? La faiblesse qui accompagne la convalescence d'une maladie grave, n'entraîne-t-elle pas souvent dans la fréquence du pouls une augmentation qu'on est parfois tenté de regarder comme fébrile ? Qu'une alimentation plus riche intervienne alors et relève les forces, le pouls perd aussitôt de sa vitesse, et toute idée de fièvre disparaît sous l'influence d'une assimilation plus active. Entre ce qui se passe dans ce fait et ce que produit l'air comprimé, il existe évidemment la plus grande analogie, et quand les deux moyens qui donnent naissance au même phénomène appartiennent, bien que différents l'un de l'autre, aux éléments les plus indispensables d'une bonne nutrition, faudra-t-il repousser l'un des deux parce qu'il se présente doué d'une intensité d'action plus grande, parce qu'il peut faire tomber le rhythme du pouls au-dessous de son état normal ?

Après avoir montré tout le parti que l'on peut retirer

du bain d'air comprimé pour rendre à la respiration plus d'activité, plus d'étendue, et pour réagir ainsi de la manière la plus heureuse sur la nutrition, sur le retour des forces générales, il ne sera pas sans intérêt de placer ici les deux observations suivantes. Elles nous montreront de quelle ressource peut être le même moyen quand il s'agit d'éteindre la disposition fâcheuse que les maladies du poumon laissent à leur retour. Qu'elle tienne à l'affaiblissement de l'organe ainsi devenu plus impressionnable; qu'il faille la rapporter à ce que la première de ces affections a laissé après elle un reste de lésion qu'ont successivement aggravé toutes celles qui l'ont suivie, et que n'ont pu complètement guérir les moyens indirects qu'on a dirigés contre lui : on sait avec quelle facilité les bronchites chroniques se reproduisent chez les sujets qui en ont déjà ressenti une atteinte sérieuse, on sait avec quelles difficultés on arrive à prévenir leur retour à la moindre occasion. Par l'action tonique qu'il va porter directement sur les parties malades, l'air comprimé est sans doute alors d'un puissant secours : il accomplit incontestablement et sans aucun danger pour les organes ce qu'on cherche aujourd'hui à réaliser de bien d'autres manières. Il soumet une partie malade, profondément cachée, à l'action directe d'un remède jugé nécessaire.

OBSERVATION XV.

Bronchites chroniques.

M. Y..., pasteur anglais, âgé de 58 ans, d'un tempérament lymphatique, d'une taille élevée, d'une bonne constitution, était sujet depuis une quinzaine d'années à de

fréquentes atteintes de bronchite. Depuis sept à huit ans surtout, elles étaient de plus en plus rapprochées, se montraient
plus graves et se prolongeaient davantage. Malgré cette plus
grande gravité, les intervalles des rechutes étaient assez
calmes, quant à ce qui était de la toux et de l'expectoration, pour permettre à M. Y.... quelques prédications.

L'inutilité des moyens dirigés contre le retour de ces
fâcheuses atteintes décida enfin M. Y.... à venir tenter à
Montpellier l'usage du bain d'air comprimé. Il arriva le
1er novembre 1857; je constatai alors l'état suivant:

Malgré les apparences d'une bonne constitution, malgré
l'état de calme relatif dans lequel il se trouvait à cette époque,
M. Y... avait l'aspect d'un homme souffrant. Son teint était
d'une pâleur plombée, ses traits étaient fatigués, ses yeux
enfoncés; sa maigreur était très-prononcée.

M. Y... était oppressé; sa respiration courte et fréquente
soulevait à peine les parois du thorax, et s'il voulait faire
une inspiration profonde, elle était interrompue par la toux
qu'elle provoquait. La marche, surtout en montant, rendait tout de suite l'oppression plus grande et plus pénible.
La voix, fort affaiblie, avait pris un timbre plus grave.

La sonorité de la poitrine était normale des deux côtés.

L'auscultation faisait entendre dans tout le poumon droit
une inspiration courte, peu intense, ayant perdu de son
humidité naturelle, suivie d'une expiration plus courte et
plus faible encore, au point que, dans toute la base du
poumon, elle avait cessé d'être perceptible; on entendait
dans le tiers inférieur de cet organe, en avant et en arrière,
du râle sous-muqueux.

Un peu moins affaiblis dans le poumon gauche, les
bruits respiratoires offraient les mêmes caractères qu'à

droite, et le râle sous-muqueux, occupant les mêmes parties, s'étendait en outre jusqu'au-dessus de l'angle inférieur de l'omoplate dans toute la fosse sous-épineuse. En
ce moment, une toux peu fréquente amenait quelques rares
crachats muqueux.

Il n'y avait pas de fièvre; le cœur n'offrait aucun signe
de maladie.

Les fonctions digestives étaient régulières.

Le premier bain d'air comprimé fut pris le 2 novembre,
à la pression ordinaire, et fut supporté sans aucune fatigue.

12 novembre. Le douzième bain avait déjà produit une
amélioration sensible. Le teint était plus clair, plus rosé;
la figure, plus naturelle, n'offrait plus le caractère de la
souffrance.

La respiration, plus longue et plus libre, supportait
mieux la marche; la parole était plus forte et ne se fatiguait pas aussi vite par la conversation ou par la lecture
à haute voix.

Les bruits respiratoires avaient retrouvé plus de force,
plus d'étendue; on les entendait jusqu'à la partie inférieure
des deux poumons et dans tous les points de ces organes
où le râle sous-muqueux se faisait entendre; les bulles de
celui-ci étaient devenues plus petites et beaucoup plus
rares.

Le malade trouvait dans le relèvement de ses forces
générales le sentiment d'une amélioration réelle et déjà
considérable.

Le 27 novembre, après vingt et un bains, tous les râles
avaient disparu de tous les points où ils se faisaient entendre; la toux avait cessé; l'expectoration était nulle; la voix,
qui avait repris plus de force et son timbre naturel, sou-

ténait aisément une longue conversation, une lecture prolongée. La respiration était devenue plus longue, plus forte ; elle offrait à l'auscultation ses caractères naturels et permettait, sans être oppressée, un exercice soutenu.

Encouragé par ces heureux résultats, M. Y.... prit trente et un bains, après lesquels toute trace de maladie avait disparu; et trouvant sa santé aussi bien rétablie, aussi fortifiée qu'elle l'eût jamais été, il alla passer à Pau la fin de l'hiver avant de retourner à ses occupations.

Deux circonstances prêtaient à cette maladie un caractère assez grave. D'un côté, c'était son ancienneté, sa persistance à se reproduire à des époques de plus en plus rapprochées; de l'autre, la faiblesse des organes respiratoires, conséquence de ces fréquentes et graves rechutes. L'air comprimé releva promptement les forces de l'organe, rendit ses fonctions plus actives, plus énergiques, l'affranchit de ces mucosités qui donnaient lieu aux râles et à la toux ; en même temps les forces générales s'étaient améliorées, et, quelques années après avoir quitté Montpellier, M. Y... se félicitait encore d'être enfin à l'abri de rechutes dont aucun autre traitement n'avait pu l'affranchir.

OBSERVATION XVI.

Bronchites chroniques.

M. W. L..., âgé de 30 ans, d'un tempérament lymphatique-sanguin, éprouva, en 1849, une première atteinte de bronchite, survenue au milieu d'une bonne santé, qui jusqu'alors n'avait subi d'autre atteinte qu'une éruption cutanée, dont le véritable caractère ne put m'être précisé

et qui fut mal soignée. La bronchite elle-même fut négligée pendant plusieurs mois, et ce ne fut qu'au moment
où la difficulté de respirer devint très-grande, s'accompagnant de douleurs dans la poitrine, de toux fatigante
avec une expectoration muqueuse abondante, que M. L...
réclama les soins de son médecin. Le rétablissement fut
long; il exigea un déplacement dans un climat plus chaud
que celui de l'Écosse, et malgré les plus grandes précautions, un ou deux ans après, les forces n'étaient pas encore
complètement rétablies. Alors survint une nouvelle atteinte de bronchite, aussi grave que la précédente, et qui
laissa le malade tellement affaibli qu'on eut recours, pendant sa convalescence, à l'usage de l'huile de foie de morue
combinée avec un régime très-nourrissant. Depuis lors,
les atteintes de bronchite s'étaient de plus en plus répétées; celle qui survint en septembre 1854 fut tellement
grave qu'elle obligea, pendant tout l'hiver, M. L.... à
garder les plus sévères précautions. La guérison resta
peut-être incomplète, et pendant tout le printemps et l'été
qui suivirent, malgré bien des soins, survinrent de fréquentes exacerbations qui, faisant craindre un hiver très-
pénible, décidèrent M. L... à se rendre dans un climat
chaud.

A son arrivée à Montpellier, le 9 novembre 1855, il
était dans l'état suivant :

D'une taille très-élevée, à poitrine large et très-bien
conformée, M. L..., très-amaigri, éprouvait une grande
diminution de ses forces générales.

Sa respiration était habituellement courte et fréquente,
et donnait au malade le sentiment intime que sa poitrine
ne recevait pas tout l'air qui lui était nécessaire. Du reste,

il faisait avec peine une longue inspiration, toujours interrompue par la toux, avant d'avoir complètement satisfait le besoin qui portait à l'accomplir. Les mouvements des parois du thorax pendant l'inspiration étaient à peine perceptibles, mais égaux des deux côtés; la moindre pression sur un point quelconque de son étendue était cause d'un pénible sentiment qui aggravait la gêne, la douleur habituelles.

La marche causait promptement une grande oppression; elle était si forte pendant l'ascension d'un escalier, que M. L... était forcé de s'arrêter à chaque cinq ou six marches.

Une toux fréquente amenait des crachats mucoso-purulents dans lesquels il n'avait jamais paru de sang.

La sonorité de la poitrine n'offrait pas, à la percussion, d'altération notable.

L'auscultation constatait à gauche un bruit d'inspiration très-affaibli, peu prolongé, offrant de la sécheresse; l'expiration ne s'entendait pas du tout.

Dans le poumon droit, l'inspiration, qui offrait aussi un peu de sécheresse, avait pourtant conservé plus de force, quoiqu'elle ne fût nullement en rapport par son intensité avec la stature de M. L... L'expiration, faible aussi, était cependant perceptible.

Dans les deux poumons, on trouvait çà et là de nombreux râles sibilants.

Il n'y avait pas de fièvre.

On eut recours à l'usage des bains d'air comprimé. Après le neuvième, la respiration, déjà plus libre, plus étendue, donnait au malade la sensation d'une arrivée plus considérable d'air dans les poumons, et remplaçant

le sentiment contraire et si pénible qu'il accusait au début
du traitement, faisait cesser la gêne qu'il éprouvait habituellement.

Les bruits respiratoires avaient pris, à droite surtout,
une plus grande force, tout en restant encore en dessous
de leur intensité normale. Les râles sibilants paraissaient
plus rares.

L'appétit était très-sensiblement augmenté.

Le 28 novembre, après quinze bains, M. L... sentait
plus de force, plus d'activité dans ses organes respiratoires. La respiration, plus large, plus libre, était exempte
de toute douleur; il supportait sans aucune gêne la pression des parois du thorax, sur lesquelles le moindre poids
était naguère insupportable. La toux avait beaucoup diminué, et l'expectoration, moins abondante, offrait encore une
matière mucoso-purulente, mais moins épaisse. Les urines
étaient devenues plus copieuses.

La nutrition elle-même s'était déjà sensiblement améliorée par suite de l'augmentation de l'appétit.

Le 6 décembre, M. L... avait pris vingt-trois bains. La
respiration, plus libre, pouvait se prêter à une longue
inspiration sans provoquer la toux. Une marche rapide
n'amenait plus d'oppression; celle-ci n'était pas même
réveillée quand M. L... montait à un troisième étage, où
il arrivait sans être obligé de s'arrêter.

Partout, dans les deux poumons, les bruits vésiculaires
avaient gagné de la force, et n'étaient accompagnés d'aucun râle.

Les forces générales, rétablies en même temps que l'embonpoint, rendaient au malade une confiance qu'il avait
perdue depuis longtemps, et relevaient son moral.

Le vingt-sixième bain avait rendu aux deux bruits de la respiration leur force en même temps que leur douceur, leur humidité normales ; la poitrine était exempte de toute douleur, de tout sentiment de gêne ; également soulevée des deux côtés, dans une inspiration ordinaire, elle se soulevait largement dans une longue inspiration ; la toux avait complètement cessé ; les forces et l'embonpoint avaient acquis leur ancién développement, et M. L…, trouvant sa santé aussi bonne que jamais avant ses atteintes de bronchite , cessa l'usage du bain d'air comprimé.

La guérison ne s'est pas démentie ; à plusieurs reprises, soit directement, soit indirectement, par l'intermédiaire d'autres malades, j'ai su que M. L…., conservant sans doute quelques précautions qu'il ne négligeait pourtant pas avant son séjour à Montpellier, avait été à l'abri de rechutes que d'autres traitements n'avaient pu prévenir.

Comme celle qui la précède, cette observation est une preuve de la disposition que les organes de la respiration conservent pour les maladies inflammatoires ou catarrhales, une fois qu'ils en ont été affectés. Dans l'une et l'autre, la fréquence des rechutes, leur retour facile sous l'influence des moindres causes, l'inutilité de toutes les précautions employées contre une telle disposition, justifient bien le caractère de gravité que l'on s'accorde à lui reconnaître. Une constitution délicate, quelques dispositions héréditaires, l'existence d'une affection diathésique, ne suffiraient-elles pas, dans ces cas, pour donner naissance à des états plus graves ? Que de fois la phthisie pulmonaire n'offre-t-elle pas à son début une marche semblable à ce qui s'est passé chez

M. L... ? Une grande oppression, de la toux, des douleurs constantes de poitrine , un amaigrissement extrême , la perte si considérable de ses forces, étaient autant de circonstances propres à faire redouter que ce dépérissement général, dont rien n'avait pu ralentir les progrès, ne fût le début d'une maladie des plus graves? Ce malade attachait peu d'importance à la maladie éruptive qui avait précédé la première bronchite ; il paraît qu'elle avait été peu intense : aucun renseignement ne m'a permis d'en préciser le caractère, mais la persistance de la disposition aux bronchites ne pouvait-elle pas s'y rattacher? Rien n'avait été tenté d'après cette idée, ni en Écosse, ni à Londres, où M. L... s'était rendu pour consulter M. le Dr John Forbes, et ce ne fut pas sans quelque hésitation que, renonçant à tout traitement anti-herpétique antérieur ou concomitant, je soumis M. L...... à la seule action du bain d'air comprimé. L'expérience pouvait me rendre circonspect, mais cette fois, du moins, le cas était plus simple.

En effet, chez M. L..., comme chez le sujet de l'observation précédente, il a suffi de ce moyen, de son action douce, continue, ménagée, mais directement portée sur les organes malades, pour les débarrasser d'un état d'irritation et de congestion chronique, qui probablement, tout en cédant de plus en plus péniblement aux moyens dirigés contre leurs fréquentes exacerbations, avaient laissé après chacune d'elles une plus grande disposition à leur retour. Sans doute, on n'aura pas de peine à admettre que par cela seul qu'ils retrouvaient leur état normal, leur tonicité naturelle, une nouvelle régularité dans leurs fonctions, les organes respiratoires devaient aussi mieux résister aux causes qui les impressionnaient auparavant d'une manière si fâcheuse. Mais si l'on tient compte du relèvement rapide des forces générales chez l'un et chez l'autre de ces deux malades, du retour facile de leur embonpoint, il faudra bien reconnaître que c'est en apportant dans toute l'économie une profonde amélioration, que l'air comprimé les a rendus plus capables de résister aux causes de leurs incessantes rechutes.

Dans les faits que je viens de passer en revue, un mouvement fluxionnaire fixé sur les bronches était constamment au nombre des éléments morbides qui ont cédé à l'influence du bain d'air comprimé. On n'a pas manqué d'observer aussi que, dans tous ces cas, la sécrétion de la membrane qui tapisse les bronches était loin d'offrir ces modifications profondes qu'elle présente dans certains cas graves de catarrhe pulmonaire. Si parfois j'ai dû signaler la présence d'une expectoration mucoso-purulente, elle était alors peu copieuse. Mais nous n'avons pas encore eu sous les yeux de ces cas où elle s'offre avec une telle abondance que, si elle n'indique pas la présence d'un élément nouveau dans la maladie, elle est du moins la preuve de la gravité de celui auquel elle se rattache. Elle indique à la fois une congestion plus profonde de la partie affectée, une altération plus grave de ses fonctions et de sa sécrétion, souvent aussi son état de faiblesse lié à la débilitation générale du sujet, ou capable de la produire.

On sait avec quel soin le médecin doit alors recourir à des médications puissantes et variées, pour amener, soit l'expulsion facile d'une matière abondante, pénible à arracher, soit pour mettre un terme à sa reproduction.

On sait tous les inconvénients secondaires, mais non

moins fâcheux, qui peuvent résulter de la longue durée
de cette formation de matière mucoso-purulente, capable
d'atteindre le caractère d'une véritable pyorrhagie ; on
sait l'état de dépérissement général qui en résulte, et qui
parfois, avec trop de raison , fait craindre des suites aussi
graves que celles d'une phthisie pulmonaire ; on sait, enfin, la longue résistance d'un tel état à tous les moyens
qu'on lui oppose. Il ne sera donc pas sans un véritable
intérêt de montrer ce qu'on peut attendre, dans ces cas
difficiles, de l'emploi du bain d'air comprimé. Déjà nous
avons assez vu de quel puissant secours il peut être contre
un état congestif aigu ou chronique, tout ce qu'il peut
faire pour conserver ou relever les forces générales ou locales, et nous devons comprendre combien son emploi est
rationnellement indiqué dans le traitement de cas semblables à ceux que je signale. Quelques observations,
présentées dans un ordre déterminé par leur gravité relative, serviront à le démontrer

OBSERVATION XVII.

Bronchite chronique.

Mme N..., d'un tempérament lymphatique sanguin, âgée
de 30 ans, ayant toujours été régulièrement menstruée,
avait éprouvé, vers la fin de l'année 1853, dans la partie
inférieure et latérale gauche du thorax, une vive douleur
accompagnée d'oppression , de toux et d'expectoration
muqueuse. Après quelques jours de durée, la douleur
avait disparu, laissant après elle une disposition à la toux.

L'année suivante, une douleur semblable se fixa du
côté droit de la poitrine dans la même région qu'à gau-

che.. Elle fut très-vive, et la toux qui l'accompagnait provoquait l'expectoration de mucosités d'abord claires et visqueuses, plus tard d'abondantes matières mucoso-purulentes.

De nombreux moyens employés pour ramener l'état de santé restèrent sans résultat, et Mme N... eut enfin recours à l'homœopathie, qui ne réussit pas davantage. Ce fut alors qu'elle me fut adressée par le professeur Dunal, dans l'espoir que le bain d'air comprimé pourrait être pour elle un moyen plus efficace de guérison, et le 9 mars 1856, je constatai l'état suivant :

La figure injectée indiquait un état habituel d'angoisse, de souffrance. Cependant, bien qu'elle se trouvât beaucoup amaigrie, la malade conservait encore un certain embonpoint.

Sa respiration était courte, fréquente, anxieuse ; une longue inspiration ne pouvait s'accomplir sans être interrompue par la toux ; la moindre marche, surtout en montant, aggravait beaucoup l'oppression ; une conversation soutenue, un peu de lecture à haute voix, étaient également impossibles.

La percussion et l'auscultation donnaient dans le côté gauche de la poitrine des résultats normaux.

Dans toute l'étendue du côté droit, la percussion indiquait au contraire une sonorité affaiblie ; c'était de la submatité.

L'auscultation constatait dans presque toute l'étendue du côté droit, un râle muqueux à bulles très-grosses et très-abondantes ; il masquait presque complètement le bruit d'inspiration ; celui d'expiration, d'ailleurs faible et très-court, en était totalement exempt. Au niveau et en dehors de l'angle inférieur de l'omoplate, un espace de quelques centimètres carrés était le seul point où les bruits d'inspiration et d'expiration se montraient totalement exempts de râle muqueux.

La toux était très-fréquente, elle amenait une expectoration très-copieuse de crachats uniquement composés d'un muco-pus jaune blanchâtre; recueillis dans une jatte pleine d'eau, ils s'isolaient, prenaient une forme globuleuse; une partie de leur substance gagnait le fond de l'eau, tandis que l'autre surnageait; leur quantité était si considérable, qu'elle constituait une véritable bronchorrhée.

Le décubitus était impossible sur le côté gauche, où, malgré l'absence de signes physiques fournis par le stéthoscope, il existait sous le sein une douleur assez vive qui s'étendait jusqu'au milieu de la région latérale.

Le pouls, fréquent et régulier, donnait 96 pulsations par minute; la chaleur de la peau était élevée, et le soir il survenait toujours une exacerbation fébrile.

L'usage des bains d'air comprimé, commencé sur-le-champ, fut interrompu deux ou trois jours après, Mme N... craignant d'éprouver sous l'appareil, pendant sa menstruation qui survint alors, quelque atteinte de défaillance à laquelle elle était fort sujette dans de pareilles circonstances.

Ils furent repris le 21. Après le neuvième bain, la respiration était devenue plus libre; cependant la marche causait encore de l'oppression. La percussion donnait un son plus clair dans tout le côté droit, où les râles muqueux, qui au début du traitement s'entendaient partout, se limitaient maintenant dans le tiers moyen en avant, dans la même région en arrière, sous l'omoplate et dans l'espace qui le sépare de la colonne vertébrale. Les bruits respiratoires, quoique bien faibles, étaient aussi devenus l'un et l'autre plus appréciables dans toutes les autres parties de ce poumon.

La toux était encore très-fréquente ; elle était aussi plus fatigante, parce qu'elle amenait avec plus de peine une expectoration toujours de même nature, mais beaucoup moins copieuse.

Le pouls, plus développé, plus libre, moins fréquent, ne donnait plus que 72 pulsations par minute ; mais le soir il y avait encore de l'exacerbation fébrile. Les urines étaient devenues plus abondantes, plus colorées.

Le 7 avril, la malade avait pris dix-huit bains ; son teint était moins animé, elle était moins oppressée, supportait mieux l'exercice. On entendait encore du râle muqueux dans les derniers points où je l'ai signalé, mais les bulles en étaient plus rares et beaucoup moins grosses ; la toux avait tellement diminué de fréquence qu'elle se réduisait à cinq ou six quintes dans les 24 heures, n'amenant pas un plus grand nombre de crachats, d'ailleurs très-peu volumineux, et composés d'un muco-pus moins épais et plus blanc.

Le pouls était encore à 72 pulsations par minute, et les exacerbations du soir persistaient.

Après le trentième bain, la respiration avait pris plus de force dans toutes les parties inférieures du poumon droit ; cependant, les râles signalés dans quelques points isolés, bien que diminués, ne cessaient pas encore complètement. La toux et l'expectoration étaient à peu près nulles ; l'oppression, diminuant de plus en plus, rendait l'exercice plus facile. Le décubitus était depuis quelques jours faci-

lement supporté sur le côté gauche. Quelques jours auparavant, la menstruation s'était montrée régulière et facile.

Le 10 mai, après quarante-cinq bains, Mme N... n'éprouvait plus aucune oppression ; elle pouvait supporter de
longues marches et monter l'escalier de son appartement
sans être oppressée ; la voix, redevenue naturelle, soutenait
bien la conversation et la lecture à haute voix ; la respiration était bien rétablie partout dans le poumon droit,
où l'on retrouvait à peine quelques bulles isolées de râle
muqueux dans les points où il s'était montré plus persistant.

La toux, l'expectoration étaient nulles ; le décubitus était
possible dans tous les sens ; de longues inspirations se répétaient et s'accomplissaient sans provoquer la toux.

La fièvre avait tout à fait disparu ; le pouls, devenu plus
plein, restait toujours de 60 à 66 pulsations par minute.
Depuis quelques jours, les urines étaient moins copieuses.

Le teint, moins coloré, était devenu plus naturel ; les
traits, calmes et reposés, n'offraient plus l'expression de
la souffrance, et les forces générales s'étaient considérablement augmentées. La guérison était complète : on cessa
l'usage des bains.

Plusieurs années après, la santé de Mme N.... ne s'était
pas démentie.

Dans cette observation, nous retrouvons bien évidents
la plupart des caractères assignés aux faits dans lesquels
je cherche maintenant à montrer l'utilité de la médication
pneumatique. Les forces générales se trouvaient encore,
il est vrai, assez bien conservées, mais un état fluxionnaire
chronique, assez grave pour se compliquer d'une fièvre
permanente avec exacerbation quotidienne, une altération

de la sécrétion habituelle de l'organe malade, altération profonde sous le rapport de la nature et de l'abondance du produit qui la constitue, étaient aussi de nature à faire redouter une résistance du mal proportionnée à sa gravité, tout en faisant invoquer les bons effets de l'air comprimé.

Cette résistance était d'autant plus probable que des traitements variés avaient été mis en usage, et que, suivant les phases diverses de la maladie, on avait eu recours aux béchiques, aux expectorants les plus actifs, aux attractifs cutanés, sans en obtenir le moindre soulagement, sans empêcher la maladie du poumon de s'aggraver sans cesse, de faire succéder aux atteintes éloignées par lesquelles elle se manifestait autrefois, un caractère de permanence contre lequel tout échouait. L'action favorable de l'air comprimé s'est au contraire rapidement prononcée, et seule elle a suffi pour ramener une santé complète et durable. Mais avant de comparer son mode d'action à celui des méthodes ordinaires de traitement, plaçons ici quelques faits analogues à celui qui précède.

OBSERVATION XVIII.

Catarrhe pulmonaire chronique.

Mme C......, de Brême, âgée de 56 ans, d'un tempérament lymphatique nerveux, d'une bonne constitution, ayant toujours joui d'une bonne santé et mère de huit enfants, avait cessé d'être réglée dans le courant de 1860. Vers la même époque, elle fut atteinte d'un rhume qui offrit quelque gravité. D'autres atteintes suivirent, se rapprochant de plus en plus, se montrant toujours plus fâcheuses ; et tandis que, dans le principe, elles paraissaient se dissiper complètement, elles laissèrent bientôt après elles un peu d'oppression, de la toux, dont les quintes éloignées n'amenaient que peu d'expectoration.

Aux moyens variés qu'on emploie d'ordinaire contre de semblables états, on joignit l'usage des eaux sulfureuses, des eaux d'Ems, de l'huile de foie de morue, etc, etc., sans empêcher le mal d'arriver, par une marche progressive, à ne plus laisser aucun intervalle de calme et de repos. Ce n'était plus que dans l'usage des aspirations de chloroforme ou de la fumée de papier nitré, que Mme C... trouvait un peu de soulagement passager.

Ce fut alors qu'elle se décida à venir essayer l'emploi du bain d'air comprimé, à Montpellier, où elle arriva le 27 octobre 1862, dans l'état suivant :

L'amaigrissement général était extrême ; les traits exprimaient un état habituel de souffrance, la pâleur du visage faisait mieux ressortir la coloration prononcée des pommettes, qui offraient cette teinte rouge vineuse ou bleuâtre des vieux asthmatiques.

La respiration, courte, fatigante, accompagnée d'un sentiment très-pénible d'oppression, rendait la marche difficile à supporter ; elle aggravait la gêne de la respiration, surtout quand il s'agissait de monter un escalier. Le décubitus horizontal était tout à fait impossible.

Malgré la maigreur de la malade, les espaces intercostaux étaient peu prononcés, les parois de la poitrine offraient à droite, dans la partie supérieure, une voussure très-prononcée, et dans toute leur étendue, si ce n'est à la partie tout à fait inférieure, elles restaient immobiles pendant l'inspiration, qui soulevait au contraire beaucoup la région épigastrique. La respiration était courte, fréquente, et l'oppression continuelle.

La sonorité de la poitrine, généralement exagérée, l'était surtout à droite, depuis la clavicule jusqu'à la naissance du sein. Cette exagération était moins prononcée dans tout le côté gauche.

Les bruits respiratoires n'étaient nullement appréciables à l'auscultation, dans tout le tiers supérieur du poumon droit; dans tout le reste de son étendue, ils ne formaient plus qu'un bruit faible, continu, et dans lequel aucun intervalle de silence ne faisait distinguer l'inspiration de l'expiration. Dans la partie inférieure surtout, il existait des râles muqueux graves et à bulles nombreuses.

Dans le poumon gauche, l'auscultation constatait des râles sibilants aigus qui masquaient complètement le murmure vésiculaire.

La toux était fréquente; elle déterminait l'expectoration d'une matière dont l'aspect variait suivant que l'état de la malade offrait des symptômes d'une exacerbation nouvelle ou revenait à son état habituel. Dans le premier cas, ou voyait de nombreuses bulles d'air s'ajouter aux mucosités qui entouraient la matière mucoso-purulente des crachats ordinaires de la malade, qui dans tous les temps les rejetait en très-grande abondance.

Le pouls était petit et fréquent, les fonctions digestives languissantes, et la faiblesse générale très-prononcée interdisait, autant que l'oppression, tout exercice un peu soutenu.

Mme C.... commença l'usage des bains d'air comprimé le 27 octobre 1862, en abandonnant tout autre moyen de traitement. Elle les supporta sans aucune sensation pénible, et leurs effets se prononcèrent rapidement.

Après le douzième, la toux et l'expectoration avaient

déjà beaucoup diminué ; cette dernière conservait encore son caractère mucoso-purulent.

Dans le poumon droit et même dans ses régions supérieures, les bruits respiratoires avaient pris plus de force, ils étaient distincts l'un de l'autre. Ils s'accompagnaient encore de râles muqueux abondants, de quelques traits de râle sibilant.

Dans le poumon gauche, les râles sibilants, devenus moins nombreux, laissaient distinguer les bruits respiratoires , qu'aucun intervalle ne séparait encore l'un de l'autre : c'était toujours un bruit continu.

Le teint du visage était devenu plus naturel, l'injection des pommettes était bien moins prononcée.

Les urines étaient plus abondantes.

Le pouls restait encore petit et fréquent, mais l'appétit était devenu meilleur, et les forces s'étaient sensiblement accrues; cependant la malade ne pouvait pas se permettre plus d'exercice, à cause de l'augmentation qu'il amenait dans la difficulté de respirer.

L'amélioration générale était pourtant assez prononcée pour que Mme C..., ordinairement très-impressionnée par les moindres variations atmosphériques, quelques précautions qu'elle prît contre leur influence, pût supporter, sans voir augmenter son oppression habituelle et sa toux, quelques journées marquées par des vents d'une violence extrême et des pluies d'une telle abondance qu'ils constituèrent dans le mois de novembre une trombe désastreuse, un long ouragan.

Le 7 décembre, après trente-trois bains, Mme C.., encore sujette à voir son oppression, sa toux et l'expectoration qui l'accompagnait, s'augmenter pour peu qu'elle restât exposée à se refroidir, observait cependant avec satisfaction que le plus souvent, quand une cause quelconque aggravait l'oppression, celle-ci n'avait plus la même intensité et se calmait plus vite, plus facilement. En général, la toux et l'expectoration étaient aussi diminuées, et à diverses reprises elles avaient complètement manqué pendant plusieurs nuits successives, permettant ainsi un sommeil réparateur.

Le côté droit du thorax, dans sa partie supérieure, n'était plus aussi bombé; toutes ses parois se soulevaient, faiblement encore, mais d'une manière très-sensible, douce, égale pendant l'inspiration, tandis qu'alors les mouvements de l'épigastre étaient moins étendus.

Dans le poumon droit, les deux bruits respiratoires s'entendaient distincts l'un de l'autre, l'inspiration assez prolongée avait quelque chose de sec; le second, beaucoup plus court et plus faible, semblait produit par l'affaissement rapide du poumon sur lui-même. Dans le poumon gauche, les deux bruits de la respiration se rapprochaient davantage de l'état normal.

Les râles sibilants avaient à peu près cessé partout; on entendait encore quelques bulles de râle muqueux.

Le pouls était devenu plus large, plus fort, il était sans fréquence.

Les bains d'air comprimé furent continués jusqu'à la fin du mois de mars, en mettant parfois de l'un à l'autre d'assez longs intervalles.

L'amélioration, qu'ils accrurent de plus en plus, se trouvait parfois enrayée par une augmentation de la toux et de l'expectoration, qui survenaient encore facilement quand Mme C.... s'exposait à se refroidir. Mais elle remarquait

que ces rhumes passagers étaient toujours très-courts et
accompagnés de peu de toux, de peu d'expectoration, tandis qu'autrefois ils eussent constitué des accès toujours
très-fatigants. En général, pendant tous ces derniers temps
Mme C... avait eu beaucoup de calme, elle avait pu se permettre de l'exercice sans se voir arrêtée par le retour subit
de l'oppression. Celle-ci revenait encore le soir, mais
seulement après le repas, la digestion s'accompagnant
en général de la production de flatulences stomacales, qui
dissipées par quelques éructations, rendaient aussitôt à la
respiration toute sa liberté. Malgré cet inconvénient très-
passager, l'appétit se soutenait, les digestions étaient bonnes, et les forces s'accroissaient de jour en jour.

Les bains d'air furent abandonnés après le soixante et dix-
huitième. Mme C..., voyant s'approcher l'époque de son
retour à Brême, désirait ne pas s'y rendre directement, et
pour ménager la transition de notre climat à celui du
nord de l'Europe, elle devait aller passer quelques semaines en Suisse, à Vevey.

A son départ, son teint et les pommettes avaient repris
une coloration de bonne santé, ses traits n'offraient plus
de traces de souffrance.

La respiration, devenue plus longue et moins fréquente,
supportait beaucoup mieux la marche, qu'il fallait pourtant
modérer ; elle permettait un décubitus horizontal pendant
toute la nuit.

Le thorax avait repris sa forme et sa mobilité naturelles;
sa sonorité n'offrait un peu d'exagération qu'à cause d'une
maigreur assez prononcée.

Dans les deux poumons, les deux bruits de la respiration, partout également distincts l'un de l'autre, avaient

retrouvé leur douceur normale, et n'offraient plus que çà
et là et à de longs intervalles quelques traits de râle sibilant. La toux et l'expectoration étaient à peu près nulles;
le pouls avait pris de la force, il était sans fréquence,
très-régulier. L'appétit soutenu et de bonnes digestions
relevèrent de plus en plus les forces générales.

On pouvait considérer cet état comme une guérison
définitive et susceptible de se consolider de plus en plus,
si la malade conservait encore quelques précautions hygiéniques.

En 1864, je reçus de Mme C... elle-même une lettre
qui me confirmait la durée de sa bonne santé, malgré
qu'elle eût eu à supporter, durant les deux années qui venaient de s'écouler, de grandes fatigues, de bien cruelles
émotions, les unes et les autres causées par la perte d'un
de ses fils enlevé par une longue maladie.

Ce n'est pas le moment de nous arrêter encore sur les
modifications particulières offertes chez Mme C... par la
forme de la poitrine et par la respiration; nous aurons
l'occasion d'en faire une étude particulière, en mettant
sous les yeux du lecteur des faits relatifs à l'emphysème
vésiculaire des poumons. Mais nous pouvons au moins
faire observer que ces symptômes, dont le développement
successif reconnaissait pour cause les nombreuses atteintes
des graves catarrhes qui s'étaient succédé à intervalles
rapprochés, ne laissaient aucun doute sur l'état d'atonie
dont les organes respiratoires se trouvaient frappés quand
on commença l'usage des bains d'air comprimé. Quelle
différence existait-il alors entre l'état de Mme C... et un
asthme véritable? Aucune peut-être. Mais, comme dans le
principe les symptômes du catarrhe pulmonaire se sont

présentés isolés, comme ceux qui caractérisent l'asthme d'une manière plus spéciale ne se sont manifestés que plus tard, hors de toute influence héréditaire, et que d'ailleurs nous retrouvons ici, bien caractérisés et parvenus à une intensité prononcée, les éléments morbides contre lesquels nous cherchons, en ce moment, à prouver par les faits l'action curative du bain d'air comprimé ; comme, en un mot, l'état de congestion passive, chronique, avec altération et accroissement considérable des sécrétions habituelles, se présente bien évident, je n'ai pas hésité à placer ici cette observation. Le traitement a été de longue durée, mais il faut tenir en compte de l'ancienneté de la maladie et sa gravité, qui l'avaient si rapidement fait passer de cette forme, où elle offrait des intervalles d'une santé réelle, à cette continuité dans laquelle on n'observait plus, au contraire, d'autres changements que de fréquentes et bien fatigantes exacerbations. Enfin, le dépérissement général de la malade, sa maigreur extrême, la perte des forces générales et locales, laissent aisément comprendre qu'une restauration complète était ici à opérer. Or si l'on compare à l'impuissance des moyens mis d'abord en usage l'heureux succès qui a suivi l'emploi de l'air comprimé, serait-il juste de lui tenir compte du nombre de bains qu'il a fallu pour obtenir une guérison assurée ? Ce nombre eût peut-être été moins considérable s'il eût été possible d'éviter les longues interruptions causées par le peu d'énergie de la malade au début, et plus tard par des circonstances atmosphériques peu ordinaires à notre pays.

Le fait suivant nous offrira un exemple non moins remarquable des bons effets de l'air comprimé dans ces

catarrhes pulmonaires où la gravité des symptômes et l'altération profonde de toute l'économie font souvent redouter une affection de toute autre nature. Ici le succès n'a
pas été aussi durable ; mais, quoique passager, le bien
produit peut encore servir à nos études.

OBSERVATION XIX.

Catarrhe pulmonaire grave.

M. V..., âgé de 63 ans, d'un tempérament bilioso-sanguin, jouissant ordinairement d'une fort bonne santé,
exempt de toute affection héréditaire, de toute maladie
diathésique, fut pris, en septembre 1862, sous l'influence
d'une saison froide et humide, d'un rhume qui, d'abord
complètement négligé, s'aggrava, et plus tard, malgré les
soins éclairés de M. le Dr Didkowski, arriva de rechute
en rechute à un état permanent et rebelle à tous les moyens
internes ou externes dirigés contre lui. Au nombre de ces
derniers il faut, pour se faire une idée de la gravité du
mal, de sa résistance, signaler des cautères volants appli-
qués de chaque côté de la base de la poitrine, en si grand
nombre qu'il en résultait une large cicatrice de plus de dix
centimètres d'étendue.

Le 15 février 1864, quelques mois après avoir éprouvé
une hémoptysie assez abondante, M. V... vint à Montpellier se soumettre au traitement par le bain d'air comprimé,
conseillé par M. Didkowski.

L'amaigrissement général était très-prononcé ; les traits
du visage, fatigués et souffrants, conservaient encore un
peu de coloration rosée sur les joues, malgré le hâle bru-
nâtre commun aux habitants de nos campagnes. La peau

de toute la surface du corps était flasque, décolorée, et sur
toute la poitrine, principalement en arrière, elle était par-
semée de nombreux *nœvus* brunâtres de la grosseur d'une
lentille et de quelques grossés verrues mollasses. Ces taches, ces verrues avaient existé de tout temps, sans qu'on
eût jamais constaté d'éruption dartreuse. Les forces générales étaient fort affaiblies.

La respiration était habituellement gênée, courte, fatigante ; une longue inspiration provoquait la toux avant
d'avoir pu s'accomplir une seule fois ; le moindre exercice
aggravait promptement l'oppression, et rendait ainsi la
marche à peu près impossible.

La conformation du thorax était régulière, mais à cause
de la maigreur offrait de profondes dépressions intercostales ; ses parois n'étaient que très-faiblement soulevées
pendant l'inspiration.

Des deux côtés, la percussion donnait, dans les deux
tiers supérieurs des régions antérieure, latérales et postérieure, une sonorité normale ; dans tout leur tiers inférieur, il existait de la submatité plus fortement prononcée à gauche, où, tout autour de l'angle inférieur de
l'omoplate, elle se changeait en véritable matité.

Dans toute l'étendue des deux tiers supérieurs de chaque poumon, les bruits respiratoires, perceptibles quoique
faibles, avaient sensiblement perdu de leur douceur ordinaire, et s'accompagnaient de quelque sibilance. A droite,
dans le tiers inférieur, on rencontrait parfois quelques
râles ronflants, et, en arrière surtout, de nombreuses bulles
de râle muqueux, qui rendaient les bruits d'inspiration
et d'expiration plus difficiles à apprécier. A gauche, dans
toutes les régions du tiers inférieur, les bruits respiratoi-

res étaient remplacés par des ronchus graves, forts, constants, accompagnés de nombreuses et larges bulles de râle muqueux.

La toux était fréquente, pénible, s'accompagnant de douleurs à la base du thorax; elle amenait une expectoration très-abondante d'une matière mucoso-purulente, épaisse, d'un blanc sale, qui restait à la surface de l'eau contenue dans le crachoir du malade, et n'offrait pas la plus petite quantité de sang.

Le cœur ne donnait aucun signe d'état pathologique; le pouls était petit, fréquent, mais régulier.

Point de diarrhée, point de sueurs.

Le premier bain d'air comprimé fut pris le 15 février 1864, et très-bien supporté; après le sixième, le seul effet qu'en eût encore retiré le malade, dont la toux et l'oppression se soutenaient selon lui au même degré, était pourtant de pouvoir, sans réveiller la toux, faire complètement trois ou quatre grandes inspirations aussi prolongées qu'il le voulait.

Le 4 mars, le malade avait pris seize bains et pouvait se rendre à pied à l'établissement, malgré une neige abondante à laquelle succédèrent de longues journées froides et humides.

La toux et les crachats persistaient encore au même degré; cependant M. V... sentait sa respiration plus libre, plus profonde; de longues inspirations lui devenaient encore plus faciles; le teint du visage était devenu meilleur; les traits exprimaient moins de souffrance.

Les bruits de ronchus ou de râle sibilant avaient cessé partout dans les deux poumons.

Dans toutes les régions du poumon droit, les deux bruits

respiratoires étaient perceptibles, mais leur intensité allait s'affaiblissant de plus en plus de haut en bas, et dans cette dernière région ils s'accompagnaient de râles muqueux rares et peu bruyants.

Dans le poumon gauche, les bruits respiratoires étaient aussi rétablis ; mais, comme dans le droit, faibles en haut, ils allaient s'affaiblissant à mesure qu'on les recherchait dans les parties inférieures, où l'on ne pouvait encore les retrouver autour de l'angle inférieur de l'omoplate, là où existait toujours de la matité. Sous la cicatrice même des cautères volants, la respiration était très-faible mais distincte. Dans tout le tiers inférieur, on retrouvait encore beaucoup de râles muqueux.

Des deux côtés de la poitrine, les deux bruits de la respiration offraient entre eux, malgré leur faiblesse, des rapports assez normaux de timbre et de durée.

L'appétit s'était prononcé, et le malade était mis à l'usage d'un régime très-nourrissant.

Le 13 mars, après le vingt-quatrième bain, l'embonpoint se rétablissait très-sensiblement, les forces augmentaient, la coloration du visage et celle de toute la peau devenaient plus naturelles, plus rosées.

M. V... respirait plus longuement. Déjà les nuits se passaient sans toux, mais celle-ci reparaissait le matin, pour amener seulement quatre ou cinq crachats de la même nature qu'au début du traitement, et dans la journée la toux et l'expectoration étaient très-rares. Les râles muqueux avaient cessé partout, si ce n'est sous l'angle inférieur de l'omoplate et un peu en dehors, où une légère submatité s'accompagnait encore de quelques bulles de râles muqueux devenant de plus en plus rares et faibles. Partout ailleurs aussi la sonorité des cavités thoraciques était rétablie.

22 mars, trente et un bains. L'amélioration générale
s'était graduellement augmentée, et le moral se relevait
de plus en plus. Dans ce dernier intervalle, le malade, se
refusant toujours aux précautions qu'un temps pluvieux
et froid rendait nécessaires, se refroidit. La toux et l'expectoration, qui avaient à peu près complètement cessé,
reparurent au point d'amener de nouveau quelques crachats, toujours de même nature; mais l'amélioration
obtenue ne fut nullement troublée par cet accident tout à
fait passager; la respiration, restée libre, large, facile, permettait chaque jour davantage un exercice que l'oppression ne venait plus interrompre.

Le 10 avril, après le quarante-huitième bain, le faciès
était excellent. Le teint rosé, la bonne coloration et la fermeté de la peau sur toute la surface du corps, l'augmentation de l'embonpoint, le retour des forces, l'ampleur et
la facilité de la respiration, qui se prêtait de plus en plus à
un exercice que M. V... recherchait avec d'autant plus de
plaisir qu'il avait toujours mené une vie très-active, indiquaient le retour de la santé, et donnèrent à M. V... une
si grande confiance qu'il cessa son traitement.

Cependant, bien que la plupart des nuits se passassent
sans toux, sans expectoration, parfois le matin M. V...
rejetait un très-petit nombre de crachats qui, sous un fort
petit volume, offraient encore un peu de matière mucosopurulente.

L'oppression avait complètement disparu, de longues
inspirations étaient faciles et se répétaient en grand nombre
sans provoquer la toux; la sonorité du thorax était réta

blie partout, mais dans quelques centimètres en dehors et
en bas de l'angle inférieur de l'omoplate, on trouvait encore un peu de submatité; était-ce le résultat de quelques
adhérences? On pourrait le penser; car, avec un peu d'attention, on parvenait à y entendre les bruits respiratoires,
d'ailleurs bien rétablis dans tous les autres points des deux
poumons, et complètement affranchis de toute espèce de
râle.

Le pouls avait gagné de l'ampleur, de la force; il était
sans fréquence.

Convaincu de plus en plus qu'il avait repris sa bonne
santé ordinaire, M. V... retourna dans son village. Depuis
quelques jours je lui avais conseillé l'usage de pilules
contenant du tannin, du baume de Tolu et de la codéine,
et d'une macération à froid de 15 grammes de quinquina
jaune dans 250 grammes d'eau. Il devait le continuer
quelque temps encore, en insistant sur un régime très-
analeptique.

Pendant quelques mois, le bien obtenu se soutint et
parut se confirmer de plus en plus. Mais, soit que M. V...
ne conservât pas tous les ménagements, toute la prudence
que rendait encore si nécessaires la guérison si récente
d'une maladie grave et de longue durée, soit sous l'influence d'une cause qui ne fut pas appréciée, il fut pris,
vers le commencement de l'automne suivant, d'une violente hémoptysie, qui se renouvela pendant plusieurs jours
à des intervalles très-rapprochés, et qui devint promptement fatale.

La courte durée des bons effets produits par les bains
d'air comprimé, la nature de l'accident qui termina la vie

de M. V..., peuvent-ils faire supposer qu'à son départ de Montpellier la guérison n'eût pas été aussi complète que tout portait à le croire? Peut-on regarder comme la preuve certaine de l'existence d'une lésion peu étendue de quelques points profondément situés dans le tissu pulmonaire, ces petites et rares secousses de toux, ces vestiges de matière expectorée dont le malade ne tenait aucun compte, tant ils se montraient rarement? Existait-il chez lui quelques granulations pulmonaires qui eussent dû faire classer cette observation au nombre des cas de phthisie que j'ai observés? Mais l'absence des signes physiques de cette maladie dans son lieu le plus ordinaire d'élection; la nature des bruits que l'auscultation recueillait sans qu'ils fussent jamais accompagnés de l'altération qui, chez les phthisiques, s'offre dans le timbre et les rapports de durée des temps de la respiration ; l'absence de toute pectoriloquie, de sueurs nocturnes, de diarrhée, alors même que le malade était parvenu à un degré très-avancé de maigreur et de faiblesse ; la situation des points lésés et les plus gravement atteints dans une région qui n'est pas d'ordinaire celle où la phthisie prend naissance ou se confine, nous autorisent bien plutôt, ce me semble, à classer la maladie de M. V... au nombre de ces graves affections de poitrine que, selon M. le Dr Briau, on confond trop facilement avec la phthisie pulmonaire [1].

La rechute fatale survenue au bout de quelques mois me paraît donc pouvoir être attribuée à quelque cause accidentelle extérieure, et nullement à l'existence cachée

---

[1] R. Briau; *Sur quelques difficultés de diagnostic dans les maladies chroniques des organes pulmonaires.* Paris, 1859.

d'un reste de lésion. D'ailleurs, quel signe plus certain
de guérison pouvait-on demander? Tous les symptômes
de la maladie fournis par les fonctions de l'organe avaient
cessé, celles-ci s'accomplissant avec une facilité, une régularité normales; les désordres, les altérations introduits
par cette maladie dans l'économie entière, avaient fait
place au retour des forces, de l'embonpoint, de tous les
signes les plus certains de l'harmonie naturelle des fonctions. On pouvait donc croire à une guérison complète.
S'il restait encore quelques doutes à cet égard, le résultat
obtenu, mis en parallèle avec l'impuissance absolue de traitements rationnels et longuement prolongés, tentés avec
les plus actifs des moyens mis ordinairement en usage,
suffiraient bien en tout cas pour démontrer tout ce que
l'on est en droit d'attendre de l'emploi du bain d'air comprimé, et que l'observation suivante rendra de plus en
plus évident.

OBSERVATION XX.

Catarrhe pulmonaire.

M. Saint-H. R..., âgé de 48 ans, d'un tempérament
sanguin, d'une bonne santé habituelle, éprouva, dans le
courant de l'hiver de l'année 1854, une bronchite aiguë
très-grave.

Le malade ne voulut pas interrompre ses occupations,
rester dans son appartement; il sortit par des temps très-
rudes, et ce fut ainsi qu'un manque absolu de précautions
suffit pour empêcher les bons effets du traitement sagement
conseillé par M. le Dr Catala (de Cette). Après deux mois de
maladie, M. R... vint à Montpellier; il était alors pâle, très-
amaigri, et ses forces avaient beaucoup diminué.

De longues et fréquentes quintes de toux, amenant avec beaucoup de fatigue une abondante expectoration de matière mucoso-purulente, d'un jaune verdâtre, secouaient d'une manière douloureuse la région épigastrique et tous les points correspondant aux attaches du diaphragme ; elles réveillaient une douleur vive sous le sternum. Une autre plus sourde, plus ancienne et permanente, avait son siége à la partie latérale et inférieure gauche de la poitrine.

La respiration, courte, fréquente, causait de la chaleur sous le sternum ; une inspiration profonde était impossible, et dès que, pour l'accomplir, le malade s'efforçait de dépasser les limites d'une respiration ordinaire, les quintes de toux étaient réveillées pour longtemps.

La percussion donnait un résultat normal dans toute la partie antérieure du thorax. En arrière, dans le tiers inférieur de ses deux cavités, on trouvait moins de sonorité, et dans le tiers inférieur de la partie latérale gauche, le son était à peu près mat.

L'auscultation recueillait dans toute la région antérieure de la poitrine des deux côtés, et dans les deux tiers supérieurs seulement en arrière, un bruit vésiculaire indiquant une respiration rapide, courte, fréquente. Dans le tiers inférieur et postérieur droit, il était faible, difficile à distinguer, et masqué par un peu de râle sous-crépitant ; à gauche, dans le tiers inférieur, postérieur et latéral, on n'entendait plus que du râle sous-crépitant à grosses bulles ; c'était presque du râle muqueux.

Les battements du cœur étaient dans l'état naturel ; le pouls était régulier, mou, peu développé ; il donnait 72 pulsations par minute.

Le décubitus était difficile à droite, et surtout à gauche dans une position horizontale ; le malade n'avait de repos que couché en supination et relevé par un grand carré.

La langue était sale, un peu rouge, et tendait à se sécher. Cependant les digestions étaient assez bonnes, mais nullement réparatrices.

Le malade éprouvait beaucoup d'angoisses générales, de la céphalalgie, des sueurs nocturnes ; les nuits étaient mauvaises, agitées par des rêves pénibles.

Quatre ou cinq jours consacrés à du repos, à l'usage de quelques moyens émollients, de quelques béchiques, de calmants, diminuèrent un peu l'irritation et la fièvre, et le 3 avril 1854, M. R... prit un premier bain d'air comprimé, dans lequel il ne ressentit qu'un peu plus de liberté dans sa respiration.

Ce sentiment durait encore le lendemain, après une nuit moins fatigante que les précédentes, et le râle souscrépitant, à peu près éteint dans la partie postérieure et inférieure du poumon droit, y laissait le bruit vésiculaire très-distinct. Le pouls, souple et régulier, était à 60 pulsations.

Dans le second bain, un grand calme accompagna une plus grande liberté de la respiration. La nuit suivante fut meilleure que jamais, exempte de rêves ; avant le lever du malade, le pouls, calme et régulier, n'était qu'à 54 pulsations par minute ; la toux était très-rare ; l'expectoration, réduite de beaucoup, ne contenait que très-peu de matière jaunâtre ; il n'y avait plus de chaleur dans la poitrine. La voix avait acquis de la force, elle reprenait son caractère habituel à l'état de santé, et le malade se félicitait d'avoir retrouvé une respiration libre, étendue. Le bruit vésiculaire avait repris son intensité naturelle dans toute l'étendue des poumons, si ce n'est dans la région latérale et inférieure du poumon gauche, où, sur une étendue de la grandeur de la paume de la main, on n'entendait encore qu'un fort râle crépitant; l'appétit s'augmentait ainsi que les forces.

Après la sixième séance, le râle sous-crépitant avait disparu du point où il existait encore peu auparavant, mais le bruit vésiculaire y restait faible et difficile à percevoir; partout ailleurs les deux temps de la respiration avaient repris leur intensité et leurs rapports naturels; la voix soutenait, sans en être altérée, des conversations longues et suivies; la toux était réduite à des secousses rares et sans quintes, et l'expectoration, toujours un peu muqueuse, était presque nulle. Les forces revenaient, la marche n'oppressait plus, le décubitus était possible en tout sens, les nuits se passaient totalement exemptes d'agitation, de rêves pénibles et de sueurs.

Depuis les premiers bains, toute fièvre avait cessé; le pouls, plus résistant, bien régulier, ne donnait le matin, avant le lever du malade, que 54 pulsations par minute. Il descendit même jusqu'à 51, après quelques-unes des dernières séances que M. R... prit encore pour bien consolider une guérison qui, dès le sixième bain, ne laissait plus de doute sur sa réalité, tout symptôme fébrile ayant disparu.

Les séances furent portées jusqu'au nombre de quatorze, et pendant tout le temps que dura l'emploi de l'air comprimé, l'effet ressenti par la circulation présenta, d'une manière bien marquée, une particularité que j'ai signalée dans la première partie de ce travail. Chaque jour, en arrivant à l'appareil, le pouls du malade, accéléré par la marche, atteignait ordinairement 70 pulsations par minute ; à la fin de la séance, il était ramené à 60 ; mais le lendemain, avant le lever, je le trouvais toujours à 54, et souvent, vers les derniers bains, à 51 seulement.

Dans cette observation, la rapidité du retour à la santé, sous la seule influence du bain d'air comprimé, contraste d'une manière frappante avec l'inutilité des moyens auparavant mis en usage. On remarquera sans doute, et avec raison, que ces derniers ont cependant, dans la plupart des cas de la nature de celui qui précède, un succès plus rapide et plus facile, et que leur insuccès chez M. R... tenait assurément en grande partie au peu de précautions hygiéniques dont le malade s'était entouré. La même négligence, il est vrai, n'eut pas lieu pendant l'emploi du bain d'air comprimé ; mais la fièvre qui durait encore, la chaleur intérieure ressentie dans le thorax, la douleur de côté, la toux, l'engouement de sécrétions muqueuses dont diverses parties du tissu pulmonaire étaient le siége, n'étaient pas de nature à céder à de simples précautions hygiéniques. Ici donc, toute la guérison appartient à l'air comprimé, et c'est bien à lui seul qu'il faut rapporter sa marche aussi rapide qu'assurée.

Appuyé sur les dernières observations que je viens de rapporter, je puis maintenant, après avoir montré toute la puissance de l'agent thérapeutique qui nous occupe contre ces abondantes sécrétions mucoso-purulentes, toujours si rebelles et si fâcheuses, établir un court parallèle entre la manière dont la guérison s'opère sous son in-

fluence, et sous celle des méthodes ordinaires de traitement.

Lorsqu'on soumet des malades affaiblis comme l'étaient
les derniers dont il vient d'être question, d'abord à l'usage
des émollients généraux et locaux indiqués par la chaleur
dont l'intérieur de la poitrine peut être le siége, ainsi
qu'on l'a vu chez M. R..., et puis à l'action des exutoires,
des expectorants, des sudorifiques et des toniques nécessaires pour les débarrasser d'affections catarrhales, quelque
favorable que puisse être le mode d'action de ces remèdes,
une expérience journalière, d'accord avec les faits que je
viens de citer, ne nous apprend que trop qu'ils n'amènent
jamais une guérison aussi prompte que celles dont l'air
comprimé a été le moyen.

Quelle différence, d'ailleurs, dans la manière dont la
guérison s'opère et se termine ! D'un côté, l'on s'efforce,
par des moyens toujours indirects, mais souvent énergiques, de détourner le mouvement fluxionnaire dont les
organes malades sont le siége, de tarir ainsi la sécrétion
abondante qui en résulte, de faciliter son expulsion. Aux
effets d'une durée beaucoup plus longue, la plupart des
médications accomplies viennent ajouter leur influence
débilitante directe ou indirecte, et le malade, guéri de sa
bronchite, arrive à une convalescence que prolongent indéfiniment le mauvais état des forces générales et la fatigue
des organes digestifs. Combien de fois ne voyons-nous pas
alors un état valétudinaire, indépendant de toute lésion,
se prolonger plus que la maladie à laquelle il succède ?

De l'autre, au contraire, ainsi qu'on a pu en juger, à
peine la pression à laquelle est soumis le malade s'est-elle
fait sentir, que l'état fluxionnaire des membranes s'efface,

et que la sécrétion abondante dont elles étaient le siége disparait. Dès-lors, plus d'expectoration, plus de toux fatigante ; au même moment, la fièvre se calme et bientôt cesse tout à fait. Quelque crainte que l'on pût avoir de trouver chez tous ces symptômes une persistance proportionnée à leur longue durée, on les a toujours vus disparaître avec une facilité qui contraste d'une manière bien frappante avec leur résistance opiniâtre à tout autre mode de traitement. Mais, tandis que ces changements s'opèrent sans recourir à la moindre médication débilitante, les forces digestives réveillées et la respiration devenue meilleure, fournissent à l'assimilation les matériaux les plus propres à restaurer les forces ; celles-ci se réparent donc à mesure que les organes malades reviennent à leur état naturel, et c'est ainsi que le passage de l'état de maladie à celui de la santé, sous l'influence de l'air comprimé, n'a pas d'intermédiaire, n'entraîne après lui aucune convalescence.

On se rappelle qu'en parlant de l'influence que l'air comprimé exerce sur la chaleur animale, j'ai dit qu'il était loin de l'accroître, et que surtout l'arrivée dans les bronches irritées d'un air contenant sous un même volume une plus grande quantité d'oxygène, loin d'augmenter la chaleur morbide dont ces parties sont alors le siége, contribuait à l'éteindre rapidement. J'en ai cité plusieurs exemples, et c'est ce qu'on a vu survenir aussi, dès le deuxième bain, chez M. R... Ce symptôme si incommode, qui durait depuis le commencement de la maladie, que pendant plusieurs jours j'avais cru devoir attaquer encore par des émollients internes et externes, et qui avait opiniâtrément résisté, céda comme par enchantement. Il disparut avéc la fluxion locale qui l'entretenait, avec la toux incessante qui devait l'accroître chez un sujet comme M. R..., encore dans la force de l'âge, d'une bonne constitution, d'un tempérament sanguin.

Malgré deux mois de durée de la maladie, ou même à cause de cette ténacité, en présence des caractères permanents d'une acuité capable d'être un obstacle à la guérison, on aurait peut-être conçu l'idée d'une saignée générale ou tout au moins locale. L'une et l'autre auraient pu sans doute calmer cette ardeur intérieure, hâter la guérison, en rendant plus facile l'action des moyens subséquemment employés; mais le bien qu'elle eût accompli se serait-il produit sans être précédé d'une atteinte plus ou moins profonde sur les forces générales? et, sous ce rapport, pourrait-il en aucune façon se comparer à celui dont l'application de l'air comprimé a été immédiatement suivie?

Enfin, une dernière circonstance attache encore nos réflexions sur la dernière observation que je viens de rapporter : c'est l'influence ressentie par la circulation. On a remarqué qu'après la nuit qui suivit le premier bain, la circulation était ralentie et le pouls descendu de 72 pulsations par minute à 60. Le lendemain du second bain, il n'était qu'à 54; il se réduisit même à 51. Or jamais, à la fin des séances, le ralentissement du pouls n'était aussi marqué que le lendemain avant le lever du malade; et si cette modification de la circulation n'est que la suite de celle qu'a ressentie la respiration, comment se fait-il qu'elle se manifeste dans le moment où la respiration elle-même est le moins possible sous l'influence de l'air comprimé,

quand le malade est hors de son bain depuis longtemps ?
Comment se fait-il que, le poumon n'étant pas encore guéri,
les mouvements du cœur se soient si rapidement abaissés
au-dessous de leur activité normale ? Il n'y a plus ici de
proportion entre les effets que chacune de ces deux fonctions éprouve. L'une d'elles, la respiration, étant toujours
plus ou moins altérée par suite de la lésion qui affectait
encore le poumon gauche, la circulation aurait dû par conséquent en être plus rapide, et néanmoins, sous l'influence
de l'air comprimé, elle se ralentit *au-dessous de son rhythme
naturel*.

Ne peut-on voir dans ce fait la preuve que si l'air comprimé agit indirectement sur le cœur en modifiant la respiration, il agit aussi sur lui d'une manière directe ? N'est-ce
pas là un exemple de l'action sédative spéciale, au moyen
de laquelle Tabarié avait pensé que le bain d'air calmait
et régularisait la circulation ?

Dans les observations que j'ai rapportées jusqu'ici, le
tissu pulmonaire se montrait encore perméable à l'air.
Quelle que fût la gravité de la maladie, la membrane muqueuse des bronches n'offrait encore qu'un état fluxionnaire qui pouvait bien rétrécir le calibre de leurs plus
petites divisions. La sécrétion, altérée dans sa nature, et
surtout rendue beaucoup plus abondante, pouvait bien
aussi s'interposer comme un obstacle au contact direct de
l'air et de la membrane muqueuse. Mais, malgré ces deux
circonstances, qui ne s'opposaient jamais d'une manière
absolue à l'arrivée du fluide atmosphérique dans les vésicules pulmonaires, malgré ce qu'elles pouvaient apporter
de gêne dans la participation de la membrane malade à

l'acte physiologique du poumon, la respiration avait lieu dans tous les points de cet organe. La percussion, l'auscultation constataient l'arrivée de l'air dans toutes ses parties, et, soit que l'air comprimé ait soumis la membrane malade à une action d'autant plus énergique de son stimulant naturel que dans son état de compression il s'offrait plus puissant sous un même volume, soit qu'une tension plus grande rendît aussi l'endosmose plus facile et plus active, les bons effets du traitement médico-pneumatique ont été mis en évidence d'une manière incontestable.

Son action serait-elle aussi puissante, ses effets seraient-ils aussi favorables, si le poumon, dans une étendue plus ou moins grande, cessait d'être perméable à l'air, et pourrait-on espérer produire par le moyen du bain d'air comprimé, plus facilement et plus promptement que par nos moyens ordinaires, la résolution de l'engouement que des humeurs de nature diverse peuvent alors déterminer? Dans des cas de cette nature, l'action plus vivement stimulante de l'air comprimé, l'effet de sa pression plus puissante, rendaient complètement rationnels les essais qu'on pouvait tenter; voyons jusqu'à quel point l'expérience a confirmé les succès que la simple induction faisait prévoir.

OBSERVATION XXI.

Irritation chronique de l'arrière-gorge; œdème pulmonaire, suite de pneumonies répétées.

M. T. M..., d'Amsterdam, âgé de 28 ans, d'un tempérament lymphatique, avait eu dans sa jeunesse de fréquents catarrhes pulmonaires. Il y avait quelques années qu'à deux reprises différentes il avait été atteint de pneumonie aiguë, constamment fixée sur le poumon droit. Depuis lors le malade, dont la respiration n'était jamais bien libre, éprouvait de fréquents accès de dyspnée, et, malgré l'amélioration de ses forces, il ne pouvait, sans être oppressé, se livrer à un exercice un peu fatigant. Ce malaise, presque habituel, n'était pas sans quelque influence sur le moral de M. M..., dont la vie antérieure avait été marquée par des excès de divers genres, bien propres à porter atteinte d'une façon grave à la meilleure constitution.

Lorsque M. M... réclama mes soins, une douleur incommode se faisait sentir à l'arrière-gorge, dont la membrane muqueuse offrait une rougeur très-intense ; la luette relâchée reposait par son extrémité libre sur la base de la langue ; la déglutition était douloureuse.

Dans la cavité droite de la poitrine, depuis le milieu jusqu'à la base, en avant, par côté et en arrière, la percussion donnait un son mat ; dans tout le reste de ce côté, et dans toute la cavité gauche, elle donnait un résultat normal.

L'auscultation constatait un bruit vésiculaire à gauche ; à droite, on l'entendait assez distinctement dans toute la moitié supérieure du poumon ; dans le reste de son étendue, on n'entendait qu'un râle sous-crépitant à bulles très-rapides, peu sonore, et parfois du râle sibilant. La toux, peu fatigante, amenait quelquefois une expectoration mucoso-séreuse. Les bruits du cœur paraissaient voilés ; le pouls assez plein, régulier, battait 90 fois par minute. Les fonctions digestives étaient régulières.

Le premier bain d'air comprimé fut pris le 18 mai 1842, et, sous son influence, le pouls descendit de 90 pulsations à 75 ; il était à 70 après le troisième, et conservait ses autres caractères. Alors aussi la luette était plus relevée, la rougeur de l'arrière-gorge était bien moins intense, ainsi que la douleur fixée dans les mêmes parties, et le malade sentait déjà bien plus de liberté dans sa respiration.

Après le cinquième bain, la douleur du gosier avait tout à fait cessé ; sa rougeur était presque nulle ; la respiration, de plus en plus libre, était plus grande, plus étendue ; le râle sibilant avait disparu à la partie antérieure et inférieure du côté droit de la poitrine ; le râle sous-crépitant y était moins sensible et commençait à y être remplacé par les bruits respiratoires. Lorsqu'il eut pris dix bains, le malade se trouvait de mieux en mieux ; son gosier n'offrait plus de rougeur, sa respiration était beaucoup plus libre qu'elle ne l'eût été depuis longtemps ; de longues inspirations étaient plus faciles ; la marche ne réveillait plus l'oppression.

A la partie inférieure du côté droit de la poitrine, les bruits de la respiration étaient bien rétablis partout, si ce n'est un peu en dessus du sein et en bas, dans un espace de trois à quatre centimètres carrés, où un faible râle sous-crépitant se mêlait encore au bruit vésiculaire.

Les battements du cœur étaient moins sourds, plus libres que dans le principe du traitement, et le pouls, régulier, plus développé et plus souple, donnait alors 66 pulsations par minute.

Examinée de nouveau après le douzième bain, la poitrine donnait partout à l'auscultation et à la percussion les signes de l'état de santé. Alors toutes les fonctions étaient régulières, les forces s'étaient augmentées, et M. M..., qui n'avait jamais eu depuis longtemps autant de confiance dans sa santé, reprenait aussi plus de gaîté.

Les pneumonies répétées laissent souvent dans la portion du tissu vésiculaire des poumons qu'elles ont affectée, une débilité relative qui les dispose à l'œdème, et c'est probablement à cette cause qu'il faut attribuer l'engorgement séreux de la moitié du poumon droit chez M. M... L'absence de tout symptôme d'acuité, le tempérament du malade, la cause de la lésion qu'il portait, une vie d'excès, la nature même du mal, son étendue, indiquaient en lui des caractères différents de ceux qui distinguaient l'état des malades précédents. Cependant, chez M. M.... la guérison fut aussi très-facile à obtenir. Dès le premier bain, la respiration s'améliora, et les bruits pathologiques qu'elle faisait entendre, déjà bien amoindris après le cinquième bain, ne se retrouvaient plus, après le dixième, que dans un point très-limité, répondant sans doute au principal foyer des inflammations précédentes, et disparaissaient totalement après deux séances de plus.

Si l'on eût eu recours au traitement ordinaire de semblables états du poumon ; si l'on eût cherché à rendre au tissu de cet organe la perméabilité à l'air qu'il avait perdue, il est bien douteux qu'on y fût parvenu d'une manière aussi rapide. Les expectorants, les vésicatoires, si utiles dans ces cas, on ne saurait le contester, ont rarement une action aussi prompte, aussi douce, aussi facile à supporter pour le malade. Comment ne pas remarquer encore qu'ici, comme dans tous les cas que j'ai déjà rapportés, la restauration des forces générales fut rapide et termina sans convalescence une affection qui, depuis plusieurs années, rendait le malade languissant ?

OBSERVATION XXII.

Œdème pulmonaire; emphysème vésiculaire.

M. R..., âgé de 65 ans, d'un tempérament nerveux marqué par une mobilité, une impressionnabilité excessives, d'une maigreur prononcée, avait pourtant joui d'une bonne santé, malgré la vie la plus active. Constamment occupé de grands travaux d'agriculture, bravant sans trop de précautions toutes les intempéries des saisons, entouré de nombreux ouvriers qui ne provoquaient que trop souvent une irascibilité facile à se produire, à se manifester par de longues représentations toujours faites du ton de voix le plus élevé, causant d'ailleurs beaucoup, et d'autant plus qu'on l'écoutait partout avec plaisir, donnant toujours à sa voix un diapason très-élevé, M. R..., en s'approchant de l'âge que j'ai signalé, avait éprouvé quelques catarrhes pulmonaires assez graves. Sous l'influence de toutes ces causes réunies, il se plaignait, au printemps de 1862, d'une oppression habituelle, d'autant plus incommode qu'elle atteignait pendant la nuit son intensité la plus grande. L'examen de la poitrine fit connaître l'existence d'un commencement d'emphysème vésiculaire des poumons, et nous eûmes recours aux bains d'air comprimé. Leurs bons effets se manifestèrent rapidement, la respiration devint beaucoup plus facile et les nuits se passaient sans que l'oppression obligeât M. R... à se lever. Mais l'époque des grands travaux de la campagne étant arrivée, il renvoya à la fin de l'automne la suite d'un traitement dont le début avait eu la plus heureuse influence.

Tout l'été et une partie de l'automne se passèrent au milieu de la plus grande agitation, des plus grandes fatigues. Vers la fin de septembre, une bronchite intense accompagnée d'un état nerveux , d'un éréthisme général d'autant plus grave que le tempérament de M. R... l'y disposait davantage , vint aggraver la position. Malgré sa gravité. M. R... prenait à peine le temps de se soigner. Allant tous les jours à la campagne surveiller ses nombreux ouvriers, passant des nuits sans repos à tousser, à cracher avec peine des matières mucoso-purulentes très-tenaces, et respirant toujours avec la plus grande difficulté, il tomba peu à peu dans un tel état de faiblesse , qu'à l'ensemble que je viens de rappeler se joignirent les premiers symptômes d'une cachexie séreuse. Les pieds , le bas des jambes s'enflèrent, de l'œdème survint à la base du poumon droit, et le repos fut absolument nécessaire. Quelques antispasmodiques modérèrent l'état nerveux ; sous l'influence de quelques tisanes béchiques, la toux et l'expectoration s'amendèrent considérablement , et le 20 octobre 1862, M. R... reprit l'usage des bains d'air comprimé. La maigreur était alors extrême, la figure pâle , anxieuse; la poitrine, très-sensiblement bombée dans son tiers supérieur, surtout à droite, restait à peu près immobile dans l'inspiration, tandis que la région épigastrique était très-soulevée.

La percussion était très-sonore partout, si ce n'est dans tout le quart inférieur du poumon droit où, en avant, par côté et en arrière, elle ne donnait qu'un son mat.

La respiration était courte , fréquente ; l'oppression habituelle s'aggravait au moindre exercice ; le décubitus, impossible à garder sur le dos ou sur le côté gauche, était plus facile à droite, mais le malade ne pouvait trouver du sommeil qu'assis et courbé en avant. Les bruits respiratoires ne s'entendaient pas du tout dans tout le côté droit de la poitrine ; on y rencontrait çà et là du râle sibilant, et dans tout le quart inférieur un râle crépitant à bulles nombreuses et très-fines,

A gauche, l'inspiration ne s'entendait que très-faiblement, le bruit d'expiration était nul ; on recueillait aussi çà et là quelques traits de râle sibilant.

La toux était devenue moins fréquente ; elle n'amenait que de rares crachats d'une matière blanche, épaisse et tenace.

Les battements du cœur étaient réguliers, un peu voilés. Le pouls était fréquent, petit.

Les fonctions digestives restaient assez actives et régulières.

Les bains d'air comprimé furent repris le 20 octobre, ils furent aussi bien supportés qu'à la première fois.

Après le sixième, la respiration était déjà plus libre, plus longue ; M. R.... pouvait, en revenant du bain, monter sans s'arrêter à son appartement, situé à un second étage. La toux et l'expectoration avaient beaucoup diminué, et l'on n'entendait plus de trace de la fine crépitation dont la base du poumon droit était le siége. Les bruits respiratoires n'avaient pourtant pas encore éprouvé d'amélioration appréciable à l'auscultation, quoique déjà le mouvement ne causât plus la même oppression qu'au début.

Avant de l'entreprendre, les urines avaient un peu augmenté sous l'action du sel de nitre qu'on ajoutait aux tisanes ; mais l'usage de ce sel fut abandonné dès le premier bain. Les urines devinrent cependant de plus en plus abondantes, et grâce à cela sans doute, l'œdème des jambes disparut aussi complètement dans peu de jours.

Les symptômes de l'emphysème pulmonaire diminuèrent eux-mêmes, et disparurent graduellement, laissant
la respiration de plus en plus libre et capable de supporter
une certaine fatigue. La toux et l'expectoration se dissipèrent, le séjour au lit devint possible et facile, bien que parfois M. R...., tourmenté par la présence d'un polype peu
considérable des fosses nasales, qui l'obligeait à respirer
par la bouche, fût obligé de se lever pendant quelques instants pour retrouver une respiration plus libre.

Au bout de vingt-neuf bains, l'emphysème vésiculaire
des poumons avait totalement cessé , et l'état général du
malade s'était tellement amélioré qu'il renonça à tout traitement, consentant à peine à quelques précautions hygiéniques. Il les observa assez bien pendant l'hiver , mais
avec le printemps survinrent de graves imprudences et de
nouvelles et graves bronchites. A leur suite, la cachexie
séreuse , plusieurs fois enrayée dans ses progrès , finit
pourtant par déterminer une ascite volumineuse qui, jointe
à l'anasarque, termina la vie du malade au mois de juillet
1863.

Cette observation, malgré la terminaison fatale qu'une
vie plus prudente aurait sans doute éloignée, est remarquable par la facilité avec laquelle la cachexie séreuse et
ses manifestations locales sur le poumon droit et aux extrémités inférieures , avaient cédé aux premiers bains d'air
comprimé. Elles avaient disparu avant l'emphysème , et
l'on a certainement remarqué que l'expectoration n'avait
offert aucune modification de sa nature ou de sa quantité
qui pût aider au dégorgement du poumon obstrué par la
sérosité. C'est donc uniquement à l'augmentation de l'ab-

sorption aidée par une tension plus grande de l'air respiré, à l'accroissement des urines, qu'il faut rapporter la disparition des collections séreuses, indices manifestes d'un état cachectique que l'action tonique de l'air comprimé parvint aussi à dissiper.

Plus de constance dans le traitement médico-pneumatique aurait sans doute amené une guérison plus durable, et prévenu la fin malheureuse que nous retrouverons encore dans des cas analogues à celui-ci. Mais la fâcheuse disposition que laissent dans les poumons, et probablement aussi dans toute l'économie, les affections de ce genre, et le peu de précautions qu'observent, après leur traitement, des malades qu'un rétablissement très-prompt remplit d'une sécurité fâcheuse, sont assurément pour beaucoup dans le peu de durée d'une guérison que le retour de tous les signes de la santé porte cependant à considérer comme bien réelle.

OBSERVATION XXIII.

Bronchite chronique ; engorgement du poumon droit.

M. B..., négociant, âgé de 60 ans, d'un tempérament nerveux, d'une forte constitution, d'une taille élevée, n'avait jamais été malade, quand, au milieu d'une vie très-active mais facilement supportée, il fut pris, au mois de décembre 1863, d'un catarrhe très-grave, accompagné de douleurs aiguës, intenses, et parcourant successivement toutes les régions de la poitrine. L'oppression était grande ; une toux fréquente, pénible, exaspérait les douleurs du thorax, et déterminait une expectoration muqueuse dans laquelle il n'y eut jamais de traces de sang. M. B... se contenta de soigner cet état par quelques tisanes béchiques dont il usait en restant chez lui, quand, au bout d'une vingtaine de jours, survint autour de l'œil gauche une large manifestation érysipélateuse, qui fut régulièrement soignée, mais qui ne tarda pas à se manifester de nouveau. L'état de la poitrine ne reçut aucune modification de cette complication, et sa résistance à divers moyens conseillés par le médecin dont M. B... avait enfin réclamé les avis, fit à deux reprises différentes, pendant l'été de 1864, recourir à l'usage des eaux d'Ax. Elles restèrent complètement sans effet sur l'état de la poitrine, et le 29 septembre 1864, M. B... vint à Montpellier se confier à mes soins.

L'amaigrissement général était alors très-prononcé ; les traits du visage exprimaient la souffrance ; le teint était pâle, plombé ; sur toute la surface du corps, la peau décolorée était flasque, sèche, rude au toucher.

La respiration, habituellement courte et fréquente, s'oppressait de plus en plus par la moindre marche, qui du reste était très-difficilement supportée, surtout en montant.

L'inspiration soulevait régulièrement les parois du thorax à gauche ; à droite, au contraire, elles étaient complètement immobiles dans les deux tiers inférieurs, et à peine déplacées dans le tiers supérieur.

Une longue inspiration était impossible ; le moindre effort pour la terminer causait une quinte de toux.

A gauche, dans toutes les régions de la poitrine, la percussion donnait un son normal, et les bruits de la respiration, exempts de caractères pathologiques, n'offraient qu'une intensité plus grande, signe de leur activité supplémentaire.

A droite, la sonorité était dans le tiers supérieur moins prononcée qu'à gauche ; elle diminuait à mesure qu'on s'éloignait du bord inférieur de la clavicule, et dans les deux tiers inférieurs on ne trouvait plus qu'une matité d'autant plus prononcée qu'on s'approchait davantage de la base du poumon.

Dans son tiers supérieur, on percevait encore par l'auscultation une inspiration très-courte, séparée par un intervalle de silence très-prononcé d'un bruit d'expiration aussi peu prolongé, et suivi à son tour d'un silence absolu. Dans cette région, on constatait un peu de râle muqueux.

Des bruits entièrement analogues se retrouvaient encore dans la partie où commençait la matité du poumon, mais ils y étaient si faibles qu'une attention extrême pouvait seule les constater ; ils cessaient complètement au-dessous de ce point.

Une toux quinteuse, fréquente, surtout le matin, était suivie d'une expectoration muqueuse, visqueuse, mêlée d'un peu de matière d'un blanc jaunâtre, dont le centre offrait en général une portion de couleur brune très-prononcée ; ces crachats, très-peu volumineux, restaient tous à la surface de l'eau.

Le pouls était faible, petit, régulier : il donnait 80 pulsations par minute ; le cœur n'offrait rien de particulier.

Les forces générales étaient grandement diminuées, le moindre exercice était impossible. L'appétit était mauvais, les digestions peu régulières.

Commencés le 29 septembre 1864, les bains d'air furent supportés sans aucune sensation pénible ; et le 7 octobre, après le huitième bain, la coloration du visage était devenue plus naturelle ; une longue inspiration se prolongeait beaucoup et se répétait plusieurs fois sans provoquer la toux, que la première tentative de ce genre amenait au début du traitement. La marche était devenue plus facile.

La sonorité du poumon droit à la percussion, devenue plus claire dans le sommet de cet organe, commençait à se produire jusques auprès du mamelon, où l'on ne trouvait déjà que de la submatité.

Les bruits de la respiration, dans le tiers supérieur du même organe, avaient sensiblement retrouvé de la force et de l'étendue ; ils commençaient aussi à se faire entendre aux points où l'on ne trouvait plus que de la submatité, et s'y accompagnaient d'un râle sous-crépitant à bulles nombreuses, petites, peu sonores.

Au douzième bain, le côté droit de la poitrine se soulevait beaucoup plus pendant l'inspiration ; la submatité, dissipée au-dessus du sein, existait encore depuis là jusqu'au tiers inférieur, dans lequel la sonorité restait nulle.

En avant, dans les deux tiers supérieurs, et d'autant plus qu'on s'élevait davantage vers la clavicule, les bruits respiratoires étaient devenus plus forts ; mais, sans avoir encore retrouvé entièrement leur rapport normal de durée et de succession, ils avaient plus de douceur. Dans les régions latérales et postérieure, ces bruits étaient bien plus faciles à percevoir, jusqu'à un point plus rapproché de la base du poumon.

15 octobre, dix-sept bains. La sonorité du côté droit de la poitrine était devenue appréciable jusqu'à sa base. Les bruits respiratoires s'entendaient partout jusqu'à ce point, où ils s'accompagnaient d'une crépitation fine ; dans les parties supérieures, où ces bruits avaient pris une nou-

velle intensité, on retrouvait avec eux des bulles de râle plus larges mais peu nombreuses. La toux était de plus en plus rare, amenant plus facilement des crachats moins visqueux qu'au début.

Les parois du côté droit du thorax se soulevaient bien davantage dans l'inspiration, et donnaient au malade la conscience d'une respiration beaucoup plus libre et plus étendue qu'il ne l'avait depuis longtemps.

La coloration du visage était plus rosée, les traits plus calmes.

Le pouls conservait encore sa fréquence, mais il était plus fort.

L'appétit très-sensiblement augmenté et de meilleures digestions, relevaient journellement les forces.

Après le vingt-septième bain, le coloris du visage était celui de la santé, les traits relevés n'indiquaient plus un état de souffrance ; l'embonpoint commençait à paraître sur la figure, qui, selon l'expression du malade, n'était plus flétrie.

De longues inspirations pouvaient se répéter jusqu'à quatre ou cinq fois sans réveiller la toux ; la respiration ordinaire était large et facile. Une longue conversation, une marche prolongée , l'ascension de l'escalier d'un appartement situé au deuxième étage, ne causaient plus d'oppression.

Les parois du côté droit de la poitrine, dont l'immobilité complète avait autrefois frappé le malade lui-même, se soulevaient maintenant aussi complètement et aussi naturellement qu'à gauche.

La sonorité était entièrement rétablie dans tout le côté droit, où les deux bruits de la respiration étaient aussi fa-

ciles à percevoir, offrant de la douceur, de l'humidité, et
entre eux des rapports normaux de force et de durée; ils
étaient pourtant encore plus faibles que ne semblaient le
comporter la haute stature et la forte constitution de
M. B.....

Il n'existait plus dans aucun point de râle ni de crépitation fine. Cependant il survenait encore quelquefois ,
mais à de très-longs intervalles, quelques petites quintes
de toux. Le plus souvent elle était sèche; très-rarement elle
amenait un petit crachat consistant et d'un blanc jaunâtre.

Le pouls s'élevait parfois jusqu'à 70 et même 75 pulsations par minute, mais il était plus large, plus souple et
très-régulier.

L'appétit était bon, les digestions très-faciles, et grâce
à une bien meilleure alimentation, les forces et l'embonpoint se rétablissaient de plus en plus.

La guérison était donc complète. Cependant, au lieu de
cesser l'emploi des bains d'air comprimé après le vingt-neuvième, il eût été utile d'en porter le nombre encore plus
loin, pour achever de rendre au tissu pulmonaire la tonicité,
l'activité, que lui avaient fait perdre un mal grave longtemps
négligé et des traitements inutiles, bien que sagement
dirigés. Avec le retour et l'augmentation des forces générales que chaque jour améliorait, l'organe de la respiration
avait aussi complètement retrouvé les siennes.

Malheureusement, M. B... était depuis très-longtemps
éloigné de ses affaires; elles le rappelaient indispensable-
ment à Bordeaux, à l'époque où les transactions commer-
ciales qui l'occupaient prenaient le plus d'activité, et pendant l'hiver. Il fut rude, cette année, et M. B..., entraîné
par d'importantes occupations, négligeant la plupart des

précautions qui lui avaient été recommandées, en attendant l'époque à laquelle il se proposait de revenir se soumettre au traitement dont il s'était si bien trouvé, vit reparaître sa maladie, et succomba à l'approche du printemps.

Le mode d'action de l'air comprimé dans la guérison des maladies analogues à celle dont je viens de tracer l'historique, se caractérise ici, ce me semble, d'une manière bien évidente.

On remarque, en effet, que le retour du poumon droit à un état qui permettait le rétablissement de ses fonctions, que sa perméabilité à l'air, s'étaient graduellement rétablis sans que ce résultat pût être expliqué par l'augmentation d'aucune sécrétion. Je n'ai pas signalé, comme dans l'observation précédente, cette abondance d'urines, si utile, mais si difficile à obtenir dans les cas de collections séreuses ; l'expectoration elle-même, si peu abondante dans les premiers temps de la maladie, et qui aurait pu rendre de si grands services dans l'état de M. B..., s'était à peine montrée avec une légère modification de sa densité, mais jamais elle n'était devenue plus abondante. Elle disparaissait, au contraire, avec la toux à mesure que le traitement avançait, et par conséquent tout nous autorise à rapporter la guérison obtenue sous la seule influence du bain d'air comprimé, à l'absorption de la matière qui obstruait le poumon, absorption rendue plus facile, plus active par la plus grande tension de l'air respiré, par l'action tonique que le tissu pulmonaire recevait de lui directement et indirectement, par l'accroissement général des forces. Il faut ajouter aussi que la membrane muqueuse des bronches, rendue à son état normal, cessait d'entretenir l'engouement du poumon par une sécrétion viciée dans sa nature et dans sa quantité.

Ces circonstances, qui rendent raison du retour à la santé, devaient aussi inspirer de la sécurité sur la durée de la guérison. Mais il fallait aussi qu'après un traitement déjà trop brusquement interrompu, une hygiène convenable vînt protéger les bons résultats qu'il avait incontestablement produits. Or, non-seulement M. B... ne mit que très-irrégulièrement en pratique les précautions qui lui furent recommandées, mais obligé, par la nature de ses occupations, à faire chaque jour de nombreuses courses chez les négociants de Bordeaux, bravant pour cela toutes les intempéries d'une saison rigoureuse, subissant de grandes et brusques variations de température, en s'exposant à l'air extérieur lorsqu'il quittait des bureaux toujours fortement chauffés, soutenant dans toutes ses visites des conversations longues et animées, il est évident qu'il affrontait d'une manière soutenue toutes les causes les plus capables de réveiller la maladie dont il était à peine débarrassé, et qui, par sa durée et son intensité, avait laissé après elle sur les poumons une prédisposition très-fâcheuse. Un genre de vie mieux calculé, une hygiène plus sage, aidés de quelques moyens thérapeutiques, eussent permis d'atteindre sans rechute l'époque où M. B... se proposait de revenir à Montpellier, et une nouvelle série de bains d'air comprimé, rendant à tous les organes une nouvelle énergie, aurait certainement prévenu la terminaison fatale qu'une direction opposée rendait au contraire inévitable.

OBSERVATION XXIV.

Bronchite chronique ; engouement pulmonaire.

M. P..., âgé de 20 ans, d'un tempérament lymphatico-bilieux, avait éprouvé, depuis l'âge de 17 ans, plusieurs bronchites très-graves dont il ne se rétablissait jamais complètement, négligeant toujours de suivre longuement les sages directions de M. le Dr Didkowski. Des excès constants de pipe, de liqueurs, de veilles prolongées dans les cafés, de chasse aux marais par tous les temps, ajoutèrent sans aucun doute à la gravité, à la fréquence des bronchites. Ainsi s'était établie peu à peu une toux d'abord sèche, fréquente, plus tard accompagnée de crachats marqués à de longs intervalles de quelques filets de sang. Une oppression constante s'exagérait au moindre exercice, l'amaigrissement s'était prononcé, et un mariage contracté dans de telles dispositions les avait à son tour si gravement augmentées, qu'il fallut enfin s'en occuper sérieusement. D'après les conseils de son médecin, M. P... vint à Montpellier le 26 juillet 1855, pour se soumettre à l'action de l'air comprimé.

A ce moment la figure était pâle, les yeux caves, cernés, les traits tirés, le teint brun, plombé ; la maigreur générale était fortement prononcée. La respiration était courte et fréquente ; l'oppression habituelle s'aggravait rapidement par la marche, et surtout par l'ascension de quelques marches d'escalier. Pendant le temps d'inspiration, les parois de la poitrine, longuement soulevées du côté gauche, restaient à droite à peu près immobiles.

Dans la moitié inférieure du même côté, la percussion ne donnait plus qu'un son complètement mat, tandis que l'on trouvait encore dans la moitié supérieure une sonorité à peu près normale ; elle était plus grande, en quelque sorte un peu exagérée, dans tout le côté gauche, sur lequel M. P... ne pouvait se coucher sans aggraver promptement son état habituel d'oppression et sans réveiller la toux.

A droite, dans tous les points où la sonorité du poumon était conservée, les bruits respiratoires s'entendaient, mais faibles, peu prolongés, avec un caractère évident de rudesse, et accompagnés de quelques bulles de râle muqueux. Ces bruits étaient complètement éteints là où la matité se rencontrait, et où se faisait sentir un état de gêne, un obstacle insurmontable à l'accomplissement d'une longue inspiration.

Dans tout le côté gauche, la respiration s'offrait à l'auscultation avec tous les caractères d'un état supplémentaire.

La toux, assez fréquente, amenait des crachats composés de quelques petits fragments de matière d'un blanc jaunâtre noyés dans de la salive, et qui gagnaient tous le fond de l'eau contenue dans le vase où ils étaient recueillis.

Les battements du cœur n'offraient aucun bruit pathologique. Le pouls était régulier, petit, fréquent, et donnait 75 pulsations par minute, après que le malade s'était longtemps reposé.

Les forces générales avaient beaucoup diminué ; l'appétit était très-peu prononcé, mais les digestions restaient régulières. Il n'existait pas de sueurs nocturnes.

Les bains d'air comprimé furent commencés le 17 juillet 1855, et déjà après le quatrième, le malade trouvait sa respiration hors de l'appareil plus facile, plus longue. La marche était mieux supportée.

L'appétit était devenu meilleur. Le teint du visage était plus clair, les traits se relevaient.

Après le cinquième bain, l'examen du malade constatait, du côté droit de la poitrine, dans le haut de la portion qui offrait de la matité, une diminution très-sensible de celle-ci, le retour des bruits respiratoires encore faiblement prononcés et s'accompagnant d'un râle sous-crépitant à bulles très-petites.

La toux avait déjà beaucoup diminué ; elle était presque réduite à quelques quintes survenant le soir, quand M. P... se mettait au lit ; et le matin, son crachoir n'offrait plus que quatre ou cinq crachats conservant encore le même aspect qu'au début.

M. P... respirait plus librement, plus longuement ; le sentiment de gêne situé au côté droit disparaissait chaque jour ; la marche, l'ascension des escaliers étaient plus faciles ; le décubitus sur le côté gauche était supporté sans oppression ; les nuits entières se passaient sans interruption d'un sommeil dont le malade sentait chaque jour davantage le besoin et l'heureuse influence.

Les forces se relevaient, le pouls était plus fort, toujours régulier ; il ne donnait plus que 66 pulsations par minute.

Le 24, M. P... avait pris neuf bains, et la toux avait, ainsi que l'expectoration, presque complètement cessé. Ce jour-là, malgré une forte pluie d'orage, M. P... sortit toute la soirée. Dans la nuit, plusieurs quintes de toux ramenèrent quelques crachats semblables aux premiers ; un seul d'entre eux offrit une légère teinte rosée, dont il ne conservait plus de trace quelque temps après son expulsion.

Les jours suivants, quelques épistaxis survinrent.

Chaque bain amenait une amélioration notable dans la respiration, dont les bruits devenaient appréciables dans une étendue de plus en plus agrandie de la partie du tissu pulmonaire, d'où la matité disparaissait. Aussi le 1er août, après quatorze bains, la percussion était-elle presque aussi sonore à droite qu'à gauche, sauf dans un espace très-limité, sous le sein droit, tout à fait à la base du poumon, où l'on trouvait encore un peu de submatité. Excepté dans ce point, les bruits vésiculaires étaient aussi rétablis partout, mais encore faiblement prononcés. Une longue inspiration s'accomplissait sans obstacle. La marche et le décubitus en tout sens étaient supportés sans oppression. Le pouls, plus développé, plus plein, n'était plus qu'à 60 pulsations par minute ; un appétit soutenu, de bonnes digestions, avaient déterminé un retour sensible de l'embonpoint, une augmentation réelle des forces, une coloration de plus en plus naturelle du visage.

Après le vingt-deuxième bain, un bruit vésiculaire, faible encore, mais doux, humide et offrant des rapports réguliers dans ses deux bruits, s'entendait dans toute l'étendue du poumon droit. La toux et l'expectoration avaient complètement cessé ; les forces, l'embonpoint, le besoin d'une vie plus active se prononçaient chaque jour ; l'absence de tout symptôme morbide ne laissait aucun doute sur le retour complet de la santé, et ce ne fut que pour bien consolider cet heureux résultat que M. P.... consentit à continuer ses bains jusqu'au nombre de quarante. Alors la respiration avait, dans tout le côté droit, retrouvé une intensité égale à celle qu'elle offrait à gauche, où son activité supplémentaire n'existait plus ; la poitrine se soulevait également des deux côtés ; de longues inspirations se faisaient sans aucune gêne ; le pouls, plus fort, plus plein, était constamment à 60 pulsations par minute. Le teint était celui de la santé ; l'embonpoint et les forces étaient complètement restaurés ; la santé s'était rétablie sans convalescence.

De retour chez lui, M. P.... garda pendant quelque temps les précautions qui lui avaient été conseillées ; mais à la fin, trompé par la manière dont il supportait quelques tentatives de retour à ses anciennes habitudes, il les reprit sans aucun ménagement, et quatre ou cinq ans après le traitement qu'il avait suivi à Montpellier, il succomba à une maladie sur laquelle je n'ai pas eu de renseignements exacts ; il s'était éloigné des contrées où il vivait d'abord, comme fermier d'une grande propriété.

Un engorgement d'une partie considérable du poumon droit avait ainsi cédé, cette fois encore, à l'action de l'air comprimé, sans donner lieu à aucune augmentation d'expectoration, sans provoquer aucune sécrétion plus abondante. Ici, comme dans les observations qui précèdent, l'absorption seule, rendue plus active, avait sans doute été le vrai procédé par lequel la guérison s'était accomplie. Le temps pendant lequel elle s'était soutenue, montre assez que chez M. P..., comme chez les malades précédents, elle aurait pu, avec plus de prudence, plus de soin dans l'observation d'une bonne hygiène, offrir la durée d'un rétablissement aussi réel que possible. Les faits qui vont suivre confirmeront cette pensée.

OBSERVATION XXV.

Hémoptysie suivie d'engouement du poumon gauche.

M. D..., âgé de 18 ans, jouissant habituellement d'une bonne santé, exempt de tout indice d'une affection diathésique quelconque, avait éprouvé, au mois de décembre 1856, sans autre cause appréciable que des études forcées pour se préparer à l'examen du baccalauréat, une abondante hémoptysie. Elle avait duré pendant huit jours; le sang était sans cesse amené par de petites secousses de toux ; une fièvre peu intense l'avait accompagnée.

Des moyens attractifs : sinapismes, vésicatoires, boissons tempérantes, séjour prolongé au lit, furent les seuls moyens mis en usage.

Bientôt après, tandis qu'il restait encore de l'oppression que le moindre exercice augmentait, le malade avait été conduit à Hyères, et après deux mois de séjour dans cette ville il vint à Montpellier se placer sous la direction éclairée du savant professeur de clinique chirurgicale, M. Bouisson, qui conseilla l'emploi des bains d'air comprimé.

Le 31 mars 1857, le malade était dans l'état suivant :

Amaigrissement notable, figure pâle, pommettes colorées.

Respiration courte; oppression facilement augmentée par la marche, surtout quand le malade montait ; il ne pouvait jamais faire complètement une longue inspiration; elle était empêchée par le sentiment d'un obstacle placé à la base du poumon gauche.

La toux, rare, se rencontrait surtout le matin, ne provoquant qu'une expectoration insignifiante.

15

Dans le côté droit de la poitrine, où la percussion donnait une résonnance normale dans toutes les régions, l'auscultation recueillait des bruits respiratoires offrant aussi les caractères de l'état de santé.

Dans le côté gauche, la percussion donnait, dans la partie supérieure des régions antérieure et latérale, une sonorité naturelle; elle s'affaiblissait au contraire à mesure que l'on s'approchait de leur partie moyenne, et à leur base on n'obtenait plus que de la matité. En arrière, la percussion était partout sonore.

L'auscultation recueillait au sommet du poumon gauche, en avant et par côté, des bruits respiratoires sans altérations morbides notables. Mais dans ces régions, dès qu'on atteignait le tiers moyen, on commençait à entendre quelques bulles assez rares de râle sous-crépitant, qui devenaient plus nombreuses à mesure que l'on approchait de la base du poumon, où elles masquaient tout à-fait les bruits respiratoires. En arrière, on n'entendait quelques bulles de râle sous-crépitant qu'entre le rachis et l'omoplate; partout ailleurs, même en bas, les bruits respiratoires étaient distincts.

Le pouls, assez développé et régulier, donnait 75 pulsations par minute.

Les bains d'air comprimé furent commencés le 1er avril, et après le quatrième, la sonorité de la percussion s'augmentait dans tout le poumon gauche. Les bulles de râle sous-crépitant étaient beaucoup plus rares, plus petites, et le murmure vésiculaire commençait à se faire entendre dans quelques points de la moitié inférieure de cet organe.

Le pouls, plus large, plus souple, toujours très-régulier, ne donnait plus que 54 pulsations par minute.

La coloration des pommettes était moins vive, le teint plus naturel.

La respiration, habituellement gênée pendant le sommeil, était plus libre et rendait celui-ci plus calme, plus réparateur.

Point de toux, point d'expectoration.

Sous l'influence des bains suivants, le poumon gauche s'était dégorgé de plus en plus, et après le dix-huitième, nous constations, avec M. le professeur Bouisson, que les bruits respiratoires étaient rétablis partout, que les râles avaient cessé, si ce n'était tout à fait à la base du poumon, où, dans un point très-limité, il existait encore un peu de râle sous-crépitant à bulles très-fines.

Une longue inspiration était devenue facile à accomplir, la marche n'oppressait pas.

Le pouls avait pris de la force, de l'ampleur; il était remonté à 60 pulsations par minute.

Le retour des forces, d'un peu d'embonpoint, tout, dans l'état général, annonçait le rétablissement de la santé; il se confirma de plus en plus sous l'action des bains, portés jusqu'au nombre de vingt-six, et, les fonctions des organes respiratoires s'accomplissant alors d'une manière tout à fait normale, le traitement fut terminé.

On a pu remarquer que, pendant sa durée, la résolution du large noyau hémoptoïque, de l'engouement qui avait été la suite du mouvement fluxionnaire opéré sur le poumon gauche au moment où l'hémoptysie avait eu lieu; on a pu remarquer que cette résolution s'était opérée rapidement et sans le secours d'aucune augmentation d'expectoration. Un phénomène assez remarquable avait eu lieu en

même temps, c'était le ralentissement du pouls, qui s'é-
tait montré alors passagèrement à 54 pulsations seulement
par minute, bien qu'il eût aussi gagné en développement.
Si cette diminution de fréquence doit être ici une preuve
de l'action sédative, calmante, que le cœur peut, suivant
Tabarié, ressentir sous l'influence de l'air comprimé, elle
montre aussi que la circulation, rendue plus régulière, plus
facile, sans augmenter de rapidité, peut activer et opérer
d'une manière complète la résorption d'épanchements
considérables. Tout porte à croire que le bon état de santé
où se trouvait M. D..., quand il s'éloigna de Montpellier,
s'est solidement maintenu.

OBSERVATION XXVI.

Hémoptysie ; engorgement considérable chronique du poumon gauche.

M. P....., âgé de 27 ans, d'un tempérament bilieux,
d'une bonne constitution, agriculteur, et prenant lui-même
une part active aux travaux d'exploitation de ses biens,
avait toujours joui d'une bonne santé jusqu'à l'automne de
1860.

Au mois d'octobre de cette année, il fut obligé, pendant
une nuit assez froide, de passer à pied un cours d'eau dont
la température était très-fraîche, et garda pendant longtemps sur ses jambes ses vêtements mouillés. Depuis
lors, une transpiration abondante et habituelle des pieds fut
complètement supprimée, une grande disposition au refroidissement des mêmes parties la remplaça, et en même
temps survint une gêne constante de la respiration, accompagnée d'une toux fréquente et sèche. Bien que la fièvre
accompagnât parfois cette perturbation de la santé de

M. P..., il ne tint aucun compte de son état de souffrance, et continua pendant tout l'hiver ses travaux de chaque jour, souvent assez fatigants.

Au mois d'avril 1861, occupé depuis plusieurs jours à soulever avec effort de pesants fardeaux, M. P.... fut pris tout à coup, sans aucune souffrance nouvelle, d'une hémoptysie qui s'aggrava au point que pendant plusieurs jours il rejeta, chaque vingt-quatre heures, plus d'un grand verre d'un sang vermeil et mêlé de beaucoup d'air. Après différents moyens mis en usage, sans retrouver sa santé de plus en plus altérée, M. P.... vint réclamer mes soins. Il était dans l'état suivant :

Maigreur générale, qui s'était surtout prononcée dans les derniers mois qui venaient de s'écouler ; décoloration générale de la peau, pâleur terreuse de la figure.

La respiration, courte et fréquente, se liait à un état constant de pénible oppression, et soulevait le côté droit du thorax bien plus largement que le gauche. Les dépressions intercostales étaient profondément marquées, sans que d'aucun côté la forme de la poitrine fût altérée.

Le moindre exercice aggravait promptement l'oppression ; une longue inspiration était impossible, elle provoquait la toux avant d'être terminée. Le décubitus était impossible sur le dos et sur le côté droit ; les forces générales étaient diminuées à tel point que M. P... ne pouvait rester debout pendant quelques minutes.

La percussion donnait dans toute l'étendue du côté droit du thorax une résonnance normale, et l'auscultation y signalait des bruits respiratoires offrant évidemment un caractère supplémentaire et sans aucun mélange de râle.

Le côté gauche, dans toute la région sous-mammaire et

dans la moitié inférieure de la région latérale , offrait une matité absolue. Dans tout le reste de son étendue, la sonorité naturelle était sensiblement affaiblie.

A l'auscultation , les bruits respiratoires manquaient complètement dans les parties où se trouvait la matité ; partout ailleurs, dans ce côté de la poitrine, un râle sous-crépitant accompagnait des bruits respiratoires affaiblis.

Il n'existait point de pectoriloquie.

Une toux fréquente , fatigante , douloureuse , amenait assez aisément des crachats formés d'une matière épaisse, globuleuse , d'un blanc jaunâtre sale , gagnant en grande partie le fond de l'eau.

Le pouls régulier était peu développé ; sa fréquence s'élevait à 96 pulsations par minute , avec exacerbation fébrile tous les soirs, suivie de sueurs abondantes se montrant principalement sur le tronc.

Le 27 juillet 1862 , M. P... prit un premier bain d'air comprimé. A cause des graves hémoptysies qui avaient eu lieu, les transitions furent très-ménagées : quarante minutes furent consacrées à élever la pression jusqu'à 32 centimètres au-dessus de celle de l'atmosphère ; elle fut soutenue pendant quarante minutes seulement, et une durée semblable fut affectée à redescendre à la pression ordinaire.

Après le cinquième bain , M. P.... respirait déjà plus librement; il ne sentait plus, disait-il, le voile qui ordinairement semblait s'opposer à l'arrivée de l'air dans la poitrine.

La respiration était plus longue, le décubitus était plus facile à droite ; une longue conversation était mieux supportée ; la marche causait moins d'oppression.

La toux était plus rare , et ses quintes moins longues

amenaient toujours une expectoration de même nature, mais moins abondante.

Les exacerbations fébriles du soir avaient diminué d'intensité et de durée ; elles n'étaient plus qu'une légère augmentation de chaleur, se terminant sans sueur.

L'appétit se prononçait davantage.

Le septième bain avait rendu l'amélioration générale et locale encore plus prononcée.

Le teint reprenait de plus en plus un coloris naturel, tandis que s'effaçait l'impression de souffrance dont les traits du malade étaient empreints. Une longue inspiration devenait facile, l'oppression habituelle avait presque entièrement disparu, et se réveillait bien moins vite par l'exercice.

La toux avait beaucoup diminué, l'expectoration était presque nulle. La matité des parties inférieures du poumon gauche se dissipait chaque jour davantage , en laissant l'auscultation percevoir un faible bruit de la respiration, quand le malade l'activait et la forçait.

Les râles sous-crépitants des parties supérieures du poumon gauche avaient disparu ; ils se retrouvaient dans les parties inférieures, dont la matité s'éclaircissait.

Le pouls avait pris de la force, de l'ampleur, mais il était encore le matin, avant le lever du malade, à 84 pulsations par minute.

Après le dixième bain , l'appétit s'était fortement augmenté. Un repas trop copieux avait, deux jours auparavant, causé une indigestion pendant laquelle les vomissements entraînèrent, après le débris des aliments, une grande quantité de matières glaireuses. Cet accident ne troubla nullement la marche vers la guérison. Avec le sentiment d'une

bien plus grande liberté de sa respiration, le malade éprouvait fréquemment le besoin de bâiller, et pouvait alors
exécuter facilement de très-longues inspirations.

Depuis plusieurs jours la sueur des pieds s'était complètement rétablie, aussi abondante, aussi soutènue qu'autrefois.

22 août, vingt-deux bains. Les forces générales, s'augmentant chaque jour, permettaient maintenant sans fatigue
une station prolongée, un exercice plus soutenu et qui ne
provoquait plus l'oppression. Le décubitus était supporté
en tout sens. Fréquent besoin d'inspirer longuement et de
bâiller.

La toux, nulle la nuit et le matin, survenait très-rarement
dans le jour ; le peu d'expectoration qu'elle amenait encore
n'était plus que de la salive au milieu de laquelle on retrouvait quelques petits restes de matière blanchâtre très-
peu consistante.

La sonorité était presque normale dans les parties inférieure, antérieure et latérales du poumon gauche ; elle
avait aussi pris plus de force et d'intensité dans les parties
supérieures de ce poumon, où elle égalait presque en force
les bruits respiratoires de droite, dont l'intensité supplémentaire avait bien diminué. A gauche, à la base du poumon, existaient encore quelques râles sous-crépitants.

Le 11 septembre, après le quarantième bain, la pâleur
du visage avait disparu, les traits ne portaient plus l'empreinte de la souffrance, et la santé, dont ils indiquaient au
contraire le retour, était confirmée par un accroissement
considérable de l'embonpoint, par la bonne coloration de
toute la surface cutanée.

L'augmentation des forces générales permettait de lon-

gues promenades sans fatigue ; la respiration était devenue
déjà plus longue, plus facile, et toute oppression avait
cessé ; les parois du thorax se dilataient également des
deux côtés pendant l'inspiration ; le décubitus était facile
dans tous les sens ; depuis longtemps les sueurs nocturnes
avaient cessé, celle des pieds persistait.

Dans le poumon gauche, la sonorité était rétablie, ainsi
que les bruits de la respiration ; ils étaient encore un peu
faibles, mais doux, humides, bien distincts ; on trouvait
parfois çà et là, dans les parties inférieures de cet organe,
quelques bulles isolées de râle sous-crépitant, mais leur
présence n'était pas constante, et les bruits vésiculaires
en étaient exempts le plus souvent.

Des journées entières se passaient sans toux ; d'autres
fois, quelques petites secousses amenaient autant de crachats, très-peu volumineux, n'offrant plus, au milieu de
salive ordinaire, qu'un très-petit reste d'une matière plus
épaisse, blanche, restant tout entière à la surface de l'eau.

Le pouls avait pris de la force, de la plénitude, et retrouvé sa fréquence normale ; les forces générales, en aussi
bon état que jamais, donnaient à M. P... une entière confiance dans son rétablissement, et le traitement fut interrompu. Quelques bains de plus eussent sans doute donné
plus de certitude à tous les signes du retour d'une bonne
santé ; mais M. P... était depuis longtemps éloigné de ses
affaires, il y retourna, et supporta très-bien sans rechute
toute la fatigue qu'elles lui causaient.

Dans cette observation, la fréquence de la toux, la nature et l'abondance des crachats, la fièvre et les sueurs
nocturnes, l'état d'extrême maigreur du malade, sa grande

faiblesse, les signes physiques qui se ralliaient à la lésion locale, tout cela réuni devait inspirer les craintes les plus sérieuses, et faire apprécier combien il serait difficile de ramener à l'état normal de la santé un organe si gravement lésé, une constitution si profondément altérée.

Après des traitements variés, mal suivis peut-être par un malade indocile quand il se trouvait au centre de ses affaires, l'air comprimé fut mis en usage exclusivement à tout autre moyen. On a vu avec quelle rapidité ses bons effets se manifestèrent. Mais, tandis que l'expectoration abondante qui avait lieu depuis longtemps, qu'on avait même cherché à soutenir, à augmenter, était demeurée sans résultat sur la résolution de l'engouement pulmonaire, l'air comprimé amena rapidement la diminution de la toux qui fatiguait tant le malade, de l'expectoration copieuse qui semblait l'entraîner vers une émaciation complète, des sueurs nocturnes si propres à hâter ce triste résultat. Cette expectoration moins abondante, que l'on redoute tant avec l'usage des moyens ordinairement employés dans des cas semblables à celui-ci, loin d'amener un engouement plus grand des voies aériennes, se montra en même temps qu'une plus grande perméabilité à l'air du tissu pulmonaire. C'est donc en rendant à l'organe une meilleure tonicité, c'est en le faisant participer au relèvement des forces générales, qu'une meilleure hématose, qu'une assimilation plus riche accroissaient chaque jour, que l'air comprimé a pu faire cesser des mouvements fluxionnaires entretenus par l'état morbide lui-même, mettre un terme à une sécrétion vicieuse, et favoriser par une absorption plus active la résolution de l'engouement qu'elle avait déjà produit. Ainsi, on a pu obtenir par une marche rapide, ininterrompue, la guérison d'une maladie bien faite pour inspirer les craintes les plus sérieuses. Ai-je besoin de faire observer encore que le retour complet de la santé avait été obtenu comme toujours sans les lenteurs et les difficultés d'une convalescence, ce qui prouve sans aucun doute que c'est à l'influence puissante de l'air comprimé qu'il faut attribuer ce prompt rétablissement des forces?

OBSERVATION XXVII.

Hémoptysie — Empyème — Engorgement du poumon droit.

M. G...., âgé de 50 ans, d'un tempérament bilioso-nerveux, d'une faible constitution, occupé à Londres à des travaux d'horlogerie, y fut pris en 1851 d'une toux qui ne tarda pas à se compliquer d'une abondante hémoptysie. Après son rétablissement, on lui conseilla le séjour de l'Australie; il y séjourna dix-huit mois ; mais fatigué par l'influence d'un climat très-variable, il alla s'établir au Pérou. Un abcès formé dans le côté droit de la poitrine s'ouvrit spontanément entre la sixième et la septième côte, donnant issue à une grande quantité de pus. L'écoulement fut abondant pendant plusieurs mois. Dans cet état, M. G... fit un voyage en France, puis revint à Lima, et ce ne fut qu'après un an et demi que les ouvertures fistuleuses du thorax se fermèrent spontanément. A cette époque, l'oppression, la toux, déjà bien amoindries par l'ouverture de l'abcès, se dissipèrent complètement, et la santé générale s'améliora assez pour que M. G... rentrât en France. Il vint se fixer à Nimes.

Vers le milieu de l'année 1863, la toux reparut sans nouvelles hémoptysies, mais avec des symptômes de dépérissement général, et M. le Dr Dussaud conseilla l'emploi des bains d'air comprimé..

Le 2 octobre, la figure de M. G... était pâle et portait l'empreinte profonde de la souffrance ; la maigreur était très-prononcée ; l'oppression habituelle s'augmentait beaucoup au moindre exercice.

La poitrine, sillonnée par de profondes dépressions intercostales, était notablement déprimée dans tout le tiers inférieur du côté droit ; cette région se soulevait si peu par l'inspiration, que son mouvement était à peine appréciable.

La percussion donnait un son tout à fait mat dans toutes les régions de la moitié inférieure du côté droit.

Le bruit d'inspiration était très-faible dans le tiers supérieur du poumon droit, où les bruits du cœur, qui s'y faisaient entendre fortement, le rendaient encore plus difficile à percevoir ; l'expiration ne s'entendait pas. Dans tout le reste de l'étendue de ce poumon, l'inspiration, très-faible, très-courte, s'accompagnait de râle sous-crépitant peu sonore ; l'expiration n'était pas appréciable. A cause de la maigreur des parois thoraciques, la bronchophonie se retrouvait presque partout, surtout en arrière, vers les grosses bronches.

Dans le côté gauche, la sonorité du thorax et les bruits de la respiration n'offraient pas de caractères pathologiques ; mais ces derniers avaient une intensité supplémentaire.

Une longue inspiration ne pouvait s'achever à cause de la toux qu'elle provoquait.

Celle-ci était fréquente ; elle déterminait une abondante expectoration de matière épaisse, d'un blanc jaunâtre sale.

Le pouls était régulier, mais fréquent ; il donnait 90 pulsations par minute. Le malade était fatigué par des sueurs nocturnes, ses nuits étaient agitées.

Les fonctions digestives se faisaient assez régulièrement, quoiqu'il y eût parfois de la diarrhée.

Les bains d'air comprimé furent bien supportés, et s'accompagnaient dès le principe d'un sentiment de soulagement. Après le onzième, M. G... trouvait sa respiration beaucoup plus libre ; il avait à chaque inspiration la sensation d'une plus grande quantité d'air qui pénétrait dans la poitrine, dont la partie inférieure du côté droit avait retrouvé plus de mobilité.

La matité y était moins prononcée ; les bruits du cœur s'entendaient moins fortement dans tout ce côté, et les bruits respiratoires y étaient plus distincts. Ce n'était plus que dans le tiers inférieur et antérieur que l'on entendait encore du râle sous-crépitant.

Les forces générales s'étaient augmentées sous l'influence d'un accroissement de l'appétit, et l'exercice était plus facilement supporté, sans que l'oppression en devînt plus fatigante.

27 octobre. Après dix-huit bains, la matité du son dans le poumon droit se resserrait de plus en plus autour de la cicatrice située au point où s'était ouvert l'abcès de la poitrine, et au-dessous de ce point dans la partie la plus inférieure de l'organe.

Là encore l'inspiration était seule faiblement appréciable ; partout ailleurs elle avait pris plus de force, plus d'étendue, et le bruit d'expiration commençait à se faire entendre. Dans les points les plus inférieurs, où il restait encore du râle sous-crépitant, ses bulles étaient plus faibles, plus rares ; aussi n'était-il plus perceptible pour le malade, qui autrefois entendait très-bien le bruit qui se faisait dans sa poitrine.

La toux et l'expectoration avaient diminué de moitié, la matière expectorée était moins épaisse et plus blanche.

Le pouls était plus plein, plus fort, mais il offrait encore 84 pulsations à la minute. Il n'y avait plus de sueurs nocturnes.

Avec plus d'appétit, les fonctions digestives avaient pris plus d'activité ; la diarrhée ne reparaissait plus ; les forces s'augmentaient, et le teint reprenait une coloration de plus en plus naturelle.

Tous ces signes d'une amélioration positive, joints à la facilité avec laquelle M. G... pouvait supporter l'exercice, ne contribuaient pas peu à relever son moral, fort abattu dans le principe du traitement.

Le 13 novembre, M. G... avait pris trente-trois bains.

L'oppression habituelle avait disparu ; l'inspiration se prolongeait très-longuement sans toux ; le mouvement des parois du thorax du côté droit était rétabli, et leur dépression dans les régions inférieures était beaucoup moins prononcée ; la percussion était sonore partout, si ce n'est au-dessous du point occupé par la cicatrice.

Les bruits d'inspiration et d'expiration étaient facilement perceptibles dans tout le poumon droit avec leurs caractères normaux ; leur intensité seule laissait peut-être quelque chose à désirer. De petits râles sous-crépitants ne se retrouvaient qu'autour de la cicatrice, encore même ne les recueillait-on qu'avec beaucoup d'attention.

La toux et l'expectoration avaient cessé ; le pouls avait plus de force, plus d'ampleur, il n'offrait plus de fréquence.

Les forces étaient rétablies dans un état qui permettait un exercice assez prolongé; l'embonpoint avait reparu, le visage avait repris une coloration naturelle, tous les signes de rétablissement de la santé répondaient si bien au sentiment intime d'un bien-être réel qu'éprouvait M. G..., que le traitement fût terminé.

Il n'est pas probable que l'engorgement dont le poumon droit était atteint dans la plus grande partie de son étendue, fût la suite directe de la maladie dont M. G... avait été atteint à Londres, et qu'il avait promenée dans des climats si différents. Mais la bronchite qui s'était manifestée en dernier lieu n'avait sans doute amené un résultat aussi grave qu'en raison de la faiblesse relative dont le poumon droit était resté atteint. Cette faiblesse de l'organe malade devenait encore une circonstance capable d'influer fâcheusement sur les résultats d'un traitement, par quelque moyen qu'on voulût l'accomplir. Et quand, à ces conditions défavorables, se joignaient le mauvais état des forces générales, le dépérissement si profond dans lequel le malade était déjà tombé, pouvait-on croire à une guérison facile et rapide? Que n'eût-il pas fallu de toniques généraux, de béchiques, d'expectorants, de résolutifs, d'exutoires, pour conduire le malade à un état de convalescence exigeant encore elle-même des soins minutieux et prolongés? Il suffit de s'en rendre compte par un peu de réflexion, pour apprécier tous les avantages qu'offre, dans le traitement des cas semblables à celui-ci, un agent thérapeutique capable, à la fois, de porter sur l'organe malade une action directe, d'autant mieux supportée qu'elle n'est autre chose que son stimulant naturel, et de soutenir cette action par le relèvement des forces générales.

OBSERVATION XXVIII.

Engorgement chronique du poumon droit, suite d'une pneumonieüe aig.

M. D..., âgé de 56 ans, habitait depuis de longues années Londres, où il dirigeait une riche maison de commerce. Doué d'un tempérament lymphatique sanguin, ayant toujours joui d'une très-bonne santé que n'avait jamais altérée une vie très-laborieuse, il avait été atteint vers la fin de 1853 d'une maladie aiguë de poitrine, dès le début de laquelle il avait craché le sang.

En décembre 1854, M. D... n'étant pas encore rétabli, consulta M. le Dr Latham (de Londres). Cet habile médecin, après avoir signalé l'existence d'une toux fréquente avec expectoration copieuse, fièvre hectique et sueurs nocturnes, d'une respiration supplémentaire dans tout le côté gauche, tandis que dans le côté droit, où la percussion signalait partout de la matité, les bruits respiratoires étaient affaiblis et accompagnés d'une crépitation humide, conseilla des ventouses, des vésicatoires, des toniques généraux. Sous l'influence de ces moyens, l'état du côté droit s'améliora beaucoup, ainsi que l'état général ; toutefois, la moindre cause provoquait encore le retour de la fièvre.

En octobre 1855, M. le Dr Ottley (de Pau), où le malade s'était rendu pour y passer l'hiver, signalait l'état suivant : poumon gauche sain ; poumon droit perméable en arrière et en avant dans toute la partie supérieure.

Dans tout le côté droit du thorax, la sonorité est cependant moindre qu'à gauche, et dans la région qui correspond au lobe inférieur, la matité est complète. Là, les

parois sont aplaties, eu égard à la conformation générale.
Dans cette même région, la respiration est faible, accompagnée de crépitation. Malgré les moyens mis en usage,
M. le Dr Ottley constata, à la fin de l'hiver, que la matité
de la partie inférieure du côté droit avait augmenté.

En juin 1856, M. D... se rendit à Cauterets, où pendant
plus d'un mois il fit usage, en boisson et en bains, des eaux
de la Raillère, sous la direction de M. le Dr Bonnet de
Malherbes, qui à la fin du traitement constata que les bruits
de la respiration et la sonorité du thorax s'entendaient, à
droite, un peu plus bas. Cependant le pouls restait encore
à 98 pulsations par minute, disait M. Bonnet dans une note
d'où j'extrais ces quelques détails.

Vers le milieu de novembre 1856, M. D... se rendit à
Montpellier pour réclamer mes soins.

La respiration était alors courte et fréquente ; pour peu
que la marche fût rapide ou ascendante, elle augmentait
beaucoup l'oppression ; le décubitus horizontal était impossible, surtout à gauche ; une longue inspiration ne s'accomplissait jamais entièrement, elle était arrêtée par le
sentiment d'un état de gêne, d'un obstacle, que le malade
éprouvait dans le côté droit de la poitrine, en bas, en avant
et par côté.

Le poumon gauche, sonore à la percussion dans toute
son étendue, offrait partout une respiration supplémentaire.

La sonorité du poumon droit était normale dans toute
la partie supérieure, où l'inspiration était facilement perceptible, douce, sans sécheresse prononcée, mais suivie
d'une expiration très-faible, courte, et très-rapide.

Le même poumon, à partir de dessous le sein, donnait
à la percussion en avant, par côté et en arrière, une matité

16

complète. Là aussi, les bruits respiratoires étaient complètement éteints; dans divers points, surtout en avant, on recueillait quelques bulles d'une faible crépitation, mais les bruits du cœur s'y faisaient partout entendre très-distinctement. Cette partie de la poitrine offrait en bas, par-devant et par côté, un aplatissement sensible ; ses parois s'y soulevaient à peine par l'inspiration. Une toux fréquente entraînait une expectoration copieuse de matière mucosopurulente.

Le cœur n'offrait rien de pathologique. Le pouls était peu développé, régulier, mais très-fréquent; il donnait 110 pulsations par minute.

Les bains d'air comprimé furent commencés le 18 novembre 1856. Ils furent très-bien supportés.

Après le cinquième, M. D... éprouvait déjà le sentiment d'une respiration plus-étendue et plus facile. La matité du poumon s'élevait dans une moindre étendue au-dessus de la base de cet organe.

Les bruits respiratoires étaient perceptibles à plus de trois centimètres au-dessous du mamelon, ils étaient faibles et accompagnés de bulles de râle sous-crépitant.

Le pouls, dans l'état de repos, se montrait plus développé ; il donnait encore 80 pulsations par minute.

La toux et l'expectoration devenue moins épaisse, avaient sensiblement diminué.

Cette première amélioration s'accrut rapidement sous la seule action de l'air comprimé ; elle se montrait chaque jour plus prononcée, et le 5 décembre, après seize bains, la percusssion constatait le rétablissement de la sonorité dans toute l'étendue du poumon droit; bien qu'elle fût encore un peu faible à la base. Les bruits de la respiration étaient aussi rétablis et faciles à constater dans toute la partie inférieure de cet organe, où cependant ils étaient moins forts que dans le reste de son étendue, et se trouvaient accompagnés de quelques restes de râle sous-crépitant.

La respiration plus libre était aussi bien plus étendue ; le pouls plus développé ne donnait que 66 pulsations par minute.

L'appétit avait augmenté et les digestions étaient-très-bonnes.

Après le vingt-neuvième bain, la respiration était bien rétablie dans toute la partie inférieure du côté droit, mais ses bruits n'avaient pas encore autant de force qu'à gauche ; l'expiration surtout était demeurée faible.

La toux était rare, et l'expectoration se réduisait à quelques faibles parcelles de mucosités épaisses.

Les forces avaient augmenté, et permettaient une marche soutenue qui, même en montant, ne ramenait plus d'oppression prononcée. Le décubitus était longuement supporté dans tous les sens.

La fièvre avait disparu, le pouls était dans un état normal.

Le nombre des bains fut porté à quarante-deux ; alors M. D..., ayant retrouvé toutes ses forces, pouvait faire à pied de longues promenades, sans que la rapidité de sa marche ou l'inclinaison d'un terrain ascendant fussent cause d'une oppression sensible. La toux et l'expectoration avaient cessé et, même pendant la nuit, n'interrompaient jamais le sommeil, complètement affranchi de toute agitation fébrile ; la figure, l'aspect général de tout le corps respiraient la santé, et après avoir séjourné à Montpellier jusqu'à la fin du mois de février, M. D.... s'en éloigna sans avoir éprouvé le moindre ressentiment d'un mal qui s'était montré rebelle à tant de traitements divers.

Plusieurs années après, des nouvelles directes m'apprirent que la santé de M. D.... se soutenait dans un état très-satisfaisant, malgré quelques atteintes passagères qu'elle avait eu à subir sous l'influence de causes morales.

Dans cette observation, où l'étendue de la lésion organique, sa longue durée, sa résistance opiniâtre à des traitements sagement dirigés, et l'altération profonde des forces générales, pouvaient faire craindre un résultat malheureux, l'emploi du bain d'air comprimé, sans autre secours que celui d'un régime rendu plus analeptique à mesure que l'appétit se prononçait, a suffi pour amener une guérison complète et durable. On a pu remarquer la rapidité avec laquelle elle s'est produite, et comme elle ressemble en tout point à ce que nous avons observé dans les cas qui précèdent, je n'ai pas besoin d'insister de nouveau sur le mode d'action auquel il faut la rapporter.

LIVRE III

Du bain d'air comprimé dans le traitement de l'emphysème vésiculaire des poumons et de l'asthme.

————

Les faits que je réunis dans ce troisième livre se distinguent des affections catarrhales, dont je me suis déjà occupé et dont ils réunissent les principaux éléments, par une dilatation morbide des vésicules pulmonaires désignée sous le nom d'*emphysème*.

Sujette à de fréquentes récidives, la maladie qu'ils constituent laisse chaque fois, dans les organes spécialement affectés, des traces plus profondes, et qui deviennent à leur tour des causes d'accès plus rapprochés. Ceux-ci arrivent enfin à n'avoir plus entre eux que quelques jours d'un calme bien incomplet, et le malade se trouve ainsi fatalement amené à un tel état de souffrance et d'angoisse, qu'il craint, à chaque accès, de périr suffoqué au milieu des quintes d'une toux déchirante. Parvenu à ce degré d'intensité, l'asthme, rebelle à tous les moyens et n'éprouvant de tous les traitements dirigés contre lui qu'une action palliative, fut longtemps proclamé incurable, et le brevet de longue vie qu'on lui attribuait, loin d'être un moyen de consolation pour les malades, n'était qu'une triste assurance de leurs interminables tourments.

Sous le nom d'*asthme*, on a désigné bien des maladies que des symptômes communs semblent rapprocher, quand des différences profondes les distinguent. De là, la difficulté d'une définition capable de satisfaire l'esprit. Mais je n'ai pas besoin de m'arrêter sur ce point difficile de nosographie ; ce qui précède montre suffisamment que l'asthme dont il va être ici question se caractérise par trois éléments particuliers : 1° l'élément catarrhal ; 2° l'élément nerveux, qui primitivement ou d'une manière secondaire accompagne toute affection dyspnéique ; 3° l'emphysème vésiculaire.

Dans certains cas, la prédominance de l'un ou l'autre des deux premiers éléments que j'ai signalés, permet de donner à la maladie le nom d'*asthme catarrhal ou nerveux*, et témoigne ainsi de l'importance de chacun de ces deux éléments. Quelquefois l'emphysème des vésicules peut être la conséquence des violentes et nombreuses quintes de toux d'un long catarrhe pulmonaire. L'observation le montre bien souvent. Il peut aussi survenir à la suite d'une affection nerveuse des poumons. M. Longet l'a prouvé, quand il a déterminé cet état particulier des vésicules par la section du nerf vague. Faut-il, d'après cela, sous le double point de vue du diagnostic et de la thérapeutique, n'accorder à l'emphysème qu'un rôle tout à fait secondaire ? Je ne le pense pas.

Les faits nous montreront bientôt que, sous l'action de causes spéciales, il peut se produire, rester étranger à toute complication d'élément catarrhal ou nerveux, et constituer à lui seul une maladie primitive, essentielle, du poumon. Mais alors, lorsqu'il s'offre isolé, la gêne qu'il apporte aux importantes fonctions de la respiration, de la circulation pulmonaire et de l'hématose, n'est-elle pas de nature

à amener de graves et constants désordres dans l'influence du système nerveux, dans les sécrétions bronchiques? Il pourrait ainsi contribuer à la production des deux
autres éléments [1], et c'est sans doute là ce qui se passe
dans les cas où, sous l'influence d'une disposition héréditaire, de jeunes sujets ont, longtemps avant d'être considérés comme asthmatiques, offert une telle disposition à
l'oppression, qu'ils ne pouvaient supporter la fatigue des
jeux de leur âge. M. Louis est, je crois, le premier qui ait
signalé des faits de ce genre.

Toutes ces considérations sont bien propres à montrer
l'importance qu'il faut, dans le traitement de l'asthme,
attribuer à l'emphysème des vésicules bronchiques. Aussi,
dans bien des cas où je l'ai rencontré, il m'a paru constituer l'élément le plus grave de la maladie, en ce sens que
sa guérison pouvait seule permettre le retour complet à la
santé. Ancien ou récent, borné ou très-étendu, il était
toujours là comme attirant à lui la plus grande attention.

[1] «Dans certaines circonstances, l'oppression et les signes physiques de
l'emphysème s'établissent en dehors de toute maladie; ce n'est que plus
tard, et comme complications, qu'apparaissent les bronchites: l'ordre pa-
thogénique est interverti. C'est cette vérité qui a été mise en évidence par
Louis. Chez beaucoup de malades, dit cet éminent observateur, on ne trouve
pas de catarrhe pulmonaire, en remontant même assez haut dans leur
passé; la bronchite n'est donc pas l'antécédent obligé de l'emphysème.
Cela paraît encore plus évident quand on voit la dyspnée des emphysémateux ne pas augmenter d'une façon appréciable après un catarrhe pulmonaire aigu et même grave.

» L'emphysème peut donc naître spontanément, et alors, comme il est le
plus souvent héréditaire (20 cas sur 28), il forme, selon Waters, une maladie primitive et constitutionnelle entièrement distincte de l'emphysème
mécanique». (Sée: *Nouv. diction. de méd. et de chir. prat.*, art. ASTHME.
pag. 638.)

C'était à cause de lui que des influences, souvent fort légères, avaient suffi pour réveiller les symptômes les plus angoissants. C'était lui qui, selon sa propre importance, aggravait tous les symptômes ou les rendait plus faciles à dissiper. Enfin, c'était encore lui qu'on était assuré de retrouver intact et souvent aggravé, quand, après une attaque cruelle et des médications variées et fatigantes, le malade, à bout de forces et de souffrances, se trouvait enfin rendu à son oppression habituelle. Il n'en faut pas davantage pour montrer l'importance du rôle de l'emphysème dans l'asthme, et justifier l'attention que j'ai cru devoir consacrer à son *étude clinique*.

Les nombreux exemples *d'emphysème vésiculaire des poumons* qui depuis quelques années sont passés sous mes yeux, m'ont permis d'observer cette maladie dans toutes les phases de son existence. Une comparaison assidue des descriptions données par les auteurs avec les symptômes variés dont j'étais le témoin, a sans doute mis en évidence pour moi l'exactitude des faits rapportés, la scrupuleuse attention qui les a recueillis. Mais, d'un autre côté, elle m'a laissé entrevoir de bonne heure qu'il existait, dans l'exposé des symptômes attribués à cette maladie et dans la détermination des causes qui la produisent, une confusion, une appréciation incomplète de la vérité, qui, dues aux complications habituelles de l'emphysème pulmonaire, demandaient encore des recherches suivies, et ne pouvaient disparaître qu'autant que de nouveaux faits, dans lesquels la dilatation des vésicules pulmonaires se montrerait seule, exempte de toute complication, viendraient compléter et rectifier l'instruction retirée de ceux qu'on possédait déjà.

Ces faits nouveaux, ces faits les plus propres à nous éclairer sur la véritable étiologie de l'emphysème vésiculaire, sur les symptômes qui lui appartiennent plus spécialement, sont malheureusement aussi les plus rares.

Le hasard m'en a fait réunir quelques-uns, et, bien qu'ils soient encore en petit nombre, la cause de la maladie s'y montre tellement évidente, le diagnostic y est si facile, si sûr, et par conséquent la symptomatologie si complète et si bien déterminée, que je crois utile de les faire connaître et d'en tirer tout l'enseignement qu'ils renferment.

Les avantages de cette étude ne se borneront pas à éclaircir les deux points de l'histoire pathologique de l'emphysème vésiculaire, que j'ai signalés. La thérapeutique de cette maladie y gagnera elle-même, puisqu'il ressortira de ces faits la preuve expérimentale que, contre l'opinion généralement admise depuis Laënnec, de l'incurabilité à peu près absolue de l'emphysème vésiculaire des poumons [1], on peut le guérir radicalement, et que, nonobstant les doutes émis par M. Francis Devay [2], le bain d'air comprimé guérit et peut-être guérit seul cette maladie.

Avant d'aller plus loin, il importe d'observer qu'il ne s'agira, dans cette étude clinique, que de l'emphysème des vésicules pulmonaires, c'est-à-dire, de leur dilatation. Je sais bien que, d'une manière absolue, on ne peut la séparer, ni des cas où la rupture de quelques-unes des petites cloisons inter-vésiculaires donne lieu à des cavités plus ou moins grandes, ni de la pénétration de l'air dans le

---

[1] *Traité de l'auscultation médiate*, etc., édit. d'Andral, tom. I, p. 357.
[2] *Du bain d'air comprimé dans les affections graves des organes respiratoires*, etc. (*Gaz. hebd. de méd. et de chir.*, n° 11, 16 décembre 1853.)

tissu cellulaire inter-vésiculaire, désignée par Laënnec sous le nom d'*emphysème interlobulaire*. Je n'ignore certes pas que les exemples d'emphysème vésiculaire grave ou ancien peuvent se compliquer de l'un ou de l'autre de ces accidents, ou même de tous les deux à la fois ; mais chacun de ceux-ci peut aussi se présenter d'une manière isolée ; alors, malgré leur désignation commune sous le nom générique d'*emphysème*, ils restent étrangers à ce travail.

Du reste, afin d'éviter toute confusion, faudrait-il, avec MM. Andral et Piédagnel, réserver le nom d'emphysème à l'épanchement de l'air dans le tissu cellulaire du poumon, et, avec les auteurs du *Compendium de médecine pratique*, assigner à la maladie qui va nous occuper, la dénomination, selon eux plus rigoureuse, d'*hypertrophie ou de dilatation* ? L'hypertrophie n'existe pas toujours dans ces cas ; on sent vite l'insuffisance du seul mot de dilatation, et s'il ne fallait pas se montrer avare du temps quand il s'agit de simples discussions de mots, il serait peut-être mieux de proposer le nom de *tympanite pulmonaire* ou de *dilatation permanente des vésicules pulmonaires*.

Avant d'exposer les faits que j'ai recueillis, il est, ce me semble, indispensable de montrer comment les auteurs des principaux travaux que nous possédons sur l'emphysème vésiculaire des poumons se rendent compte des causes et de la symptomatologie de cette maladie.

En s'occupant des recherches d'anatomie pathologique relatives aux maladies de poitrine, Laënnec s'aperçut que, dans certains cas, les vésicules terminales des dernières divisions bronchiques étaient plus dilatées que dans l'état normal. Cette lésion, bien que vaguement indiquée dans quelques ouvrages, était restée complètement méconnue, et l'auteur lui-même du *Traité de l'auscultation médiate* crut d'abord n'avoir sous les yeux qu'une altération de tissu très-rare. Dès-lors cependant, des indications stéthoscopiques, confirmées par de nombreuses ouvertures de cadavres, constatèrent sa fréquence, et Laënnec s'expliqua l'indifférence prolongée des anatomistes sur son compte, par cela seul qu'elle paraissait n'être qu'une simple exagération de l'état naturel des poumons. Il en apprécia pourtant toute l'importance ; car, tout en cherchant sa cause dans les circonstances concomitantes du catarrhe, avec lequel il la trouvait toujours compliquée, et dont il semble la croire une simple conséquence, il la considéra comme une maladie particulière. Ce fut pour lui une lésion spéciale du tissu pulmonaire ; la plus simple, sans doute, de toutes les lésions, mais à laquelle il asssigna, comme à toutes les autres, ses caractères anatomiques, son étiologie, sa symptomatologie, son développement gradué, sa thérapeutique, et son nom particulier, celui d'*emphysème pulmonaire*. Enfin il lui consacra, dans son *Traité de l'auscultation médiate*, un chapitre, qui forme une excellente et complète monographie.

Une chose est pourtant à remarquer dans ce travail. L'auteur a bien senti que l'emphysème vésiculaire des poumons formait une maladie à part, qu'il pouvait exister d'une manière primitive, par conséquent précéder le catarrhe, au lieu de lui succéder ; il a bien pensé qu'il pouvait être, chez les joueurs d'instruments à vent, la conséquence de l'accumulation forcée de l'air dans les bronches. Cependant, entraîné sans doute par la nature con-

stante des faits qu'il avait sous les yeux, Laënnec n'a vu
d'autre cause de l'emphysème pulmonaire, de la dilatation des vésicules, que l'obstruction des bronches par les
crachats perlés du catarrhe, ou par l'épaississement de
la membrane muqueuse de ces mêmes conduits aériens.
De même, cette coexistence constantede l'emphysème et
du catarrhe l'a fait, dans sa partie descriptive, attribuer au
premier tous les symptômes du second. De là certainement
le caractère équivoque que Laënnec lui-même a reconnu
à la symptomatologie de l'emphysème pulmonaire [1].

M. Louis, qui a donné de si bons articles sur cette maladie, a constaté, chez les sujets qui en sont atteints à l'é-
poque de leur mort, que, quelle que fût la dilatation des
vésicules, on trouvait toujours les bronches libres, sans
mucus ou fausse membrane. De plus, il a signalé des cas
où, chez de jeunes sujets par exemple, la dyspnée précédait de beaucoup l'apparition de tout catarrhe.

Forcé, d'après cela, de repousser la cause mécanique
admise par Laënnec, M. Louis lui a substitué l'action
d'une force active, semblable à celle qui préside au développement des organes creux, et en vertu de laquelle
ils s'élargissent sans qu'aucun obstacle, aucune cause
mécanique puisse en rendre compte [2]. Comme ces organes,
les vésicules aériennes s'élargiraient en s'hypertrophiant.

L'ampliation hypertrophique des vésicules devrait entraîner une plus grande énergie, une plus grande activité
de la respiration, qui s'accordent bien mal avec l'oppression des asthmatiques et montrent ainsi l'insuffisance de

---

[1] *Loc. cit.*, pag. 368.
[2] *Diction. de méd.*, art. EMPHYSÈME.

l'explication donnée par M. Louis, qui du reste, tout en repoussant l'intime connexion de l'emphysème et du catarrhe, n'en a pas moins, comme Laënnec, dans la description de la maladie, compris à la fois les symptômes du catarrhe et ceux de l'emphysème pulmonaire.

Dans de savantes notes ajoutées à l'ouvrage de Laënnec, M. Andral admet au nombre des causes possibles de la dilatation des vésicules aériennes, les obstacles mécaniques qui empêchent la sortie de l'air, les grands efforts et la dilatation spontanée de ces petites cavités[1]. Pour le célèbre professeur de Paris, la symptomatologie serait encore la même; seulement il fait observer que dans un grand nombre de cas la toux, paraissant longtemps après la difficulté de respirer, ne saurait être placée au nombre des symptômes constants ou nécessaires de l'emphysème pulmonaire[2].

M. le professeur Bouillaud, distinguant l'emphysème vésiculaire en actif et en passif, suivant qu'il succède à de grands efforts, ou qu'il résulte de l'accumulation de l'air dans les cellules pulmonaires, par suite de la diminution ou de la perte complète de leur élasticité, semblait faire un pas de plus vers l'exacte appréciation des causes. Mais les grands efforts de respiration peuvent-ils causer la dilatation morbide permanente des vésicules, autrement qu'en affaiblissant ou en détruisant leurs parois? Comment admettre alors, dans ce cas, un emphysème actif? Il serait, ce me semble, plus justement attribué à la force de dilatation spontanée de MM. Louis et Andral. Notons encore que cette distinction d'actif et de passif n'a pas

---

[1] *Traité de l'auscultation médiate*, etc., édit. d'Andral, tom. I, pag. 366, note.

[2] *Loc. cit.*, tom. I, pag. 311.

conduit M. Bouillaud à assigner à l'emphysème des vésicules pulmonaires une symptomatologie qui lui soit propre et qui le fasse distinguer de ses complications habituelles. C'est toujours le tableau de l'emphysème uni au
catarrhe pulmonaire[1].

Les auteurs du *Compendium de médecine pratique* reconnaissent, avec Laënnec, que l'emphysème se complique
le plus souvent de bronchite, mais qu'il peut aussi en
être indépendant. Ils admettent, quant à la cause de la
maladie, l'opinion de l'illustre médecin de l'hôpital Necker;
et, quant à ses symptômes, ils ne pensent en avoir donné
une étude complète qu'après avoir examiné tous ceux qui
appartiennent à la complication de l'emphysème et du catarrhe[2].

Plus que tous les autres auteurs, M. Grisolle, dans son
Traité de pathologie, se montre disposé à distinguer l'emphysème vésiculaire des maladies qui l'accompagnent
dans le plus grand nombre des cas, et à l'étudier séparément. Cependant, il ne fait rien pour l'isoler des symptômes qui ne lui appartiennent pas. Quant aux causes,
M. Grisolle trouve exagérée l'influence que l'on attribue
au catarrhe pulmonaire; il pense que le plus souvent la
dilatation des vésicules et les autres altérations de leurs
parois sont spontanées, c'est-à-dire qu'elles se font sous
l'influence de causes dont la nature nous est complètement inconnue. Regardant enfin l'action des grands efforts
comme une cause assez probable, mais non encore assez
démontrée, de l'emphysème vésiculaire, il l'assigne surtout

---

[1] *Dictionnaire de méd. et de chir. prat.*, art. EMPHYSÈME.
[2] *Compendium de méd. pratique*, art. EMPHYSÈME.

à la production de l'épanchement de l'air dans le tissu intervésiculaire[1].

Les auteurs que je viens de citer s'accordent mieux sur les symptômes qu'ils assignent à l'emphysème pulmonaire, et que je ne ferai qu'énumérer ici ; ce sont : la dyspnée ; l'altération de la forme du thorax ; l'immobilité plus ou moins complète de ses parois ; sa sonorité exagérée ; l'affaiblissement ou la cessation absolue des bruits de la respiration ; les râles sibilants ou sous-crépitants ; la toux avec toutes les variétés qu'elle présente dans l'asthme et dans le catarrhe ; l'expectoration muqueuse et mêlée de de beaucoup d'air dans le principe, plus tard mucoso-purulente ; enfin, les palpitations, le caractère voilé des bruits du cœur et l'œdème des membres inférieurs.

Avant d'apprécier en détail les causes et les symptômes assignés à l'emphysème pulmonaire ; avant de chercher à déterminer la valeur réelle des rapports qu'ils ont avec cette maladie, il sera utile d'étudier avec quelques détails les faits d'emphysème essentiel que j'ai été à portée de recueillir. Je vais les exposer à la suite l'un de l'autre.

OBSERVATION XXIX.

Emphysème vésiculaire des poumons.

R..., âgé de 24 ans, d'un tempérament lymphatique, est issu de parents parmi lesquels on ne retrouve aucune atteinte d'asthme. Doué d'une faible constitution, il était encore peu développé, quand le sort le désigna pour le service militaire. R..., incorporé dans le 4e régiment de ligne,

---

[1] Grisolle : *Traité élémentaire et pratique de pathologie*, 3e édit., tom. II.

fut placé dans la musique comme clarinette. Il grandit
encore pendant les premiers mois qu'il passa au service,
sans atteindre cependant une taille élevée. Pendant la campagne de Bomarsund, il ressentit déjà beaucoup de fatigue
de poitrine; il ne pouvait plus la dilater complètement par
une longue inspiration; la marche, le jeu de son instrument, lui causaient une vive oppression; il ne supportait
plus sa tunique boutonnée. De retour en France après la
campagne de la Baltique, il contracta à Bayonne une légère bronchite qui le retint à peine quelques jours à l'hôpital; il toussa très-peu et n'eut d'autre expectoration que
quelques rares et petits crachats arrondis, grisâtres, de
consistance gélatineuse; il se plaignait surtout de douleurs
sous le sternum. C'était, assurait-il, la première fois qu'il
s'était enrhumé. La toux disparut promptement et sans
retour. Bientôt R... vint en garnison à Nimes, où il arriva
si fatigué, si oppressé par la moindre marche, par le plus
court exercice de musique, que son chef le mit au repos,
le plus léger effort d'insufflation lui étant devenu impossible. On obtint pour lui un congé de quelques mois, et
M. le Dr Corranson conseillant les bains d'air comprimé,
R... vint les prendre à Montpellier.

Le 23 janvier 1858, je constatai l'état suivant :

Embonpoint général assez bien conservé ; figure très-
pâle, indiquant un état de souffrance.

Le thorax présentait, en avant et des deux côtés, ses
parois tellement soulevées, qu'il ressemblait à une boule.
Au-dessous de lui, la région épigastrique, déprimée comme
si elle eût été gênée dans son développement par l'application constante d'une ceinture fortement serrée, simulait
un véritable étranglement. D'une manière instinctive, R...

tenait toujours ses épaules élevées, au point que son cou paraissait singulièrement raccourci et qu'il avait, comme on le dit, la tête dans les épaules. Il prétendait ainsi favoriser sa respiration, et, en effet, s'il abandonnait cette position, sa tournure changeait tout à fait, elle paraissait plus libre, plus régulière, mais à l'instant même l'oppression se déclarait.

Une longue inspiration était impossible, et, pendant la respiration ordinaire, les parois de la poitrine restaient tout à fait immobiles; la région épigastrique seule était soulevée.

La percussion déterminait dans tous les points des deux côtés du thorax un son beaucoup plus clair que dans l'état normal.

L'auscultation faisait entendre dans le lobe supérieur du poumon droit un bruit d'inspiration très-faible, très-court, suivi d'un bruit d'expiration si faible à son tour, que j'avais beaucoup de peine à l'entendre. Au niveau du sein, les bruits vésiculaires étaient remplacés par une sorte de bourdonnement continu, difficile à percevoir à cause de son peu d'intensité. Dans tout le reste du poumon, soit en avant, soit en arrière, on n'entendait rien.

Dans toutes les régions de la moitié supérieure du poumon gauche, il existait un bruit très-faible qui semblait correspondre à l'inspiration; l'expiration ne s'y entendait pas du tout, et dans toutes les régions de la moitié inférieure les bruits respiratoires étaient éteints de la manière la plus complète.

Malgré la plus grande attention, je ne constatai de râle dans aucun point des deux poumons.

Il n'y avait point de toux, point d'expectoration.

Les battements du cœur n'étaient pas sensiblement voi
lés ; le pouls était régulier, peu développé, comme con
centré ; il avait un peu de fréquence.

La marche augmentait beaucoup l'oppression, surtou
quand elle avait lieu sur un terrain montant ; le décubitus
sur le dos était supportable ; la voix était peu changée,
mais elle se fatiguait promptement.

Le premier bain d'air comprimé fut pris le 25 janvier
1858, à 30 centimètres au-dessus de la pression atmosphérique, et, pendant sa durée, il procura un soulagement
sensible qui cessa au sortir de l'appareil.

Après quatre bains, le teint était moins pâle, d'une couleur de chair plus naturelle ; la gêne sur le devant de la
poitrine avait diminué, les mouvements des bras causaient
moins d'oppression, les épaules étaient moins relevées.

5 février, sept bains. Le décubitus sur le dos était
bien plus facile ; une marche rapide oppressait moins, et
les parois du thorax étaient sensiblement soulevées par
la respiration. Le bruit d'expiration était aisé à constater
dans la partie supérieure du poumon droit ; le bourdonnement continu était devenu plus fort auprès du sein, il com-
çait à se faire entendre à la base du poumon.

Dans la moitié supérieure du poumon gauche, les deux
bruits respiratoires étaient devenus appréciables, et le
moindre effort fait par le malade pour activer sa respiration, en rendait le bruit perceptible dans tout le reste du
même organe, où il se montrait alors sous la forme d'un
bourdonnement continu. R... trouvait que sa respiration
avait sensiblement gagné en étendue ; il l'expliquait en
disant qu'elle descendait plus bas dans les poumons.

Sa pose habituelle était meilleure ; ses épaules abaissées

avaient repris une position naturelle qui les éloignait de la tête ; les allures étaient plus libres, les mouvements généraux plus faciles. Un air de santé commençait à se montrer sur la figure.

8 février, dix bains. La respiration devenait chaque jour plus libre et plus longue ; l'ascension d'un escalier causait beaucoup moins d'oppression ; la poitrine, que le poids le plus léger oppressait douloureusement, supportait maintenant sans peine une compression prolongée ; ses mouvements, pendant la respiration, étaient bien plus sensibles ; sa forme bombée tendait à disparaître.

15 février, quatorze bains. Amélioration considérable. Une marche rapide avait lieu sans causer de la gêne ; R... pouvait faire de suite cinq ou six grandes inspirations, qu'il prolongeait de façon à provoquer le sentiment d'une expansion pulmonaire poussée aussi loin que possible. La poitrine s'était aplatie en avant et paraissait très-affaissée, eu égard à ce qu'elle avait été; ses parois étaient amplement soulevées chaque fois que l'air s'introduisait dans les poumons.

On entendait distinctement les deux bruits respiratoires dans le lobe supérieur des deux poumons; ils étaient distincts, mais moins intenses, dans les lobes moyens.

Le teint était meilleur, les forces générales étaient augmentées.

18 février, dix-neuf bains. La poitrine, qui avait repris une conformation naturelle, donnait à la percussion un son beaucoup moins clair. On n'entendait encore, dans les parties inférieures des deux poumons, qu'un bruit continu assez fort, qu'une longue inspiration rendait plus énergique, mais qui n'offrait pas les deux bruits du murmure vésiculaire.

1er mars, vingt-quatre bains. Les forces générales augmentaient de plus en plus, et la respiration supportait aisément la fatigue d'une marche rapide et ascendante.

Les deux bruits respiratoires étaient rétablis dans toute l'étendue des deux poumons; ils laissaient à peine à désirer un peu plus d'intensité à la base de ces organes.

La poitrine avait repris sa forme et ses mouvements naturels pendant la respiration ; l'épigastre, qui se trouvait à peu près au niveau de la poitrine, était à peine soulevé, et malgré que R.... eût pris un embonpoint très-marqué, sa tunique, autrefois trop étroite, était alors beaucoup trop large.

Les bruits du cœur étaient très-distincts ; le pouls, plus développé, n'était qu'à 60 pulsations par minute.

8 mars, trente-quatre bains. Retour complet de la respiration à l'état naturel. Les forces générales étaient en meilleur état que jamais ; l'embonpoint s'était accru, et le sentiment intime d'une santé bien rétablie faisait désirer à R... de rentrer à son régiment. Il se croyait en état de reprendre ses anciennes fonctions, tandis que je m'opposais à l'usage de tout instrument à vent.

Deux mois et demi après son départ, R... revenait à Montpellier me demander s'il ne pouvait pas reprendre l'instrument à vent dont il était chargé autrefois, son chef de musique l'y poussant tous les jours à cause de sa bonne santé actuelle. En effet, dans le temps que R... venait de passer au régiment, il avait pu faire, le sac sur le dos et d'un pas assez rapide, des promenades militaires prolongées de neuf heures du matin à deux heures du soir. Il avait assisté à plusieurs revues, pendant lesquelles il avait dû se porter en courant d'un point à un autre. Tout cela s'était exécuté facilement, et si un temps de course rapide avait causé un moment d'oppression, elle s'était toujours promptement dissipée. Une seule fois, obligé de s'arrêter, de rester, presque immobile et tout en sueur, exposé à un vent froid des plus violents, R... avait contracté un rhume qui ne dura que quelques jours.

L'examen de la poitrine me donna la certitude que sa forme, ses mouvements de dilatation étaient naturels; l'inspiration se prolongeait aussi longuement qu'on pût le désirer, et l'auscultation la plus attentive ne constatait aucune espèce de râle; la percussion ne donnait qu'une résonnance normale. La guérison s'était donc soutenue, malgré les fatigues qui avaient immédiatement succédé aux bains d'air comprimé. Il existait quelques signes d'un léger embarras gastrique, qu'un peu de régime dissipa.

J'eus longtemps après des nouvelles de R... Libéré du service, il habitait Paris, où il était employé dans un établissement dépendant du Gouvernement; sa bonne santé ne s'était jamais démentie.

La première réflexion que fait naître l'exemple que je viens de rapporter, c'est qu'il se distingue de tous les cas d'emphysème vésiculaire que l'on possède, par l'absence absolue des symptômes propres au catarrhe pulmonaire : toux, expectoration, râles de diverses sortes, manquent complètement.

Si l'on compare l'ensemble de la maladie avec le tableau qui se déroule à nos yeux dans l'histoire de tous les asthmatiques, alors que l'emphysème n'envahit le poumon qu'après des attaques successives et ne se montre que comme un effet secondaire, quelle différence n'y a-t-il pas entre eux ? Chez le sujet qui nous occupe, la maladie, peu incommode à son début, grandit sans doute tous les jours sous l'action incessante de la cause qui l'a produite ; elle en vient peu à peu à gêner les fonctions pulmonaires, à les rendre pénibles, très-difficiles, insuffisantes pour certains actes de la vie ; elle jette le sujet dans un état d'infirmité réelle. Mais où sont ces accès d'oppression violente, d'étouffement voisin de l'asphyxie, dans lesquels une courte inspiration accomplie par des efforts comme convulsifs, est à peine suffisante à la vie ? Jamais, pour respirer, R... n'a été obligé de se tenir assis, le corps courbé en avant, de rechercher avidement le courant d'un air frais, malgré la sueur dont de terribles angoisses auraient couvert tout son corps. Jamais il n'a ressenti de douleurs aiguës dans la poitrine ; jamais ces violentes quintes de toux qui brisent les poumons pour en arracher les crachats muqueux ou mucoso-purulents qui distinguent les diverses périodes de l'asthme ; jamais sa respiration ne s'est accompagnée de ce sifflement aigu qui succède à une courte et brusque inspiration, et semble indiquer que l'air ne sort des poumons que par la plus douloureuse expression. Son état n'a fait qu'empirer, il est vrai, jusqu'à ce qu'il l'ait rendu incapable de faire son service ; mais au moins, dans sa continuité, il a été exempt des accès effrayants de l'asthme ; il est resté plus supportable encore que le calme relatif qui les sépare d'ordinaire, et qui finit lui-même par être d'une courte durée.

Le second point de vue sous lequel cette observation nous intéresse se rapporte à sa cause, qui évidemment se trouve tout entière dans des efforts violents et soutenus d'insufflation.

Laënnec et d'autres auteurs avaient indiqué cette cause; mais, faute d'observations spéciales, c'était toujours de son action brusque, violente qu'ils avaient tenu compte; aussi l'avaient-ils presque uniquement assignée à l'emphysème constitué par la rupture des cloisons des vésicules.

Or, chez le malade qui nous occupe, l'effet morbide produit par les efforts d'insufflation a été lent, gradué; mais, quelque développement qu'il ait pu atteindre, il a laissé intact le tissu vésiculaire. Rien ne le prouve mieux que le retour complet et durable de la santé, que la facilité avec laquelle, après son traitement, R... a pu reprendre, sans danger pour lui, des exercices très-fatigants.

Ici, l'évidence de la cause ressort elle-même de son action isolée. Voudrait-on, en effet, sous le rapport étiologique, attacher quelque importance à la bronchite passagère dont R... fut atteint à Bayonne? Mais cette maladie s'offrit si légère, si courte; elle ne fut qu'un accident survenu lorsque l'emphysème pulmonaire avait déjà atteint des proportions assez grandes; elle s'effaça sans laisser après elle les plus légères traces de son passage.

Si la disposition morbide ou plutôt l'état pathologique dans lequel se trouvaient déjà les organes de la respiration en devint plus sensible, plus incommode pour le malade, ce fut là une aggravation que toute autre maladie intercurrente n'eût pas manqué de produire. Il suffit, dans ces cas, d'une augmentation de la faiblesse générale, pour que la maladie première prenne plus d'empire, quand d'ailleurs rien n'a été fait pour la guérir. Ce qu'il importe surtout de noter ici, c'est que malgré l'intervention d'une bronchite, une fois qu'elle a été dissipée, l'emphysème pulmonaire s'est montré comme auparavant complètement affranchi de tout symptôme de catarrhe. Cela nous fait déjà entrevoir la possibilité de l'indépendance mutuelle de ces deux maladies et de leur existence isolée. Les observations qui vont suivre nous confirmeront de plus en plus dans cette idée.

OBSERVATION XXX.

Emphysème vésiculaire des poumons.

M. Ch... artiste lyrique, âgé de 35 ans, d'un tempérament nerveux, d'une taille élevée, d'une bonne constitution, remplissait au théâtre royal de La Haye les rôles de fort ténor. Depuis quelque temps, tout en s'apercevant que sa voix perdait de sa force naturelle, il ressentait dans la poitrine un profond sentiment de fatigue qu'il rapportait aux efforts violents et répétés d'inspiration, devenus indispensables pour lui toutes les fois qu'il chantait. Dans ces dispositions, et sous l'influence d'un climat froid et humide, M. Ch... fut pris de douleurs rhumatismales. Pendant le traitement qu'il leur opposa, sans beaucoup de succès, une fièvre de mauvais caractère survint. Celle-ci céda aux moyens mis en usage ; mais elle laissa le malade dans un tel état de faiblesse et d'abattement, qu'il fut obligé de quitter La Haye pour se rendre à Paris. Là, son médecin lui donna le conseil de venir essayer à Montpellier de l'usage du bain d'air comprimé, pour remettre sa poitrine, que sa maladie avait de plus en plus fatiguée et affaiblie.

Le 26 janvier 1858, M. Ch... s'est présenté chez moi ; il était dans l'état suivant : figure pâle, fatiguée, d'un aspect maladif ; maigreur générale prononcée.

La marche et surtout l'ascension d'un escalier causaient vite de l'oppression. Cependant M. Ch... ne se plaignait pas de dyspnée habituelle, et huit jours auparavant
il n'avait pas craint de jouer sur la scène de Montpellier
le rôle de Raoul dans les *Huguenots*. Cette représentation,
pendant laquelle sa voix s'était montrée beaucoup plus
faible qu'autrefois, avait laissé dans sa poitrine une grande
fatigue.

Le thorax n'était pas régulièrement conformé, et depuis
quelque temps seulement, M. Ch... s'était aperçu de cette
altération de forme et de ses progrès constants. Le sternum
et toutes les côtes gauches étaient très-élevés ; ils offraient
une forme arrondie qui retenait les parois thoraciques aussi
soulevées que dans la plus grande inspiration possible.
Du côté droit, une disposition analogue se prononçait
depuis la cinquième côte jusqu'à la base de la poitrine ;
au-dessus, celle-ci paraissait déprimée si on la comparait
à la région correspondante du côté gauche, mais en réalité c'était là seulement qu'elle avait sa forme normale.
Cette portion de ses parois était aussi la seule qui fût sensiblement soulevée dans l'inspiration ordinaire ; toutes les
autres restaient immobiles, tandis que la région épigastrique
était au contraire mise en jeu d'une manière très-prononcée. Une longue et profonde inspiration n'était pas
possible ; pendant les efforts qu'elle nécessitait, la quantité d'air qui s'introduisait dans la poitrine ne paraissait
pas plus abondante que dans une inspiration ordinaire ;
mais ces efforts, quelque grands, quelque répétés qu'ils
fussent, ne provoquaient jamais la toux, comme cela a lieu
d'ordinaire chez les sujets atteints d'asthme ou de bronchite. Ce n'est qu'en élevant fortement les bras tendus

au-dessus de la tête que M. Ch... parvenait à donner plus d'étendue à ses inspirations.

La percussion faisait entendre des deux côtés de la poitrine et dans toutes leurs régions un son beaucoup plus clair que dans l'état naturel.

L'auscultation percevait à gauche, dans le tiers supérieur du poumon, un bruit d'inspiration très-faible et qui devenait distinct seulement lorsque M. Ch... forçait et activait sa respiration. L'expiration restait toujours inappréciable dans ce point. L'un et l'autre de ces bruits ne s'entendaient plus dans les régions moyennes et inférieures, en avant et par côté; mais ils se retrouvaient très-faibles et continus ou mal distincts l'un de l'autre, en arrière vers le milieu de la cavité.

A droite, les deux bruits respiratoires s'entendaient faiblement dans le lobe supérieur; dans tout le reste du poumon, tout se passait absolument comme à gauche, si ce n'est que le bruit des inspirations forcées était un peu plus appréciable.

Point de râles d'aucun genre dans aucune partie de la poitrine; point de toux, point d'expectoration, et M. Ch... assurait que ni l'une ni l'autre n'avaient jamais existé chez lui.

Les bruits du cœur étaient naturels, le pouls faible, mais régulier.

Les fonctions digestives étaient bonnes, les forces générales bien au-dessous de l'état naturel.

Le premier bain d'air comprimé, pris le 27 janvier 1858, fut supporté sans aucun malaise.

4 février: Le malade avait pris six bains; son teint était déjà bien amélioré; la pâleur avait fait place à une légère

teinte rosée, un air de santé commençait à remplacer l'aspect malade et souffrant.

La forme de la poitrine était modifiée ; la région sous-clavière du côté gauche, comparée au même point du côté droit, était moins bombée qu'au début du traitement, et les parois thoraciques y étaient visiblement soulevées par l'inspiration.

A gauche, dans le lobe supérieur du poumon, les bruits vésiculaires étaient facilement entendus ; un peu d'attention suffisait pour les distinguer l'un de l'autre. On les percevait facilement dans la partie moyenne du poumon, pas du tout dans les régions inférieures.

A droite, dans le lobe supérieur du poumon, l'inspiration et l'expiration, devenues plus distinctes entre elles, avaient aussi plus de force. Comme à gauche, elles devenaient plus appréciables dans les régions moyennes, et ne l'étaient nullement encore à la base de l'organe.

La voix était plus claire, plus forte ; le chant fatiguait beaucoup moins, et le moral se relevait par le sentiment intime d'une amélioration des forces générales.

12 février, onze bains. Des deux côtés, la poitrine, à sa partie supérieure, offrait une conformation semblable ; à sa base, ses parois restaient encore soulevées. Cependant le mouvement de celles-ci pendant l'inspiration devenait partout évident, quoique borné, et dans toute leur étendue la clarté du son produit par la percussion était beaucoup moins tympanique.

Les deux bruits respiratoires étaient distincts dans tout le poumon gauche, en restant encore bien faibles dans le lobe inférieur. Arrivés à une intensité presque normale dans le lobe supérieur droit, ils étaient bien perceptibles, mais moins développés dans les autres. On n'entendait nulle part aucune espèce de râle.

De nouveau M. Ch... joua le rôle de Raoul dans les *Huguenots* ; il le fit avec un plein succès, et il remarquait avec étonnement qu'à la fin de la représentation sa poitrine se trouvait si peu fatiguée, qu'il se serait senti en état de chanter encore longtemps. Pendant ses répétitions, il étonnait le chef d'orchestre par la facilité avec laquelle il exécutait des tenues de trois mesures *largo* à quatre temps, sans les couper par la moindre inspiration nouvelle, et en forçant de plus en plus sa voix pendant la première moitié de cette tenue, pour la diminuer graduellement durant la seconde.

Dès ce moment, M. Ch.... contracta un engagement définitif avec le directeur du théâtre de Montpellier, et suivit régulièrement ses représentations, ne prenant plus que deux ou trois bains par semaine, sans que pour cela l'amélioration obtenue cessât de s'augmenter chaque jour.

Ainsi le 10 mars, après quinze bains, M. Ch... me faisait observer qu'au moment où il était tombé malade à La Haye, époque à laquelle il avait déjà remarqué une modification très-notable dans la forme de sa poitrine, il ne parvenait à chanter qu'en faisant de fréquentes et courtes inspirations qui le fatiguaient beaucoup ; maintenant, au contraire, il pouvait faire de larges inspirations qui lui permettaient de chanter de longues phrases sans reprendre haleine et sans en être fatigué, ce qui n'était pour lui qu'un retour à sa méthode habituelle.

A cette preuve du rétablissement de l'état de santé se joignaient plus de force, plus de timbre et plus de clarté dans la voix.

La forme de la poitrine et ses mouvements successifs d'élévation et d'abaissement étaient complètement rétablis; les deux bruits de la respiration, nettement perçus, offraient tous les caractères de l'état normal. Toutes les douleurs dont les parois musculaires de la poitrine étaient le siége avaient disparu. La santé générale ne laissait plus rien à désirer, et le traitement se termina après vingt-deux bains d'air comprimé, dont l'action n'a été soutenue par aucun autre moyen.

La guérison de M. Ch... ne s'est pas démentie; il a continué sa carrière d'artiste, et naguère encore encore il me faisait donner sur la conservation de sa voix les nouvelles les plus satisfaisantes.

On a sans doute remarqué la grande analogie de cette observation avec celle que j'ai déjà rapportée. Dans l'une et dans l'autre, l'existence de l'emphysème vésiculaire des poumons ne peut être mise en doute, et c'est toujours avec les mêmes symptômes qu'il s'y présente.

La constance de ces symptômes, leur ensemble toujours complet, leur développement toujours identique, depuis leur plus faible manifestation jusqu'à leur plus haut degré d'intensité, permettent en effet de les considérer comme pathognomoniques de l'emphysème. Par la même raison, ils mettent hors de doute la cause qui, seule ici, se trouve en évidence. Tandis qu'elle était à peine soupçonnée d'après les faits connus, ou qu'on l'admettait seulement dans la production brusque de l'emphysème avec rupture des vésicules, les deux observations que j'ai citées la rendent évidente; si elle n'agit qu'avec lenteur, pour produire la simple dilatation des vésicules, elle arrive néanmoins à ce résultat sans le secours de l'action exercée par les affections catárrhales graves sur le tissu du poumon, comme aussi sans l'influence d'une prédisposition héréditaire.

Ces exemples nous aideront à jeter quelque jour sur la manière dont l'emphysème se produit, sur sa cause première. Mais avant d'aborder la discussion des causes et des symptômes, de manière à les isoler de tout ce qui n'appartient pas directement à l'emphysème vésiculaire des poumons, ajoutons à ces deux faits une troisième observation, aussi concluante sous tous les rapports.

OBSERVATION XXXI.

Emphysème vésiculaire des poumons.

Mlle W..., âgée de 25 ans, d'un tempérament nerveux, appelée sur la scène de très-bonne heure, débuta d'abord avec de grands succès à l'Académie impériale de musique. Trois ou quatre ans après, s'apercevant que sa voix, très-belle dans les tons graves et dans les tons élevés, où elle offrait beaucoup de netteté, de flexibilité et de grâce, s'affaiblissait sensiblement, elle prit un engagement à l'Opéra-comique.

Mlle W.... n'avait jamais été sujette à s'enrhumer, et même, depuis qu'elle était au théâtre, ne se rappelait pas avoir été, pour une cause pareille, obligée de se soumettre à quelques jours de soins, de se condamner au plus court repos. Cependant, préoccupée des modifications fâcheuses que sa voix avait subies, et sachant de M. Ch..., dont je viens de raconter l'histoire, tout le bien qu'il avait retiré des bains d'air comprimé, tout celui qu'ils avaient fait à un autre artiste réduit à cesser de chanter par une bronchite passée à l'état chronique, et à qui le même

traitement avait rendu sa voix, d'une fraîcheur et d'une
étendue remarquables, Mlle W... vint réclamer mes
conseils.

Sa figure était pâle, ses traits fatigués, sa maigreur assez
prononcée; tout son ensemble paraissait indiquer un état
maladif, une constitution épuisée, et cependant un examen
plus approfondi montrait que les forces générales étaient
encore en assez bon état.

La forme du thorax n'était pas régulière; conservant
à peu près son aspect ordinaire depuis la clavicule jusqu'au-dessus de la naissance du sein des deux côtés, il était
au contraire, dans tout le reste de l'étendue de ses deux
cavités, soulevé d'une manière si marquée que, malgré
sa maigreur inaccoutumée, Mlle W... trouvait sa taille bien
plus forte qu'autrefois. Pendant l'inspiration, quelque
étendue que lui donnât la malade, les parois de la poitrine offraient très-peu de mobilité dans leur tiers supérieur, et pas du tout dans toute la portion dilatée d'une
manière anormale. Les parois abdominales, au contraire,
dans toute la région épigastrique, étaient fortement soulevées.

La percussion était très-sonore dans toute l'étendue de
la poitrine.

Les deux bruits respiratoires, dans le tiers supérieur de
chaque poumon, se réduisaient à un seul temps, qui correspondait au mouvement d'inspiration, et se prolongeait
sans laisser distinguer le bruit d'expiration. A la place de
celui-ci venait un temps de silence. Dans tout le reste de
l'étendue des deux poumons, les bruits vésiculaires manquaient complètement. Je ne rencontrais nulle part aucune
trace de râle, quel qu'il fût.

Habituellement la respiration, du moins dans l'état de repos, ne paraissait pas gênée; le mouvement était même assez bien supporté. Cependant une longue inspiration était impossible, mais l'effort fait pour l'accomplir ne causât jamais de toux.

M{}^{lle} W..., bien qu'elle jouât encore des rôles très-forts, ne pouvait plus dire des phrases de chant de quelque étendue, sans les couper par de fréquentes aspirations. Sa voix se fatiguait promptement et trahissait la faiblesse actuelle et maladive de ses moyens. A la fin d'une représentation, M{}^{lle} W... était épuisée, à bout de forces, à cause des efforts qu'elle avait dû faire, et depuis longtemps elle devait s'interdire, dans les tons élevés, ces notes d'agrément qui donnaient autrefois beaucoup de charme à son chant.

Les quatre ou cinq premiers bains d'air comprimé furent pris du 3 au 16 janvier 1858, sans interrompre des représentations promises. A la dernière, M{}^{lle} W... était accablée de fatigue et ne la terminait qu'avec les plus pénibles efforts. Dès-lors les bains furent pris avec régularité, aidés de beaucoup de repos, et ne tardèrent pas à montrer leur salutaire influence. La malade sentait diminuer chaque jour la gêne, le malaise indéfinissable qu'elle éprouvait dans sa poitrine, et qui était un obstacle à son chant. Peu à peu ses forces relevées remontèrent le moral et rendirent la confiance dans l'avenir.

Le 21 janvier, après dix-sept bains, l'expression du visage était toute changée: l'empreinte de la souffrance avait disparu; un teint rosé remplaçait la pâleur; la maigreur était bien diminuée.

Dans toute l'étendue des deux côtés de la poitrine, ses

parois se soulevaient et s'abaissaient d'une manière bien évidente à chaque inspiration ou expiration. Les grandes inspirations étaient devenues bien plus faciles et plus profondes ; la percussion était partout moins sonore.

Dans le lobe supérieur de chaque poumon, le bruit de l'inspiration avait gagné de la force et de l'étendue ; celui de l'expiration était devenu facile à constater, bien qu'il fût encore faible et très-peu prolongé.

A la partie moyenne et à la base des poumons, on commençait aussi à distinguer les bruits d'expansion vésiculaire, mais bien faibles, et seulement quand la malade forçait et activait sa respiration.

Après vingt-cinq bains, le 31 janvier, l'aspect général de la santé était meilleur ; toute crainte, toute inquiétude avait disparu ; au sentiment intime de l'augmentation des forces se joignait celui d'une liberté plus grande dans le jeu des organes de la respiration. Toute gêne de la poitrine avait cessé, et quelques essais de chant tentés sans accompagnement et très-courts, furent assez heureux pour causer à la malade beaucoup de satisfaction.

La conformation du thorax se rapprochait de plus en plus de l'état normal. A la base, sa circonférence avait tellement diminué, que des robes, naguère trop étroites pour être crochetées, étaient devenues trop larges, malgré le retour sensible de l'embonpoint.

Les bruits respiratoires étaient rétablis à l'état normal dans tout le poumon gauche, et devenus plus intenses dans les lobes supérieur et moyen du poumon droit, tandis qu'à sa partie inférieure ils ne commençaient encore qu'à s'entendre faiblement.

Le 9 février, après trente-trois bains, les bruits respiratoires étaient à l'état normal dans toute l'étendue des deux poumons. Des essais de chant plus prolongés ne laissèrent rien à désirer. La voix avait retrouvé toute sa clarté, toute sa force ; elle se prêtait à tous les exercices, à toutes les modulations, et se soutenait aussi bien que jamais.

Dès ce moment la guérison était complète. Pour la consolider, Mlle W.. porta à quarante et un le nombre des bains d'air comprimé qu'elle prit, et pendant qu'elle les terminait, elle joua de nouveau sur notre scène *le Prophète* et *la Favorite*.

Non-seulement elle n'en ressentit aucune fatigue, mais à la fin de chaque représentation elle était elle-même très-surprise de la facilité avec laquelle sa voix se produisait. C'était sans le moindre effort, sans la moindre oppression ; aussi se sentait-elle capable de chanter plus longuement encore.

D'un bout à l'autre de la partition, sa voix, toujours aussi large, aussi belle, aussi vibrante que jamais, surtout dans les tons graves, ne laissait rien à désirer, et, soutenue par un admirable talent de tragédienne, lui valait de vrais succès d'enthousiasme.

Après ces épreuves, l'examen de la poitrine me prouva que les bruits respiratoires s'étaient maintenus dans leur état normal, que les parois thoraciques conservaient leur jeu naturel, et leur circonférence, mesurée à leur base au-dessous des seins, donna sur la mesure qui avait été prise au début du traitement, une diminution de douze centimètres. Cependant l'embonpoint avait très-sensiblement augmenté.

En quittant Montpellier, Mlle W... alla donner quelques représentations à Marseille, puis à Bordeaux ; les brillants succès qu'elle obtint dans ces deux villes, et immédiatément après son retour à Paris dans la création du rôle d'*Ivone*, ne laissèrent aucun doute sur la solidité d'une guérison qui depuis lors ne s'est pas un seul instant démentie, et permet encore aujourd'hui (1868) à Mlle W... de parcourir sa brillante carrière.

Quelque réduit que soit le nombre des faits que je viens de rapporter, l'identité absolue qui se présente dans la cause qui les produit, la ressemblance complète qu'offrent leurs symptômes, suffisaient pour faire comprendre tout le parti que l'on peut en tirer dans l'étude étiologique et symptomatologique de l'emphysème vésiculaire des poumons.

Voyons d'abord ce qui se rapporte à la première ; une fois que nos idées seront fixées à ce sujet, il nous sera plus facile d'apprécier la connexion plus ou moins réelle, plus ou moins intime de l'emphysème pulmonaire avec les symptômes qu'on lui attribue.

Dans le premier exemple, la maladie se déclare chez un jeune homme d'une constitution délicate, obligé chaque jour à de longs efforts d'insufflation que la marche vient souvent rendre plus pénibles. Dans les deux autres, elle se développe tandis que les sujets qu'elle affecte se livrent chaque jour à l'exercice du chant, qui, grâce aux compositions musicales d'aujourd'hui, exige de leur part des efforts de poitrine considérables.

Tous ces sujets, dans l'acte qu'ils accomplissent, introduisent d'abord dans leurs poumons, par une ample inspiration, une grande quantité d'air dont ils ménagent beaucoup l'emploi. Ils ont en outre le soin de la renouveler sans cesse par des aspirations courtes , rapides, habilement placées, s'assurant ainsi une ressource toujours complète et toujours indispensable pour les longues phrases qu'il ne leur serait pas possible de couper.

De là résulte un état de dilatation permanente, de distension forcée des vésicules pulmonaires, dont, à la longue, les parois d'abord fatiguées s'affaiblissent, et peu à peu perdent toute leur force contractile. Mais tandis que, sous l'influence continue de la cause débilitante, les puissances expiratrices s'affaiblissent de plus en plus par la perte graduelle de la coopération que leur prête la force tonique, l'action contractile des vésicules, les puissances inspiratrices, que rien n'altère, conservent au contraire toute leur énergie. Elles continuent à amener dans les poumons la même quantité d'air, au lieu qu'il n'en sort par l'expiration qu'un volume proportionné à l'activité que possède encore le tissu vésiculaire. Plus cette activité diminue, plus l'air s'accumule et distend les poumons, les conduisant et les maintenant ainsi à un degré de dilatation qui n'a d'autres limites que celles du plus grand soulèvement que puissent atteindre les parois thoraciques.

Ainsi se forme l'emphysème ou la dilatation permanente des vésicules pulmonaires. Il a donc évidemment pour cause la faiblesse dont se trouve frappé le tissu de ces vésicules, la perte de leur tonicité, d'où résulte, sinon la rupture de l'équilibre d'action naturellement existant entre les forces inspiratrices et celles qui président à l'expiration, du moins celle du rapport qui, dans l'état normal, suffit pour établir entre l'entrée et la sortie de l'air les proportions nécessaires à une bonne respiration.

Cette cause, incontestable pour l'emphysème simple tel

que nous venons de l'observer, ne saurait être, ce me
semble, mise en doute dans les cas où il se déclare à la
suite d'un catarrhe pulmonaire ou d'une névrose des organes de la respiration, et tout porte à croire que dans
ces trois circonstances diverses l'emphysème a la même
cause première, malgré quelques différences dans son aspect général, dans son mode de manifestation.

En comparant les uns aux autres les cas d'asthme que
j'ai observés, on pourrait signaler entre eux, comme au
reste entre tous les faits connus, quant au siége et à l'é-
tendue de l'emphysème, une différence sur laquelle il me
paraît utile de s'arrêter un instant, pour montrer qu'elle ne
saurait faire rejeter la cause première que j'ai cru pouvoir
assigner à l'emphysème vésiculaire, d'après l'analyse clinique des faits que j'ai déjà rapportés.

Ces faits nous ont montré que des efforts d'inspiration
poussés à l'extrême, incessamment renouvelés, soutenus
d'une manière abusive, déterminent dans le tissu vésiculaire des poumons une perte de force qui devient la cause
directe de l'emphysème simple. Dans ces circonstances,
comme les efforts accomplis exercent leur action sur tout le
tissu pulmonaire, l'emphysème affecte aussi les deux poumons dans toute leur étendue, et devient général. Ainsi,
sur 13 cas que des efforts de phonation bien constatés pouvaient faire ranger dans cette catégorie, 12 ont offert la
dilatation permanente des vésicules des deux côtés; un
seul était atteint d'emphysème partiel. Cette constance
avec laquelle le mal s'est étendu à la totalité des organes
de la respiration me paraît être, avec la cause que j'ai signalée, dans un rapport bien propre à démontrer la réalité
de celle-ci.

Au premier aspect, il ne semble pas que l'on puisse tirer la même conclusion de ce qui se passe chez les asthmatiques où l'emphysème vésiculaire s'unit au catarrhe bronchique. En effet, 81 exemples de cette nature m'en ont fourni 22 dans lesquels la dilatation des vésicules aériennes n'existait que dans un poumon, et seulement 59 où tous les deux étaient atteints ; encore ne paraissaient-ils pas toujours l'être dans toute leur étendue. Dans cette catégorie, les faits où un seul poumon est affecté sont dans une proportion assez considérable; et rapprochés de ceux où l'observation constate que, chez les asthmatiques peu anciens, presque toujours l'emphysème se place dans les lieux opposés à ceux qu'envahit ordinairement le catarrhe, ils peuvent faire penser que la perte de la force tonique des vésicules n'est pas toujours la cause de leur dilatation emphysémateuse. Les faits viendront encore nous aider à soutenir cette explication.

Au début de l'asthme catarrhal, les symptômes de l'emphysème, qui n'est encore que transitoire, se rencontrent, il est vrai, dans les parties supérieures ou dans le bord antérieur des poumons, points opposés à ceux qu'envahit le catarrhe. C'est, je pense, la conséquence d'une double cause : d'abord de la fatigue inévitable, de l'épuisement de forces que là, comme dans tout le poumon, les vésicules doivent ressentir par suite des secousses violentes et répétées de la toux; en second lieu, de la dilatation supplémentaire que la bronchite aiguë ou chronique amène indirectement dans les points qu'elle n'atteint pas, dilatation que M. Sée a signalée [1], et qui ne peut avoir ici qu'un caractère passif.

---

[1] *Nouv. dict. de méd. et chir. prat.*, art. ASTHME, pag. 638.

Mais cette localisation de l'emphysème, assez constante au début de l'asthme, n'est pas toujours de longue durée. À mesure que les accès se reproduisent et se prolongent, il gagne de proche en proche les parties du poumon qui d'abord en étaient exemptes et ne présentaient que les symptômes du catarrhe. Aussi, chez les vrais asthmatiques, lorsque l'accès cesse et qu'avec lui disparaissent les râles du catarrhe, ils laissent partout après eux les modifications des bruits respiratoires qui appartiennent à la dilatation emphysémateuse des vésicules. Alors il n'est plus de calme complet, et la forme arrondie exagérée qu'a prise le thorax, l'immobilité de ses parois, leur résonnance tympanique, la faiblesse ou l'absence des bruits respiratoires, l'oppression constante dont se plaint le malade, ne montrent que trop, par l'insuffisance de la respiration et de l'hématose, dans quel état de faiblesse sont tombés les organes où ces importantes fonctions s'accomplissent.

Si l'on voulait, au contraire, soit dans l'asthme catarrhal, soit dans l'asthme nerveux, expliquer par une cause opposée, et, par exemple, par une force active de dilatation, la formation de l'emphysème à tous ses degrés, un raisonnement très-simple montrerait sans peine le défaut d'harmonie qui existe entre les effets qui devraient découler d'une telle cause, et les symptômes qui se rattachent constamment à la dilatation morbide des vésicules pulmonaires.

Si la dilatation des vésicules était le produit de cette force active qui préside à la dilatation naturelle et spontanée des organes creux, pourquoi les cellules aériennes, ainsi agrandies, n'auraient-elles plus la force de revenir complètement sur elles-mêmes pour expulser tout l'air qu'elles auraient reçu, et conserver aux bruits respiratoires leur intensité normale, quand, d'après M. Louis lui-même, aucun obstacle ne s'y oppose? Pour être agrandies, elles n'ont rien perdu de leur force tonique, surtout si leur dilatation s'accompagne d'hypertrophie. Il devrait donc en résulter, au contraire, une introduction plus grande d'air dans les poumons, une respiration accomplie sur de plus larges proportions, chose tout à fait inadmissible dans un cas de dyspnée, et qui renverse cette théorie.

Si l'on admet au contraire, comme M. Andral l'a constaté dans quelques cas, que la dilatation des vésicules pulmonaires s'accompagne de l'amincissement de leurs parois, par conséquent de l'affaiblissement de leur force tonique, la rupture de l'équilibre d'action des forces qui président à l'inspiration et à l'expiration sera encore la cause première de l'emphysème.

Pour nous, désormais, la cause réelle de la dilatation permanente des vésicules pulmonaires sera donc la rupture naturelle ou acquise, et devenue constante, de l'équilibre des forces inspiratrices et expiratrices, ou du moins de la destruction du rapport que la nature a établi dans leur action successive. Cette étiologie, commune à toutes les espèces d'emphysème vésiculaire simple ou compliqué, montre sa nature constante, justifie le rang que Laënnec lui a donné parmi les maladies du poumon, et nous oblige à mieux préciser quels sont ses symptômes pathognomoniques. Elle peut enfin, en jetant du jour sur la manière dont l'air comprimé le guérit, expliquer comment cette maladie, si constamment rebelle à tous les traitements qu'on dirigeait contre elle, cède presque toujours à l'agent thérapeutique dont les faits précédents ont démontré les succès.

Examinons d'abord l'un après l'autre les symptômes qui lui ont été assignés, et voyons quels sont ceux qui lui sont propres, quels sont ceux qui sont communs avec les maladies qu'il complique, quels sont enfin ceux qui n'appartiennent qu'à ces dernières.

La dyspnée est la première manifestation morbide qui se produit chez les sujets emphysémateux. Ainsi que nous l'avons déjà vu, MM. Louis et Andral l'ont signalée, dans certains cas, dès le jeune âge, avant toute atteinte de catarrhe pulmonaire. De mon côté, j'ai vu bien des asthmatiques à dispositions héréditaires qui, dès leur enfance, ne pouvaient se livrer à des jeux animés sans en ressentir une oppression nullement en rapport avec cette cause de fatigue.

La dyspnée n'est pas seulement le premier symptôme de l'emphysème, elle en est aussi le plus constant. Qu'il se présente à l'état de simplicité, qu'il accompagne l'asthme catarrhal ou l'asthme nerveux, la gêne de la respiration est toujours un des principaux sujets des plaintes des malades ; mais elle offre des caractères particuliers à chacune de ces deux manières d'être, ou communs à l'une et à l'autre.

Dans tous les cas, lorsque la maladie est confirmée, la dyspnée est habituelle ; elle s'augmente par l'action de marcher ou de monter, par la distension de l'estomac, par la plus légère constriction sur le thorax, enfin par toutes les causes qui diminuent la pression atmosphérique, par les vents humides , par l'habitation des lieux élevés.

La dyspnée se présente avec des caractères particuliers, dans les cas où l'emphysème survient d'une manière consécutive. Elle offre alors, à des intervalles irréguliers, des accès d'une durée, d'une gravité variables et sans rapport absolu avec l'intensité des causes, d'ailleurs très-diverses, qui peuvent la produire. Ces accès se manifestent si constamment pendant la nuit, aux premières heures du jour, qu'on a cru pouvoir faire de cette circonstance un des caractères particuliers de l'asthme en général, caractère auquel il ne faut pas cependant accorder une valeur trop absolue. Pour mieux faire comprendre combien la dyspnée qui accompagne l'asthme en général se distingue de celle qu'occasionne l'emphysème simple, j'ajouterai seulement aux traits que je viens d'indiquer ceux qui, dans les accès si pénibles des asthmatiques, se rapportent uniquement à la respiration. Tels sont : le sentiment impérieux du besoin d'un air frais, d'un espace ouvert devant soi; l'impossibilité de rester couché qui, chez le plus grand nombre des malades, s'unit à l'obligation absolue d'éviter le moindre mouvement sous peine des plus cruelles angoisses, et les oblige à rester assis, le corps courbé en avant, comme pour s'éviter la peine de soulever à chaque inspiration les parois antérieures du thorax ; les efforts multipliés pour introduire dans les poumons un air plus abondant, efforts où l'action rapide et comme convulsive des puissances inspiratrices contraste avec la lenteur des mouvements qui ramènent l'air au dehors et qui font succéder à une inspiration brève et sèche le sifflement aigu d'une expiration pendant laquelle l'air semble ne sortir du thorax que par un effort d'expression. A mesure que cet état se prolonge, l'angoisse

la plus vive, la crainte d'une suffocation imminente à la
moindre toux, au moindre mouvement, se peignent sur la
figure du malade, dont la rougeur livide indique assez le
trouble de la respiration et l'insuffisance de l'hématose.

La dyspnée existe aussi sans doute chez les sujets qui
ne sont atteints que d'un emphysème vésiculaire simple.
Mais quelle différence n'offre-t-elle pas avec l'état que je
viens de rappeler !

D'abord elle n'a jamais ces accès violents que la moindre cause provoque : tous les faits que j'ai rapportés en
sont la preuve ; et si parfois elle s'accroît, ce n'est jamais
que d'une manière modérée, toute passagère, n'ayant
en quelque sorte d'autre durée que celle de la cause qui
provoque cette augmentation. Ainsi M. Ch..., Mlle W...,
tout en respirant mal habituellement, n'en ressentaient
qu'une gêne fort supportable ; le mouvement l'exagérait,
il est vrai ; mais dans aucun cas, soit chez eux, soit chez
R..., dont l'emphysème pulmonaire avait atteint ses plus
extrêmes limites, il ne le portait à l'étouffement, aux angoisses d'un homme qui manque d'air. Lorsqu'un travail
long et fatigant exigeait de leur part des efforts soutenus,
des efforts considérables, au lieu d'un violent accès d'oppression que ces efforts n'eussent pas manqué de produire
chez un sujet atteint d'asthme nerveux ou catarrhal, en
supposant toutefois qu'ils eussent été possibles, il en résultait moins d'oppression que de fatigue, fatigue musculaire concentrée dans toutes les puissances qui avaient dû
contribuer au développement du thorax, devenu presque
impossible. Aussi, quelques heures de repos au lit, dans
une position horizontale, en décubitus dorsal ou sur l'un
des côtés, position insupportable pour un véritable asthma-

tique, suffisaient-elles pour ramener l'état habituel. Ce qui montre bien que, dans l'emphysème simple, le trouble qui survient sous l'influence de toutes les causes qui activent la respiration diffère de celui que les mêmes causes font naître dans les cas d'emphysème vésiculaire symptomatique, autant par son peu de durée que par sa moindre gravité.

Avant d'expliquer la cause de ces différences, arrêtons-nous un instant sur un autre symptôme commun aux diverses espèces d'emphysème vésiculaire, mais qui, comme la dyspnée, s'offre dans chacune d'elles avec des caractères particuliers ; je veux parler du changement que subit la coloration naturelle du visage, symptôme constant chez les sujets atteints d'emphysème vésiculaire simple ou compliqué.

Chez les anciens asthmatiques, le visage injecté, couvert de nombreuses arborisations produites par de très-petits vaisseaux dilatés, prend une rougeur livide, bleuâtre, indice d'une mauvaise circulation, d'une décarbonisation incomplète du sang qui a déjà servi à la nutrition.

Cette disposition morbide manquait d'une manière absolue chez les trois sujets dont j'ai rapporté l'histoire. Elle était remplacée par une pâleur très-prononcée qui s'étendait à toute la surface cutanée ; c'était la décoloration anémique. Comme moyen de diagnostic différentiel, ce trait particulier a d'autant plus de valeur qu'il coexiste avec une autre circonstance que je dois signaler en passant. Chez R..., chez Mlle W..., chez M. Ch..., le cœur n'offrait aucun changement appréciable dans ses battements, et jamais, dans la fatigue causée par le travail, ils n'accusaient de palpitations incommodes. On sait au contraire que chez les asthmatiques qui toussent et qui expectorent abondamment, les bruits du cœur sont d'ordinaire très-voilés, et que la moindre fatigue devient la cause de longues et pénibles palpitations.

La trop petite quantité d'air que reçoivent les organes de la respiration dans toutes les espèces d'emphysème vésiculaire des poumons, est évidemment la cause de la dyspnée et de la décoloration de la peau. Dans tous les cas pris isolément, ces symptômes sont proportionnés au degré de dilatation permanente où sont arrivées les vésicules. Mais si l'on compare, sous ce rapport, des exemples pris dans des catégories diverses, d'où viennent toutes les différences qui se manifestent? Chez R..., chez M. Ch..., l'emphysème était si développé, qu'il donnait à la poitrine une forme toute bombée, et cependant leur dyspnée habituelle et la gêne produite par leurs travaux obligés n'étaient rien à côté de la dyspnée constante des vrais asthmatiques et de l'oppression extrême que la moindre fatigue leur cause, alors même que l'emphysème n'a encore envahi qu'une partie des deux poumons, et quelquefois d'un seul.

Ces différences, quelque graves qu'elles soient, s'expliquent aisément. Chez les vrais asthmatiques, la toux, l'expectoration muqueuse ou mucoso-purulente, les râles divers que l'on y rencontre, indiquent un état de fluxion habituelle des membranes muqueuses bronchiques et leur épaississement, en même temps que l'augmentation considérable de leur sécrétion. Ces circonstances sont autant d'obstacles qui s'opposent à l'échange régulier de gaz qui, dans la respiration, doit s'opérer entre l'air et le sang, et par suite à la combustion des substances carbonisées qui doit s'opérer dans les tissus. C'est là la plus active des causes de dyspnée, celle qui détermine toutes les angoisses des asthmatiques, en les jetant dans un état plus ou moins voisin de l'asphyxie ; et comme elle existe sur toute l'étendue des membranes muqueuses bronchiques, alors même que la dilatation des vésicules n'occupe encore que quelques points isolés, son action n'en doit être que plus réelle et plus puissante.

Il existe donc, chez les vrais asthmatiques, deux causes certaines d'oppression : la diminution de la quantité d'air reçu dans les poumons, et l'action incomplète de cet air sur le sang.

Or, il est facile de voir qu'une seule de ces causes se rencontre dans les cas d'emphysème simple. Ici, point de toux, point d'expectoration, point de râles d'aucun genre; par conséquent, sur les membranes muqueuses des bronches, sur les parois des vésicules aériennes, point d'obstacle à l'absorption régulière de l'air par le sang, point de tendance à l'asphyxie. Il entre sans doute dans la poitrine une quantité d'air moindre que dans l'état normal: mais, grâce à l'état naturel de la membrane muqueuse, son absorption par le sang est librement accomplie. C'en est assez pour que, dans l'état de repos, l'hématose soit suffisante aux besoins de la vie, comme cela arrive lorsque, à la suite de certains accidents morbides, on ne respire plus que par un poumon. C'en est assez pour expliquer encore comment, dans les moments d'action, alors que l'hématose doit être plus étendue, plus large, une respiration plus fréquente peut suffire à tous les besoins, sans déterminer autre chose qu'une oppression très-supportable, qu'une gêne passagère dissipée par quelques instants de repos.

On peut de la même manière se rendre raison de la pâleur anormale de toute la peau, remplaçant dans les cas d'emphysème simple la coloration bleuâtre, la teinte asphyxique qui, chez les asthmatiques, se mêle à la pâleur et bien plus souvent à l'injection rougeâtre, principalement observée sur le visage. Celle-ci dépend non-seulement d'une trop faible hématose, d'une décarbonisation incomplète du sang veineux, mais aussi de l'obstacle apporté à la circulation veineuse et capillaire par l'état de congestion des membranes muqueuses bronchiques. Dans l'emphysème simple, au contraire, non-seulement l'hématose est moins réduite parce que l'air est plus facilement absorbé, mais les membranes muqueuses, exemptes d'état congestif, n'apportent pas la même gêne à la circulation. Ici, par conséquent, l'effet morbide se borne à une diminution dans la quantité de sang artériel qui se produit, ce n'est qu'un état anémique qui en résulte, ce n'est qu'une insuffisance dans la nutrition, comme la maigreur des trois sujets dont j'ai rapporté l'histoire peut le faire supposer. Ce qui me semble donner encore plus de force à cette opinion, c'est que ces mêmes sujets prenaient rapidement de l'embonpoint à mesure que leur guérison avançait, et que bien avant cette preuve d'une nutrition devenue meilleure, le coloris de la peau s'était déjà rétabli. D'aussi heureux résultats se prononcent du reste avec une rapidité presque égale chez les asthmatiques, et cela tient évidemment à l'influence favorable que la forte pression d'un air plus dense exerce sur les membranes muqueuses congestionnées.

La dilatation permanente des vésicules pulmonaires, à mesure qu'elle s'augmente, devient la source de quelques autres effets qui forment autant de symptômes particulièrement liés à l'emphysème, mais qu'il ajoute à toutes les maladies qu'il complique. Le premier de ces symptômes est l'altération de la forme du thorax. Ses parois se soulèvent, les espaces intercostaux s'élargissent, et, loin de se déprimer, se nivellent avec les côtes, quelquefois même malgré une grande maigreur. D'abord peu sensible, l'augmentation de volume devient de plus en plus considérable, et quand elle a atteint son plus haut degré, la poitrine offre une forme globuleuse. Conséquence évidente de l'emphysème, cet effet l'accompagne presque toujours, et par conséquent s'ajoute à toutes les maladies qu'il complique. Ainsi, quelque étranger qu'il soit au simple catarrhe pulmonaire, dès que l'emphysème y survient, la difformité du thorax s'y montre, mais avec quelques particularités qu'il faut signaler. Alors elle peut n'affecter qu'une seule des cavités thoraciques ou simplement l'une de ses régions; elle peut aussi s'étendre d'une manière générale aux deux côtés de la poitrine, lorsque la maladie est ancienne.

Dans l'emphysème simple, l'altération de la forme du thorax n'est presque jamais aussi limitée. Non-seulement elle était générale dans les trois observations que j'ai rapportées, mais sur dix cas d'asthme dans lesquels on retrouvait au nombre des causes occasionnelles l'abus de la parole, un seul offrait la déformation du thorax d'un seul côté; elle était générale chez tous les autres, ce qui s'explique par l'action de la cause sur toutes les vésicules à la fois.

Un symptôme intimement lié à la dilatation des parois

de la poitrine est la perte graduelle de leur mouvement, leur immobilité complète. Alors la respiration, d'une faible étendue, ne s'opère plus que par l'abaissement du diaphragme. Étranger au catarrhe simple, ce symptôme s'y manifeste avec l'emphysème, se limitant toujours aux parties qu'il envahit.

Cette coexistence, ces rapports d'intensité et d'étendue, me semblent s'expliquer aisément si l'on fait attention que le tissu pulmonaire, à mesure qu'il se dilate, qu'il se développe, retient aussi les parois du thorax de plus en plus élevées, et qu'ainsi celles-ci arrivent graduellement à ce degré où les muscles chargés de les soulever pendant l'inspiration se trouvent placés dans l'impossibilité d'agir, leur position étant alors celle de leur plus grande contraction.

Si l'on remarque, d'un autre côté, que l'affaissement des parois du thorax pour l'expiration est aussi complètement nul, malgré que les muscles chargés de l'opérer se trouvent, au contraire, placés dans la position où leur action commence, on devra reconnaître que la dilatation permanente du tissu vésiculaire suffit pour retenir ces muscles dans l'inaction. Or, n'est-il pas permis d'en conclure que, dans le phénomène de l'expiration, l'action contractile des poumons s'élève au rang de la puissance principale? Nouvel et puissant argument en faveur de l'opinion que j'ai présentée sur la cause première de l'emphysème vésiculaire.

M. Louis a noté, parmi les symptômes de l'emphysème des poumons, une douleur fixée du côté où les parois du thorax sont soulevées et sous leur saillie. Il l'attribue à la distension des vésicules plutôt qu'à celle des parois de la poitrine, qui ne sont pas douloureuses dans les cas d'épanchements.

Quelque vraisemblable que puisse être la douleur sous l'influence de la distension extrême que peuvent éprouver les vésicules, je dois dire que je ne l'ai jamais constatée. M. Louis l'aurait-il observée chez des sujets où l'emphysème se joignait au catarrhe, et l'intensité de l'irritation fixée sur les membranes muqueuses bronchiques en serait-elle la cause? S'il en était autrement, comment s'expliquer l'absence totale de souffrance chez les trois exemples d'emphysème simple que j'ai cités, alors que les vésicules avaient atteint le plus grand degré possible de la dilatation permanente?

Enfin, il est un symptôme qui se rattache intimement à la dilatation vésiculaire et qui, se reproduisant dans ses complications, offre aussi, dans ces cas, quelques modifications des caractères qu'il a dans l'emphysème simple. La poitrine d'un sujet emphysémateux donne à la percussion une résonnance bien plus prononcée que dans l'état normal, et plus la dilatation des vésicules augmente, plus la poitrine percutée rend un son clair et tympanique. Très-prononcé et manifeste dans toute l'étendue du thorax quand l'emphysème est simple, il se localise quand le catarrhe se complique d'emphysème, en se bornant aux mêmes points que celui-ci. Et si l'affection catarrhale des bronches s'accompagne d'un épaississement de leur membrane muqueuse, d'une sécrétion abondante de matière mucoso-purulente, ou de toute autre lésion que le catarrhe peut amener à sa suite, la grande sonorité des parois thoraciques en est notablement diminuée. Les différences que je signale ici, d'après les faits qui me sont passés sous les yeux, sont faciles à constater quand, sur le même sujet, on étudie l'emphysème compliqué pendant un accès d'asthme et après que celui-ci s'est complètement dissipé.

D'après les modifications physiques qu'éprouve le tissu des poumons, dans l'emphysème de leurs vésicules aériennes, il est facile de comprendre toute l'importance attachée à l'étude des changements qui peuvent survenir dans la nature du bruit respiratoire. Ils ont été diversement appréciés. Suivant Laënnec, ils se bornent à une diminution d'intensité ou à une extinction totale que l'on peut apprécier en appliquant le stéthoscope sur les points envahis par l'emphysème.

Ces modifications ne sont pas, selon M. Louis, les seules qu'on puisse constater, et la nature du bruit respiratoire est elle-même susceptible d'être altérée. Ainsi quelquefois, sans paraître évidemment plus faible que dans l'état normal, le bruit respiratoire est moins doux, plus dur que d'ordinaire vis-à-vis des parties saillantes.

À son tour, Fournet apprécie différemment les changements qui surviennent dans la respiration des emphysémateux. Voici comment il les caractérise : « Abaissement successif du chiffre de l'inspiration depuis le chiffre 10 jusqu'au chiffre 2 et même 1, suivant le degré et l'ancienneté de l'emphysème, diminution qui porte à la fois sur l'intensité et sur la durée ; augmentation considérable de l'intensité, mais surtout de la durée de l'expiration, depuis le chiffre 2 jusqu'aux chiffres 10, 15, 18 et 20. Ces caractères existent dans toute l'étendue de la poitrine ou seulement de l'un des côtés de cette cavité, et ont leur maximum d'intensité en avant.

» Caractère rude, dur, difficile et sec des deux bruits respiratoires [1]. »

Si l'on cherche à déduire des observations que j'ai présentées les changements que subit le bruit respiratoire dans les cas d'emphysème vésiculaire des poumons, le tableau en sera bien différent. Dès le principe, les bruits s'affaiblissent; à mesure que le mal fait des progrès, ils s'éteignent davantage; c'est l'expiration surtout qui devient la plus difficile à constater, c'est elle qui, la première, cesse tout à fait de se faire entendre; plus tard enfin l'inspiration elle-même n'est plus appréciable, et le silence devient complet; c'est là ce qui se passe le plus communément. Mais dans quelques cas, avant de s'éteindre, les deux bruits respiratoires offrent une modification remarquable; elle consiste en une sorte de murmure, de bourdonnement continu, qui remplace à la fois l'inspiration et l'expiration, et qu'on peut assez bien comparer au bruit que l'on entend quand on approche de l'oreille une coquille ou tout autre corps offrant une cavité largement ouverte. Cette modification des bruits respiratoires par l'emphysème n'est pas constante, mais elle se présente assez souvent. Je l'ai rencontrée chez des sujets où l'emphysème se compliquait de catarrhe pulmonaire; je l'ai entendue dans des cas d'asthme nerveux; enfin, je l'ai vue accompagner l'emphysème vésiculaire simple. Dans quelques circonstances, auscultant des sujets qui se plaignaient de la brièveté de leur respiration, d'une légère dyspnée constante, mais sans toux, et qui étaient

---

[1] *Recherches cliniques sur l'auscultation des organes respiratoires et sur la première période de la phthisie pulmonaire*, 1re partie, pag. 277.

issus de parents asthmatiques, j'ai constaté l'existence du bourdonnement continu, et j'ai cru trouver en lui le début d'un asthme que le bain d'air comprimé n'a pas tardé à guérir. Enfin, après avoir constaté chez des malades soumis à ce mode de traitement une absence absolue des bruits respiratoires, il m'est bien des fois arrivé de voir le *bourdonnement continu* se montrer comme le résultat des premiers effets curatifs du bain d'air comprimé, et annoncer ainsi le retour, bientôt complet, du murmure vésiculaire. C'est ce qui me l'a fait comparer ailleurs au râle de retour de la pneumonie en voie de guérison[1].

J'ai parfois rencontré dans l'emphysème une modification du bruit respiratoire qui se réduit à un seul bruit continu, suivi d'un silence plus ou moins long. J'ai cru pouvoir l'attribuer à ce que l'expiration seule n'était plus appréciable[2]. Je pense que dans ce cas, s'il avait été possible de suivre la maladie dans son développement successif, on eût constaté l'affaiblissement de l'expiration se marquant de plus en plus jusqu'au moment où elle avait cessé tout à fait. Mais ce n'est pas là le bruit que je signale; car tandis que, dans le premier, l'effet curatif se manifeste en faisant reparaître à la place d'un temps de silence long et absolu, le bruit d'expiration dont la cessation l'a-

---

[1] *Études cliniques de l'emploi et des effets du bain d'air comprimé dans le traitement de diverses maladies*, etc., pag. 140.

L'existence de cette modification des bruits respiratoires a été confirmée par M. le Dr A. Simpson, dans les applications qu'il fait du bain d'air comprimé au traitement des maladies de poitrine, dans son établissement de Ben Rhydding, en Écosse. — *Compressed air as a therapeutic Agent*, pag. 19.

[2] Obs. xxxi et xlviii.

vait causé ; dans le bourdonnement continu, où par conséquent il n'y a jamais de silence, c'est au contraire en
divisant le bruit que l'on perçoit, en le séparant en deux
temps qui deviennent distincts et qui correspondent, l'un
à l'inspiration, l'autre à l'expiration, que la guérison s'ef-
fectue. Il y a donc bien loin de l'une à l'autre de ces modifications, et c'est surtout le bourdonnement continu qui
me paraît devoir être rangé au nombre des symptômes
les plus positifs de la dilatation permanente des vésicules
aériennes.

On ne saurait en dire autant des modifications que
MM. Louis et Fournet ont voulu ajouter à l'affaiblissement
et à l'absence des bruits respiratoires signalés par Laënnec.
Ainsi, le caractère *rude, dur, difficile, sec*, que ces auteurs ont constaté, ne s'est jamais rencontré dans les cas
d'emphysème simple, quelque attention que j'aie mise à le
rechercher. Cette différence est facile à comprendre : une
telle modification doit dépendre de l'irritation, des mouvements fluxionnaires qu'une affection catarrhale fixe sur les
bronches ; et si les savants médecins que j'ai cités l'ont attribuée à l'emphysème, c'est qu'ils ont observé et décrit celui-
ci dans son état de complication. De même, en signalant
au nombre de ses symptômes pathognomoniques l'abaissement successif de l'inspiration, quant à sa force et à sa
durée, du chiffre 10 au chiffre 2 et même 1, et au contraire l'augmentation considérable de l'intensité et surtout
de la durée de l'expiration depuis le chiffre 2 jusqu'aux
chiffres 10, 15, 18 et 20 [1], Fournet aurait pu s'apercevoir
qu'il décrivait ce qui se passe dans les violents accès

---

[1] *Loc. cit.*, pag. 277.

d'asthme : alors, en effet, l'inspiration est courte, rapide, d'une durée presque nulle , et l'expiration tout au contraire pénible, difficile, et comme indéfiniment prolongée au prix des plus pénibles efforts. Rien de semblable ne se passe, ni dans l'emphysème simple où, comme nous l'avons vu, ces accès si redoutés manquent d'une manière absolue, ni même dans les moments de calme de l'emphysème compliqué.

Nous pouvons donc conclure, de ce qui précède, que toute altération des bruits respiratoires autre que leur affaiblissement, leur extinction complète ou leur changement en un bourdonnement continu, ne saurait appartenir aux symptômes de l'emphysème vésiculaire des poumons dans son état de simplicité, et doit être rapporté aux cas où cette maladie se présente dans un état de complication.

J'ai déjà fait entrevoir que le râle sibilant auquel, dans un état avancé de la maladie, se joignait, d'après Laënnec, un râle crépitant sec à grosses bulles, que la toux et l'expectoration, n'appartenaient pas, comme symptômes, à l'emphysème simple.

Il suffit de constater leur absence absolue dans les exemples que j'ai cités, pour les rattacher à des complications plus ou moins habituelles. Cependant ce n'est pas là la manière de voir de M. Louis, qui, s'appuyant sur la présence du râle sibilant et quelquefois sonore dans la moitié des cas qu'il a observés, et sur ce que ce râle se limite aux points de la poitrine qui sont assaillis, est porté à conclure que le râle sibilant peut avoir quelque chose de spécial à l'emphysème[1]. Il eût été plus exact de conclure à son peu de valeur comme symptôme pathognomonique, en s'appuyant sur la moitié des faits où il manque, et qui probablement offraient alors l'emphysème exempt de toute complication. C'est du reste ce qu'a fait M. Andral[2], en s'appuyant sur l'absence complète de tout râle chez les emphysémateux tant qu'ils ne toussent pas, et en montrant au contraire sa présence aussitôt qu'un rhume vient réveiller un accès d'asthme. Le râle sibilant peut donc être considéré comme un symptôme de catarrhe qui se joint à l'emphysème ; mais rien ne le rattache directement à la simple dilatation permanente des vésicules pulmonaires.

Quant à la toux, qui peut exercer une si grande influence sur la production de la dilatation des vésicules aériennes, il faut bien reconnaître, malgré toute sa valeur étiologique, que dans les cas où l'emphysème se produit sous une tout autre influence que la sienne, elle ne saurait en devenir la compagne obligée. Laënnec avoue qu'il ne saurait assurer que l'emphysème des poumons ne puisse jamais exister sans toux. M. Louis fait observer que, dans des cas recueillis par Jackson et par lui-même, elle ne débuta jamais avec la dyspnée, quand celle-ci remontait à la première jeunesse. M. Andral reconnaît aussi, de son côté, que la toux est souvent très-peu marquée chez les individus atteints d'emphysème pulmonaire, qu'elle peut même se suspendre pendant quelques mois, que dans un très-grand nombre de cas la difficulté de respirer précède de long-

[1] *Dict. de méd.*, art. EMPHYSÈME.
[2] *Loc. cit.*, pag. 376.

temps l'apparition de la toux, et il n'admet point que celle-ci puisse être placée au nombre des symptômes constants ou nécessaires de l'emphysème du poumon. Il sera bien plus facile d'admettre qu'elle est tout à fait étrangère à l'emphysème simple, puisqu'elle ne se montre jamais dans son cours, tandis qu'on ne peut méconnaître son alliance intime avec le catarrhe.

Enfin, l'expectoration qui se lie intimement à la toux, et bien plus encore, s'il est possible, aux modifications que le catarrhe apporte dans les membranes muqueuses, ainsi que le prouvent les différents aspects qu'elle présente, l'expectoration cesse parfois complètement chez les asthmatiques dans l'intervalle des accès, alors qu'ils sont en quelque sorte débarrassés de tout catarrhe; elle manque aussi dans l'asthme nerveux et ne s'est jamais montrée chez les emphysémateux dont j'ai rapporté la maladie. Il est donc bien permis de ne pas la comprendre au nombre des symptômes pathognomoniques de la simple dilatation permanente des vésicules pulmonaires.

Je dois en dire autant des palpitations et de l'œdème des membres inférieurs, si communs chez les anciens asthmatiques, qui toussent et expectorent constamment. Je ne les ai pas observés une seule fois chez les sujets affectés d'un emphysème simple des vésicules pulmonaires, quelque étendu qu'il fût d'ailleurs.

En résumé, les symptômes réels de cette maladie dans son état de simplicité sont: la dyspnée, la pâleur générale, la dilatation plus ou moins grande des cavités du thorax, cause de leur déformation générale ou partielle et de leur aspect de plus en plus bombé ; la perte graduelle du mouvement des parois de la poitrine , qui peut aller jusqu'à l'immobilité complète ; la résonnance à la percussion de toutes les régions pectorales, résonnance qui s'accroît avec la maladie et finit par prendre le caractère tympanique ; la diminution des bruits de la respiration, leur changement en un bourdonnement continu et leur extinction complète.

Les faits que j'ai rapportés établissent d'une manière incontestable que l'emphysème vésiculaire des poumons peut exister isolément ; les observations multipliées que l'on rencontre partout dans les auteurs montrent, de leur côté, que le plus souvent il complique d'autres maladies dont il est d'abord la conséquence.

Lorsqu'il est simple, l'emphysème apporte néanmoins de graves dérangements aux fonctions des organes qu'il affecte. S'il survient comme complication dans le catarrhe pulmonaire, s'il survient à la suite de ces atteintes de dyspnée précoce exempte de catarrhe, et qui ne sont sans doute que les préliminaires de l'asthme nerveux, il n'en a pas une moindre importance. Dans ces derniers cas il n'est, à la vérité, dès le principe, qu'un effet secondaire de la maladie ; mais comme son caractère est de grandir toujours, il arrive bientôt à constituer une grave complication qui rend les accès d'asthme plus pénibles, plus fréquents, qui résiste après leur terminaison, et devient ainsi pour le malade la source d'une oppression qui n'a plus de fin.

Témoin de tous ces faits, Laënnec, sans attacher de danger à la présence de l'emphysème des vésicules aériennes, en porte néanmoins un pronostic bien grave, il le déclare à peu près incurable. MM. Louis, Andral, Bouillaud, Grisolle, n'ont rien dit qui puisse infirmer cette opinion. Enfin, circonstance doublement importante dans l'étude qui m'occupe, M. F. Devay, qui a suivi les applications du bain d'air comprimé faites à Lyon par Pravaz père et Millet, assure avoir employé ce moyen contre l'*emphysème pulmonaire*, sans résultats bien marqués[1].

Les trois observations que j'ai rapportées, nos XXIX, XXX, XXXI, sont sans doute de nature à prouver que, contrairement à l'opinion adoptée jusqu'ici, l'emphysème vésiculaire simple est susceptible de guérir. Dans les faits que j'ai recueillis depuis que ces observations ont été publiées dans le journal *le Montpellier médical*, deux artistes, M. B. L.., alors premier ténor à Lyon, et M. D..., à son retour du Caire où il avait été engagé pendant toute une saison d'hiver au théâtre Français, se sont soumis à l'action du bain d'air comprimé. L'un et l'autre étaient atteints d'un emphysème vésiculaire affectant les deux poumons dans une plus ou moins grande étendue, et résultant évidemment de l'extrême fatigue causée par le chant. Tous les deux ont été guéris.

Dans les exemples d'asthme que je rapporterai bientôt, on pourra se convaincre aussi que, presque toujours, les symptômes qui se rapportent à la dilatation permanente des vésicules aériennes cèdent facilement. On verra que ce qui empêche certains malades d'arriver à une guérison complète ne dépend pas de la résistance de l'emphysème, mais bien de celle qu'opposent, soit les symptômes du catarrhe, quand celui-ci trouve dans son ancienneté, dans son extension à tout le tissu pulmonaire, dans sa gravité, des causes qui le rendent incurable; soit l'élément nerveux, très-souvent rebelle au bain d'air comprimé.

[1] *Loc. cit.*, pag. 5.

Du reste, on verra aussi que, sous l'influence du bain d'air comprimé, l'affection catarrhale elle-même a été très-souvent guérie, d'autres fois considérablement soulagée. Dans tous les cas, les malades se montraient, par la suite, bien moins impressionnables aux causes qui autrefois les enrhumaient, et leurs catarrhes, quand ils en contractaient, étaient exempts des angoisses qui, sous l'influence de l'emphysème, les rendaient autrefois si pénibles: ce n'étaient plus des accès d'asthme.

A leur tour, les asthmes nerveux ont aussi trouvé du soulagement ou même une guérison passagère dans le mode de traitement qui nous occupe.

L'emphysème cédait, et de là l'apaisement des crises ou de l'oppression permanente. Mais en général les rechutes ont été fréquentes, sans doute à cause de la persistance de l'élément nerveux sous l'influence duquel l'asthme s'était produit, et que l'air comprimé n'avait pas fait disparaître.

Ce succès si remarquable du bain d'air comprimé contre l'emphysème pulmonaire, succès si contraire à l'opinion généralement reçue de l'incurabilité presque absolue de cette maladie, peut-il s'expliquer par la nature de celle-ci et par le mode d'action du remède?

Nous avons vu que, d'une manière incontestable et dans tous les cas où il survient, l'emphysème vésiculaire des poumons était dû à l'affaiblissement des vésicules, à la perte graduelle de la tonicité du tissu qui les forme ; mais, quelque locale que soit d'abord cette débilitation, on n'a pas de peine à comprendre que, plus elle oppose d'obstacle aux fonctions des vésicules , plus elle altère la respiration, plus aussi, par suite d'une hématose incomplète, elle agit sur les forces générales, qu'elle tend à diminuer. Ainsi, à la faiblesse locale ne tarde pas à venir se joindre une faiblesse plus générale, plus profonde, plus radicale. S'il restait quelque doute sur la réalité d'un tel résultat, on n'a qu'à se rappeler l'aspect général des sujets que l'asthme tourmente depuis un grand nombre d'années. Je n'ai pas besoin d'en retracer ici le tableau, mais que de fois il se compose des traits les plus saillants d'un appauvrissement général, d'un véritable état cachectique! On ne peut donc refuser d'admettre qu'à la faiblesse locale qui peut, il est vrai, dans certains cas exister longtemps seule, il s'ajoute tôt ou tard une altération profonde des forces générales. Cette succession, qu'on retrouve malheureusement dans mille cas analogues, met en évidence le caractère essentiellement asthénique du mal qui nous occupe, et la tendance de ce caractère à se prononcer de plus en plus à mesure que la maladie se prolonge.

En étudiant les effets du bain d'air comprimé sur les forces générales, nous avons vu comment, dans les maladies chroniques de poitrine, malgré l'état pathologique des organes de la respiration, l'action réparatrice de l'air comprimé se faisait promptement sentir sur toute l'économie, comment elle relevait les forces générales, par suite d'une augmentation de l'appétit et de digestions plus régulières, coïncidant avec une hématose plus facile et plus complète. Il est, d'après cela, bien permis de penser que les vésicules pulmonaires en profitent comme toutes les autres parties du corps, et que, soumises à cette cause d'amélioration générale, qui peut-être suffirait pour rétablir leur tonicité naturelle, elles ressentent en outre, d'une manière directe, l'action tonique, rendue plus active encore, de leur stimulant habituel. Ainsi, tandis que leur faiblesse primitive s'était accrue de la débilitation générale qu'elle avait amenée en viciant une des principales fonctions, de même la double influence de l'air comprimé sur les forces générales et sur le tissu même des vésicules les rend à leur état naturel de force et d'activité. Quel rapport plus direct et plus complet pourrait-on trouver entre une maladie et le remède qu'on lui oppose? et comment s'étonner désormais des succès qui s'attachent à une médication si rationnelle?

Les observations que j'ai rapportées jusqu'ici montrent les bons effets du bain d'air comprimé contre la bronchite, le catarrhe, et contre l'emphysème vésiculaire, ces deux éléments importants de l'asthme; elles peuvent donc nous faire prévoir les succès de cet agent thérapeutique quand il sera mis en usage dans le traitement de l'asthme catarrhal.

Il serait enfin à désirer que d'autres faits particuliers, démontrant son utilité dans les cas de dyspnée causée par une névrose des organes de la respiration, appuyassent d'une manière aussi rationnelle son indication contre l'élément nerveux de l'asthme, et par conséquent aussi contre l'*asthme nerveux* lui-même.

Les applications que Tabarié avait pu faire de son utile découverte l'avaient amené à croire que les affections nerveuses essentielles cédaient difficilement, quelquefois même résistaient d'une manière absolue, au bain d'air comprimé. Je possède une seule observation dans laquelle une grave dyspnée ne paraissait pouvoir s'expliquer que par une névrose des organes respiratoires; elle fut complètement rebelle à ce moyen. Il semblerait donc que, dans le traitement de l'asthme nerveux, on ne doit qu'incomplètement compter sur lui.

De telles considérations ne devaient pourtant pas faire renoncer à toute tentative. Il était probable que, même dans des circonstances peu favorables, l'emphysème des vésicules aériennes céderait et procurerait au moins au malade un grand soulagement, s'il n'était pas possible de l'amener à une guérison complète. On le verra par les exemples que je rapporterai, ces prévisions ont été réalisées. Des asthmes nerveux ont été guéris par le bain d'air comprimé ; mais quelque complète que parût la guérison quand le traitement était abandonné, le résultat, ainsi que je l'ai déjà fait pressentir [1], laissait à désirer. Sous l'influence de la disposition nerveuse qui n'était pas détruite, des rechutes avaient lieu ; et depuis mes premières publications, quelques sujets atteints d'asthme nerveux sont revenus à plusieurs reprises, avec une confiance qui ne laissait pas que de me causer quelque surprise, chercher dans l'emploi de l'air comprimé un soulagement prolongé, une guérison au moins apparente, qu'aucun autre moyen ne leur procurait. Le bain d'air ramenait le calme, dissipait l'oppression, rendait le mouvement plus facile, assurait de bonnes nuits ; en un mot, dissipait l'emphysème vésiculaire, que chaque rechute nous offrait plus ou moins largement reproduit.

Si l'on peut conclure de ces faits que l'emphysème, lorsqu'il est sous la dépendance d'une névrose des or-

---

[1] *Étude sur l'emphysème vésiculaire des poumons, sur l'asthme*, etc. (*Montpellier médical*, tom. IV, pag. 47.)

ganes de la respiration, se guérit par le bain d'air comprimé, tout aussi bien que lorsqu'il est simple ou qu'il se montre dans l'asthme catarrhal, on ne saurait en tirer la même conclusion pour l'élément nerveux lui-même. Du reste, l'observation nous aidera à apprécier tout le service que ce moyen peut rendre dans le traitement de l'*asthme nerveux*.

Il ne me reste plus qu'à sanctionner par des faits toutes ces assertions, et c'est ce que je vais faire, en consignant ici de nombreux exemples que je m'efforcerai d'abréger, tout en conservant les traits les plus propres à faire apprécier leur valeur et leur gravité. Je ne rapporterai pas seulement des cas de guérison complète : parmi ceux qui n'appartiennent pas à cette catégorie, j'en choisirai quelques-uns, ceux qui pourront le mieux nous faire apprécier l'état dans lequel sont restés certains malades, et nous montrer quels avantages ils ont retirés du bain d'air comprimé, alors que tout autre moyen avait été complètement inutile.

Enfin, qu'il me soit permis de faire observer à cette occasion que le plus grand nombre des sujets qui viennent se soumettre à l'action de cet agent thérapeutique ont déjà vainement essayé tous les moyens imaginables. Dans la plupart des cas, la maladie est très-ancienne, compliquée ; elle a jeté l'organisme tout entier dans un état de faiblesse extrême, de véritable cachexie, dont il faut aussi bien souvent attribuer une partie à des traitements de tout genre. Ce sont, en un mot, de véritables incurables, qui viennent, presque sans confiance, tenter un dernier moyen, dont la puissante action ne tarde pas à dépasser leur espoir.

Bronchites aiguës répétées; emphysème pulmonaire à son début.

M. J...., de Quissac, tanneur, âgé de 28 ans, avait toujours joui d'une bonne santé, lorsque, vers la fin de l'année 1839, il fut pris d'une bronchite aiguë, que M. le
Dʳ Montanari guérit par le moyen des saignées générales
et locales, de la digitale et du kermès. Quelques mois
après, la maladie reparut; elle résista avec plus de ténacité
aux moyens qui l'avaient dissipée une première fois, et ne
se termina qu'en laissant au malade beaucoup de gêne
dans la respiration. La poitrine était restée sonore à la percussion, mais on entendait presque partout le râle sibilant.

Le 18 août 1840, je constatai l'état suivant :

Injection très-prononcée des capillaires de la face; à
cela près, air de santé.

La respiration paraissait assez libre ; une marche un peu
pressée ou ascendante la rendait cependant tout de suite
courte, fréquente, gênée, et provoquait quelques palpitations passagères. Une longue inspiration était pénible et
presque impossible.

Le décubitus horizontal sur le dos était insupportable ;
c'était pour le malade la plus grande et la plus prompte
des causes de suffocation.

La percussion donnait un son naturel dans la partie
inférieure des deux côtés de la poitrine; et des deux côtés
aussi, elle était, dans les deux tiers supérieur et moyen,
plus sonore que dans l'état naturel ; le son était surtout
plus clair à gauche qu'à droite.

L'auscultation ne recueillait de bruit vésiculaire naturel

qu'à droite, dans les deux tiers supérieurs du poumon ; il était presque nul à gauche dans les mêmes régions, et sensiblement affaibli des deux côtés dans le tiers inférieur. Dans ces dernières parties, l'expansion pulmonaire semblait incomplète. Il n'existait alors nulle part de râle d'aucun genre ; il n'y avait ni toux, ni expectoration notables.

Les battements du cœur, ceux surtout des cavités droites, étaient voilés ; on les entendait à peine, mais ils ne donnaient pas de choc appréciable. Le pouls était régulier, peu développé ; il s'élevait à 70 pulsations par minute.

La première séance sous l'appareil médico-pneumatique de Tabarié eut lieu le 19 août ; elle fut remarquable par le sentiment d'une si grande liberté dans la respiration, d'un bien-être si marqué, que le malade demandait qu'on la prolongeât au-delà de deux heures.

Après le troisième bain, la respiration demeura plus facile ; une longue inspiration s'accomplissait sans le moindre obstacle ; le malade, comme soulagé d'un poids énorme qu'on aurait enlevé de dessus sa poitrine, se disait guéri et voulait s'en retourner chez lui. Le bruit vésiculaire se développait plus librement dans les points des poumons où il avait paru gêné ; le pouls avait déjà perdu de sa fréquence, il n'était plus qu'à 55 pulsations par minute, et se développait avec plus de facilité. Le bien déjà produit s'augmenta si rapidement sous l'influence de l'air comprimé, qu'après le sixième bain la percussion donnait un son normal dans tous les points de la poitrine.

Partout aussi le bruit d'expansion vésiculaire s'entendait libre, bien développé, facile et aussi fort que chez l'homme le mieux portant. Les inspirations les plus prolongées, impossibles au début du traitement, s'accomplissaient sans

la moindre gêne ; les battements du cœur étaient moins
obscurs ; le pouls, plus développé, ne donnait que 62 pulsations par minute, même après une marche un peu prolongée ; le teint était moins animé. Le malade, impatient
de retourner à ses affaires, et plein de confiance dans le retour d'une bonne santé qu'il n'avait pas depuis longtemps,
cessa tout traitement. Sa guérison s'est maintenue.

Quelque distance qui existe encore entre l'état de M. J...
et un asthme confirmé, il est évident par le retour des
atteintes, par les traces permanentes qu'elles laissaient après
elles, et par leur gravité toujours croissante, que cette maladie tendait à se développer, et je n'ai pas hésité à rapporter
ici son historique, parce que le début, la formation de l'emphysème, n'y étaient pas méconnaissables. Il y avait, pour
le bien caractériser, en outre de cette gêne constante de
la respiration qui, à la moindre fatigue, se portait jusqu'à
l'oppression, les deux signes que Laënnec plaçait au rang
des plus positifs : le son clair des cavités malades, plus
développé que dans l'état de santé, et la faiblesse des
bruits respiratoires. Il était évidemment la suite des bronchites répétées dont M. J... avait eu à souffrir, car, avant
elles, jamais la moindre oppression ne s'était manifestée ;
et je dois faire observer qu'en recherchant les causes de
la maladie, je n'avais noté aucune disposition héréditaire.
Chaque fois que les bronches avaient été malades, cet
état avait été traité d'une manière rationnelle, et si les
moyens énergiques qu'exigea la seconde atteinte suffirent
pour dissiper tous les symptômes spéciaux de la bronchite,
ils restèrent totalement sans action sur l'emphysème,
dont ils n'avaient pu empêcher la formation, et dont

ils ne purent arrêter les progrès. A côté de cette résistance, il faut encore noter l'étendue des parties devenues emphysémateuses ; elle était déjà assez grande, et par cela même elle devait faire supposer, ou une grande disposition des organes à cette lésion, ou une action très-profonde de la part des causes qui l'avaient produite. Ces deux circonstances justifiaient sans doute l'insuccès des moyens que l'on avait d'abord mis en usage ; mais aussi elles n'en faisaient que mieux ressortir l'action énergique du bain d'air comprimé. Et, bien que la maladie fût encore peu ancienne, bien qu'elle se réduisît probablement à ce que je considérerais volontiers comme un premier degré de l'emphysème, à ce point où il n'existe ni déchirement des vésicules, ni emphysème interlobulaire, il est permis de signaler, à côté de l'insuffisance des moyens ordinaires, une guérison obtenue dans sept séances et d'une manière si complète, si définitive, que, longtemps après, M. le Dr Montanari m'écrivit que M. J... jouissait toujours de la meilleure santé.

Avant de présenter les faits dans lesquels l'asthme se dessine avec des caractères d'une entière évidence, je crois utile de placer ici quelques faits où l'emphysème se présente uni à divers désordres des voies respiratoires, mais où sa prédominance est largement dessinée. Parmi eux se trouvent les deux observations dont j'ai déjà donné un court résumé en parlant des effets du bain d'air sur la circulation. C'est par elles que je commencerai.

OBSERVATION XXXIII.
Emphysème pulmonaire.

Mlle B..., âgée de 24 ans, d'un tempérament lymphatique sanguin, jouissait habituellement d'une assez bonne
santé, quand, vers l'âge de 13 ans, au milieu d'une course
rapide, faite en portant un paquet d'une certain poids,
elle fut subitement arrêtée par une vive oppression, accompagnée de toux et d'expectoration sanglante. L'hémoptysie, peu abondante, ne fut pas de longue durée ; mais
l'oppression se prolongea pendant quelques jours, et se
compliqua de palpitations. Depuis lors survenaient de
temps en temps des accès de dyspnée, qu'une marche un
peu soutenue provoquait infailliblement, et qui, dans bien
des cas, retenaient la malade au lit, où elle ne pouvait
garder une position horizontale. A l'âge de 16 ans, la menstruation s'était établie sans peine. D'abord elle n'avait
rien ajouté aux troubles de la respiration ; mais plus tard,
chaque époque, tout en restant facile et régulière, avait
ramené plus ou moins d'oppression.

Le 2 avril 1840, la malade se rendit à Montpellier ; elle
avait peu d'embonpoint, et sa figure injectée offrait une
teinte violacée sur les joues et les lèvres.

Le décubitus, impossible sur les côtés, n'était supportable qu'à la condition que Mlle B... restât presque assise.

La percussion donnait sur toute l'étendue de la poitrine
un son très-clair, égal des deux côtés. La matité de la
région du cœur ne s'étendait pas au-delà de ses limites
naturelles.

Le bruit vésiculaire était naturel dans tout le côté gauche de la poitrine ; mais à la partie postérieure et infé-

rieure du même côté, dans un intervalle de 5 à 6 centimètres carrés, une sorte de frôlement très-grave arrivait jusqu'à l'oreille.

Dans la partie supérieure du poumon droit, la respiration était sensiblement plus faible que du côté gauche ; elle était bien difficile à percevoir en arrière, dans la moitié supérieure ; dans tout le reste de cet organe, elle était totalement imperceptible ; une toux rare amenait quelques crachats, où un peu de mucosité se mêlait à beaucoup de salive. Pendant l'inspiration, les parois de la poitrine, à droite, ne se soulevaient pas notablement.

Les bruits du cœur étaient sensiblement éteints et imprimaient un choc assez vif à l'oreille. Le pouls, régulier, contracté, donnait de 70 à 75 pulsations par minute.

Les autres fonctions s'accomplissaient avec régularité.

Le premier bain d'air comprimé, à 30 centimètres au-dessus de la pression atmosphérique, causa une légère pression aux oreilles, amena une grande disposition au sommeil et des bâillements très-fréquents. Après le troisième bain, la figure était moins injectée ; la respiration n'était pas encore améliorée, mais le frôlement observé à la partie postérieure du côté gauche avait disparu, il était remplacé par un bruit vésiculaire très-fort. Chaque jour la malade retirait de son bain plus de liberté dans sa respiration, plus de facilité pour supporter la marche, pour rester allongée ; et quand, après le dixième bain, j'examinai de nouveau sa poitrine, la respiration s'entendait bien naturelle dans toute la partie antérieure et supérieure du poumon droit, là où elle était d'abord très-faible. Dans tout le reste de ce poumon, où le bruit respiratoire était nul quelques jours auparavant, on l'entendait avec netteté ;

à la partie supérieure de la fosse sous-épineuse, on entendait un peu de râle sibilant.

Les battements du cœur étaient moins voilés, ils donnaient un choc moins marqué, et le pouls, devenu plus souple, ne battait que 63 fois par minute. La coloration du visage devenait de plus en plus naturelle.

Après le quinzième bain, la respiration s'entendait naturelle partout; le cœur ne donnait plus d'impulsion, ses battements n'étaient plus voilés; le pouls, avant le lever de Mlle B.., n'était qu'à 56 pulsations par minute.

Le décubitus était possible sur tous les côtés et horizontalement; la malade pouvait dormir ainsi toute la nuit, sans la moindre gêne pour la respiration.

Les forces, l'appétit étaient revenus; en un mot, la guérison était achevée, et les séances furent suspendues après la vingtième.

Cette guérison se maintint sans rechute, et cependant Mlle B..., peu prudente même pendant son séjour à Montpellier, où, dès que sa respiration fut un peu améliorée, elle s'était mise à faire chaque jour d'assez longues courses à pied, ne le fut pas davantage rentrée chez elle. Malgré l'ancienneté de la maladie, malgré l'invasion de tout un poumon par l'emphysème, l'air comprimé avait eu cette fois, comme tant d'autres, un succès complet : le tissu pulmonaire était ramené à son état normal ; mais à côté de cette heureuse circonstance, il ne faut pas négliger de faire remarquer l'influence que le cœur lui-même avait éprouvée.

Le caractère voilé de ses battements, le choc qu'ils faisaient ressentir à l'oreille pendant l'auscultation, avaient fait penser qu'il s'agissait dans ce cas d'une hypertrophie commençante des cavités droites. C'était par elle qu'on expliquait et l'oppression, et la toux, et l'impossibilité de marcher ou de garder une position allongée. Rien ne semblait manquer à la détermination d'une pareille maladie, et, dans des circonstances semblables, j'ai vu plusieurs fois le même diagnostic porté par des médecins pleins d'expérience et de savoir. Trompés par les sensations que le malade ressentait dont la région du cœur, égarés par les symptômes évidents dont cet organe était le siége, et trouvant là les bases suffisantes pour déterminer l'existence d'une lésion capable de produire les autres phénomènes morbides, ils ne considéraient plus ceux-ci que comme secondaires, et jugeaient sans doute inutile d'étudier l'état des poumons. C'était pourtant dans ces organes que se trouvait la véritable cause de tout le mal, la véritable lésion à laquelle il fallait porter directement remède, si l'on voulait arriver au rétablissement de la santé.

Chez Mlle B..., l'emphysème considérable dont le poumon droit était le siége, était un obstacle certain à l'arrivée du sang, que le ventricule droit poussait vers les organes de la respiration.

De là, on le comprend, l'engorgement des cavités droites du cœur et de tout le système veineux; de là aussi les bruits sourds du cœur et le choc qu'ils communiquaient à l'oreille. Il n'était plus nécessaire, pour les expliquer, d'admettre l'hypertrophie d'un des côtés ou de la totalité du cœur, la présence de l'emphysème suffisait; aussi sa guérison, en ouvrant au sang un abord plus facile dans le poumon, fit-elle cesser, dans un bien petit nombre de jours, des symptômes qui eussent été bien autrement rebelles s'ils se fussent trouvés sous la dépendance d'une hypertrophie véritable.

OBSERVATION XXXIV.

Emphysème pulmonaire.

Mme S....., âgée de 26 ans, d'un tempérament lymphatique sanguin, avait joui d'une bonne santé jusqu'à l'époque de son mariage. Une première grossesse eut un cours heureux et facile, et Mme S.... nourrit elle-même son enfant. Pendant l'allaitement, quelques affections morales tristes décidèrent à la fois des palpitations et de l'oppression. Ces symptômes, d'abord négligés, prirent une plus grande intensité, et s'accrurent bien plus encore sous l'influence d'une seconde grossesse, pendant laquelle, à plusieurs reprises, Mme S..... cracha quelque peu de sang. Les moyens que l'on mit en usage contre ces divers symptômes n'eurent qu'une action palliative bien passagère. Les couches furent heureuses; on donna une nourrice à l'enfant; les menstrues se rétablirent au bout de trois mois, et peu de temps après, Mme S..., encore souffrante, se rendit à Montpellier. Je ne fus appelé auprès d'elle qu'un peu plus tard, le 15 décembre 1840.

Mme S..... était alors pâle, très-amaigrie, et ses forces avaient beaucoup diminué.

Le décubitus horizontal était pénible et causait chaque nuit une douleur fort incommode entre les épaules; la moindre marche amenait de l'oppression et des palpitations.

La percussion et l'auscultation donnaient des résultats normaux dans tout le côté gauche de la poitrine.

Dans le poumon droit, le bruit vésiculaire était aussi

distinct dans la partie antérieure et supérieure, depuis la clavicule jusqu'à peu près à la naissance du sein. À partir de ce point jusqu'à la base du poumon, en avant et dans toute l'étendue des régions latérale et postérieure, le bruit respiratoire ne s'entendait plus, bien que la percussion y fût très-sonore. Avec assez d'attention, on percevait cependant, vers l'origine des premières divisions bronchiques, un bruissement sourd et très-faible.

Le matin, avant le lever de la malade, son pouls, régulier et peu développé, était à 76 pulsations par minute ; la matité de la région du cœur était un peu plus étendue que dans l'état normal ; la main, appliquée sur cet organe, ressentait des battements un peu exagérés, et l'oreille en éprouvait, pendant l'auscultation, un choc assez vif qui se rapportait au mouvement des cavités droites, dont le bruit n'était nullement éteint ; il s'entendait sans aucun mélange de bruit pathologique dans toutes les régions du côté droit de la poitrine, et même en arrière du côté gauche.

La marche augmentait bien vite les palpitations, et les battements du cœur retentissaient alors jusqu'à la tête ; même dans ces moments, les bruits du cœur n'offraient aucun autre caractère pathologique.

Les autres fonctions s'accomplissaient d'une manière assez régulière. La menstruation était bien rétablie.

La première séance sous l'appareil à air comprimé eut lieu le 16 décembre. Bien que la malade, venue en voiture à l'établissement, se fût longtemps reposée, son pouls, au début du bain, était à 78 pulsations. Mme S.... éprouva un peu de pression aux oreilles, beaucoup de calme, de bien-être, une grande facilité pour respirer, beaucoup de disposition au sommeil, et, à la fin, une tendance marquée à un refroidissement général ; elle n'avait pas ressenti de palpitations et trouvait son cœur plus tranquille ; le pouls était descendu à 60 pulsations par minute.

Pendant la seconde séance, les mêmes effets s'accompagnaient de bâillements fréquents, plus faciles à exécuter qu'ils ne l'étaient depuis que Mme S.... était souffrante, et qui, selon ses expressions, venaient de plus loin. A la fin, le teint était déjà moins pâle que de coutume, il avait pris un peu de fraîcheur ; la respiration se faisait mieux, et les deux côtés de la poitrine se soulevaient d'une manière à peu près égale ; les battements du cœur étaient plus modérés, et le pouls avait subi les mêmes variations que la veille.

Après le troisième bain, une longue inspiration était devenue plus facile. Une interruption de deux jours fut la conséquence du mauvais temps qui survint ; pendant sa durée, une vive émotion détermina d'abord des palpitations, et, vers deux heures de la nuit, un accès d'oppression avec des angoisses si violentes, que la malade semblait près de périr dans une sorte d'angine de poitrine.

Le lendemain, l'auscultation constatait cependant une amélioration notable dans la respiration ; le bruit vésiculaire s'entendait dans une bien plus grande étendue à la partie supérieure du poumon droit ; on le percevait aussi entre le sein et le sternum, et déjà, dans la partie inférieure, on recueillait le bruit d'une grande inspiration ; la crise accidentellement provoquée n'avait donc pas détruit le bien produit sur les organes de la respiration ; mais les battements du cœur donnaient une impulsion plus forte, ils avaient plus de vivacité.

Pendant la nuit qui suivit le cinquième bain, la douleur

entre les épaules, que provoquait toujours le décubitus, cessa définitivement de revenir; les palpitations se montraient encore, mais plus faibles et sans s'accompagner d'oppression ; la respiration devenait au contraire de plus en plus étendue, et permettait de faire les plus grandes inspirations ; les forces générales s'étaient évidemment améliorées, le moral s'était relevé.

Après la dixième séance, le bruit vésiculaire s'entendait très-distinct dans toute la cavité droite de la poitrine, si ce n'est vers la base de la région latérale, où Mme S... ressentait un peu de douleur.

Les battements du cœur étaient encore peu sensiblement modifiés.

Le bruit vésiculaire était entièrement rétabli dans toute l'étendue du poumon droit, après le seizième bain, et la sonorité de la poitrine était égale des deux côtés.

Les bruits du cœur étaient encore un peu éclatants, mais on ne les entendait plus que dans des limites à peu près naturelles.

Depuis près de huit jours, les palpitations, auparavant constantes à se reproduire pendant la nuit, n'étaient pas revenues.

Le pouls, souple, régulier, était ordinairement à 68 pulsations par minute.

Mme S... ne prit que dix-sept bains ; elle ne quitta Montpellier qu'assez longtemps après, et l'amélioration de sa respiration s'était toujours maintenue. L'augmentation de son appétit, ses digestions régulières, avaient accru les forces et l'embonpoint; en un mot, la santé s'était complètement rétablie, sauf de légères palpitations, qui se montraient encore quand la marche était trop rapide ou que

Mme S... éprouvait quelque émotion. Au reste, elles étaient beaucoup moins vives et bien moins prolongées qu'autrefois ; mais elles indiquaient toujours que le commencement de dilatation dont les cavités droites du cœur étaient atteintes depuis quelques années, n'avait pas disparu. Le temps ne détruisit pas les bons effets qu'on avait retirés de l'usage de l'air comprimé.

Cette observation et la précédente se lient l'une à l'autre par la double existence de l'emphysème et d'une altération dans les fonctions du cœur ; seulement, chez Mlle B..., les palpitations étant la suite évidente d'une lésion des poumons et de la respiration, elles disparurent avec ces états pathologiques. Il ne pouvait pas en être absolument de même chez Mme S... ; ses souvenirs assignaient la même époque à l'origine des palpitations et de la dyspnée ; et si, malgré cela, on croyait pouvoir encore admettre entre elles la même succession que chez Mlle B..., les proportions prises par la lésion du cœur chez Mme S... ne permettaient pas d'attendre, dans ces deux exemples, de l'emploi du bain d'air comprimé, des effets également rapides et complets. Aussi, dans le second cas, bien que la lésion des poumons et de la respiration se fût rapidement et complètement dissipée, les palpitations s'étaient seulement considérablement amendées, et les symptômes de la lésion du cœur indiquaient qu'il n'existait encore, pour celle-ci, que quelques heureuses modifications. Cela n'était certainement pas une guérison ; mais il n'en fallait pas davantage, ce me semble, pour faire pressentir que, dans un cas aussi peu avancé que celui de Mme S..., une plus longue durée de l'emploi du bain d'air comprimé aurait pu tout

guérir. L'avantage de ce traitement sur celui que consti-
tueraient un régime sévère, des saignées répétées, n'a pas
besoin que je cherche à le faire ressortir ; il suffit, pour
qu'on l'apprécie, de rappeler le bon état des forces générale-
les, l'augmentation d'embonpoint, observés chez Mme S...
en même temps que la guérison de l'emphysème, des palpitations, et l'amélioration de l'état du cœur.

OBSERVATION XXXV.

Bronchites répétées ; emphysème pulmonaire.

M. F......, de Cambridge, âgé de 36 ans, d'un tempérament lymphatique nerveux , avait éprouvé pendant
plusieurs années des bronchites aiguës qui chaque fois
laissaient chez lui une plus grande disposition à en contracter de nouvelles. Depuis lors, des douleurs vagues se
manifestaient souvent dans la poitrine, surtout quand les
secousses d'une toux peu fréquente et sans expectoration
ébranlaient péniblement le malade, qui, alarmé sur l'état
de ses organes pulmonaires, par l'avis de plusieurs médecins qu'il avait consultés à Londres, me fut adressé par
M. le Dr W.-W. Fisher, professeur à l'Université de Cambridge, et arriva à Montpellier le 17 décembre 1853.

M. F... était alors très-fatigué par son voyage; sa maigreur était assez prononcée; son aspect général indiquait
une constitution profondément affaiblie; sa figure était
souffrante, assez vivement colorée sur les pommettes. Le
malade ne cachait pas les craintes qu'on lui avait témoi-
gnées sur son état; il avait de la fièvre; sa peau était chaude
et aride, son moral était très-abattu.

La voix, faible et cassée, se soutenait difficilement pendant une conversation un peu longue; sa respiration était courte, fréquente; et pour peu que le malade hâtât sa marche ou cherchât à gravir un terrain un peu incliné, il en résultait un surcroît d'oppression qui ne se calmait que lentement. Des douleurs vagues parcouraient la poitrine, et bien souvent paraissaient se fixer sous le sternum. La toux était sèche, peu fréquente, mais elle se réveillait aisément sous l'impression d'un air frais contre lequel le malade était obligé de prendre sans cesse de grandes précautions.

La percussion, sonore partout où elle l'est dans l'état sain, avait perdu de ce caractère sous la clavicule gauche, malgré la maigreur des parois thoraciques. Le bruit vésiculaire était notablement affaibli dans les deux poumons et principalement dans le gauche, où il se trouvait presque nul dans le tiers inférieur, bien que la percussion y fût sonore. Dans ce dernier, en outre du caractère de sécheresse et de rudesse que le souffle respiratoire offrait sous la clavicule, il se faisait entendre avec une modification particulière dans toute l'étendue de l'organe. Au lieu de se composer de deux temps distincts, le bruit d'inspiration et celui d'expiration, ce n'était plus qu'une sorte de bourdonnement continu, assez comparable à celui que l'on perçoit en approchant de l'oreille une coquille ou tout autre corps creux. Je l'ai déjà signalé. Le malade pouvait accomplir de longues inspirations, mais il ne les terminait qu'au prix d'un effort considérable; elles le fatiguaient et provoquaient la toux.

L'état du cœur ne présentait rien de particulier.

Le pouls, peu développé, comme gêné, quoique régulier, donnait 96 pulsations par minute.

Le premier bain d'air comprimé ne fit naître d'autre
sensation que celle d'un bien-être général, qui devint plus
sensible encore après la seconde séance. Alors les deux
bruits du souffle pulmonaire étaient devenus distincts l'un
de l'autre dans le poumon gauche, mais celui d'expiration restait proportionnellement bien plus faible que celui
d'inspiration. L'un et l'autre avaient déjà acquis une bien
plus grande intensité dans le poumon droit : M. F...
trouvait qu'il respirait plus largement, que ses poumons
recevaient plus facilement une bien plus grande quantité
d'air. La douleur sous le sternum ne se faisait plus sentir;
le pouls était plus libre et plus souple, il était tombé à
72 pulsations par minute.

La physionomie du malade, déjà moins colorée, avait
repris plus de calme.

A la suite du sixième bain, la percussion était également sonore sous les deux clavicules; les bruits respiratoires étaient distincts partout, mais toujours moins forts
à gauche qu'à droite; une longue inspiration se faisait
aisément et sans provoquer la toux, qui ne reparaissait
presque plus; la marche ne provoquait plus l'oppression ,
le malade put faire ce jour-là, sans fatigue, une très-longue promenade à pied.

La respiration était devenue aussi intense à gauche
qu'à droite, après la deuxième séance; ses deux bruits,
alors bien distincts partout, se prolongeaient également.
et sous la clavicule gauche ils se faisaient entendre aussi
doux, aussi humides que partout ailleurs. Une longue inspiration était devenue très-facile; la poitrine était exempte
de douleur, la toux avait complètement disparu, M. F...
se réjouissait du libre et facile développement de sa

poitrine dans une longue inspiration, pendant laquelle on remarquait le jeu égal et régulier de ses parois; le pouls, régulier, plus développé, était à 60 pulsations par minute, et les forces générales s'étaient considérablement augmentées.

On prolongea l'usage des bains jusqu'au vingt et unième ; alors la respiration offrait dans toute l'étendue de la poitrine une ampleur, une égalité remarquables; elle s'exécutait comme dans la meilleure santé; le malade avait repris ses forces, un peu d'embonpoint; il marchait longtemps et vite sur des terrains inclinés, sans provoquer le retour de l'oppression ; son appétit s'était augmenté, ses digestions se faisaient bien, et M. F... mit un terme à l'emploi des bains d'air comprimé, qui lui avaient procuré une guérison sûre et rapide, sur laquelle il osait peu compter quand il s'était soumis à l'action de ce moyen.

Il est certain qu'au moment où nous eûmes recours à l'air comprimé, qui fut employé seul, la santé de M. F... était de nature à inspirer de vives craintes. La fièvre, l'amaigrissement, la toux sèche et les douleurs de poitrine, joints à la matité du son sous la clavicule gauche, aux caractères de rudesse et de sécheresse qu'offrait dans le même point le murmure vésiculaire, pouvaient faire craindre un commencement d'affection tuberculeuse. C'était en effet vers cette redoutable maladie que se portaient les craintes de M. F... et les prévisions des habiles médecins qu'il avait consultés, soit à Cambridge, soit à Londres. On paraissait au contraire s'inquiéter fort peu d'un emphysème qu'il n'était guère possible de rattacher à des produits tuberculeux, dont l'existence était alors assez problématique, et qui, ne donnant des signes de leur présence que dans un espace très-réduit, n'eussent pas été de nature à provoquer la dilatation morbide de presque tout le tissu des deux poumons. Quoi qu'il en soit, cette fois encore la guérison fut rapide et complète.

Les observations d'emphysème pulmonaire que je viens de rapporter se compliquent d'un élément catarrhal qui n'atteint pas encore ce degré d'intensité jugé nécessaire pour que la maladie puisse être considérée comme un asthme véritable. Il m'a paru convenable de les rapprocher et de les placer en tête des cas qui nous offriront des exemples incontestables de cette dernière maladie. Cette gradation observée dans la gravité de l'un des éléments de l'état pathologique contre lequel le bain d'air comprimé est mis en usage, semble bien propre à faire exactement apprécier la valeur réelle de ce moyen. Cependant il ne faudrait pas conclure, des succès obtenus chez les trois malades dont l'histoire vient d'être rapportée, qu'on puisse, toutes les fois que l'élément catarrhal se montrera peu prononcé, s'attendre à des résultats aussi heureux et surtout aussi durables. Il est des conditions dans lesquelles cet élément, qui peut à lui seul constituer la maladie primitive, la source même des éléments qui plus tard viennent la compliquer, cède facilement, si l'on s'en rapporte à l'effacement complet de ses symptômes, mais en réalité persiste, ainsi que le démontre la prompte réapparition de ces derniers. La manifestation de la maladie disparaît, mais son principe demeure. Réduit en quelque sorte à un état latent sous l'action coërcitive d'un bon moyen de traitement, il reprend toute son énergie de manifestation dès que celui-ci n'agit plus. C'est pour donner un exemple de ces cas, où, malgré la disparition facile de l'emphysème, on ne saurait voir une guérison véritable, que l'observation suivante me semble devoir trouver ici sa place.

OBSERVATION XXXVI.

Coryzas fréquents; bronchites répétées; emphysème pulmonaire.

Mlle L..., âgée de 20 ans, d'un tempérament lymphatique nerveux, d'une constitution délicate, éprouvait de fréquentes atteintes de coryza avant la première apparition de ses règles, qui s'établirent cependant dès l'âge de 12 ans. On avait espéré que cette apparition mettrait un terme aux coryzas; il n'en fut rien, et pendant la durée de l'un d'eux, survenu en même temps que la période menstruelle, un médecin crut convenable de cautériser avec le nitrate d'argent la membrane pituitaire. Les résultats immédiats furent de violentes douleurs, une fluxion considérable sur toute la face, la suppression des règles survenues depuis vingt-quatre heures, et l'apparition soudaine d'une oppression excessive; depuis lors, chaque atteinte de coryza, chaque époque de la menstruation, qui devint de moins en moins abondante, fut marquée par un accès d'oppression, ou mieux par un véritable accès d'asthme.

Le 10 juin 1857, Mlle L... venue à Montpellier pour se soumettre à l'action du bain d'air comprimé, offrait l'état suivant:

Figure pâle, souffrante; amaigrissement général.

La forme du thorax n'est pas sensiblement altérée; cependant, dans toute son étendue, la percussion fait entendre un son clair, plus prononcé que ne le comporte la maigreur même de la malade; la respiration est courte, fréquente, elle soulève sensiblement les parois de la poitrine.

Dans les deux tiers supérieurs de sa cavité droite, le bruit de l'inspiration se fait entendre faiblement, celui de l'expiration est à peu près imperceptible; dans le tiers inférieur on n'entend qu'un bruit continu très-faible, et dans lequel on ne distingue pas l'un de l'autre les bruits respiratoires. Ils sont au contraire distincts, mais bien faibles, dans les deux tiers supérieurs du poumon gauche, et complètement éteints dans le reste de son étendue.

Le pouls est peu développé et fréquent.

Chaque nuit un sentiment de gêne, d'obstacle à la respiration, placé dans la partie supérieure des fosses nasales, devient la cause d'une crise pénible d'oppression; la toux, rare dans la journée, survient régulièrement chaque matin au lever de la malade; l'expectoration qui l'accompagne est formée de mucosités transparentes mêlées de beaucoup d'air.

Les quatre premiers bains dissipent l'embarras des fosses nasales et mettent ainsi un terme aux crises fatigantes de chaque nuit. Les règles, qui surviennent après le huitième, avancent de plusieurs jours et paraissent sans le cortége d'angoisses, de toux, d'oppression, d'état nerveux, en un mot sans l'accès d'asthme qui ne manquait jamais de les accompagner; le même calme se soutient pendant toute leur durée, si ce n'est qu'au quatrième jour il survient, pendant la nuit, quelques instants d'une très-légère oppression.

Le 20 juin, après quatorze bains, la marche est devenue facile, et la malade, logée à un troisième étage fort élevé, y arrive sans être plus oppressée qu'une personne bien portante.

Les bruits respiratoires, rétablis dans tout le poumon droit, ne conservent qu'un peu de faiblesse ; dans tout le poumon gauche, ils sont plus forts dans les deux tiers supérieurs, encore éteints dans le reste de cet organe.

Cette amélioration de l'état de la respiration réagit d'une manière heureuse sur toute l'économie; les nuits sont calmes et le sommeil réparateur; la toux s'éloigne, l'appétit se prononce, les forces augmentent, l'embonpoint reparaît et le moral se relève.

Cette action favorable du bain d'air comprimé s'accroît d'une manière constante ; et après le trente-quatrième bain la respiration est si bien rétablie partout, l'oppression, la toux, l'expectoration sont si complètement dissipées; avec le retour de ses forces, la malade a retrouvé tant de calme pendant la nuit, tant de facilité à supporter la marche, la fatigue, que la guérison paraît être bien complète, bien assurée. On interrompt le traitement, et Mlle L... s'en retourne dans sa famille, où elle arrive avec tous les signes d'une bonne santé qu'on ne lui connaissait plus depuis longues années.

Malheureusement cet état de choses ne fut pas de longue durée. Sans cause apparente, l'oppression revint au bout de quelques jours, pendant la nuit, s'accompagnant de tous les symptômes du coryza, et tout le bien que nous avions obtenu ne tarda pas à s'évanouir.

Je range cette observation au nombre de celles où le bain d'air comprimé a échoué complètement. Quelles peuvent être les causes de son insuccès?

Le mouvement fluxionnaire dont la membrane muqueuse du nez était le siége depuis si longtemps, était-il devenu, par son ancienneté même, un de ces actes morbides auxquels l'économie s'habitue, qui perdent en quelque sorte leur caractère pathologique, et semblent désormais faire partie des phénomènes de la santé?

Était-ce là la cause de son retour si prompt? Avait-il apporté dans le tissu de la pituitaire quelque modification organique que le bain d'air n'avait pu guérir, tandis qu'il agissait d'une manière si favorable sur les poumons, tandis qu'il dissipait avec tant de facilité cette sorte de bourdonnement continu, cette extinction graduée de l'expiration d'abord, et puis des deux bruits respiratoires, qui signalent la marche progressive de l'emphysème, et qui ne laissaient aucun doute sur son existence chez Mlle L...? Un traitement plus prolongé eût-il rendu définitive une guérison que trente-quatre bains n'avaient pu qu'ébaucher, dans une maladie dont l'existence remontait à plus de douze années? Le retour des accidents était-il une indication qui devait ramener l'usage du bain d'air comprimé? Je n'hésite pas à le croire, et ce qui s'était passé sous son influence me semble justifier une telle manière de voir. Mais la persévérance des malades, dans l'emploi d'un traitement déterminé, n'est pas toujours à l'épreuve des rechutes; ils n'aiment pas de rechercher les causes du retour de leurs souffrances ailleurs que dans l'insuffisance des remèdes, encore moins de les reconnaître, de les avouer, lorsqu'elles résident dans le sujet, que la maladie elle-même rend de plus en plus disposé à ces redoutables accidents, par les dispositions qu'elle laisse après elle.

OBSERVATION XXXVII.

Asthme; emphysème pulmonaire.

M. M...., âgé de 48 ans, d'un tempérament lymphatique nerveux, avait éprouvé, vers l'âge de 36 ans, de
légères atteintes de dyspnée qui cédèrent aisément aux
moyens les plus simples et au repos. Peu à peu l'oppression était devenue plus grave, et depuis plusieurs années
il survenait, chaque trois mois environ, une attaque sérieuse d'asthme. L'oppression était excessive; le malade,
tourmenté du besoin d'un air frais, ne pouvait en aucune
façon supporter le décubitus horizontal; sa respiration
courte, fréquente, était accompagnée d'une violente constriction de la poitrine, et la toux, qui dans le principe
des attaques était sèche et très-fatigante, amenait à la fin
une expectoration visqueuse mêlée de beaucoup d'air.

M. M... avait dans sa famille beaucoup d'autres exemples d'asthme.

Le 8 avril 1843, M. M... vint à Montpellier pour se
soumettre à l'action de l'air comprimé. Il était alors dans
un de ces intervalles de repos qui séparaient ses accès;
son embonpoint était encore assez fortement prononcé;
sa figure était rouge et injectée; sa respiration, quoique
assez libre, était tout de suite rendue pénible par une
marche un peu rapide ou ascendante; le décubitus, impossible sur le côté gauche, n'était supporté dans un état
de supination qu'au moyen d'un grand carré qui relevait
la tête et les épaules.

La percussion donnait, dans toute l'étendue de la poitrine, un son plus clair que dans l'état naturel, et que ne
comportait pas l'embonpoint des téguments.

Les bruits respiratoires étaient naturels au sommet du poumon gauche ; ils étaient très-faibles dans tout le reste de son étendue. A peine sensibles dans le sommet du poumon droit, où l'on distinguait difficilement l'intervalle qui sépare l'inspiration de l'expiration, ils étaient tout à fait éteints dans le reste de cet organe, si ce n'est en arrière et en bas, où avec beaucoup d'attention on parvenait à les distinguer faiblement au milieu d'une sorte de râle muqueux très-sourd et à petites bulles. Dans le côté droit de la poitrine, on constatait à divers endroits un peu de râle sibilant.

Le cœur était parfois le siége d'un sentiment de gêne ; ses pulsations n'offraient aucun bruit pathologique ; elles paraissaient éteintes, et le choc des parois de cet organe contre celles de la poitrine était très-peu sensible. Le pouls, régulier, sans dureté, battait 65 fois par minute.

Toutes les fonctions étaient régulières ; seulement la tête était habituellement le siége d'un sentiment de pesanteur incommode.

Le premier bain d'air comprimé ne produisit d'autre sensation que celle d'une grande liberté dans la respiration.

Une nuit plus calme que de coutume succéda au second bain ; à son réveil, le malade fut pris d'un besoin irrésistible et soutenu de bâiller ; il sentit sa tête dégagée.

Après le quatrième bain, les bruits respiratoires avaient pris, dans tout le poumon gauche, une intensité naturelle, par conséquent bien supérieure à celle qu'ils avaient au début du traitement. A droite, ils avaient pris de la force au sommet du poumon ; dans tout le reste de la partie antérieure, on commençait à les distinguer faiblement et comme accompagnés d'une sorte de râle muqueux très-sourd ; le râle sibilant avait tout à fait cessé ; en arrière, le bruit vésiculaire était aussi plus prononcé, et le bruit de râle y avait disparu. Le malade avait la conscience d'une respiration de plus en plus libre ; sa tête se dégageait chaque jour davantage.

Depuis quelques jours les urines, habituellement très-chargées, étaient devenues plus claires.

Dans cet état, entre la huitième et la neuvième séance, M. M.., sans tenir compte d'un temps humide et froid, se rendit à quelques lieues de Montpellier, dans un village où se trouvait une partie de sa famille. Malgré l'influence du mauvais temps qui, avant l'usage de l'air comprimé, ne survenait jamais sans causer beaucoup de malaise, malgré la fatigue de conversations longues et animées et d'un régime alimentaire trop peu ménagé, M. M... ne ressentit aucune fatigue, n'éprouva pas la moindre oppression. La nuit suivante fut aussi calme que les précédentes, et après la dixième séance, l'ascension rapide d'un escalier ne causait pas la plus légère oppression.

Examinée après le quatorzième bain, la respiration, plus longue que jamais, laissait entendre, dans toute l'étendue des deux poumons, des bruits respiratoires bien prononcés, distincts entre eux et exempts de tout râle. La guérison de l'emphysème était complète, les bruits du cœur étaient plus distincts ; le pouls, souple et régulier, était à 60 pulsations par minute, et les bains furent abandonnés après le seizième. M. M... pouvait alors, sans éprouver la moindre gêne, faire de longues inspirations, marcher avec vitesse, se coucher et dormir horizontalement. Les forces s'étaient doublement accrues par suite du bon état des fonctions nutritives, et parce qu'elles se trouvaient affranchies des entraves que mettait à leur libre développement une dyspnée toujours prête à se produire au moindre effort.

Depuis longtemps M. M... n'avait pas joui d'une aussi bonne santé, et j'ai su, plusieurs années après son traitetement, que sa guérison ne s'était pas démentie.

Si l'on y fait attention, il ne s'agissait pas ici de guérir seulement un emphysème pulmonaire, quelque prédominance que cette lésion eût d'ailleurs acquise dans la production des souffrances du malade. Depuis longues années et sous l'influence d'une disposition dont le caractère héréditaire n'était pas douteux, M. M... avait d'abord éprouvé à de longs intervalles des accès d'oppression, de véritables accès d'asthme. Mais, comme cela arrive le plus souvent, les attaques successives avaient peu à peu amené la formation de l'emphysème, et celui-ci, s'aggravant sans cesse, avait fini par rendre à son tour les accès d'asthme plus graves et plus fréquents. Il fallait donc cette fois guérir l'emphysème qui aggravait l'asthme dont il était la conséquence, et guérir l'asthme dont la persistance eût ramené l'emphysème.

L'hérédité, dix ans de durée, rendaient le résultat plus difficile à obtenir, et cependant la rapidité avec laquelle il s'est manifesté ne permet pas de penser que tout autre moyen thérapeutique eût obtenu des succès plus prompts et procuré une guérison plus complète. L'éloignement de tous les symptômes angoissants dont M. M... avait si souvent à souffrir, et l'absence de rechute, ont prouvé d'un côté que la lésion organique, l'emphysème vésiculaire, avait été guéri , de l'autre que l'asthme lui-même avait cédé, autant qu'on peut du moins l'espérer pour une affection héréditaire.

OBSERVATION XXXVIII.

Asthme; emphysème pulmonaire.

M. G..., avocat, âgé de 40 ans, d'un tempérament nerveux , jouissait habituellement d'une bonne santé. Il y avait environ quatre années qu'en restant exposé longtemps à un froid très-vif pendant que tout son corps était en sueur, il avait contracté un catarrhe pulmonaire aigu, dont l'intensité avait été assez grande pour qu'on eût recours à plusieurs évacuations sanguines. La guérison s'était établie sans trop de difficulté ; mais depuis lors, la respiration avait été habituellement moins libre, et de nouvelles atteintes de catarrhe , qui peu à peu avaient revêtu tous les caractères de l'asthme, s'étaient fréquemment répétées. Le plus souvent on les avait traitées par la saignée ; mais M. G... avait fini par reconnaître qu'en le soulageant momentanément, ce moyen amenait ensuite de fâcheux résultats.

La marche un peu rapide ou ascendante, le décubitus horizontal sur le dos ou sur les côtés, causaient de l'oppression et de la toux.

La moindre compression de la poitrine par un vêtement un peu serré, par l'application des bras sur ses parois, ou par la distension de l'estomac à la suite d'un repas un peu copieux , produisait le même résultat. Les accès survenaient ordinairement aux approches de minuit ; ils étaient toujours précédés de fréquentes sternutations avec écoulement muqueux de la pituitaire, et se prolongeaient plus ou moins.

La toux amenait une expectoration mousseuse mêlée d'un peu de matière jaunâtre ; la respiration était sifflante ; et parfois obligé de rester assis hors de son lit, M. G... ne trouvait alors du repos qu'en se courbant pour appuyer sa tête sur le dossier d'une chaise placée devant lui. L'intervalle des accès offrait assez de calme ; mais, même alors, il semblait au malade qu'une sorte de voile placé sur toute l'étendue de sa poitrine s'opposait au libre accomplissement de sa respiration.

Le 16 octobre 1844, M. G... s'était rendu à Montpellier; il se trouvait alors dans un de ces moments de bien-être relatif, et sa respiration paraissait libre ; elle se faisait sans efforts apparents des muscles qui concourent à son accomplissement ; la figure était assez vivement colorée.

La percussion était très-sonore dans toutes les parties de la poitrine, malgré l'embonpoint de ses parois ; le son était pourtant un peu plus clair dans tout le côté gauche qu'à droite.

Le souffle respiratoire était complètement éteint dans le poumon gauche ; on l'entendait faiblement dans toute la partie antérieure du poumon droit, et un peu plus facilement en arrière. En ce moment, aucune espèce de râle n'existait dans aucun point des deux poumons.

Les battements du cœur étaient naturels ; le pouls, régulier, souple, assez développé, battait 66 fois par minute.

Toutes les autres fonctions étaient régulières, sauf celles de la peau, fort impressionnable à l'action du moindre abaissement de la température, surtout entre les épaules, que M. G..... était toujours obligé, pendant les saisons froides, de tenir recouvertes avec une peau de cygne placée sous ses vêtements de flanelle.

La première séance sous l'appareil à air comprimé n'avait donné lieu à aucune sensation particulière.

Dans l'intervalle du deuxième au troisième bain, pendant la nuit, il était survenu une crise d'oppression assez forte, en tout semblable à celles d'autrefois; elle faisait entendre un râle sibilant très-prononcé dans tout le poumon gauche, beaucoup moins fort dans le côté droit. L'attaque terminée, le râle avait disparu.

Après le sixième bain, la poitrine était affranchie du sentiment de gêne dont j'ai parlé; une longue inspiration, autrefois très-difficile, s'accomplissait avec beaucoup de facilité. Le bruit vésiculaire était plus fortement prononcé à droite et commençait à se faire entendre faiblement dans tout le côté gauche; le pouls conservait ses mêmes caractères, mais la figure avait notablement pâli.

Dix séances avaient rendu le mouvement des parois thoraciques plus sensible, parce que l'inspiration était plus longue et plus facile. La percussion était partout moins sonore; le bruit vésiculaire, de plus en plus développé dans le poumon droit, devenait aussi plus prononcé dans le gauche. Déjà, dans l'intervalle des séances, M. G...., trop peu prudent, faisait d'assez longues courses en ville, et n'en éprouvait presque pas d'oppression, même en gravissant les rues les plus inclinées.

Le seizième bain avait encore amélioré la respiration du côté gauche; le pouls était descendu à 54 pulsations par minute, en conservant ses autres caractères, et la distension de l'estomac par un repas ordinaire ne causait plus d'oppresion. M. G.... rendait compte des changements survenus dans sa respiration, en disant que sa poitrine lui semblait agrandie. Enfin, la respiration était partout rendue à son état naturel après la vingt-deuxième séance; le pouls restait encore à 54 pulsations; et M. G...., heureux de l'entière liberté de sa respiration, de l'accroissement de ses forces, en un mot du retour complet de sa santé, mit un terme à l'emploi de l'air comprimé.

Cette guérison a été plus longue à obtenir que dans le cas précédent. Le mal, il est vrai, était plus grave, car l'emphysème avait envahi les deux poumons, et dans l'un d'eux, le gauche, il avait totalement éteint les bruits respiratoires; cependant il n'avait pas causé dans la respiration le trouble que nous avions constaté chez M. M.....

Je n'ai rien noté, dans ce cas-ci, qui fît soupçonner la moindre disposition héréditaire. Ce n'est donc pas à cette cause qu'on peut attribuer cette fois, ni la résistance opposée par la maladie, ni quelques atteintes peu fatigantes d'oppression qui, longtemps après le traitement, survinrent, comme me l'écrivit M. G...., sous l'empire de quelques vives émotions morales.

D'autres circonstances peuvent nous rendre raison de la disposition qui tendait aussi à ramener parfois un peu de dyspnée. D'abord, on se rappelle que de graves bronchites survenues pendant plusieurs années avaient toujours exigé qu'on saignât le malade à plusieurs reprises.

On comprendra donc que ces affections inflammatoires répétées eussent laissé dans le tissu pulmonaire une faiblesse relative capable d'ajouter à la ténacité du mal, et peut-être plus à celle de l'emphysème que de tout autre état pathologique. En outre de cette cause d'affaiblissement, les organes de la respiration avaient eu à supporter l'influence de plaidoiries longues et fatigantes , et toutes ces causes réunies avaient dû imprimer aux tissus affectés un caractère d'asthénie. Celui-ci se réfléchissant sur leur maladie, l'air comprimé ne pouvait le modifier qu'avec une certaine lenteur, peut-être même ne pouvait-il le faire disparaître complètement qu'au prix d'un usage plus soutenu.

En second lieu, on sait que l'emphysème ne consiste pas toujours dans la simple dilatation exagérée et permanente des vésicules pulmonaires. Dans certains cas, un plus ou moins grand nombre d'entre elles ont été déchirées, leurs parois délicates ont été rompues, et une sorte de cavité, plus ou moins étendue selon le nombre de vésicules détruites qui ont contribué à la former, constitue une lésion dont on n'a pas de peine à comprendre le caractère incurable. On doit s'attendre à rencontrer ces déchirements chez des hommes exposés à des efforts musculaires considérables et prolongés, chez les malades fatigués par de violents accès d'oppression ou de fortes quintes de toux, et surtout lorsque les organes de la respiration sont affaiblis par des maladies fréquentes, par des efforts répétés et soutenus de phonation, par l'âge, par certains états cachectiques. Or, évidemment M. G...., par ses bronchites intenses et multipliées, par les traitements qu'elles avaient exigés, par sa profession d'avocat, se trouvait rangé dans l'une de ces catégories. Il ne serait donc pas impossible que ces accès passagers d'oppression, provoqués à de longues distances par de simples affections morales, fussent liés à la rupture de quelques vésicules. Comme nous ne possédons aucun signe capable de démontrer l'existence de ces lésions ou celle de l'emphysème interlobulaire qui aurait pu remplir le même rôle, il serait, je l'avoue, bien difficile d'apporter ici des preuves irrécusables de l'action réelle de l'une ou de l'autre de ces deux causes ; d'ailleurs, chez un sujet impressionnable comme M. G...., une vive émotion ne peut-elle pas suffire pour provoquer un trouble passager dans la respiration ? Et enfin, quand bien même aucune de ces influences ne pourrait être admise, serait-il juste, pour cela, de mettre en doute les bons effets d'un traitement qui aurait réduit à des atteintes légères et fugitives un mal autrefois profond et continu ?

OBSERVATION XXXIX.

Asthme ; emphysème pulmonaire.

M. C..., âgé de 58 ans, d'un tempérament nerveux, d'une assez bonne constitution, était depuis quelques années sujet à s'enrhumer. Bien que chez lui aucune maladie diathésique ne pût aggraver cette fâcheuse disposition, chaque nouveau rhume s'accompagnait d'une oppression plus grande; son état devenait surtout de plus en plus pénible depuis que les fonctions dont il était chargé l'exposaient à respirer la fumée incommode d'un four à tuiles alimenté par de la houille, et situé dans le voisinage de son bureau. Dans les intervalles qui séparaient les accès, M. C... éprouvait une vive oppression à la suite d'une marche un peu rapide ou ascensionnelle; il toussait un peu habituellement, et rejetait alors des crachats muqueux mêlés de beaucoup d'air.

Le 26 avril 1854, M. C.., était dans un accès d'oppression, quand M. le Dr Bertrand, professeur-agrégé de la Faculté de médecine de Montpellier, me proposa de le

soumettre à l'action du bain d'air comprimé. Nous trou-
vâmes le malade dans l'état suivant :

L'oppression l'avait forcé de quitter son lit; sa physionomie indiquait une vive souffrance, elle était injectée. La
respiration, courte, précipitée, pénible, soulevait convulsivement l'épigastre bien plus que les parois du thorax; elle
s'accompagnait d'un sentiment de gêne et de constriction
de toute la poitrine; une longue inspiration était impossible; quelques quintes d'une toux fatigante amenaient une
expectoration muqueuse mêlée de beaucoup d'air.

La percussion était très-sonore partout, si ce n'est dans la
région du cœur et dans les fosses sus et sous-épineuses
des deux côtés.

Dans les deux cavités de la poitrine, l'auscultation
faisait entendre du râle sibilant; en arrière, des deux
côtés, il était grave et se mêlait surtout à l'expiration,
pendant laquelle on distinguait, mieux que pendant l'inspiration, le bruit vésiculaire. En avant, le râle sibilant se
retrouvait aussi des deux côtés, mais il était plus aigu
qu'en arrière, et le bruit vésiculaire manquait tout à fait.
Pendant l'auscultation, on sentait peu le soulèvement des
parois du thorax ; son agrandissement dans l'inspiration
s'opérait uniquement par l'abaissement du diaphragme.

Le cœur n'offrait rien d'anormal ; le pouls, fréquent,
peu développé, était régulier.

Les autres fonctions étaient en bon état.

M. C... ne ressentit rien de particulier sous les appareils à air comprimé; mais déjà, après la troisième séance,
la toux avait complètement cessé, il ne restait qu'un peu
d'oppression que réveillait surtout le mouvement. Les
parois thoraciques prenaient plus de part aux mouvements

respiratoires, tandis que l'épigastre se soulevait à peine;
sans être encore bien complète, une longue inspiration
était devenue facile; le râle sibilant avait cessé partout;
mais sur le devant de la poitrine et des deux côtés on
n'entendait pas du tout le bruit vésiculaire. L'expectoration était réduite à peu de chose; elle était toujours muqueuse, mais mêlée de moins d'air. Le pouls était moins
fréquent; le visage du malade, moins injecté, indiquait
aussi moins de souffrance.

Après la neuvième séance, le bruit d'expansion vésiculaire était partout rétabli, seulement il était moins prononcé à droite qu'à gauche. Une longue inspiration se
faisait aussi amplement et aussi facilement que dans le
meilleur état de santé; il n'y avait plus ni toux ni expectoration; la percussion était moins sonore, le pouls plus
naturel. Une marche rapide, l'ascension d'un escalier assez
raide, le décubitus en quelque sens qu'il eût lieu, et sans
carré, ne causaient plus d'oppression, et l'examen attentif que fit alors M. le Dr Bertrand se trouvait tout à fait
d'accord avec les sensations du malade pour constater
une guérison complète. Pour mieux la consolider, on porta
le nombre des bains jusqu'à douze.

La facilité avec laquelle tous les symptômes avaient cédé;
l'intégrité absolue des fonctions pulmonaires après le traitement; l'absence de ce malaise, de ces légères altérations
de la respiration, qui auraient pu faire croire à la persistance de quelques points isolés et fort resserrés d'emphysème, par suite de la rupture d'un certain nombre de
vésicules; le défaut de prédisposition diathésique ou héréditaire; enfin la précaution d'ajouter quelques séances à

celles qui avaient suffi pour terminer une attaque très-vive et ramener les organes à l'état naturel : tous ces motifs devaient, en effet, faire espérer que M. C... serait à l'abri de toute rechute.

Il n'en fut rien d'abord. Soit que, pendant les jours qui suivirent immédiatement le temps passé dans la souffrance, il restât encore une grande susceptibilité chez les organes de la respiration; soit que les forces générales, bien que grandement améliorées, ne fussent pas encore capables de supporter une atteinte trop vive, M. C..., obligé de reprendre ses occupations immédiatement après son traitement, se trouva, deux ou trois jours après, exposé d'une manière très-importune à la fumée dont il redoutait tant l'action. Un accès d'oppression en fut la conséquence; mais, loin de ressembler à ceux d'autrefois, il s'accompagna de plus de liberté dans la respiration et fut de très-courte durée. Il se termina sans avoir recours ni au bain d'air comprimé, ni à d'autres moyens actifs, et depuis lors, malgré des fatigues et des veilles, malgré des temps variables, malgré surtout l'inspiration trop fréquente de la fumée du four à briques qui ne lui cause plus qu'un léger sentiment de picotement au gosier, M. C... n'a plus eu la moindre atteinte d'oppression.

Ainsi, sans nouvelle application de l'air comprimé, la guérison, un instant compromise en apparence, n'en a pas moins été réelle. Elle s'est de plus en plus consolidée, sous la seule influence de la régularité imprimée à toutes les fonctions, et du rétablissement des forces générales.

Des résultats semblables n'ont rien qui puisse nous surprendre, car ils ne se retrouvent pas seulement dans les applications thérapeutiques de l'air comprimé. Quelque heureuse, quelque complète que soit d'abord l'action d'un remède sur les symptômes actuels d'une maladie, on comprend qu'immédiatement après que ceux-ci viennent de s'éteindre, la disposition des organes à se laisser affecter de nouveau ne soit pas aussi complètement détruite. Il faut qu'un certain temps passé sous l'influence des fonctions devenues régulières, ait relevé les forces générales, raffermi l'harmonie longtemps dérangée, pour que les organes puissent résister avec efficacité ; il faut que le temps ait contribué à effacer des dispositions aussi vicieuses, tandis que d'un autre côté il consolide les dispositions favorables que le traitement a fait naître. Alors la résistance est plus facile, et les causes déterminantes, autrefois si vivement ressenties, peuvent passer inaperçues. C'est l'histoire de tous les agents thérapeutiques que nous possédons ; c'est surtout l'histoire des guérisons retardées qui, dans tous les établissements d'eaux minérales, surviennent assez souvent quelque temps après l'interruption d'un traitement qui, pendant sa durée, semblait rester sans action.

OBSERVATION XL.

Asthme ; emphysème pulmonaire.

Mme G... âgée de 59 ans, née d'un père goutteux et d'une mère qui avait succombé à l'opération de la taille, avait elle-même souffert une atteinte goutteuse. Bientôt après elle avait été opérée d'un polype à l'utérus ; une hémorrhagie abondante était survenue après l'opération, et depuis lors les règles avaient cessé de se montrer.

Vers l'année 1835, Mme G... avait commencé à se plain-

dre de dyspnée, et à partir de cette époque, pendant toute
la durée de la belle saison, elle ne ressentait qu'une oppression légère, facilement augmentée par une marche un peu
rapide ou ascendante. Mais dès que l'hiver arrivait, il ramenait des accès d'asthme qui, pendant toute sa durée,
se succédaient presque sans aucune interruption.

Ces accès débutaient toujours par un picotement fort
incommode fixé sur la conjonctive, la pituitaire et la membrane muqueuse de l'arrière-gorge ; il en résultait un
écoulement abondant de larmes, des éternuements très-
fréquents et de l'enrouement. Peu à peu l'oppression se
manifestait, devenait de plus en plus vive ; la respiration
se faisait avec un sifflement qu'on pouvait entendre à quelque distance de la malade, et la toux entraînait une expectoration d'abord glaireuse et filante, mêlée plus tard
d'une certaine quantité de matière muqueuse épaisse et
jaunâtre. Dans ces moments, le décubitus horizontal, difficile à garder dans tous les sens, était surtout fatigant et
impossible sur le côté gauche.

Le 26 mai 1843, Mme G..., arrivée la veille à Montpellier, éprouvait un peu d'oppression ; sa respiration était
courte ; la toux, assez fréquente, amenait, le matin surtout, quelques matières muqueuses ; l'amaigrissement était
considérable.

La percussion donnait une sonorité normale dans toute
la moitié supérieure des deux côtés de la poitrine. A gauche, dans la moitié inférieure et latérale, à droite, dans
la même région, mais dans un espace moins étendu, elle
était plus sonore que dans l'état normal.

L'auscultation faisait entendre à droite un bruit d'inspiration prompt, court, un peu rude, sans aucune espèce

de râle ; le bruit expiratoire qui lui succédait était si faible qu'on l'entendait à peine ; il s'éteignait aussi très-promptement, ce qui faisait qu'un très-long intervalle semblait séparer chaque inspiration l'une de l'autre. Ces phénomènes se retrouvaient dans tout le poumon droit, si ce n'est vers le tiers inférieur de sa portion latérale, où le bruit vésiculaire était tout à fait éteint. Le poumon gauche offrait les mêmes particularités d'inspiration rapide et d'expiration à peine perceptible dans tous les points de cet organe, sauf dans sa moitié inférieure et latérale. Là, comme dans les points correspondants à droite, tout bruit respiratoire était éteint.

Les battements du cœur avaient leur impulsion ordinaire, mais ils paraissaient donner un bruit un peu sourd ou plus obscur que dans l'état normal. Le pouls, petit, concentré, était régulier et donnait 76 pulsations par minute.

Le décubitus horizontal, toujours difficile, était absolument impossible sur le côté gauche. Les fonctions digestives étaient à l'état normal.

Les bains d'air furent supportés sans qu'il en résultât aucune sensation particulière ; le quatrième avait déjà rendu la toux beaucoup plus rare ; la malade trouvait sa respiration plus libre ; l'inspiration était plus longue ; le décubitus horizontal était supporté quelque temps, même sur le côté gauche.

A droite, l'auscultation faisait alors entendre le bruit expiratoire, mais celui d'inspiration se prononçait encore hors de toute proportion avec lui. Le même changement se remarquait dans le poumon gauche, et de l'un et l'autre côté, dans les points où la respiration ne s'entendait pas du tout dans le principe du traitement, on commençait à percevoir assez nettement les deux bruits qui la constituent.

Après la seizième séance, la malade passa toute la nuit couchée sur le côté gauche , sans que la moindre oppression vînt troubler son sommeil. La marche était aussi devenue très-facile, et une longue inspiration s'opérait avec tant d'aisance que Mme G... disait, à cause de cela, que sa poitrine s'était agrandie.

La respiration était parfaitement rétablie dans toute l'étendue des deux poumons après la douzième séance. Ses bruits étaient entre eux dans un rapport bien naturel d'intensité, seulement ils restaient encore un peu faibles dans les portions des régions latérales, où pendant quelque temps on ne les avait pas du tout entendus. Le pouls, moins serré, plus libre, était à 66 pulsations par minute, et depuis quelques jours il survenait pendant la durée des séances une tendance marquée au refroidissement. Quelques bains furent encore consacrés à consolider cette guérison, et après le dix-huitième, Mme G..... repartit, pouvant, sans oppression, marcher vite , monter rapidement un escalier, coucher horizontalement et sur tous les côtés, ne toussant plus; en un mot, ayant repris une bonne santé qu'elle avait perdue depuis bien longtemps, et qu'attestait le retour des forces et d'un embonpoint bien marqué.

Cette guérison s'est bien maintenue. Elle mérite sous ce rapport une attention toute particulière, car il ne faut pas oublier que, chez Mme G..., l'emphysème s'était déclaré sans doute sous l'influence d'une cause diathésique héréditaire et très-prononcée chez elle. Une circonstance particulière pouvait encore donner à la dilatation permanente des vésicules pulmonaires un plus grand caractère de gravité et la rendre plus persistante : c'était la coïncidence de la première extension sérieuse qu'elle avait prise avec la cessation définitive du flux menstruel. Malgré toutes ces complications fâcheuses , on a vu la guérison s'établir sans difficulté, sans secousse d'aucun genre. Le bien s'était prononcé d'une manière graduelle, son développement avait été croissant sans éprouver d'interruption , et , je l'ai fait remarquer, Mme G... n'avait jamais éprouvé, dans le bain d'air comprimé, de sensation notable, si ce n'est dans les derniers qu'elle prit, où elle ressentit quelque disposition à se refroidir. C'était sans doute la suite du calme que la circulation retrouvait sous cette influence, puisqu'à la même époque le pouls avait diminué de dix pulsations par minute.

OBSERVATION XLI.

Emphysème pulmonaire.

M. L...., avocat distingué de Marseille, d'un tempérament bilioso-nerveux , d'une constitution robuste, avait toujours joui d'une bonne santé, malgré les fatigues de beaucoup de travail de cabinet, de nombreuses plaidoiries et d'une vie très-répandue. Il n'existait chez lui aucune disposition diathésique, acquise ou héréditaire. Par les temps les plus froids, M. L.... ne craignait pas de rester exposé à l'air en ôtant son habit tandis que son corps était en sueur, et souvent , dans ces moments d'excitation si vive de la peau et de ses fonctions, il se livrait à des lotions générales avec de l'eau froide.

Au printemps de 1840, s'étant brusquement exposé à un air humide, M. L..... ressentit le lendemain, après une vive sensation de froid le long du dos, un fort resserrement à la gorge, accompagné d'une respiration sifflante et d'une vive oppression; la fièvre accompagnait cet état. Deux saignées furent pratiquées, et bientôt le calme reparut.

Au printemps suivant, une atteinte semblable céda encore aux mêmes moyens; mais depuis lors il survenait fréquemment de la toux sans expectoration notable, de l'oppression avec sifflement de la respiration. M. L..... éprouvait de la peine à marcher; il lui était impossible de rester couché sur le dos, et sa poitrine ne pouvait plus supporter la fatigue de la moindre plaidoirie. Dans cet état, M. L.... reçut de MM. Cauvière et Martin, savants professeurs de l'École de médecine de Marseille, l'avis de recourir aux bains d'air comprimé, et se rendit immédiatement à Montpellier. Le 27 juillet 1842, je l'observai pour la première fois.

Malgré la chaleur excessive de la saison, le malade était au lit, obligé de garder, avec ses deux gilets de flanelle, plusieurs couvertures très-chaudes. Ce besoin, si opposé aux goûts et aux anciennes habitudes de M. L...., se faisait sentir depuis que sa maladie s'était aggravée. Cependant la figure n'indiquait pas de grandes souffrances, et l'état général était calme. Il n'y avait en ce moment ni toux, ni oppression très-fatigante, mais la voix était très-cassée.

Dans tous les points ordinairement sonores à la percussion, la poitrine donnait un son beaucoup plus clair que dans l'état normal.

Dans tout le côté gauche, le bruit vésiculaire était transformé en une sorte de bourdonnement continu, au milieu duquel on ne distinguait les deux temps d'inspiration et d'expiration que dans une respiration fortement prolongée; alors aussi le premier était beaucoup plus distinct que le second.

A droite, la respiration s'entendait faiblement dans le tiers supérieur du poumon ; elle était tout à fait éteinte dans les deux tiers inférieurs. Soit à droite, soit à gauche, on n'entendait alors aucune espèce de râle.

Les battements du cœur étaient naturels et réguliers, mais ils paraissaient un peu obscurs ; le pouls, assez souple et régulier, était à 60 pulsations par minute.

Le lendemain de la seconde séance, après une nuit calme, et dans laquelle M. L.... avait, moins que de coutume, éprouvé le long du dos la sensation d'un refroidissement pénible, son pouls n'était qu'à 54 pulsations, et l'auscultation constatait, dans les deux tiers inférieurs du poumon droit, non pas le bruit naturel de l'expansion vésiculaire, mais un bourdonnement continu, au milieu duquel la respiration ne faisait entendre les deux bruits qui la composent que quand elle était longuement et fortement accomplie; c'était ce qui se passait à gauche avant l'emploi de l'air comprimé. Dans ce dernier côté, le bourdonnement avait alors fait place aux bruits d'inspiration et d'expiration.

Après la troisième séance, la nuit fut calme et se passa sans frissons. Dans le poumon droit, on n'entendait plus en avant que le bruit vésiculaire naturel; le bourdonnement avait cessé, si ce n'est pourtant par côté et en arrière.

Après la nuit qui suivit le quatrième bain, le pouls, toujours régulier et souple, n'était plus qu'à 48 pulsations par minute. M. L.... se trouvait mieux, plus dispos, plus gai, et cependant il ne pouvait encore s'expliquer à lui-

même en quoi consistait ce mieux; son appétit était augmenté et ses digestions très-bonnes.

Après la sixième séance, M. L..... n'éprouvait plus le
besoin d'avoir sur lui, pendant la nuit, des couvertures
aussi chaudes; il sentait manifestement plus de force dans
sa poitrine, plus de puissance dans la voix, et n'aurait pas
craint, comme avant son traitement, de se livrer aux efforts
d'une conversation longuement animée ou d'une plaidoirie
chaleureuse. Ce ne fut pourtant qu'après la dixième séance
que la respiration eut retrouvé partout son caractère naturel, c'est-à-dire qu'alors seulement elle se manifestait
par un bruit vésiculaire distinct en bruits d'inspiration et
d'expiration. Le pouls s'était toujours maintenu souple,
régulier et à 48 pulsations par minute. Dès ce moment,
chaque jour amenait une augmentation du bien-être général
que ressentait M. L....; son appétit s'était considérablement augmenté; ses digestions, libres et faciles, avaient
contribué au développement des forces, et sa santé ne laissait plus rien à désirer, quand le traitement se termina par
la quinzième séance, faisant ainsi succéder rapidement et
sans convalescence le rétablissement le plus complet à la
maladie grave qui affectait les organes de l'une des plus importantes fonctions de l'économie. En effet, la guérison se
maintint pendant dix-huit mois, sans qu'elle fût troublée le
moins du monde par la vie active qu'avait reprise M. L..., et
surtout par les fatigues inséparables d'une charge d'avocat
remplie avec beaucoup de distinction et de dévouement.
Mais, au bout de ce temps, une grave imprudence qui au
rait pu amener les suites les plus fâcheuses, fut heureusement et rapidement enrayée dans ses effets par les habiles
conseils des médecins que j'ai déjà nommés; et ne servit

qu'à démontrer la solidité du rétablissement des organes pulmonaires. A la suite d'une pluie abondante reçue pendant une longue marche, M. L..... avait gardé toute la journée ses habits complètement mouillés, et était revenu le soir de la campagne à Marseille, à pied, par une pluie torrentielle. Une bronchite aiguë des plus intenses en fut la conséquence, et dut être attaquée par un traitement énergique.

Au milieu de sa convalescence, M. L... reçut de nouveau de ses médecins le conseil de se soumettre à l'action de l'air comprimé ; il revint à Montpellier, et quelques bains suffirent pour le délivrer de ce qui lui restait encore d'enrouement et de faiblesse de poitrine. Au reste, l'auscultation la plus attentive n'avait pu constater qu'un affaiblissement marqué dans le bruit vésiculaire des deux poumons. Aucune des modifications pathologiques qu'il avait offertes d'abord ne se présentait, et cette faiblesse était parfaitement en harmonie avec l'état de convalescence et de diminution des forces générales que la maladie et le traitement faits à Marseille avaient amené.

L'emphysème pulmonaire, chez M. L..., ne paraissait se rattacher à aucune de ces causes diathésiques qui auraient pu lui donner une ténacité plus grande, une résistance plus prolongée au traitement qu'on lui opposait. Mais, en revanche, il devait puiser plus de gravité dans l'influence des habitudes peu hygiéniques de M. L..., et surtout dans les fatigues, les efforts considérables que sa poitrine avait eu à supporter à cause de sa profession. On a vu cependant avec quelle facilité l'air comprimé avait dissipé l'état de distension permanente des vésicules pulmonaires dans la plus grande partie des points qu'elle avait envahis. Dans un seul point du poumon droit, cet état pathologique avait résisté jusqu'au dixième bain ; il est vrai que là , la respiration avait été complètement éteinte , et sans doute il faut en conclure que la distension vésiculaire y était arrivée au plus haut degré d'intensité. Au reste, qu'est-ce que dix bains d'air comprimé, ou, si l'on veut, vingt heures d'exposition à une pression plus élevée de 30 centimètres que celle de l'atmosphère, pour dissiper un état morbide qui, lentement préparé pendant bien des années, s'était enfin établi sous l'influence de causes si capables d'affaiblir directement les organes où le mal avait son siége ? encore même faut-il remarquer que ce nombre de séances n'avait été nécessaire que pour dégager le point le plus gravement malade. Car, si l'on entre dans les détails des effets observés , il avait suffi de deux séances pour effacer toute trace d'emphysème dans le poumon gauche, qui se trouva ainsi complètement ramené à son état naturel. — Dès la troisième séance, cet état morbide avait disparu en grande partie des points du poumon droit, qu'il avait envahis avec plus d'énergie. Enfin, malgré ce qui restait encore de cette lésion après la sixième séance , les organes de la respiration et de la voix avaient déjà retrouvé tant de force et de puissance, que M. L… se sentait capable d'efforts qu'il n'eût pas osé faire quelques jours auparavant.

Si l'on se rappelle les diverses particularités de cette observation, on a dû remarquer que le sommet du poumon gauche offrait , dans toute son étendue, au lieu du bruit produit par la respiration dans l'état ordinaire, au lieu du bruit vésiculaire, une sorte de bourdonnement continu, et que, guéri le premier, il avait fait entendre immédiatement, à la place de ce bourdonnement, le souffle vésiculaire dans toute sa pureté. Le poumon droit, au contraire, dans une grande partie de son tissu vésiculaire, ne donnait au stéthoscope aucun bruit, aucun vestige du murmure respiratoire. Après quelques bains d'air comprimé, quand déjà le malade avait la conscience d'une respiration plus libre, plus étendue, le bourdonnement se montra le premier là où d'abord on n'entendait rien, et bientôt après il fit place lui-même au bruit vésiculaire normal.

Ce passage de l'absence de tout bruit au bourdonnement, de celui-ci à la respiration normale, cette succession, que j'avais retrouvée d'autres fois, me porta dès-lors à penser que ce bourdonnement était un signe d'emphysème à son début, comme le silence absolu indiquait l'emphysème à son apogée. Ainsi, dans le traitement de ce dernier état pathologique, lorsque l'absence de tout bruit respiratoire serait remplacée par le bourdonnement, celui-ci jouerait dans ces circonstances le même rôle que le *râle crépitant de retour* dans la pneumonie, et comme lui il indiquerait une marche vers la guérison. Pour que cette idée ne fût pas contestable, il faudrait peut-être que, d'un côté le bourdonnement précédât toujours l'extinction du bruit vésiculaire dans la formation de l'emphysème, et de l'autre que le passage du silence au bourdonnement, et de ce dernier au bruit vésiculaire, se rencontrât dans tous les cas de cette maladie marchant vers la guérison. Or l'observation ne prouve pas que cette succession soit constante. Il est vrai que, dans la formation de l'emphysème, son apparition brusque, rapide, pourrait souvent expliquer l'extinction subite et complète des bruits de la respiration, et que les guérisons tout aussi rapides que nous observons parfois sous l'action de l'air comprimé, seraient aussi propres à rendre raison d'un rétablissement absolu et sans degré successif des fonctions pulmonaires.

OBSERVATION XLII.

Asthme; emphysème pulmonaire.

M. L... (de Brignolles), âgé de 34 ans, d'un tempérament nerveux, d'une forte constitution, avait joui d'une bonne santé, jusqu'à l'époque où, après avoir couché pendant deux années dans un lieu humide, il avait ressenti des douleurs au bras droit, et quelques accès d'oppression, assez éloignés pour ne pas s'en préoccuper beaucoup. Ces accès survenaient ordinairement la nuit; ils étaient de courte durée et ne s'opposaient en aucune manière aux travaux du malade. Cet état se soutint depuis 1833 jusqu'en 1842.

A cette dernière époque, à cause des douleurs qui se faisaient sentir jusque dans les épaules, on avait cru devoir conseiller les eaux sulfureuses. Les douleurs disparurent, mais il survint des attaques d'oppression plus rapprochées, beaucoup plus violentes, et depuis lors jusqu'au moment où je vis M. L..., pendant plus de deux années il ne lui avait pas été possible de se coucher. Il avait passé toutes ses nuits sur une chaise, enveloppé d'un vêtement complet en peaux de mouton garnies de toute leur laine.

Les attaques débutaient ordinairement par des coryzas; peu à peu l'irritation descendait vers les bronches, l'oppression habituelle s'aggravait, la respiration devenait sifflante, et la toux, sèche dans le principe, s'accompagnait à la fin d'une expectoration muqueuse mêlée de beaucoup d'air.

M. L.... arriva à Montpellier dans un des courts intervalles qui séparaient les accès d'oppression. Alors la respiration paraissait assez calme ; cependant la marche un peu hâtée ou sur un plan incliné causait promptement de l'oppression. Non-seulement le coucher en supination était impossible à supporter ; mais si M. L....., assis sur une chaise, venait à incliner le dossier de son siége de manière à se renverser légèrement en arrière, il ne pouvait conserver cette position pendant quelques instants, sans s'exposer à un violent accès d'oppression.

La physionomie du malade exprimait la souffrance ; ses forces étaient sans doute paralysées par l'oppression quand celle-ci se manifestait, mais elles paraissaient en bon état dans les moments de calme.

La sonorité de la poitrine était partout exagérée.

L'auscultation faisait entendre des deux côtés du thorax, sous chaque clavicule, un bruit d'inspiration peu prolongé, difficile à percevoir, et qui finissait par se confondre avec une sorte de bourdonnement continu qui, dans tout le reste de l'étendue de la poitrine et des deux côtés, remplaçait complètement les deux bruits respiratoires. Ce bourdonnement, plus sonore que je ne l'eusse jamais entendu, était très-marqué des deux côtés vers la partie inférieure latérale et un peu antérieure ; mais il se prononçait encore plus fortement à la partie postérieure, vers le milieu de l'étendue de la poitrine ; il semblait s'y produire dans les grosses divisions bronchiques, et se rapprochait du souffle tubaire, en offrant partout plus de sonorité. Il n'y avait nulle part aucune espèce de râle. Les battements du cœur étaient un peu voilés ; le pouls, régulier, peu développé, était à 65 pulsations par minute.

La première séance sous l'appareil médico-pneumatique

de Tabarié eut lieu le 12 mars 1845. La respiration y fut libre, mais il ne survint aucune sensation particulière.

Sous l'influence des premiers bains, une longue inspiration se faisait peu à peu plus facilement, mais la marche ramenait encore bien vite l'oppression. Après le quatrième, le malade trouvait déjà sa poitrine sensiblement dégagée : le bruit qu'elle rendait à la percussion n'était pas encore changé, mais l'auscultation ne faisait plus entendre de bourdonnement continu ; partout le bruit de l'inspiration était rétabli et très-distinct, mais nulle part on n'entendait encore celui de l'expiration. Les battements du cœur semblaient moins éteints ; le pouls, plus développé, souple et régulier, ne battait plus que 54 fois par minute.

Le bruit de l'expiration commençait à se rétablir après la dixième séance, mais seulement dans les parties supérieures des deux poumons, où il était encore très-faible et peu prolongé ; partout ailleurs il manquait tout à fait. Le malade éprouvait une grande disposition à bâiller, et les bâillements étaient faciles à exécuter. Le pouls restait le même pour tous ses caractères.

Après la douzième séance, le malade se rendait compte d'une grande amélioration ; il trouvait sa respiration plus longue, plus forte, plus facile ; il pouvait, sans en éprouver la moindre oppression, rester une heure entière complètement allongé ; et dès le seizième bain, le bruit expiratoire se trouvait rétabli dans toute l'étendue des poumons. Ainsi, sauf un peu plus d'intensité, que le second temps du bruit vésiculaire laissait encore à désirer dans quelques points de la base des deux poumons, la respiration se trouvait ramenée à son état normal. Le pouls, toujours souple et régulier, restait à 50 pulsations par minute.

Une légère atteinte d'oppression survint le 29 mars après le bain, sans cause appréciable, et se prolongea jusqu'au 31.

Le 30, il n'y avait pas eu de séance ; celle du jour suivant ramena un calme complet. Cette fois, dans le moment de l'accès, le malade avait pu s'allonger sans augmenter ses souffrances, tandis qu'autrefois il était toujours obligé de rester non-seulement assis, mais courbé en avant.

Après le dix-septième bain, les choses s'étaient si bien améliorées, la confiance que M. L... prenait dans le rétablissement de sa respiration était si grande, qu'il essaya de se coucher dans son lit, où il dormit paisiblement jusqu'à cinq heures du matin.

De ce moment, M. L... vit chaque jour son rétablissement se confirmer de plus en plus, par le retour de l'acomplissement régulier de toutes les principales fonctions et par l'augmentation rapide de ses forces. Diverses causes qui naguère développaient chez lui de violents accès d'oppression, survinrent pendant les derniers jours du traitement ; leur influence resta tout à fait nulle et ne servit qu'à faire mieux apprécier la réalité de la guérison.

Il eût été difficile de l'obtenir par un autre moyen plus promptement que par l'air comprimé. Il s'était pourtant présenté, dans cette observation, deux causes qui pouvaient bien contribuer à rendre la maladie plus tenace : c'était, d'un côté son ancienneté et son extension à tout le tissu vésiculaire des poumons, de l'autre l'existence d'une affection rhumatismale qui, en se déplaçant des muscles des épaules, semblait s'être fixée sur les poumons et devoir ainsi donner à la maladie, qui les avait déjà envahis, une gravité nouvelle. C'était probablement à cette complication qu'était due la persistance presque complète des attaques, durant les deux années consécutives que M. L.... avait passées sans qu'il lui fût possible de se mettre au lit; et si le transport métastatique de cette affection sur le tissu frappé d'emphysème eût ajouté à cette maladie autant de gravité, de difficulté à guérir qu'elle en donne aux maladies du cœur, combien n'eût-il pas été à craindre que l'air comprimé n'échouât.

Une circonstance remarquable, dans cette observation, est l'arrivée d'une gêne sensible dans la respiration, sans qu'aucune cause apparente l'ait provoquée. J'ai signalé cet accident après le seizième bain, quand déjà la respiration était partout bien rétablie. Il se renouvela plusieurs fois encore pendant la durée du traitement, qui se composa de vingt-six bains, et chaque fois la cause en restait cachée. Ce n'était pas le premier malade chez lequel un effet semblable se manifestait; depuis lors je l'ai retrouvé d'autres fois encore, et chaque fois j'ai pu, comme chez M. L..., remarquer d'importantes différences entre les caractères de l'oppression qui survenait alors et ceux qui se liaient à la gêne de la respiration ressentie par les malades dans les accès qu'ils avaient éprouvés avant leur traitement. Contrairement à ce qui se passait dans ces derniers cas, le mouvement n'augmentait pas d'une manière sensible la dyspnée survenue pendant l'emploi de l'air comprimé; le malade pouvait aussi garder alors une position horizontale, une longue inspiration lui était très-facile, et l'interruption momentanée du bain d'air mettait un terme à cette gêne de la respiration.

Du reste, elle était toujours de courte durée, et ne

laissait jamais à sa suite la plus légère altération dans le bien que l'état physique du poumon avait déjà retiré du bain d'air. Le malade lui-même avait en général conscience de la distance qui séparait ces deux modes d'oppression ; il s'en rendait compte et, le premier, il avait soin de faire observer que ce nouvel état de malaise n'était nullement son ancienne maladie. Je dois, en outre, ajouter que je n'ai jamais constaté cet effet que lorsque le traitement était déjà avancé et la respiration à peu près ou complètement rétablie partout ; à tel point que, pour quelques-uns des malades qui ont offert ce résultat, je n'ai pas eu besoin de faire reprendre l'usage de l'air comprimé, interrompu pour ce motif, et le calme s'est spontanément rétabli.

Je ne suis pas éloigné de penser, d'après toutes ces considérations, que la gêne qui survient alors dans la respiration n'est qu'un peu d'excitation pulmonaire produite par l'emploi trop prolongé ou trop continu du remède. Son action tonique, liée à une oxygénation plus complète du sang, pourrait bien être la cause de cet effet. Un sang plus normal est comme un stimulant nouveau auquel il faut que les organes s'habituent, et l'on comprend que, chez quelques sujets irritables ou doués d'une grande sensibilité, les premiers temps passés sous cette action plus énergique puissent s'accompagner d'une légère surexcitation. Il est naturel que les poumons s'en ressentent les premiers, et c'est surtout chez eux qu'elle peut prendre alors un caractère de gêne, par l'activité même imprimée à leurs fonctions. A l'estomac, elle se traduit par cette augmentation d'appétit qui se fait si souvent remarquer chez nos malades; dans toute l'économie, par le sentiment d'une augmentation des forces générales dont les malades se louent de si bonne heure, et qui contribue tant, chez chacun d'eux, à l'absence des convalescences. Ces retours d'une oppression momentanée ne sont donc tout au plus qu'une légère exagération dans les effets de l'air comprimé, comme on en voit survenir tant de fois à la suite de l'emploi persévérant de tout autre remède tonique. On ne doit pas être surpris qu'elle tombe d'elle-même par le seul abandon de l'air comprimé, et qu'elle se lie, en définitive, à des guérisons complètes et durables, comme l'a été celle de M. L...

OBSERVATION XLIII.

Asthme ; emphysème pulmonaire.

M. T..., teinturier à Marseille, âgé de 50 ans, était depuis sept années atteint d'accès d'asthme fort prolongés d'abord, mais éloignés, et qui en devenant beaucoup plus courts s'étaient aussi tellement rapprochés, qu'il ne se passait pas de semaine sans que M. T... n'eût pendant deux ou trois jours une violente crise.

Je le vis pour la première fois à Marseille, le 28 mai 1844; et pendant l'accès dont alors j'ai été témoin, le malade avait déjà passé la nuit sans pouvoir se coucher. Il était assis, le corps incliné en avant et le front appuyé sur le dossier d'une chaise placée devant lui; sa figure, injectée et d'une teinte violette, exprimait la plus grande anxiété ; ses traits étaient conctractés par la souffrance. La respiration était courte, fréquente, accompagnée de sifflement; l'inspiration ne semblait s'accomplir qu'au prix de grands efforts musculaires; la percussion, partout plus sonore que dans l'état naturel, l'était plus encore à gauche qu'à droite.

Dans le tiers supérieur du poumon droit, l'auscultation faisait entendre un bruit vésiculaire faiblement prononcé et mêlé de râle sibilant; on n'entendait plus que ce dernier, sans aucune trace de bruit respiratoire, dans le reste de l'étendue de cet organe. Dans tout le poumon gauche, on n'entendait aussi que du râle sibilant.

La toux, rare dans ce moment, n'amenait qu'une expectoration mousseuse; l'une et l'autre s'augmentaient ordinairement à la fin des accès, et pendant la durée de ceuxci une compression douloureuse régnait sur tout le pourtour de la base du thorax.

Les battements du cœur étaient voilés; le pouls, petit, régulier, donnait 108 pulsations à la minute.

Dans cet état, le moindre mouvement était pénible; il causait un redoublement d'oppression, et le malade ne pouvait pas même se permettre de faire quelques pas dans sa chambre.

Arrivé à Montpellier le 8 juin, M. T... avait encore de l'oppression et la respiration était sifflante. Sauf la partie supérieure du poumon droit, où le bruit vésiculaire se faisait entendre, on ne constatait dans toute l'étendue des deux cavités thoraciques que du râle sibilant. Le pouls, petit, régulier, était à 96 pulsations par minute.

La première séance sous l'appareil médico-pneumatique se marqua par un peu de pression aux oreilles, bientôt par une élévation sensible de la chaleur générale, plus tard par plus de facilité à respirer, et vers la fin par une sensation de froid.

Dans la soirée qui suivit la seconde séance, tous les signes d'une attaque imminente se manifestèrent, et cependant la nuit se passa sans autre chose que beaucoup d'appréhension de la part du malade et un léger sentiment de gêne dans la respiration.

La troisième séance avait fait cesser le râle sibilant dans toute la poitrine; le bruit vésiculaire s'entendait très-faiblement dans tout le poumon droit; il était tout à fait éteint dans le gauche. La percussion donnait partout un son très-clair; M. T... respirait plus librement qu'il ne l'eût fait depuis longtemps; son pouls, plus libre, plus développé, n'était qu'à 72 pulsations par minute; sa figure était calme, son teint plus naturel.

Le quatrième bain avait encore augmenté la liberté de la respiration et, avec elle, la confiance du malade dans une guérison que le retour déjà prononcé de ses forces lui montrait comme très-prochaine. Son pouls, toujours régulier, devenait plus souple, plus développé, et ne battait plus que 66 fois par minute. Le sommeil était tranquille, la physionomie sereine.

Le jour de la septième séance correspondait au terme de l'intervalle qui séparait ordinairement les accès d'asthme. Il survint le soir un peu de resserrement à la base de la poitrine; cependant le malade put rester toute la nuit dans son lit.

Le lendemain, la respiration était un peu sifflante; on entendait çà et là, des deux côtés de la poitrine, quelques bruits isolés de râle sibilant. Le pouls, resté simple et régulier, assez développé, ne dépassait pas 70 pulsations par minute.

Après le dixième bain, la respiration gagnait en étendue, et le ralentissement de la circulation s'accordait avec ce résultat; le pouls était descendu à 60 pulsations.

Les menaces d'accès se reproduisirent encore après la

douzième séance, mais elles furent plus légères; le malade put se coucher, il passa une nuit très-calme, et le lendemain on n'entendait pas la moindre trace de râle sibilant, tandis que le bruit vésiculaire se percevait dans toute l'étendue des deux poumons.

Le pouls avait conservé son calme, sa souplesse, sa régularité, et restait à 60 pulsations. M. T... se réjouissait de sa respiration libre et facile et de l'augmentation constante de ses forces.

Une vive émotion morale vint causer de l'oppression après la dix-huitième séance; elle fut plus forte que l'atteinte précédente, mais pendant sa durée M. T... pouvait fort aisément faire une longue inspiration. Le lendemain au matin, après une nuit assez tranquille, le calme était rétabli. L'amélioration de la respiration, dont les bruits avaient pris plus de force et d'intensité, s'était encore augmentée après la vingt et unième séance. Dans ce moment le pouls, restant toujours libre et régulier, ne battait plus que 54 fois par minute; il se maintint à ce point jusqu'à la fin du traitement, pour lequel le nombre des bains fut porté jusqu'à vingt-sept. Alors la respiration était parfaitement libre, une longue inspiration s'accomplissait très-facilement; la percussion était moins sonore; l'auscultation ne rencontrait dans toute l'étendue de la poitrine que le bruit vésiculaire; les battements du cœur n'étaient plus voilés; la marche était bien supportée; le décubitus était possible dans tous les sens; et les forces, dans le meilleur état où elles eussent été depuis longtemps, confirmaient le retour d'une bonne santé.

Cependant, le lendemain de la vingt-septième séance, il survint de l'oppression; légère d'abord, elle s'accrut assez sous l'influence d'un orage qui la fit se prolonger durant la nuit. Le lendemain elle avait cessé.

L'état dans lequel était M. T..., quand il vint se soumettre à l'action du bain d'air comprimé, avait résisté pendant bien des années, avec une opiniâtreté désespérante, aux traitements les plus sagement dirigés. On a vu avec quelle facilité l'air comprimé avait au contraire calmé tous les accidents, ou, pour mieux dire, comment, en enlevant, dès les trois ou quatre premières séances, les fâcheuses dispositions physiques des poumons, il avait heureusement modifié leurs fonctions, apporté du calme dans celles du cœur, et mis un terme au retour des accès.

Dans le cours du traitement, quelques atteintes d'oppression légère et de courte durée vinrent un instant troubler le bien-être du malade; mais dans les cas où elles furent le plus vivement prononcées, on a vu qu'elles avaient été provoquées par quelque forte émotion ou par l'arrivée d'un orage. Elles furent, même alors, passagères comme leur cause, et il y avait si loin de leur intensité à ce qu'étaient les anciens accès d'asthme, elles s'en distinguaient si bien par les différences que j'ai déjà signalées à propos de l'observation précédente; il serait du reste si peu raisonnable de penser qu'un traitement capable de guérir, au bout d'un mois, un asthme qui, laissant à peine depuis sept années quelques jours d'intervalle entre ses accès, pût aussi mettre le malade complètement à l'abri d'une oppression passagère, que je ne puis regarder un tel accident comme le plus faible argument contre la réalité de la guérison obtenue par l'air comprimé.

Les cas du genre de celui que je viens de rapporter

rentrent d'ailleurs dans la classe de ceux où j'ai fait observer que la rupture des cloisons d'un certain nombre de vésicules pulmonaires pouvait avoir donné lieu à la formation de petites cavités bien capables de favoriser l'action de causes éventuelles d'oppression, quand elles-mêmes ne sont pas suffisantes pour la rendre permanente. Rien qu'à voir avec quelle force, durant les accès de dyspnée, la colonne d'air se précipitait dans les poumons, sous l'action convulsive des muscles chargés de l'agrandissement de la cavité thoracique, on n'aurait pas eu de peine à comprendre que cette rupture des parois vésiculaires était à peu près inévitable chez un sujet malade depuis si longtemps. Au reste, avec ou sans cette disposition physique irrémédiable, quand, après des accès aussi graves que ceux de M. T..., l'action d'une cause accidentelle extérieure se borne à reproduire dans la respiration une gêne légère et momentanée, qui n'est en rien comparable à celle d'autrefois, il y a dans ce fait lui-même une preuve de guérison réelle.

OBSERVATION XLIV.

Asthme ; emphysème pulmonaire.

M. M..., âgé de 35 ans, d'une bonne constitution, d'un tempérament bilioso-nerveux, avait été, dès son enfance, sujet à de fréquents coryzas. Vers l'âge de 25 ans, il avait éprouvé un catarrhe pulmonaire très-intense ; depuis lors, il avait séjourné pendant plusieurs années à l'île Bourbon, où il avait été atteint d'une dysenterie très-grave et qui se prolongea très-longtemps. De retour à Marseille en 1841, M. M... y fut pris d'une bronchite aiguë, et c'est de là que dataient ses premières atteintes d'oppression, qui chaque année étaient devenues de plus en plus fréquentes , plus courtes, plus violentes , et se montraient sans cause appréciable. M. M…, exempt d'affection diathésique , avait eu quelques rares et légères atteintes de flux hémorrhoïdal.

Dans ses accès d'asthme, M. M… ne pouvait rester au lit. Sa respiration était courte, précipitée, très-bruyante ; il éprouvait une compression générale à la base de la poitrine ; la toux était fréquente, et bientôt elle amenait une expectoration abondante de mucosités mêlées de beaucoup d'air ; la marche était très-pénible, par l'augmentation qu'elle apportait à la gêne de la respiration.

Quand M. M… vint à Montpellier, il se trouvait dans un moment de calme ; cependant sa respiration était courte et fréquente ; son pouls, régulier, assez développé et fréquent, donnait 96 pulsations par minute après une marche peu prolongée.

La percussion, normale à gauche dans ses résultats, était à droite plus sonore que dans l'état sain.

Dans le poumon gauche, le bruit vésiculaire s'entendait très-bien partout, seulement il était un peu faible à la base de l'organe. A droite, on l'entendait dans le tiers supérieur du poumon, où cependant le bruit d'expiration était inappréciable ; dans tout le reste de l'organe, les bruits respiratoires étaient complètement éteints. Nulle part on n'entendait de râle.

Le cœur n'offrait aucun bruit pathologique. Les voies digestives étaient en bon état. Le faciès du malade était bon, il n'offrait pas d'injection sensible.

La première séance sous l'appareil de Tabarié eut lieu le 10 octobre 1842. Elle fut marquée par un peu d'augmentation de la chaleur générale, une grande liberté de la respiration, un sommeil prolongé et beaucoup de calme après le bain d'air.

La nuit suivante fut aussi tranquille, et le sommeil se prolongea fort avant dans la matinée, sans causer l'oppression qu'il déterminait toujours dans ces cas. Au réveil du malade, la toux amena une expectoration mousseuse, et laissa à sa suite une grande liberté dans la respiration ; le pouls, souple et régulier, était à 66 pulsations par minute.

Après la seconde séance, M. M... partit immédiatement pour Cette, assista à un grand dîner sans se ménager pour rien, se mit à chanter en se promenant dans la campagne, sans ressentir de l'oppression, comme il en venait sous de telles influences.

Malgré ces écarts de régime, l'action de l'air comprimé s'établit de plus en plus à chaque séance. La troisième avait déjà modifié la circulation au point de réduire le pouls à 54 pulsations par minute. Cet effet était sans doute la conséquence du changement opéré dans la respiration elle-même, car sous ce rapport M. M... se rendait déjà compte d'une grande amélioration qui lui permettait de dormir dans une position horizontale et même sur le côté gauche. L'expectoration, si abondante autrefois dans l'intervalle des accès, était tout à fait nulle.

Après la cinquième séance, les résultats de la percussion restaient les mêmes ; les bruits respiratoires étaient plus prononcés à gauche. A droite, en haut, l'expiration se faisait entendre plus fortement, et le bruit vésiculaire s'était rétabli dans la région latérale et inférieure.

Dans la nuit du 16 au 17 octobre, M. M... fut réveillé par l'oppression. C'était la première fois que cela arrivait depuis le commencement de son traitement ; jamais à Marseille il ne passait ainsi dans le repos un temps aussi long. La respiration devint sifflante, mais au bout d'une heure survint une expectoration abondante qui termina la crise, et M. M... put encore passer quelques heures au lit en dormant tranquillement ; autrefois il eût été obligé de rester levé.

Les bruits respiratoires avaient repris toute leur intensité naturelle dans le côté gauche de la poitrine, après le neuvième bain, et le souffle pulmonaire se faisait entendre faiblement dans quelques points de la région antérieure et inférieure du poumon droit.

Enfin, après le onzième bain, le bruit respiratoire, tout à fait rétabli à l'état naturel dans ce dernier poumon, offrait dès-lors la preuve évidente de la guérison complète de l'emphysème.

Le nombre des bains d'air comprimé fut porté jusqu'à dix-huit. Malgré les signes que j'ai indiqués du rétablissement complet du tissu pulmonaire dans son état naturel, il survint encore pendant le traitement deux accès d'oppression. Tantôt on l'attribua à un repas copieux pris le soir, tantôt à la fumée de la pipe ou du cigare, dont M. M... avait abusé. Mais voici ce qu'il y eut de remarquable : les accès furent toujours très-courts ; ils exercèrent très-peu d'influence sur l'état des poumons, car une fois passés, c'est-à-dire au bout d'une ou deux heures, le décubitus devenait possible dans une position horizontale. Ils différèrent surtout des anciennes crises par la facilité d'accomplir une longue inspiration et par la constance du pouls qui, devenu plus libre, plus développé et réduit à 64 pulsations par minute, conserva tous ces caractères, malgré les retours passagers d'une dyspnée parfois assez grave.

Je n'ai plus eu de nouvelles de M. M....., qui devait bientôt quitter la France. Mais l'amélioration qu'il avait ressentie de l'emploi de l'air comprimé ne saurait être douteuse, et comme elle s'était établie d'une manière très-rapide, malgré l'ancienneté du mal, comme sa marche progressive n'avait jamais été enrayée par le retour des accès que des imprudences ne cessaient de provoquer, je ne doute point que si M. M... eût mieux écouté les conseils de la prudence, et qu'il eût, en suivant un meilleur régime, prolongé davantage l'usage du bain d'air comprimé, il n'eût obtenu une guérison absolue. Au reste, cette même rapidité avec laquelle les effets de l'air comprimé s'étaient manifestés, leur résistance aux causes qui pouvaient les ébranler, me portaient à croire que, chez M. M..., il n'y avait ni déchirure du tissu vésiculaire, ni emphysème interlobulaire ; et si cette supposition était vraie, il se pourrait bien que, sous la prolongation des bons effets produits par les bains qu'il avait pris, sous l'influence de ses fonctions améliorées, il eût vu ses attaques d'asthme s'éloigner de plus en plus. Comme je l'ai déjà dit, j'ai plusieurs fois obtenu un succès semblable.

OBSERVATION XLV.

Asthme ; emphysème des deux poumons.

M. de L..., âgé de 28 ans, d'un tempérament nerveux, issu d'un père goutteux, était atteint depuis l'âge de 15 ans d'un asthme contre lequel tous les traitements employés avaient été inutiles. Les accès en étaient venus à ce point d'intensité et de durée que M. de L... restait quelquefois jusqu'à quarante jours sans se déshabiller, à cause de l'impossibilité où il était de rester au lit; aussi, découragé au-delà de toute expression par les fréquentes attaques auxquelles il ne pouvait se soustraire, par les longues et cruelles angoisses qu'il avait à souffrir, ce malade m'écrivait quelques jours avant de se rendre à Montpellier pour essayer l'emploi de l'air comprimé: « Une idée incessante me dit que j'ai déjà un pied dans la tombe, et de ne plus m'occuper de l'avenir, car l'avenir n'est plus à moi. »

M. de L... arriva à Montpellier le 16 janvier 1841. Parti de chez lui dans un moment où il était assez tranquille, il souffrit du froid au pied pendant la route, et cela suffit pour décider une attaque d'asthme.

Le 17 janvier, je trouvai le malade dans l'état suivant:

Toute la nuit s'était passée sans que M. de L... pût se déshabiller; en essayant de s'allonger un instant sur un sopha, il avait provoqué un violent redoublement d'oppression. Je le trouvai assis, ayant devant lui une chaise sur le dossier de laquelle il s'appuyait, s'inclinant en avant afin de respirer avec plus de liberté; il faisait, par intervalles assez rapprochés, allumer devant lui un feu de sarments, dont la flamme élevée et très-vacillante et la vive chaleur semblaient lui procurer un soulagement passager.

L'amaigrissement était très-considérable; l'aspect du visage indiquait d'anciennes et vives souffrances; les pommettes, saillantes et vivement colorées, se détachaient sur un teint pâle.

La percussion donnait dans toute l'étendue de la poitrine un son très-remarquable par son extrême clarté, même en tenant compte de l'excessif amaigrissement des parois thoraciques.

Pendant la respiration, l'air arrivait dans la poitrine par une inspiration courte, rapide, accomplie par un abaissement presque convulsif du diaphragme, les parois thoraciques restant presque immobiles. L'expiration était plus prolongée, et l'un et l'autre de ces deux temps de la respiration s'accompagnaient d'un sifflement aigu et comme plaintif.

L'oreille appliquée sur la poitrine entendait dans tous ses points un râle sibilant plus grave dans le poumon gauche, et qui, dans le droit, à la fin de chaque inspiration, se terminait par une sorte de piaulement aigu, détaché, ne manquant jamais. On n'entendait nulle part le moindre indice du bruit vésiculaire ou d'expansion pulmonaire.

La main posée sur la région du cœur sentait à peine les battements de cet organe; examinés avec le stéthoscope, ils étaient dans les cavités droite et gauche complètement éteints, n'offrant qu'un bruit sourd sans impulsion sensible, et qu'on n'entendait plus dès qu'on s'éloignait de la région cardiaque.

Le pouls était peu développé, contracté, régulier; il donnait 106 pulsations par minute, et le malade assurait qu'habituellement, dans l'état de calme, il s'élevait de 92 à 95.

Une toux assez fréquente amenait pour toute expectoration une petite quantité de salive écumeuse, blanchie par l'air qu'elle renfermait et difficile à détacher; mais, vers la fin des crises, il survenait une expectoration abondante de matière glaireuse, transparente et très-visqueuse.

Comme dans toutes les crises auxquelles le malade était sujet, le moindre mouvement devenait la cause d'une augmentation d'oppression.

Malgré cet état si angoissé, l'appétit se soutenait et toutes les autres fonctions étaient assez régulières; aussi, quelque fréquents que fussent devenus les accès, dans les moments de calme et après quelques jours de repos, la faiblesse du malade était moindre qu'on ne l'eût supposé. Il ne faudrait pourtant pas en conclure que les forces générales fussent en bon état.

Le 18 janvier, M. de L..... fut conduit en voiture à l'établissement de Tabarié, et, au moment où il se plaçait sous l'appareil, après quelques instants de repos, son oppression étant un peu moindre que la veille, son pouls restait le même et donnait encore 106 pulsations par minute.

Une particularité assez remarquable dans les faits antécédents de la maladie de M. de L..., me fit apporter plus de circonspection que jamais dans l'élévation de la pression.

Dans plusieurs circonstances qu'il assurait avoir notées avec beaucoup d'attention, M. de L..., qui étudiait avec une grande finesse d'observation tout ce qui constituait son état et tout ce qui exerçait quelque influence sur lui, s'était aperçu que, partant de la petite ville qu'il habitait dans les hautes Cévennes, au milieu d'un accès assez prononcé d'oppression, celle-ci avait cessé à mesure qu'il arrivait dans des localités plus élevées. C'est ainsi qu'une fois entre autres, ne pouvant mettre fin à une de ces attaques qui désolaient sa famille et le mettaient lui-même dans le plus triste découragement, M. de L..., épuisé de fatigue après un mois de souffrance et ne pouvant se traîner qu'en augmentant une oppression que rien n'avait réussi à calmer, se fit porter sur la montagne de l'Espérou, élevée de 1 700 mètres au-dessus du niveau de la mer. A mesure qu'il s'élevait, l'oppression se calmait ; elle s'était dissipée à son arrivée au lieu, où il passa un mois en bonne santé, et se rétablit.

D'un autre côté, bien des fois M. de L..., partant des Cévennes dans un état de calme pour venir à Montpellier, s'y trouvait pris, en arrivant, d'un violent accès d'oppression.

Sans doute, quelque cause autre que la différence du poids de l'atmosphère dans ces diverses localités, pouvait produire ces résultats assez bizarres dans l'ordre d'idées qui nous occupe ici. La fraîcheur de l'air, sa pureté, son mélange avec des émanations de nature diverse, pouvaient en rendre compte ; telle fut du moins ma pensée, et je ne crus pas, malgré cette contre-indication apparente, devoir renoncer pour M. de L... à un moyen qui nous restait seul à essayer. Elle aurait eu moins de poids à mes yeux si, par exemple, j'eusse vu seulement l'oppression s'effacer sous une diminution de la pression atmosphérique et sous l'action d'un air plus frais et plus pur, ou même si elle eût seulement augmenté sous une atmosphère plus dense et chargée de principes qui pouvaient être peu en harmonie avec le mode de sensibilité du malade.

Mais ici les deux circonstances étaient réunies : l'une ne pouvait que corroborer l'autre ; et par conséquent, en me décidant, malgré la contre-indication qui semblait en découler, à essayer du bain d'air comprimé, je devais y apporter et beaucoup de surveillance et beaucoup de ménagement.

Je ne quittai pas M. de L... pendant son premier bain, et la pression, poussée très-lentement, n'arriva à trente centimètres qu'au bout de trois quarts d'heure. On la maintint peu de temps à ce degré, de façon à ne revenir à la pression ordinaire que par un abaissement très-lent. Cette première séance produisit une légère pression sur les membranes du tympan ; mais déjà, pendant la durée du bain, la respiration était devenue plus libre, le malade se sentait soulagé.

Il nous disait que sous l'appareil il n'entendait plus le sifflement que sa respiration produisait encore d'une manière très-marquée au commencement du bain ; et quand la pression fut égale à celle de l'atmosphère, je trouvai le pouls plus souple, très-régulier, ne battant que 72 fois par minute. M. de L... ressentait une sorte d'anéantissement ; sa respiration reprit vite le caractère qu'elle avait le matin ; mais, quoique la toux tendît à s'augmenter, le malade put se mettre au lit. Il y passa toute la nuit, et son sommeil se prolongea assez avant dans la matinée.

Le 19 au matin, je trouvai M. de L... encore couché et dans une position assez naturelle ; il paraissait beaucoup moins angoissé ; sa respiration était plus libre, plus longue ; sa figure plus calme et plus naturelle ; le pouls était remonté à 78 pulsations par minute, mais plus libre et toujours régulier.

A la seconde séance, qui eut lieu ce jour-là, on ne porta la pression qu'à vingt centimètres, afin d'éviter une aussi grande dépression du pouls et le sentiment pénible d'affaissement qui l'avait accompagnée. Il en résulta, pen-

dant la durée du bain d'air, le même calme, la même amélioration de la respiration, et le pouls descendit à 62 pulsations.

Cette fois l'amélioration, accompagnée d'un moindre
sentiment d'accablement, fut de plus longue durée, et
pendant le sommeil de la nuit, que le malade passa tout
entière dans son lit, il était si calme, sa respiration si libre,
qu'on ne l'entendait plus, même en se plaçant très-près
de lui.

Le 20, la figure n'était plus angoissée ; le teint était
beaucoup plus pâle, et ce qu'il y avait naguère de forcé, de
presque convulsif dans les mouvements du thorax pendant
l'inspiration, avait à peu près entièrement cessé.

Dans le côté droit, en arrière, les bruits d'inspiration et
d'expiration étaient distincts et s'accompagnaient d'un peu
de râle sibilant. En avant, le bruit d'expansion pulmonaire
était nul ; mais au moment correspondant à l'inspiration,
on percevait un peu de râle sous-crépitant très-profond.
A gauche, en arrière, les bruits respiratoires s'entendaient,
mais moins distinctement qu'à droite, et accompagnés de
râle sibilant que l'on retrouvait encore seul en avant.

Les battements du cœur étaient toujours aussi voilés,
et le pouls, quoique plus développé et plus libre, était
remonté à 84 pulsations par minute.

L'état général était plus calme ; c'était l'état habituel
des intervalles qui séparaient les accès.

Le troisième bain, en produisant les mêmes sensations
que le premier, fit tomber le pouls de 82 pulsations, où il
était au début de la séance, à 51 par minute seulement,
nombre qui, crainte d'erreur, fut constaté plusieurs fois
de suite. Malgré cet abaissement, la fatigue était nulle ;

la nuit fut tranquille, et la toux commença à entraîner un peu d'expectoration muqueuse.

Le lendemain, le malade respirait en toute liberté, et trouvait ses forces si remontées, qu'il refusa la voiture qui devait le conduire à l'établissement, où il se rendit à pied. Il y arriva avec très-peu de gêne dans la respiration, et son pouls ne battait plus alors que 76 fois par minute.

L'effet de ce quatrième bain fut aussi favorable que celui des premiers; le moral même du malade s'en ressentit, par suite de la grande amélioration qu'il éprouvait dans son état.

Cependant le lendemain, 22 janvier, tandis que M. de L... se rendait à pied à la séance par un vent impétueux et froid, sa respiration devint tout à coup gênée et sifflante. Le pouls s'était élevé à 110, il était serré.

La pression, comme dans les trois derniers bains, ne fut portée qu'à vingt centimètres, et le calme qui en résulta fut si grand, que le malade avait la conviction d'avoir ainsi évité une crise qui, sans l'action de l'air comprimé, n'aurait pas manqué d'éclater.

Les choses se soutinrent dans cet état d'amélioration progressive jusqu'au douzième bain, sans que la poitrine fût de nouveau examinée en détail. Après cette séance, le professeur Dubrueil, qui avait désiré suivre, dans ce cas, la marche de la maladie soumise aux effets de l'air comprimé, constata l'état suivant :

Le pouls, plus développé, régulier, ne donnait que 52 pulsations par minute; la poitrine était encore sonore partout. La respiration s'entendait parfaitement naturelle, à droite, en arrière et en avant, dans les deux tiers supérieurs du poumon; elle était manifeste, mais moins forte, dans le tiers inférieur.

A gauche, il n'y avait plus de râle d'aucune espèce. L'expansion vésiculaire s'entendait bien sous la clavicule dans le tiers supérieur du poumon; dans tout le reste, en avant, elle était remplacée par un bruit semblable à un faible bourdonnement; en arrière, le bruit respiratoire était naturel.

Les battements du cœur étaient plus sensibles à la main et plus perceptibles à l'oreille que lors du premier examen. M. de L... sentait dans toute sa poitrine plus de liberté que jamais; sa figure, bien meilleure, paraissait déjà moins amaigrie.

Pendant une interruption que la mauvaise saison avait forcé de mettre entre la quinzième et la seizième séance, M. de L... s'était enrhumé et sa voix était devenue très-rauque ; cependant il n'en résulta aucune attaque d'asthme, ce qui n'aurait pas eu lieu autrefois.

Après la dix-neuvième séance, M. de L... observait lui-même que son inspiration, autrefois plus courte que le temps qui la suit, se prolongeait maintenant bien davantage, s'accomplissait avec une grande facilité, et égalait presque en étendue le temps de l'expiration. A cette époque le pouls, devenu libre et plus développé, n'était ordinairement le matin qu'à 45 pulsations par minute, et M. de L... avait fort bien remarqué que cette grande lenteur du pouls correspondait d'une manière évidente à un plus grand développement du mouvement inspiratoire.

Après la vingt-troisième séance, la poitrine était partout sonore à la percussion; la respiration s'entendait très-bien dans toute l'étendue des deux cavités du thorax; l'emphysème pulmonaire était donc complètement dissipé, et après avoir pris jusqu'à vingt-sept bains d'air comprimé, M. de L.., entièrement débarrassé de son oppression, capable de supporter la fatigue, bravant impunément bien des causes, naguère infaillibles, d'un accès d'oppression, et sentant ses forces accrues à un point où il ne les avait jamais vues depuis longtemps, quitta Montpellier en parfait état de santé.

Après avoir passé une année à s'occuper d'une manière très-active de travaux agricoles et industriels, M. de L... n'avait eu, au milieu des causes les plus fréquentes des anciens accès de son mal, que deux ou trois menaces d'oppression qui ne se réalisèrent jamais, tandis qu'autrefois elles n'eussent pas manqué de se terminer par un long et violent accès d'asthme. Il revint à Montpellier en janvier 1842, pour prendre de nouveau quelques bains d'air comprimé, en retira cette fois encore de bons effets, et pendant fort longtemps sa santé se maintint très-bonne. Quelques années après, M. de L... ressentit quelques légers accès d'oppression, cependant cela ne l'empêcha point de continuer sa vie active et de se marier. Avec quelques précautions, il continua d'éviter les rares accès de dyspnée qui venaient le menacer, et si parfois ils se réalisaient, ils n'approchaient des anciens, ni par leur fréquence, ni par leur durée, ni par leur intensité.

Deux circonstances remarquables dominent particulièrement cette observation, que j'ai rapportée avec d'assez longs détails à cause de la gravité du mal dont les poumons étaient le siége.

L'une d'elles est l'action rapide de l'air comprimé sur la dilatation permanente des vésicules pulmonaires.

En effet, depuis longues années, M. de L... était atteint d'un emphysème qui avait envahi la totalité des deux poumons et qui, s'il fallait en juger par la longueur des accès, par l'extrême violence des efforts opérés pendant leur plus grande intensité, pour amener l'air dans les vésicules aériennes, avait pu se compliquer de la déchirure d'un certain nombre de leurs cloisons délicates. Il suffit cependant d'une première séance pour faire sentir au malade, pendant sa durée, un changement très-notable dans la manière dont sa respiration s'opérait. Ce changement, cette amélioration ne furent pas, il est vrai, de longue durée; ils s'éteignirent, quand la pression à laquelle M. de L... se trouvait soumis vint à cesser. Mais le second bain, quoique affaibli dans son action, puisqu'on avait réduit la pression à vingt centimètres au-dessus de celle de l'atmosphère, produisit dans l'état physique des poumons des changements qui, le lendemain, manifestaient encore leur existence définitive par les signes incontestables que réunissait l'observation et que confirmaient les sensations du malade.

On a vu, par les détails de l'observation, qu'il avait suffi de douze séances pour dissiper dans toute l'étendue des deux poumons les dernières traces de l'emphysème, et pour faire ainsi disparaître une manière d'être hors de nature qui existait depuis quinze années. Au calme absolu qui régnait alors dans la respiration de M. de L...; à la facilité avec laquelle il supportait, sans qu'il en résultât de crise nouvelle, l'influence des anciennes causes de ses plus violents accès; à l'absence complète de ceux-ci pendant l'année qui suivit l'emploi de l'air comprimé, sans qu'on eût de nouveau recours à lui, et pendant laquelle

M. de L... s'était livré sans ménagements à une vie d'action et de fatigue, il me paraît qu'on peut admettre que la guérison avait été aussi complète que possible.

Si l'on croyait pouvoir en contester la réalité, à cause des quelques atteintes qui, plusieurs années après le traitement, survinrent sans éloigner M. de L... de ses affaires et du mariage, il faudrait ne pas oublier qu'il existe dans sa famille une diathèse goutteuse, et se demander si elle ne pouvait pas causer ou entretenir chez lui cette fâcheuse disposition des voies aériennes, bien qu'elle ne se soit manifestée d'aucune autre façon. D'ailleurs, un mode de traitement, quel qu'il soit, quelque succès qui le suive, mettra-t-il jamais un malade guéri à l'abri de contracter de nouvelles bronchites, quand on sait avec quelle facilité ces affections se reproduisent chez les sujets qui en ont été déjà frappés, et tout ce que peut ajouter à cette disposition la faiblesse laissée sur les organes par une maladie grave, qui n'a pas eu moins de quinze années de durée, et qui se combine avec une affection diathésique des plus rebelles ?

J'ai dit plus haut qu'un second fait rendait remarquable l'observation que je viens de citer : c'est ce qui se rapporte à l'influence ressentie par les organes de la circulation.

Dès le premier bain, le nombre de pulsations que le pouls donnait par minute se réduisit de 106 à 72; il diminua de 34, presque du tiers. Chez un malade où l'embarras de la circulation ne reconnaissait d'autre cause que la gêne de la circulation et ne se liait à aucune lésion matérielle du cœur, on devait bien s'attendre à voir la modification du rhythme circulatoire suivre celle de l'action pulmonaire. Cette succession fut en effet incontestable chez M. de L...

Mais si l'on fait attention à la manière dont ces résultats s'étaient manifestés, on reconnaîtra que la respiration était à peine rétablie dans son état naturel; que, dans quelques parties du tissu pulmonaire, le bruit vésiculaire n'indiquait pas encore une expansion libre et complète, quand le pouls descendit à 54 et même à 45 pulsations par minute. Cette modification si profonde de la circulation, son abaissement si marqué au-dessous de son rhythme naturel, ne pouvaient donc être la conséquence d'une simple amélioration dans l'accomplissement des fonctions pulmonaires, et sans doute c'est ici le cas d'invoquer l'effet obtenu, comme une preuve irrécusable de l'influence directe que l'air comprimé peut exercer sur le cœur.

Que sous l'appareil, grâce à la densité de l'air qu'on y respire, une absorption de ce fluide, plus considérable qu'elle ne le serait sous la pression ordinaire de l'atmosphère, puisse, en donnant aux phénomènes de l'hématose une satisfaction plus rapide et plus ample, amener dans la circulation du sang plus de lenteur que ne saurait le faire encore la faible amélioration obtenue dans l'état physique des poumons, on peut le concevoir. Mais que ce ralentissement se soutienne hors de l'appareil, sous l'influence d'une pression atmosphérique ordinaire; qu'il s'y maintienne même longtemps après la cessation des bains, les poumons étant revenus à leur état naturel, c'est ce qui me paraît inexplicable, si l'on n'admet pas une action spéciale de l'air comprimé sur le cœur.

Au reste, ce qui dénote mieux encore cette action, c'est que ces modifications se rencontrent chez des sujets dont la fréquence du pouls ne se rattache nullement à une affection des poumons. Je l'ai observée chez une dame qui devait à une affection rhumatismale de violentes palpitations, et chez laquelle le pouls, donnant dans l'état de calme 90 pulsations par minute, fut réduit à 60 dès la première séance, et se trouva bientôt ramené d'une manière définitive à son état naturel.

S'il est encore nécessaire que des faits plus nombreux viennent appuyer ceux qui me semblent démontrer l'action sédative directe de l'air comprimé sur le cœur, et nous aider, en tenant compte des considérations que j'ai déjà exposées, à préciser celles des maladies de cet organe où l'emploi du bain d'air comprimé peut être utilement employé, il est du moins permis de tirer des faits que nous connaissons, cette remarque bien importante: que, pendant l'emploi du bain d'air comprimé, les battements du cœur sont tellement réduits dans leur nombre, tellement ralentis dans la rapidité habituelle de leur succession, qu'il en résulte pour cet organe un repos incontestable. Cela suffit pour faire pressentir de quel avantage peut être l'emploi de ce moyen dans le traitement de certaines maladies du cœur, et pour provoquer à ce sujet d'attentives et prudentes recherches.

OBSERVATION XLVI.

Asthme; emphysème pulmonaire.

M. S..., âgé de 38 ans, d'un tempérament bilioso-sanguin, issu d'un père asthmatique, eut à l'âge de six mois une pneumonie grave, et dans son enfance différentes éruptions dartreuses qui nécessitèrent l'emploi de bains d'eau de Barèges factice. A 13 ou 14 ans survinrent les premières atteintes d'asthme; depuis, elles ont toujours été en se rapprochant davantage.

Les changements de temps, l'humidité, le refroidissement du corps, les provoquaient aisément. L'accès, qui débutait d'ordinaire au milieu de la nuit, se faisait quelquefois pressentir dès la veille par un malaise général; il atteignait constamment un haut degré d'intensité. La figure s'injectait d'un rouge livide, la respiration était sifflante, l'inspiration très-courte, l'expiration prolongée; le moindre mouvement portait au plus haut degré l'oppression angoissante qui condamnait le malade à une immobilité presque absolue; la toux, toujours très-fatigante, n'amenait d'abord que des crachats glaireux, mêlés de beaucoup d'air, et qui plus tard étaient formés d'une matière mucoso-purulente.

Arrivé à Montpellier le 23 janvier 1857, M. S... offrait l'état suivant :

Figure injectée, d'une teinte violacée, exprimant un état de souffrance habituelle.

La poitrine était très-bombée des deux côtés, depuis la clavicule jusqu'à la naissance du sein. L'immobilité de ses parois pendant l'acte respiratoire contrastait avec le soulèvement de la région épigastrique. Des deux côtés et dans tous les points, la percussion donnait une forte résonnance tympanique. Dans le lobe supérieur du poumon droit, l'auscultation constatait, au lieu des deux bruits de la respiration, un murmure continu si faible que j'avais de la peine à l'entendre. Dans tout le reste de l'étendue de cet organe et dans tout le poumon gauche, les bruits vésiculaires étaient entièrement éteints. On entendait çà et là quelques traits de râle sibilant.

En ce moment la toux était peu fréquente, elle amenait une expectoration mousseuse.

Les battements du cœur étaient très-voilés; le pouls, régulier mais peu développé, donnait de 72 à 78 pulsations par minute.

La marche, pour peu qu'elle fût rapide ou ascendante, causait promptement beaucoup d'oppression. Les fonctions digestives étaient en bon état, l'embonpoint assez conservé.

24 janvier 1857. Premier bain d'air comprimé.

Après le cinquième bain, un effet très-remarquable se prononçait déjà. Les parois du thorax se soulevaient sensiblement par l'inspiration. M. S... se trouvait bien moins oppressé, et le pouls, examiné avant le lever du malade, ne donnait que 54 pulsations par minute.

Ce mieux ne fut pas de longue durée; un accès d'asthme survint dans la nuit du 4 au 5 février, et fut sans doute causé par la chute d'une neige abondante et d'une pluie très-froide qui lui succéda. Quoique l'accès, qui se prolongea pendant cinq jours, ne fût pas aussi violent que d'ordinaire, il détruisit les effets déjà obtenus; l'oppression avait repris son intensité habituelle, le pouls était remonté à 84 ou 90 pulsations par minute; il était petit et serré.

Les bains, repris le 9 février et continués jusqu'au 18, sous l'influence d'un temps très-humide, produisirent peu d'effet; un nouvel accès survint le 20 février, et ne dura que trois jours. Le 25, après vingt et un bains, je n'observai d'autre changement dans la poitrine que l'extinction des râles sibilants. Le silence des bruits respiratoires était le même qu'au début du traitement; les parois du thorax conservaient cependant un peu de la mobilité qu'elles avaient d'abord retrouvée.

Enfin, après vingt-quatre bains, une amélioration notable semblait établie. Les parois du thorax se soulevaient plus manifestement que jamais; les bruits vésiculaires, faibles mais distincts, s'entendaient dans tout le poumon gauche. Il en était de même dans le droit, sauf à sa partie inférieure et antérieure, où le silence était encore complet. Avant le lever du malade, le pouls, régulier, assez développé, ne donnait que 48 pulsations par minute.

Cette amélioration semblait s'accroître, malgré quelques écarts de régime, lorsque le 18 mars, après trente-huit bains, une violente attaque d'asthme se manifesta. Le temps était devenu très-humide, l'hygromètre de Saussure s'était rapidement élevé de quatre degrés. Cette circonstance fut-elle la cause de ce court accès, qui dura pendant trois jours, mais après lequel le bien obtenu s'était perdu en partie, puisque les bruits respiratoires ne s'entendaient plus que très-faiblement dans toute la poitrine? Cela est probable. Quoi qu'il en soit, M. S.., arrivé au terme le plus prolongé de son congé, fut forcé de retourner à son poste.

Dans cette observation, l'une de celles où l'insuccès de l'air comprimé a été le plus complet, et que j'ai rapprochée à dessein de celle de M. de L..., à cause d'une même ancienneté, d'une même étendue du mal, peut-on cependant méconnaître l'action du moyen qui nous occupe? Nous étions lentement arrivé à une amélioration réelle; mais ce travail de guérison avait été traversé dans sa marche par des menaces d'accès ou par des accès véritables qu'un rien semblait provoquer. Il était d'ailleurs si peu profondément établi, qu'il suffit d'une attaque d'asthme de trois jours de durée, pour enlever au tissu pulmonaire toute la liberté d'action qu'il avait retrouvée. A quoi cela peut-il être rapporté ? Une disposition héréditaire, l'ancienneté de la maladie qui remontait à l'âge de 13 ou 14 ans, ne sauraient être étrangères à la résistance du mal; mais l'affection diathésique qui, dès l'enfance de M. S..., avait fait recourir à l'usage des bains sulfureux, ne peut-elle pas à son tour avoir apporté de sérieux obstacles à la guérison ? Tabarié avait constaté de bonne heure que l'existence d'une infection syphilitique nuisait à l'action de l'air comprimé, au point de la rendre nulle si on ne la faisait pas précéder d'un traitement propre à écarter cette fâcheuse complication. N'en serait-il pas de même pour l'affection dartreuse, et dans la maladie de M. S... l'air comprimé eût-il mieux réussi après l'emploi d'un traitement anti-herpétique ? Tout porte à le croire; et malgré la guérison obtenue chez M. de L..., nonobstant l'existence dans sa famille d'une diathèse goutteuse, dans un cas semblable à celui de M. S.... je n'hésiterai pas désormais à déclarer indispensable une semblable précaution.

OBSERVATION XLVII.

Asthme catarrhal; emphysème vésiculaire des poumons.

Mlle C. P..., institutrice privée, âgée de 24 ans, d'un tempérament lymphatique nerveux, d'une faible constitution, régulièrement menstruée, était depuis fort longtemps très-sujette à s'enrhumer. Il y avait sept ans qu'un premier accès d'asthme s'était manifesté pendant un voyage en Allemagne. Depuis lors, les rhumes, devenus plus fréquents, débutaient ordinairement par un coryza, et se terminaient presque toujours par un accès d'asthme, de telle sorte que ceux-ci n'étaient plus séparés que par des intervalles dont la durée variait de quinze jours à trois mois. Pendant les accès, qui se prolongeaient de sept à huit jours, le décubitus sur le dos ou sur les côtés était impossible; une oppression extrême obligeait la malade à rester assise, le corps penché en avant; la respiration était difficile, sifflante; la toux était suivie d'une expectoration d'abord rare, glaireuse, mêlée de beaucoup d'air, plus tard mucoso-purulente, ayant dans quelques circonstances offert une certaine quantité de sang.

La fièvre se joignait souvent à cet état. La toux et l'expectoration cessaient dans l'intervalle des accès.

7 octobre 1857. Voussure générale du thorax, principalement au-dessus du sein gauche. Le soulèvement de ses parois par l'inspiration était partout presque insensible, surtout à gauche.

Les parois amaigries de la poitrine donnaient partout, à la percussion, une résonnance tympanique plus prononcée que ne le comportait la maigreur de la malade.

Dans le lobe supérieur du poumon gauche, l'inspiration était à peine perceptible; l'expiration était remplacée par un silence complet. L'une et l'autre ne s'entendaient plus dans les deux tiers inférieurs des deux poumons, en avant et par côté; elles étaient encore très-faiblement perçues dans le lobe supérieur du poumon droit et en arrière dans les deux poumons. Point de toux, point d'expectoration, point de râles.

Le cœur n'offrait rien de particulier. Le pouls, régulier, assez développé, donnait 75 pulsations par minute.

Mlle P... ne pouvait accomplir une longue inspiration; la marche, l'action de monter un escalier, la lecture à

haute voix, lui causaient promptement de l'oppression.
Dans l'état de repos, la respiration, courte, précipitée, était
tout à fait abdominale.

Pendant qu'elle prenait ses premiers bains, Mlle P..., s'ex-
posa sans précaution à un vent froid et violent; il en résulta
une atteinte de catarrhe, dont la toux fatigante s'accompagna durant plusieurs jours de crachats sanguinolents,
mais sous l'influence de laquelle l'oppression habituelle
fut à peine augmentée ; auparavant, un rhume semblable
eût été infailliblement l'occasion d'un accès d'asthme.

Après le huitième bain, il n'y avait plus de sang dans
les crachats, et, bien que la toux et l'expectoration n'eussent pas encore totalement cédé, Mlle P... pouvait déjà
monter une longue rampe d'escalier sans en être oppressée ; aussi l'examen de la poitrine constata le rétablissement des deux bruits respiratoires dans le lobe supérieur
des deux poumons.

Le 22 octobre , après le onzième bain, un vent du sud
très-violent amena une pluie torrentielle; ces circonstances
atmosphériques, ordinairement très-pénibles pour Mlle P..,
décidèrent un accès d'asthme qui survint dans la nuit. Le
23 au matin, l'oppression était encore extrême; le décubitus, le moindre mouvement étaient impossibles; la figure
angoissée, animée, d'un rouge livide, était couverte de
sueur; dans toute l'étendue des deux côtés de la poitrine,
l'auscultation ne constatait qu'un râle sibilant très-aigu.
Des sinapismes, du datura stramonium donné en potion,
employé en cigarettes, aidèrent sans doute au retour du
calme, et malgré l'influence d'un autre violent orage survenu dans la nuit du 23 au 24, celle-ci fut tranquille.

Le 23, le calme était complet, et jamais accès, même

25

des plus légers, ne s'était terminé aussi rapidement. La nuit précédente avait été bonne, la malade l'avait passée en pouvant rester allongée dans son lit. La toux avait cessé, et l'examen de la poitrine montrait que déjà les bruits respiratoires commençaient à reparaître dans les parties inférieures des deux poumons.

Le 10 novembre, après vingt-trois bains, Mlle P... se trouvait aussi bien qu'elle eût jamais été avant d'être malade; elle supportait aisément une marche rapide, montait l'escalier d'un troisième étage sans en être oppressée, et donnait chaque jour à ses élèves ses leçons orales sans en ressentir la moindre oppression. Dans toute l'étendue de la poitrine, les bruits vésiculaires des poumons avaient repris leurs caractères normaux.

En mettant quelques jours de distance entre les derniers bains, leur nombre fut porté jusqu'à trente, et dans cet intervalle, des journées entières, pendant lesquelles le vent d'est et la pluie ne discontinuèrent pas, furent supportées sans la moindre fatigue par Mlle P... qui vit dans ce résultat une preuve bien réelle pour elle d'une guérison qui ne s'est pas démentie depuis lors.

Les crachats sanguinolents qui se montraient si souvent pendant les accès d'asthme de Mlle P... se présentaient sans doute exempts d'autres signes qui pussent inspirer de sérieuses craintes sur une complication possible d'affection tuberculeuse; mais ils étaient au moins la preuve de la gravité du mouvement fluxionnaire dont la membrane muqueuse des bronches était alors le siége. D'après tout ce que nous avons vu jusqu'ici, on ne s'étonne pas que la congestion se dissipe sous l'action du bain d'air comprimé, et fasse ainsi disparaître l'exhalation sanguine, qui de temps en temps colorait les crachats. Cette faible hémorrhagie ne saurait ici inspirer de graves préoccupations. Née de l'état congestif, elle devait disparaître avec lui ; elle a été en effet aussi radicalement écartée, et nous verrons, dans le livre suivant, plusieurs exemples d'hémoptysies bien plus graves par leur abondance, par leur activité, céder au même moyen et arriver à une guérison durable, quelques craintes qu'eût d'abord inspiré l'état général de la malade.

OBSERVATION XLVIII.

Asthme catarrhal; emphysème pulmonaire.

M. M... conservateur des hypothèques à..., âgé de 36 ans, d'un tempérament nerveux, était sujet, depuis un temps très-reculé et qu'il ne peut préciser, à des accès d'asthme qui peu à peu s'étaient rapprochés et avaient acquis une très-grande intensité. Ils débutaient en général par une irritation très-vive de l'arrière-gorge; il suffisait quelquefois d'un froid léger pour les causer. Bientôt la respiration, devenue courte, fréquente, s'accompagnait d'un râle sibilant, d'une toux sèche d'abord, mais amenant ensuite des mucosités glaireuses mêlées de beaucoup d'air, et plus tard, quand l'accès se terminait, après sept à huit jours de durée, une expectoration plus facile, plus copieuse, de nature mucoso-purulente.

Le 4 février 1857, M. M....., complètement exempt d'accès, mais offrant sur sa figure une expression de souffrance, une pâleur livide, se plaignait en outre d'éprouver une vive oppression dès qu'il marchait un peu rapidement ou qu'il montait quelques marches d'escalier. Sa poitrine était peu développée, ses épaules étaient resser-

rées ; une voussure très-prononcée s'observait sur toute
la partie antérieure des deux côtés du thorax, dont les parois étaient complètement immobiles ; le diaphragme, au
contraire, s'abaissait fortement pendant l'inspiration, et
donnait ainsi lieu à un battement continuel de la région
épigastrique.

La sonorité de la poitrine à la percussion était partout
exagérée, tympanique.

Un bruit d'inspiration très-faible s'entendait dans le
lobe supérieur du poumon droit ; celui de l'expiration n'y
était pas appréciable.

Dans tout le reste de ce poumon et dans toute l'étendue du gauche, les deux bruits de la respiration étaient
complètement éteints ; il n'y avait alors ni toux, ni râle
d'aucun genre.

Les battements du cœur, évidemment voilés, n'offraient
d'ailleurs aucun bruit pathologique.

Le pouls était régulier, peu développé ; il battait 70 fois
par minute.

Les fonctions digestives étaient assez bonnes ; celles de
la peau s'altéraient à la moindre impression de froid, et
devenaient ainsi une cause fréquente des attaques d'asthme.

Le traitement par les bains d'air comprimé s'accomplit
du 4 février au 19 mars. Pendant sa durée et presqu'à
son début, des froids intenses, un temps pluvieux, firent
naître ces premiers symptômes qu'une malheureuse expérience faisait reconnaître par M. M... comme les préludes
infaillibles d'une attaque. Celle-ci n'eut pas lieu, à la
grande surprise du malade, qui se croyait d'autant plus
autorisé à attribuer ce résultat aux bains d'air comprimé
que déjà, après le sixième, il supportait mieux le mouve-

ment, faisait plus facilement une longue inspiration. Déjà
aussi les parois du thorax retrouvaient un peu de mobilité, et l'épigastre était moins soulevé.

Après le vingt-sixième bain, les traits du visage s'étaient
épanouis : la pâleur, tout air de souffrance avaient disparu;
la respiration agrandie soulevait largement les parois du
thorax et très-peu l'épigastre ; une respiration plus longue
et moins fréquente, le sentiment du retour des forces, la
possibilité de supporter la marche, une longue conversation, avaient remplacé la fatigue et l'oppression d'autrefois; les bruits respiratoires, encore un peu faibles, mais
distincts l'un de l'autre, commençaient à se faire entendre
dans toute l'étendue des deux poumons. L'appétit s'était
augmenté.

Cette marche favorable se confirma de plus en plus.
Dès le trente-cinquième bain, la respiration offrait partout
ses caractères naturels : elle ne s'opposait plus à la marche,
à l'action de monter un escalier ; les forces générales
s'étaient accrues avec l'embonpoint ; le retour de la santé
était complet, et pour bien consolider ces heureux résultats, le nombre des bains fut porté jusqu'à quarante-cinq.
M. M..., mieux portant qu'il ne l'eût été depuis bien des
années, retourna à ses fonctions, et malgré l'influence
d'un climat humide et variable qu'il avait autrefois tant
de peine à supporter, il n'a pas vu reparaître la plus légère
atteinte d'asthme.

OBSERVATION XLIX.

Asthme catarrhal; emphysème pulmonaire.

Mme Mil..., âgée de 52 ans, d'un tempérament nerveux,
se trouvait depuis quelques années sous l'influence de la

ménopause. Elle avait éprouvé, il y avait environ huit ans, une pneumonie très-grave, et depuis elle était sujette à de fréquentes bronchites, qui bientôt avaient donné lieu à de véritables accès d'asthme. Ceux-ci avaient atteint rapidement un haut degré d'intensité et décidé un état permanent de souffrance contre lequel on avait vainement essayé toute espèce de médication.

Le 24 janvier 1856, la malade, examinée après une nuit agitée, était dans l'état suivant :

Maigreur générale, figure très-fatiguée, offrant beaucoup de petits vaisseaux injectés, et les pommettes colorées d'une rougeur violacée.

La poitrine, très-bombée des deux côtés et dans toute leur étendue, offrait la forme d'une boule. Ses parois restaient complètement immobiles pendant l'inspiration, qui soulevait beaucoup, au contraire, la région épigastrique.

La percussion était très-sonore dans toutes les régions des deux côtés.

Les bruits vésiculaires étaient complètement éteints dans la cavité droite en avant, par côté et en arrière ; un râle sibilant faible et très-aigu se faisait entendre au-dessus du sein.

L'inspiration seule s'entendait dans le lobe supérieur du poumon gauche, elle était très-faible ; dans le reste de ce poumon, tout bruit vésiculaire était éteint, mais on y percevait un râle sibilant aigu plus fort qu'à droite.

La respiration était habituellement courte, précipitée ; le moindre mouvement l'activait beaucoup et provoquait les fréquents accès d'une toux suivie de crachats mucoso-purulents peu abondants.

Le décubitus dorsal était impossible ; la marche et surtout l'ascension d'une vingtaine de marches d'escalier causaient un violent étouffement. Un temps humide aggravait les souffrances, qui diminuaient par un temps vif et sec.

Les battements du cœur était voilés ; le pouls, régulier, un peu serré, battait 90 fois par minute.

L'appétit était peu prononcé ; la moindre distension de l'estomac par les aliments causait de l'oppression, ce qui rendait les digestions pénibles.

Une douleur fort incommode, et sans doute causée par la toux et la difficulté de respirer, occupait tout le pourtour de la base de la poitrine, aux attaches du diaphragme.

Déjà, après le troisième bain, la malade sentait plus de facilité pour respirer et pour supporter la marche. Le mieux allait croissant chaque jour, lorsque le 8 février un temps très-humide, un brouillard très-épais, comme on en voit si rarement à Montpellier, augmentèrent la toux, sans altérer sensiblement l'amélioration survenue dans la respiration. Malgré l'augmentation de la toux, le râle sibilant était éteint dans tout le poumon droit ; on n'en rencontrait que quelques traits isolés çà et là dans le gauche. L'expectoration était beaucoup moindre.

Après le treizième bain, l'oppression avait beaucoup diminué et rendait ainsi la marche plus facile. Le teint avait pâli d'une façon très-marquée, et Mme Mil... observait que depuis qu'elle avait commencé son traitement, toutes ses veines superficielles étaient bien moins enflées qu'auparavant. Le pouls, plus libre, plus dilaté, sans tension, n'était plus qu'à 84 pulsations par minute. Toutes les nuits étaient meilleures.

Le vingtième bain avait rendu la respiration si libre, que Mme Mil... montait l'escalier de son appartement sans peine et sans en éprouver la moindre difficulté de respirer; une longue inspiration se faisait aisément; le décubitus était aussi facile sur le dos que sur les côtés; les nuits se passaient sans oppression. L'inspiration soulevait visiblement les parois du côté gauche du thorax, dans toute l'étendue duquel le bruit d'expansion vésiculaire s'entendait distinctement, offrant plus d'intensité dans le lobe supérieur du poumon que dans le reste de cet organe.

A droite, le soulèvement des parois thoraciques était bien moins marqué; les bruits d'inspiration et d'expiration ne s'entendaient que dans le lobe supérieur du poumon, et manquaient dans les autres régions, où l'on retrouvait encore quelques traits rares de râle sibilant.

Le pouls, plus développé, plus fort, n'était qu'à 72 pulsations par minute.

Le teint était plus pâle, mais la figure n'exprimait plus la souffrance.

Trente bains avaient complètement rétabli les bruits respiratoires dans l'un et l'autre poumon, mais ils manquaient encore de force. Après quarante-huit, Mme Mil.. avait retrouvé une santé complète. La respiration n'était plus précipitée, une longue inspiration était facile, la toux avait disparu; une marche rapide, une lecture à haute voix, l'ascension d'une rampe d'escalier, ne causaient plus d'oppression; les nuits étaient bonnes; l'appétit et les digestions, améliorés depuis longtemps, avaient ramené l'embonpoint. Les forces s'étaient accrues, les battements du cœur s'entendaient mieux; les mouvements du thorax pendant la respiration étaient rétablis, ses parois s'étaient affaissées au point que, malgré une augmentation sensible d'embonpoint, des robes qui étaient étroites avant le traitement étaient devenues trop larges. La guérison était complète, elle ne s'est pas démentie.

Dix-huit mois après, Mme Mil... se rendant à Florensac, passa par Montpellier: elle jouissait d'une santé meilleure que jamais. Une particularité assez remarquable, et que j'ai déjà signalée dans ma première publication, s'offrit à la fin du traitement. Les quatre ou cinq derniers bains avaient été pris comme un moyen de consolider la guérison, et le départ de Mme Mil... devait avoir lieu le lendemain de sa dernière séance. A son réveil, elle fut prise d'une oppression très-vive, très-incommode, mais avec ce caractère particulier, qui n'échappait pas à la malade, d'une grande facilité pour prolonger ses inspirations autant qu'elle le voulait; aussi disait-elle que ce n'était pas là son ancienne oppression. L'examen de la poitrine me prouva que les bruits respiratoires s'entendaient partout; ils offraient seulement un peu de sécheresse, mais se trouvaient exempts de toute espèce de râle; le décubitus était possible dans tous les sens. Le mouvement n'ajoutait rien à la dyspnée; il n'y avait point de toux. Aussi, convaincu qu'il ne s'agissait que d'un peu d'excitation produite par les derniers bains d'air comprimé, par leur action tonique trop longtemps supportée ; certain que leur interruption suffirait seule pour ramener le calme, j'engageai Mme Mil.. à ne rien changer à ses projets de départ. Il eut lieu le même jour. Dès le lendemain, tout était rentré dans l'ordre, et j'ai déjà dit que cette guérison ne s'était pas démentie.

OBSERVATION L.

Asthme catarrhal; emphysème pulmonaire.

M. J. de C.., ancien officier de marine, âgé de 43 ans, d'un tempérament lymphatique, avait fait de nombreux voyages surtout dans les pays chauds ; il avait eu le scorbut, la fièvre jaune, et quelques atteintes de rhumatisme. Rien ne pouvait d'ailleurs faire supposer chez lui une disposition héréditaire à l'asthme.

Après sa retraite, M. de C..., chargé d'une importante direction de mines en Belgique, contracta de fréquents coryzas qui finirent tous par des bronchites. En 1852, il fut pris de la grippe à Paris, bientôt après d'une pneumonie fixée sur le poumon droit, et depuis lors de nouvelles bronchites qui, devenant de plus en plus fréquentes, dégénérèrent en asthme. Celui-ci, se montrant d'abord par accès, finit par devenir un état continu. Tous les moyens possibles furent mis en usage contre cette maladie, dont la persistance produisit peu à peu l'état cachectique le plus inquiétant. Espérant trouver plus de succès dans l'emploi du bain d'air comprimé, ce malade arriva à Montpellier le 29 septembre 1856, dans l'état suivant :

Marchant lentement et avec peine, toujours haletant et le dos courbé comme le serait un vieillard, M. de C... portait sur son visage l'empreinte de la souffrance, de l'anxiété ; son teint était violacé, comme marbré ; ses paupières étaient rouges et gonflées, ses yeux larmoyants. Sa maigreur était extrême ; son oppression constante augmentait vivement par la marche ou par l'action de monter une rampe d'escalier ; elle donnait à la voix, dont le timbre était grave, un caractère saccadé. La respiration était habituellement courte, fréquente, accompagnée d'un petit sifflement aigu.

La poitrine, sensiblement voûtée dans toute son étendue, l'était surtout en arrière, à droite, à cause de l'exagération naturelle de la courbure postérieure des côtes. Ses parois étaient à peine soulevées par les plus grandes inspirations.

La percussion donnait partout un son beaucoup plus clair que dans l'état normal, mais qui pouvait bien tenir en partie au peu d'épaisseur des parois du thorax.

Dans toute l'étendue des deux côtés de la poitrine, les bruits d'inspiration et d'expiration n'étaient point appréciables : le premier était remplacé par un ronchus grave, le second par un râle sibilant aigu.

Le décubitus sur le dos était impossible. Le malade ne pouvait accomplir une longue inspiration; l'effort infructueux qu'il tentait dans ce but s'accompagnait d'un sifflement aigu et provoquait la toux ; celle-ci, fréquente et grave, amenait avec quelque difficulté des crachats glaireux mêlés de beaucoup d'air et d'une petite quantité de matière mucoso-purulente.

Les battements du cœur étaient voilés; le pouls était fréquent, peu développé, quelquefois irrégulier; il battait de 90 à 100 pulsations par minute.

Les fonctions digestives étaient assez bonnes, sauf quelque fatigue d'estomac que les quintes de toux pouvaient contribuer à produire; les forces générales affaiblies étaient en rapport avec l'état cachectique, que signalait tout l'ensemble du malade.

Le premier bain d'air comprimé fut pris le 30 septembre 1856. Après le sixième, une amélioration notable se montrait : la figure offrait plus de calme; les traits se dilataient; le teint était plus clair et plus uni. L'oppression habituelle était moindre; la respiration, plus longue, moins fréquente, s'accompagnait de moins de sifflement; la parole, plus facile, était moins saccadée, mais souvent interrompue pour faire place à une inspiration rapide et comme forcée.

Les râles que l'on entendait d'abord dans les deux poumons avaient perdu de leur intensité; la toux était plus rare, et l'expectoration n'était plus que mucoso-purulente.

Le mouvement était mieux supporté; le pouls, plus libre, donnait déjà douze pulsations de moins par minute.

Quelques atteintes d'une oppression plus vive survenue pendant la nuit, sous l'influence de variations atmosphériques et d'autres causes non appréciables, marquèrent encore le cours du traitement; mais en général elles furent légères et moins longues qu'autrefois, et ne furent point un obstacle aux bons effets de l'air comprimé; aussi, le 24 octobre, après vingt-sept bains, aux améliorations déjà indiquées se joignait la cessation complète des râles qui avaient fait place aux bruits respiratoires, plus faciles à percevoir à gauche qu'à droite. Cette heureuse modification de la respiration rendait tout moins pénible pour le malade, qui passait maintenant de bonnes nuits, et n'avait plus besoin, comme autrefois, de recourir à la fumée du papier nitré pour trouver un peu de repos.

Après le quarantième bain, la respiration était rétablie dans toute l'étendue des deux poumons ; ses deux bruits étaient doux, humides, dans des rapports assez normaux entre eux; la toux était rare, l'expectoration peu abondante; les forces générales étaient augmentées; l'embonpoint commençait à reparaître.

Au cinquantième bain, la santé était rétablie plus qu'on n'aurait osé l'espérer, alors que tant de fatigues, tant de graves maladies semblaient l'avoir rüinée pour toujours. Le teint était rosé, les traits du visage respiraient le calme et le bien-être; la marche était facile; la respiration, régulière et tranquille, soulevait aisément les parois du thorax; celui-ci, moins bombé, résonnait moins à la percussion. La toux et l'expectoration étaient presque nulles; le pouls développé atteignait à peine 70 pulsations par minute, il était régulier.

Les nuits étaient bonnes; les forces générales et l'embonpoint s'amélioraient chaque jour et ramenaient, avec la santé, toute l'activité des heureuses et brillantes qualités du malade. Le traitement fut terminé au soixantième bain.

Depuis lors, j'eus assez fréquemment des nouvelles de M. de C... Il éprouva des atteintes sérieuses de bronchite, mais elles furent toujours exemptes de l'oppression que causait autrefois l'emphysème, et d'après l'examen fait à plusieurs reprises par le Dr Boutille, M. de C... m'écrivit plusieurs fois que cette modification du tissu pulmonaire n'avait pas reparu. Huit à neuf ans après son séjour à Montpellier, j'appris la mort de M. de C.., sans avoir eu de détails sur la maladie à laquelle il a succombé.

Cette observation est du nombre de celles que je range parmi les guérisons incomplètes.

La santé de M. de C... laissait encore à désirer la fin de cette disposition aux bronchites fréquentes qui venaient la troubler; ou mieux, la guérison de cette bronchite chronique que différentes causes ramenaient aisément à un état aigu passager, et qui probablement se rattachait à des modifications incurables de la membrane muqueuse des bronches. La guérison d'une disposition semblable a pu, dans d'autres circonstances, s'obtenir par la seule influence du bain d'air comprimé; mais avec une constitution aussi fatiguée que l'avait été celle de M. de C.., par les maladies les plus graves, par la vie la plus active, la plus tourmentée, comment espérer un résultat aussi complet? Relever les forces générales; dissiper la plupart des symptômes cachectiques; guérir l'emphysème des poumons, et délivrer ainsi le malade de tout ce qu'il éprouvait de souffrance, d'angoisses pénibles dans les moindres actions de la vie; réduire à un rhume ordinaire ces accès autrefois si violents d'étouffements, d'imminente asphyxie: n'est-ce pas tout le succès qu'on doive se promettre, n'est-ce pas s'arrêter là où l'impossible commence?

OBSERVATION LI.

Asthme catarrhal; emphysème pulmonaire.

M. Ph..., âgé de 56 ans, d'un tempérament lymphatique, d'une très-haute stature, avait constamment joui d'une assez bonne santé, que troublaient seuls quelques coryzas, avant qu'il fût atteint de l'asthme, dont les premiers accès s'étaient déclarés vers l'âge de 45 ans.

Quelques asthmatiques se trouvaient du côté paternel dans la famille de M. Ph....., qui lui-même avait ressenti de rares et légères atteintes de gravelle. Ses accès d'asthme se prolongeaient ordinairement pendant plusieurs jours; l'oppression était très-grande, la respiration sifflante; la toux, sèche dès le principe, amenait à la fin des crachats mucoso-purulents.

Le 23 janvier 1857, le visage était pâle, souffrant, d'un

teint plombé ; les lèvres, l'inférieure surtout, étaient très-injectées et d'une teinte violacée.

La poitrine, dans toute l'étendue de ses deux cavités, était très-bombée ; elle s'offrait en forme de boule, et ses parois étaient complètement immobiles pendant l'inspiration, qui soulevait beaucoup la région épigastrique.

La percussion donnait dans tous les points du thorax une sonorité très-exagérée, malgré beaucoup d'embonpoint ; c'était une résonnance tympanique.

L'auscultation constatait dans le lobe supérieur du poumon droit une sorte de murmure continu, difficile à percevoir à cause de sa faiblesse, et dans lequel on ne pouvait distinguer l'un de l'autre les deux bruits de la respiration. Dans tout le reste du poumon, le bruit vésiculaire était tout à fait éteint ; une respiration forcée y faisait entendre quelques traits d'un râle sibilant très-faible.

Dans tout le poumon gauche, absence complète des bruits respiratoires. Les bruits du cœur étaient très-voilés ; le pouls, régulier, peu développé, donnait 72 pulsations par minute.

Le matin, une toux fréquente déterminait l'expectoration de crachats mousseux, gluants, mêlés de matière mucoso-purulente. Une marche rapide n'était pas possible ; lente, elle causait beaucoup d'oppression, surtout quand elle avait lieu sur un terrain montant.

Le décubitus était pénible tant que la tête et les épaules n'étaient pas très-relevées.

Les forces générales étaient en assez bon état.

Premier bain d'air comprimé, le 23 janvier 1857.

Après le douzième, le malade trouvait sa respiration plus libre ; les bruits d'inspiration et d'expiration étaient distincts dans le lobe supérieur du poumon gauche ; l'inspiration seule s'entendait dans les parties inférieures, où les râles sibilants étaient éteints.

Dans le lobe supérieur du poumon droit, les deux bruits du murmure vésiculaire commençaient à devenir distincts. Le pouls avait perdu de sa fréquence, il n'était qu'à 64 pulsations par minute. Le teint était plus naturel, moins plombé ; les lèvres étaient violacées.

13 février, dix-neuf bains. Les parois du thorax se soulevaient et s'abaissaient par les mouvements alternatifs de la respiration, dont les deux bruits étaient totalement rétablis dans le poumon gauche.

L'inspiration seule était encore nettement perceptible à droite, où les râles sibilants persistaient ; la toux et l'expectoration avaient sensiblement diminué.

22 février, vingt-six bains. La respiration était partout, dans les deux poumons, complètement rétablie. La forme du thorax n'était plus bombée, sa résonnance à la percussion avait perdu son caractère tympanique ; l'épigastre était à peine soulevé par l'inspiration, devenue très-facile à prolonger ; la respiration ordinaire s'accompagnait d'un sentiment de bien-être ; la marche, même rapide, ne causait plus que peu d'oppression calmée par le plus léger repos.

Chaque nouveau bain augmentait l'amélioration générale, et, forcé de retourner à Paris après le quarantième, M. Ph... avait retrouvé son activité, une facilité d'action qu'il avait perdue depuis longtemps. Sa respiration supportait sans gêne un exercice soutenu ; ses nuits étaient bonnes et sans la moindre oppression ; ses forces s'étaient augmentées ; la toux et l'expectoration étaient réduites à

peu de chose. Les battements du cœur étaient plus clairs ;
le pouls, plus développé, était constamment à 66 pulsations par minute ; tout, en un mot, jusqu'à une physionomie plus calme, plus sereine, un teint plus clair, plus
rosé, indiquait le retour de la santé.

OBSERVATION LII.

Asthme catarrhal; emphysème pulmonaire.

Mlle Wit..., institutrice, âgée de 29 ans, d'un tempérament lymphatique, fille d'un père asthmatique, éprouva,
dès l'âge de 14 ans, une grave bronchite qui laissa après
elle une grande disposition à la dyspnée. Depuis lors, rhumes
de plus en plus fréquents, oppression habituelle croissante,
accès d'asthme se reproduisant jusqu'à trois et quatre fois
par mois, surtout aux approches de la menstruation, qu'ils
rendaient plus difficile et toujours douloureuse.

1er septembre 1856. Pâleur livide, yeux caves, cernés ;
traits crispés par la souffrance, maigreur très-marquée.

La poitrine était sensiblement déprimée en haut, des
deux côtés ; à droite et en bas ses parois, offrant une
convexité bien plus prononcée qu'à gauche, étaient immobiles dans l'acte de la respiration.

La percussion, trop sonore dans toute la moitié inférieure du côté droit, était normale partout ailleurs, même
à gauche.

Les bruits respiratoires étaient éteints dans toute la
moitié inférieure du poumon droit; à la base du poumon
gauche, on n'entendait que très-faiblement l'inspiration;
dans tout le reste de l'étendue de ces organes, la respiration
s'entendait, mais elle était très-faible.

Le pouls était petit et fréquent; la marche, la conversation oppressaient beaucoup, et la malade éprouvait alors en bas, du côté droit de la poitrine, le sentiment d'un obstacle à sa respiration.

Mlle Wit.. commença l'usage des bains d'air comprimé, le 1er septembre 1856. La nuit suivante, un violent orage causa, comme de coutume, un accès d'asthme qui se montra moins grave, mais qui s'accompagna de beaucoup de toux, de râle sibilant, et se termina par une expectoration de matières glaireuses mêlées de beaucoup d'air.

14 septembre. Après douze bains, le teint était meilleur, la physionomie moins souffrante; les bruits respiratoires avaient déjà pris plus d'intensité dans la partie supérieure des deux poumons; il n'y avait pas encore de changement appréciable dans les parties inférieures. Cependant, Mlle Wit.. trouvait qu'elle respirait plus amplement, avec plus de facilité; elle parlait plus longtemps sans être oppressée, et sa voix donnait bien moins qu'au début du traitement l'idée d'une fonction péniblement accomplie.

Le pouls avait pris de la force, il était plus lent et ne donnait que 63 à 64 pulsations par minute.

L'époque de la menstruation s'approchait sans donner lieu au trouble qu'elle causait d'ordinaire, et le 20 elle s'établit; il n'en résulta qu'une bien légère oppression.

2 octobre. La difformité du côté droit de la poitrine était presque entièrement dissipée, et les mouvements y étaient rétablis. Le son y était moins clair, les deux bruits d'inspiration et d'expiration y était sensiblement appréciables, quoique plus faibles qu'à gauche, dans les mêmes points. Une longue inspiration était facile; la toux et l'expectoration étaient presque nulles; une marche rapide et ascendante

ne causait plus qu'une oppression faible et passagère ; la lecture à haute voix était facilement soutenue.

7 octobre. Après trente-trois bains, Mlle Wit... avait retrouvé la meilleure santé; la respiration était rétablie partout; une longue inspiration s'accomplissait sans gêne et sans provoquer la toux; la voix avait pris plus de force et de résistance à la fatigue; les nuits se passaient depuis un mois sans la plus légère atteinte de dyspnée; la toux et l'expectoration étaient à peu près nulles ; l'embonpoint reparaissait; le calme d'esprit renaissait avec les forces générales, et tous les signes du retour d'une santé parfaite firent cesser le traitement.

OBSERVATION LIII.

Asthme catarrhal ; emphysème pulmonaire.

M. Med...., âgé de 60 ans, éprouvait déjà, dès l'âge de 15 à 16 ans, une telle disposition à l'oppression que la moindre marche rapide lui devenait insupportable. Dès-lors aussi il fut sujet à contracter des catarrhes qu'accompagnait une vive oppression, et pendant lesquels la toux amenait tantôt des mucosités mêlées de beaucoup d'air, tantôt des matières mucoso-purulentes rarement parsemées de quelques petites stries de sang. Devenu pasteur de l'Église réformée d'Irlande, M. Med... supporta longtemps la fatigue de nombreuses prédications, et fut enfin forcé de quitter son pays pour venir habiter Pau. Sa santé n'y trouva qu'une faible amélioration, et, selon le rapport de M. le Dr Bagnell, il y avait quelques années qu'une grave affection des poumons était venue causer les plus vives alarmes. On avait craint la formation d'une vomique.

Depuis lors, la santé de M. Med... était restée de plus en plus compromise, et tous les signes d'un état cachectique s'étaient joints à la maladie des organes de la respiration.

Le 2 février 1857, M. Med... arrivait à Montpellier dans l'état suivant : La figure indiquait de longues souffrances ; elle était pâle et livide. La maigreur était générale et très-prononcée.

Les parois du thorax, très-soulevées antérieurement et des deux côtés, offraient une forme globuleuse ; elles donnaient un son tympanique à la percussion ; et soulevées d'une manière insensible par l'inspiration à la partie supérieure du côté droit seulement, elles étaient complètement immobiles dans tous les autres points de leur étendue. La région épigastrique était au contraire largement mise en jeu par l'acte respiratoire.

Dans le lobe supérieur du poumon droit, l'auscultation constatait un bruit d'inspiration assez distinct ; celui d'expiration était presque nul. L'un et l'autre étaient complètement éteints dans le reste de ce poumon et dans tout le gauche. A la base de ces deux organes, on entendait çà et là du râle muqueux. Une toux fréquente, dont les quintes fatiguaient le malade, amenait une expectoration de matière mucoso-purulente d'un jaune verdâtre, entourée de mucosités glaireuses et mêlées de beaucoup d'air.

Le cœur n'offrait aucune lésion ; le pouls, peu développé, était fréquent.

La faiblesse générale était grande ; le malade, constamment oppressé, éprouvait un redoublement de dyspnée au moindre mouvement ; incapable du plus petit effort, il ne pouvait s'habiller lui-même ; descendre de son lit, traverser sa chambre, causer un peu longuement, le rendaient ha-

letant. Le décubitus était impossible dans tous les sens, et
le séjour au lit n'était supportable qu'à la condition d'y
être assis.

L'appétit était peu prononcé, et les fonctions digestives
languissantes.

L'effet du bain d'air comprimé se fit rapidement sentir ; il fut surtout sensible dès les premiers jours sur l'appétit, sur l'accomplissement des fonctions digestives, et
par conséquent sur les forces générales, qui ne tardèrent
pas à s'améliorer.

Peu à peu les poumons eux-mêmes reprirent leur coopération active à l'entrée et à la sortie de l'air ; la respiration, devenue facile à percevoir dans toute l'étendue du
thorax, s'agrandit et s'accomplit plus régulièrement, contribuant ainsi, par une meilleure hématose, au retour des
forces radicales. Le décubitus sur le dos, la lecture à
haute voix, la marche, ne furent plus autant de causes de
dyspnée ; la toux et l'expectoration disparurent entièrement; l'embonpoint lui-même se prononça d'une manière
inespérée, et après trente bains la guérison était complète.
Avant de retourner à Pau, M. Med.. voulut aller visiter
les antiquités de Nîmes, et les parcourut toutes dans un
seul jour, les visitant en détail, se rendant à pied de l'une
à l'autre, sans en ressentir la moindre oppression.

Cet heureux résultat inspira à M. Med.. le désir de revoir
sa patrie, dont il était éloigné depuis tant d'années, et,
malgré les sages conseils de plusieurs amis, il quitta Pau,
pour aller passer quelques mois en Irlande.

Le temps, de bonne heure, y devint très-mauvais ;
M. Med... y contracta une bronchite très-grave. Il rentra à
Pau doublement fatigué par son voyage et par la maladie,

qui ne tarda pas à se compliquer d'accès de fièvre des plus graves.

Plein de confiance dans le moyen qui l'avait déjà rétabli, M. Med.. se remit en route pour Montpellier dans le mois de décembre, par un temps froid et pluvieux. Il arriva déjà atteint des symptômes d'un accès de fièvre pernicieuse, auquel il succomba dès le lendemain, malgré tous les secours qui lui furent prodigués.

OBSERVATION LIV.

Asthme catarrhal ; emphysème pulmonaire.

M. G... de Paris, âgé de 57 ans, d'un tempérament sanguin bilieux, d'une forte constitution, éprouva pour la première fois en 1845, au milieu d'une vie active et après de fortes préoccupations morales, des atteintes de dyspnée. Une grave bronchite contractée en 1850 les rendit plus fatigantes. Les années qui suivirent furent marquées par de nombreuses et fortes atteintes de cette même maladie, et malgré plusieurs voyages à Cauterets, dont les eaux agirent avec des succès bien variables, la dyspnée, toujours plus violente pendant les bronchites, finit par devenir habituelle. Elle présentait fréquemment des accès qui revenaient toujours pendant la nuit et qui, dans bien des circonstances, s'étaient accompagnés d'un tel état de gravité qu'il fallait recourir promptement à la saignée pour éviter une suffocation imminente. Plus tard, M. G.... leur opposa de préférence la poudre d'ipécacuanha à dose vomitive, moyen par lequel il était promptement soulagé.

Le 26 novembre 1855, M. G.... se trouvait dans l'état suivant : Figure injectée, d'une teinte livide. Le thorax offrait des deux côtés une forme bombée, remarquable surtout dans les régions qui s'étendent des clavicules aux mamelons; ses parois étaient immobiles pendant l'acte respiratoire, qui mettait au contraire en jeu, d'une manière exagérée, la région épigastrique.

La percussion donnait un son tympanique dans toute l'étendue de la poitrine, où l'auscultation constatait aussi l'absence absolue des bruits d'inspiration et d'expiration; elle signalait du râle sibilant dans le lobe supérieur du poumon droit et dans toute l'étendue du gauche. La toux et l'expectoration manquaient en ce moment.

Une longue inspiration était impossible. Le malade ne pouvait rester couché sur le dos. Une marche un peu pressée, l'action de monter quelques marches d'un escalier, une conversation un peu soutenue ou la lecture à haute voix de quelques lignes, suffisaient pour lui causer une vive et longue oppression.

Après le neuvième bain, le bruit d'inspiration était facile à constater dans tout le poumon gauche, où l'expiration ne s'entendait pas encore aussi distinctement. Dans le poumon droit, ce ne fut qu'après le onzième bain que le bruit d'inspiration se fit seul entendre dans les deux tiers inférieurs de l'organe.

Déjà cependant le malade se trouvait très-soulagé; sa respiration, plus longue, plus facile, soulevait sensibleblement les parois du thorax; la marche, une longue conversation étaient mieux supportées; la coloration du visage était plus naturelle; les forces générales s'amélioraient.

Cette marche progressive se soutint sans interruption jusqu'au 22 décembre. Les bruits respiratoires étaient rétablis partout, tout en laissant encore beaucoup à désirer sous le rapport de leur intensité ; les bruits tympaniques des cavités du thorax avaient disparu, et ses parois offraient leur mobilité naturelle. A cette époque survinrent des pluies abondantes amenées par le vent d'est ; un temps variable et très-humide s'établit presque sans interruption jusque vers les derniers jours du mois de janvier, et s'accompagna presque constamment d'une température bien au-dessus de celle qu'amène ordinairement cette saison. Il en résulta bien pour M. G... quelques légères atteintes d'oppression pendant la nuit, mais elles furent toujours si faibles, si fugaces, que tout était dissipé dans quelques instants et sans que le malade pût accuser une mauvaise nuit.

Le calme, toujours très-grand pendant le jour, montrait avec quelle facilité M. G... supportait des influences qui, dans les temps antérieurs, n'eussent pas manqué de produire les plus pénibles crises. Mais il remarquait lui-même que ses progrès étaient moins rapides, quelque certain qu'il fût d'aller pourtant de mieux en mieux. Aussi ce ne fut que le 28 janvier, après trente-huit bains, que les fonctions des organes respiratoires offrirent leurs caractères normaux. M. G.... supportait sans la moindre gêne, sans le moindre trouble, la marche, même sur un terrain montant, et de longues conversations ; il pouvait dormir dans toutes les positions ; ses forces s'étaient accrues ; toutes les fonctions s'accomplissaient avec régularité. La guérison était complète, et pour la confirmer de plus en plus, le nombre des bains d'air fut porté jusqu'à quarante-huit.

Cette observation est bien propre à montrer combien

l'influence débilitante d'une trop grande humidité atmosphérique est, ainsi que je l'ai signalé, dans le cas de ralentir l'action curative du bain d'air comprimé. Un emphysème général occupant des poumons que des bronchites
fréquentes, des accès violents et répétés de suffocation, des
traitements actifs, mais inutiles, avaient profondément débilités, guérissait rapidement sous l'influence des premiers
bains d'air comprimé, qui portaient aussi leur puissante et
bienfaisante action sur les forces générales. Ces premiers
résultats obtenus pendant une saison modérément froide,
mais sèche, faisaient espérer une cure rapide. Des pluies
abondantes, accompagnées d'une température plus élevée,
changent tout à coup le caractère de l'air atmosphérique,
lui enlèvent une partie de son action tonique, et la guérison, qui s'opéra il est vrai d'une manière incessante, ne
marcha plus que lentement.

Elle ne fut pas moins réelle. M. G... quitta Montpellier
pour aller passer quelques mois au Vernet. A son retour, il
voulut encore prendre par précaution quelques bains d'air
comprimé avant de retourner à Paris, où il vécut pendant quelques années au sein de sa famille, heureuse
d'une guérison qui ne se démentit par aucune des circonstances autrefois si promptes à causer des accès d'asthme.
Malheureusement, au milieu d'une si douce sécurité, une
attaque d'apoplexie causa brusquement la mort de M. G...

OBSERVATION LV.

Asthme catarrhal ; emphysème pulmonaire.

M. M..., de Châlons-sur-Marne, âgé de 60 ans, d'un
tempérament lymphatique nerveux, jouissant ordinairement d'une bonne santé, fut pris, vers l'année 1843, d'une

première atteinte de bronchite. Depuis lors, cette maladie s'était fréquemment renouvelée, se montrant de plus en plus grave, et s'accompagnant bientôt d'un tel degré d'oppression, que le malade était alors non-seulement dans l'impossibilité de rester allongé, mais obligé de s'asseoir, se courbant en avant pour pouvoir respirer. Le plus léger renversement du tronc en arrière redoublait l'oppression; les dernières atteintes s'étaient prolongées pendant plusieurs semaines. Dès leur début, la toux était sèche; puis elle amenait une expectoration muqueuse mêlée de beaucoup d'air, puis enfin des crachats mucoso-purulents. Pendant toute la durée de l'attaque, la respiration était courte, fréquente, très-anxieuse et accompagnée de râles constants.

M. M... ne signalait chez lui aucune disposition héréditaire, aucun état diathésique. Cependant, comme son père, il était lui-même souvent tourmenté par des glaires.

Le 26 janvier 1858, M. M... offrait l'état suivant :

La figure était injectée, d'un rouge livide; mais l'embonpoint était assez conservé, la respiration peu gênée, les forces générales encore satisfaisantes; il n'y avait pas de toux, pas d'expectoration; aussi, dans ce moment, le premier aspect semblait-il peu inquiétant.

Malgré ce calme apparent et cette liberté relative de la respiration, M. M... n'avait pu se coucher dans son lit depuis quatorze mois. Incapable de supporter le décubitus sur le dos, il était forcé de passer toutes les nuits dans son fauteuil, très-légèrement incliné en arrière pendant les intervalles de calme, mais durant les accès courbé en avant, le front appuyé sur ses bras croisés sur une table qu'on plaçait devant lui.

Le thorax, dans toute l'étendue de sa partie antérieure, était bombé d'une manière très-prononcée. Sa sonorité était partout exagérée ; ses parois, immobiles dans la respiration ordinaire, étaient à peine soulevées par une longue inspiration que le malade exécutait plus facilement qu'on ne pouvait le supposer ; la région épigastrique était largement mise en jeu par la respiration.

L'auscultation percevait, dans toute l'étendue du poumon droit, au début du bruit respiratoire, un trait court, rapide, de râle sibilant grave ; après cela, un bruit d'expiration si faible, qu'il fallait la plus grande attention pour le saisir ; puis un silence aussi prolongé que l'eût été le bruit expiratoire, dont on n'entendait pas la plus légère trace.

A gauche, le silence des bruits de la respiration était complet.

Les bruits du cœur, un peu voilés, n'offraient d'ailleurs rien de pathologique ; le pouls, sans fréquence notable, était peu développé.

Les autres fonctions étaient régulières.

Le 1er février, après quatre bains d'air comprimé qui avaient été très-bien supportés, M. M... fut pris d'une toux assez fréquente, avec oppression et râle ; contre l'ordinaire, l'expectoration, établie dès le premier jour, amena tout de suite, au milieu de mucosités glaireuses, de la matière mucoso-purulente, signe d'une prochaine terminaison. En effet, dès le 8 février, quoique les bains eussent été interrompus le 3, après le sixième l'accès était complètement terminé, n'ayant offert dans toute sa durée, même dans les moments où il était le plus intense, qu'un faible souvenir des angoisses dont il s'accompagnait autrefois.

Tous les symptômes avaient été tellement amoindris, leur durée s'était si peu prolongée, que les anciens accès n'étaient plus reconnaissables.

Les premiers bains avaient donc produit une amélioration certaine ; aussi, après le quatorzième, les bruits respiratoires commençaient-ils à devenir distincts dans tous les points de la poitrine. Un nouveau refroidissement souffert par un temps froid et pluvieux, causa de la douleur dans les bronches, une toux fréquente et une abondante expectoration de mucosités glaireuses. Cette atteinte de bronchite fut exempte de l'oppression, des étouffements, qui autrefois survenaient nuit et jour à la moindre apparition des quintes de toux.

Pendant sa durée, le malade ne fut pas obligé d'interrompre ses bains, et par conséquent il supportait sans peine le mouvement qui autrefois réveillait tout de suite les plus pénibles angoisses.

Le 10 mars, trente et un bains avaient complètement rétabli partout les deux bruits respiratoires, ils avaient entre eux des rapports normaux, ils étaient doux, humides ; peut-être offraient-ils encore un peu de faiblesse à la partie inférieure des deux poumons. Mais la toux et l'expectoration avaient cessé ; le malade pouvait faire sans tousser des inspirations aussi prolongées que dans le meilleur état de santé ; le soulèvement des parois thoraciques était rétabli ; le mouvement était facilement supporté. Depuis déjà six nuits, M. M... les passait tout entières en dormant fort tranquillement dans son lit ; ses forces augmentaient, son teint avait repris un coloris clair, rosé, uni ; le moral se relevait ; tout indiquait enfin une guérison prochaine, que les bains d'air comprimé, portés jusqu'au nombre de cinquante, confirmèrent, sans laisser reparaître la moindre interruption dans la marche constamment progressive du bien.

OBSERVATION LVI.

Asthme catarrhal; emphysème pulmonaire; œdème du poumon droit.

M. M..., de Stuttgart, âgé de 54 ans, d'un tempérament lymphatique, fils d'une mère asthmatique, avait, jusqu'à l'âge de 40 ans, joui d'une bonne santé. Placé à la tête d'une importante maison de commerce, il avait mené une vie régulière mais très-active, et habité pendant très-longtemps des bureaux froids et humides. C'est ainsi sans doute qu'il avait contracté, dès l'âge de 40 ans, des catarrhes pulmonaires qui depuis une dizaine d'années avaient commencé à laisser entre eux une oppression constante, de plus en plus pénible et prolongée, à mesure que les catarrhes prenaient eux-mêmes un caractère plus grave.

Ainsi s'étaient établis des accès d'asthme qui en étaient venus, par leur intensité et leur durée ou leur succession rapprochée, à obliger M. M... de rester renfermé pendant tout l'hiver, incapable de se livrer à un mouvement un peu soutenu, sans provoquer une longue et pénible augmentation de son oppression habituelle. La toux était constante et toujours suivie d'une expectoration copieuse de mucosités mêlées de beaucoup d'air, et cependant entraînant aussi une notable quantité de matière mucoso-purulente.

Le 13 février 1862, M. M... arriva à Montpellier, très-fatigué d'un voyage durant lequel son état de souffrance l'avait obligé à s'arrêter plusieurs fois en route pendant assez longtemps.

L'amaigrissement était extrême ; la figure, pâle, plombée, indiquait un état de profonde souffrance.

Le thorax, fortement bombé dans ses deux tiers inférieurs, à droite surtout, n'offrait, malgré la maigreur de ses parois, de dépressions marquées, ni entre les côtes, ni au-dessus des clavicules.

La respiration, courte, précipitée, anxieuse surtout au moindre mouvement, soulevait beaucoup la région épigastrique, très-faiblement le tiers supérieur des deux côtés de la poitrine, pas du tout ses régions inférieures.

Dans ces dernières parties, la percussion donnait une sonorité très-exagérée ; elle l'était moins dans les parties supérieures des deux côtés.

A gauche, dans le lobe supérieur, l'inspiration et l'expiration avaient conservé leur timbre et leur durée naturels. Dans la partie inférieure, en avant et en arrière, ces deux bruits avaient beaucoup perdu de leur intensité ; le second surtout ne s'entendait que difficilement.

A droite, dans le lobe supérieur du poumon, les deux bruits d'inspiration et d'expiration ne présentaient qu'un bruit continu, offrant de la sécheresse et un court intervalle de silence qui précédait chaque nouvelle inspiration. Dans les deux autres lobes de ce poumon, les bruits respiratoires étaient si faibles qu'on avait beaucoup de peine à les entendre. Un râle sibilant assez grave accompagnait l'inspiration dans les régions antérieures ; en arrière, sous l'omoplate, on rencontrait en outre un râle muqueux à bulles larges et espacées, et du sommet à la base de l'organe les bruits respiratoires étaient très-faibles ; on les constatait avec d'autant plus de peine que dans toute la base du poumon on rencontrait une fine crépitation.

Les battements du cœur étaient sensiblement voilés; le pouls était faible, petit et fréquent.

Une toux répétée amenait facilement une abondante expectoration de matière mucoso-purulente noyée dans des mucosités mêlées de beaucoup d'air.

La gêne habituelle de la respiration, souvent portée, même hors des accès, à un haut degré, rendait fort pénible le moindre exercice.

Les premiers bains furent bien supportés; mais sous l'influence d'un temps froid et pluvieux, M. M.... contracta un point pleurodynique qui se fit sentir sous le sein droit, s'accompagna d'une fièvre légère, exigea le séjour au lit, l'emploi de quelques moyens révulsifs, de boissons pectorales, et, soit à cause de cela, soit à cause d'un temps bien mauvais, les bains d'air comprimé ne furent repris que le 21 février.

Après le dix-huitième, le malade se trouvait beaucoup mieux; ses forces étaient augmentées, la marche était bien plus facile, même en montant; le séjour au lit, moins pénible, procurait de meilleures nuits.

La toux, bien qu'elle amenât encore des quintes longues et fatigantes, était pourtant bien plus rare, et l'expectoration avait beaucoup diminué, tout en offrant les mêmes caractères.

Le teint du malade était plus naturel, sa figure moins injectée, moins anxieuse.

La respiration, plus libre, plus longue, soulevait déjà très-sensiblement les parois du thorax dans toute leur étendue, même à droite.

Les bruits de la respiration étaient partout plus distincts, plus doux; les râles sibilants avaient cessé. Mais à la base du poumon droit, en arrière et par côté, là où les bruits respiratoires restaient plus faibles, on recueillait encore une fine crépitation.

Le 19 mars, après le vingt-troisième bain, une longue inspiration pouvait s'accomplir, et ne réveillait la toux qu'autant que le malade la répétait plusieurs fois de suite.

Le pouls avait pris de la force, il était plus développé et moins fréquent.

L'augmentation de l'appétit, l'amélioration des digestions, avaient déjà ramené quelque embonpoint; le teint, quoique toujours pâle, était moins plombé; la coloration générale de la peau était plus naturelle.

Le retour prononcé des forces permettait déjà d'assez longues promenades; la toux était beaucoup plus rare. La nuit entière en était presque exempte depuis plusieurs jours; tout se bornait à quelques quintes dans la journée.

Les mouvements des parois thoraciques étaient partout plus étendus.

A gauche, les bruits respiratoires avaient repris leurs caractères naturels.

Il en était de même à droite, en avant dans toute l'étendue de cette région, par côté jusqu'au tiers inférieur, en arrière jusqu'à l'angle inférieur de l'omoplate. Dans tous ces points aussi les râles sibilants avaient cessé. Mais dans le tiers inférieur de la région latérale et en arrière, depuis l'angle inférieur de l'omoplate jusqu'à la base du poumon, puis entre ce dernier os et le rachis, il existait encore une crépitation fine, œdémateuse, qui ne masquait pas complètement les bruits de la respiration.

Le 26 mars, lorsque le malade eut pris trente bains, sa respiration de plus en plus améliorée et l'augmentation de ses forces générales lui permettaient de se rendre, à pied, sans fatigue et sans oppression, à l'établissement, n'éprouvant aucune influence fâcheuse d'un temps constamment pluvieux. La toux, quoique plus rare et moins prolongée, causait encore quelques quintes et déterminait l'expectoration d'une matière mucoso-purulente moins entourée de glaires mêlées d'air. Il existait toujours de la crépitation à la partie inférieure du poumon droit, dans les régions latérale et postérieure.

Pour obtenir plus vite la résolution de cet engorgement œdémateux, on eut recours à l'application d'un vésicatoire sur le lieu affecté. Pendant les premiers jours de son action, les bains furent interrompus, et repris aussitôt que la plaie du thorax ne rendit plus la marche douloureuse.

Après le quarantième bain, M. M... pouvait, sans être oppressé, monter jusqu'à un deuxième étage. Sa voix, plus forte, plus facile, supportait bien une longue conversation, mais il toussait et crachait encore assez abondamment.

La percussion donnait une sonorité normale dans tout le poumon gauche. De même dans le droit, si ce n'est en arrière et en bas, où elle était un peu moins claire.

Dans le poumon gauche, où l'on retrouvait de nouveau quelques traits passagers de râle sibilant, les deux bruits respiratoires étaient rétablis; l'inspiration était un peu rude, comme précipitée; l'expiration était plus douce.

A droite, l'inspiration avait quelque chose de forcé; elle manquait de douceur et se prolongeait. On entendait encore en arrière, en bas et par côté, une crépitation à bulles plus rares et moins fines que dans le principe du traitement.

Le pouls avait pris de la force; il était régulier, et reprenait parfois une fréquence plus grande.

27

Après le cinquante-huitième bain, M. M..., tourmenté par le besoin de se retrouver à la tête de ses grandes affaires, et aussi par les premières atteintes d'une véritable nostalgie, interrompit son traitement.

Alors la percussion était partout sonore, sans exagération.

Les mouvements des parois thoraciques étaient rétablis partout, même dans les régions inférieures, d'où la forme bombée avait disparu.

Les deux bruits respiratoires s'entendaient dans tout le côté droit, où l'inspiration, qui avait perdu cette rapidité, indice d'un effort péniblement accompli, était plus lente et plus douce. La fine crépitation, qui occupait une partie si étendue de cet organe, n'existait plus que tout à fait à sa base, dans une étendue très-limitée en hauteur.

A gauche, les bruits respiratoires rétablis étaient un peu bronchiques, et offraient parfois des traits isolés de râles sibilants.

La toux et l'expectoration, qui avaient beaucoup diminué, se rencontraient surtout le matin.

La marche, même en montant, était bien supportée. La voix était plus forte, plus solide, et soutenait bien une longue conversation.

Depuis une quinzaine de jours surtout, les forces générales s'étaient fort améliorées et sans que l'embonpoint eût sensiblement augmenté, malgré un appétit soutenu et de bonnes digestions; la figure avait cependant pris un meilleur teint, un air de bonne santé qui contrastait avec l'aspect de profonde souffrance qu'elle offrait lors de l'arrivée de M. M... à Montpellier.

OBSERVATION LVII.

Asthme catarrhal; emphysème pulmonaire; œdème du poumon droit.

Mme B..., âgée de 48 ans, d'un tempérament lymphatique sanguin, d'un grand embonpoint, d'une bonne constitution, et dont le père et la mère avaient été asthmatiques, avait elle-même été atteinte, vers l'âge de 34 ou 35 ans, d'une pleurésie et puis de catarrhes pulmonaires graves. Ceux-ci, se rapprochant de plus en plus et laissant après eux une oppression qui chaque fois devenait plus tenace et plus grave, avaient fini par devenir de véritables accès d'asthme fréquents et prolongés. La menstruation, restée régulière, était toujours précédée et accompagnée pendant les premiers jours de sa durée par de vives douleurs abdominales.

Le 1er février 1865, Mme B.. arrivait d'Amélie-les-Bains, où elle avait accompagné son mari, sans y subir elle-même aucun traitement ; elle était en proie à un accès des plus violents.

La figure, turgide, violacée, offrait dans tous ses traits l'expression des plus vives angoisses.

L'oppression était extrême, et le moindre mouvement l'exagérait au point de faire croire à une asphyxie imminente ; Mme B.... ne pouvait rester dans son lit qu'en y étant assise et fortement courbée en avant.

L'inspiration était courte et rapide, l'expiration lente et prolongée, l'une et l'autre accompagnées d'un bruit aigu de sifflement. Pendant la respiration, les parois du thorax restaient complètement immobiles, tandis que la région épigastrique était comme soulevée convulsivement. Dans toute son étendue, la poitrine offrait une forme bombée, arrondie d'une manière exagérée. Une longue inspiration était complètement impossible et provoquait immédiatement la toux.

La percussion donnait dans toute l'étendue des deux côtés de la poitrine une sonorité trop grande, un véritable bruit tympanique.

L'auscultation ne constatait aussi partout qu'un râle sibilant aigu accompagné de bulles muqueuses, sans aucune trace appréciable des deux bruits de la respiration.

La toux était fréquente, elle déterminait l'expectoration de crachats abondants, mousseux, et mêlés de matière mucoso-purulente.

Les battements du cœur étaient voilés, le pouls petit, fréquent, très-serré.

Les fonctions digestives étaient lentes et quelque peu difficiles. La peau était habituellement réfractaire à toute sueur.

Commencés le 2 février, les premiers bains d'air comprimé portés à trente-deux centimètres furent bien supportés ; mais à la fin de chaque séance l'effet sédatif était tellement prononcé que Mme B... en eût été complétement découragée et eût renoncé à continuer ce traitement, si cette sorte de prostration générale ne s'était chaque fois promptement dissipée, et si surtout après chaque bain la gêne de la respiration n'eût été très-sensiblement diminuée. Sept à huit séances suffirent pour terminer cet accès, dont le voyage avait peut-être exagéré la violence.

Alors, l'immobilité des parois du thorax, leur forme arrondie, la sonorité exagérée de la percussion dans toute

leur étendue, l'extinction complète des bruits de la respiration, que remplaçaient des râles sibilants et muqueux ;
la toux avec expectoration mucoso-purulente, l'impossibilité de faire une longue inspiration, la persistance de
l'oppression que le moindre exercice aggravait, l'obligation d'éviter toute autre position que celle qui courbait le
corps en avant quand la malade voulait reposer : tous ces
signes réunis ne laissèrent aucun doute possible sur l'existence d'un emphysème général des poumons.

Les bains d'air furent continués avec beaucoup d'assiduité. A mesure que leur effet se faisait sentir, l'oppression
habituelle se montrait moins forte, la marche était mieux
supportée. Les râles sibilants et muqueux cessèrent et
firent peu à peu diminuer la toux et l'expectoration, qui
cependant avaient une grande tendance à se montrer
plus fréquentes et plus abondantes à chacune des nombreuses variations de température qu'amenait la saison.

Aux râles sibilants et muqueux succédèrent bientôt les
bruits respiratoires, qui se firent d'abord entendre dans
les régions antérieure et supérieure du thorax, sans pouvoir être distingués l'un de l'autre, c'est-à-dire sous forme
d'un bourdonnement continu. Peu à peu ils devinrent
distincts l'un de l'autre, et perceptibles dans toute l'étendue de la poitrine. Toutefois, après quarante bains, qui
constituèrent le traitement, ils n'offraient pas autant de force
qu'on eût pu le désirer, bien que la malade eût retrouvé la
plus grande facilité de respirer.

Elle supportait bien l'exercice, pouvait garder un décubitus à peu près horizontal ; elle accomplissait sans difficulté et sans toux une inspiration très-prolongée ; la
poitrine, dont la sonorité tympanique avait diminué, se

soulevait doucement et régulièrement pendant l'inspiration ; elle n'offrait plus d'élévation exagérée et permanente de ses parois ; en un mot, un état de calme général, de bien-être, faisait dire à Mme B... qu'elle était parfaitement guérie, et ses traits que n'altérait plus la souffrance, son teint dépouillé de la teinte violacée qu'il offrait autrefois, confirmaient bien ce sentiment intime.

La faiblesse qu'offraient encore les bruits respiratoires eût pu faire désirer que Mme B... prît un nombre plus considérable de bains ; mais cette faiblesse n'est pas toujours un état maladif. M. le professeur Andral a, je crois, dit quelque part qu'il les avait, dans bien des cas, trouvés très-peu appréciables chez des sujets dont la poitrine était saine, et la durée du rétablissement de Mme B..., de qui j'ai jusqu'ici reçu de très-bonnes nouvelles, ne laisse aucun doute sur la réalité de sa guérison.

OBSERVATION LVIII.

Asthme nerveux ; emphysème pulmonaire.

Mme D..., de Th...., âgée de 30 ans, d'un tempérament éminemment nerveux, avait été menstruée dès l'âge de 12 ans, et depuis lors toujours très-régulièrement. Dès l'âge de 14 à 15 ans, survinrent quelques accès d'oppression passagère ; la cause en restait inconnue, rien ne pouvant d'ailleurs faire admettre la moindre disposition héréditaire. Depuis cette époque, des bronchites répétées firent recourir à l'usage des Eaux-Bonnes.

Trois ans avant de se marier, Mme D... avait encore éprouvé une violente crise d'oppression. Une première grossesse se termina sans accès d'asthme, dont quelques légères atteintes survinrent bientôt après. Une seconde grossesse, terminée brusquement et sans cause appréciable, fut suivie d'un violent accès, dont le retour fut rendu plus fréquent que jamais par les soucis que causèrent à Mme D... de mauvaises nourrices. Dans les attaques, qui d'ordinaire survenaient la nuit, l'oppression était très-grande, causait les plus vives angoisses, la crainte d'étouffer, et faisait rechercher un air frais. La toux survenait : elle s'accompagnait d'abord d'une expectoration de mucosités claires et mousseuses, plus tard elle amenait des crachats de matière mucoso-purulente.

Au début du traitement par le bain d'air comprimé, le 26 avril 1857, la figure amaigrie indiquait la souffrance; l'irritabilité nerveuse était extrême; la marche et l'ascension d'un escalier causaient beaucoup d'oppression. Une longue inspiration était impossible.

La percussion donnait dans toute l'étendue des deux côtés du thorax un son clair, tympanique, bien plus prononcé que ne l'indiquait la maigreur de ses parois, que l'inspiration soulevait à peine, mais qui n'offraient pas de voussure marquée.

Dans tout le poumon droit et dans le lobe supérieur du gauche, les bruits de la respiration étaient très-faibles; on ne les entendait plus dans la moitié inférieure du poumon gauche.

L'auscultation ne constatait aucun râle. Depuis quelque temps, chaque nuit était marquée par une oppression fatigante plus ou moins prolongée vers le matin, et qui, alors seulement, réveillait quelques quintes de toux suivie d'un peu d'expectoration mucoso-purulente.

Le cœur n'offrait rien de pathologique; le pouls était

petit, serré, fréquent, à 80 pulsations par minute, régulier.

La menstruation était régulière, les fonctions digestives en bon état.

Après le quinzième bain d'air comprimé, la respiration, devenue plus forte dans tout le poumon droit et dans le lobe supérieur du gauche, était aussi appréciable dans la portion inférieure de ce dernier, où cependant elle restait encore très-faible.

Les nuits se passaient sans oppression ; la toux et l'expectoration avaient disparu ; le mouvement était devenu plus facile à supporter, sans qu'il aggravât la gêne de la respiration.

Le 23 mai, après vingt-quatre bains, il ne restait plus qu'à la partie antérieure latérale et inférieure du poumon gauche un point très-limité, où les bruits vésiculaires n'avaient pas encore acquis tous les caractères normaux qu'ils avaient repris partout ailleurs.

Le trentième bain avait tout à fait ramené l'état normal ; les résultats de l'auscultation et de la percussion étaient ceux de l'état sain ; un exercice soutenu était supporté sans peine, sans oppression, qui ne reparaissait plus la nuit. La toux et l'expectoration avaient cessé ; les forces générales s'étaient accrues ; le pouls, plus fort, plus développé, n'était plus qu'à 66 pulsations par minute. La guérison était complète et ne s'est pas démentie.

Je dois cependant faire observer qu'après avoir passé dix-huit mois environ sans éprouver la moindre atteinte d'oppression, Mme D... fut atteinte d'un furoncle au bras, assez grave pour causer de violentes souffrances, une fièvre prolongée et de longues nuits d'insomnie. Pendant

celles-ci, il survint, au plus fort des douleurs, des accès
d'oppression fort incommodes ; il suffisait, pour les terminer, de donner à la malade un peu d'air frais en ouvrant
les croisées de sa chambre.

OBSERVATION LIX.

Asthme nerveux ; emphysème pulmonaire.

Mme D.., âgée de 36 ans, d'un tempérament bilieux, d'une
impressionnabilité nerveuse très-grande et d'une bonne
constitution, fut atteinte, à la suite de bronchites répétées,
de véritables accès d'asthme qui survenaient de préférence
pendant la nuit. Alors, au milieu d'une oppression extrême, accompagnée d'une respiration sifflante, Mme D...
était obligée, pour pouvoir rester assise, d'incliner fortement le corps en avant, réclamant sans cesse un air frais.
Dès le début de l'accès, il n'y avait pas de toux ; elle ne
survenait qu'à la fin , et décidait alors l'expectoration
d'une petite quantité de mucus bronchique.

En 1855, Mme D.... alors à Lyon , se soumit à l'action
de l'air comprimé dans l'établissement de M. Milliet. Elle
prit quarante bains , parut s'en bien trouver, et pendant
six mois n'eut point d'accès d'oppression, tandis que jusqu'alors leur reproduction était très-rapprochée.

Depuis lors, une affection de l'utérus avait fait recourir
plusieurs fois à l'hydrothérapie, qui eut d'heureux résultats contre cette maladie ; mais l'asthme avait reparu ; le
moindre refroidissement décidait un accès, et ce fut à la
suite de l'un d'eux que Mme D... se rendit à Montpellier, le
18 novembre 1857.

La figure était angoissée ; le teint, naturellement très-brun, avait pris une couleur plombée.

La respiration était courte et fréquente ; une longue inspiration était impossible, elle semblait arrêtée par un sentiment de contraction de la poitrine, dont les parois étaient à peu près immobiles pendant l'acte respiratoire.

La malade ne pouvait soutenir le décubitus horizontal ; la marche causait promptement une vive oppression que le repos ne calmait que lentement ; monter jusqu'à un second étage était une cause de fatigue, d'oppression et de souffrance extrême.

La percussion obtenait des deux côtés de la poitrine un son très-clair, tympanique, quoique la maigreur ne fût pas très-prononcée.

L'auscultation faisait entendre dans toute l'étendue des deux côtés du thorax un petit râle sibilant très-aigu qui survenait à la fin d'un bruit d'inspiration très-court, et que sa faiblesse rendait difficile à percevoir. L'expiration ne s'entendait pas.

Rien n'indiquait un état pathologique du cœur, mais ses battements étaient voilés. Le pouls était petit, serré, très-fréquent.

Les fonctions digestives étaient régulières ; les forces générales paraissaient assez conservées, mais elles étaient paralysées par la gêne de la respiration.

Après avoir pris douze bains, Mme D... se trouvait complètement débarrassée de son oppression, et l'examen de la poitrine montrait évidemment que toute trace d'emphysème était dissipée, que les fonctions pulmonaires étaient parfaitement rétablies. Le traitement ne fut pas prolongé davantage, et quelque complet que parût alors le rétablis-

sement, Mme D... dut, après quelques années, revenir
encore à Montpellier réclamer, contre un état semblable
à celui que j'ai décrit, la bienfaisante intervention de l'air
comprimé. Cette fois encore, le succès ne se fit pas attendre,
mais il ne fut pas plus durable, et je ne crois pas qu'on
puisse compter plus longtemps sur l'amélioration que, pour
la quatrième fois, Mme D... vient d'obtenir tout récemment. L'observation suivante me servira encore à montrer
que l'air comprimé peut bien guérir l'emphysème qui se
manifeste dans le cours de l'asthme nerveux, mais que
l'élément d'où découle le caractère dominant de cette maladie lui résiste le plus souvent.

OBSERVATION LX.

Asthme nerveux ; emphysème pulmonaire.

Mme T..., âgée de 24 ans, d'un tempérament nerveux,
ayant une grand'mère asthmatique, avait déjà eu trois
grossesses dont la dernière s'était terminée par un avortement à deux mois. Dès l'âge de 12 à 14 ans, des dispositions à l'oppression se manifestaient déjà sans être précédées d'aucun rhume. Mais plus tard elles furent aggravées
par quelques bronchites ; ce fut surtout à la suite de la
fausse couche que ces atteintes d'oppression se montrèrent plus intenses et ne tardèrent pas à prendre tous les
caractères d'attaques d'asthme. Celles-ci devinrent de plus
en plus rapprochées ; elles débutaient le plus souvent par
un coryza ; bientôt la gêne de la respiration survenait avec
un sentiment très-douloureux de constriction à la gorge
d'abord, puis à la poitrine ; l'oppression devenait extrême,
le moindre mouvement l'aggravait au point de rendre la

suffocation imminente, et après huit ou dix jours de souffrances des plus angoissantes , les accès se terminaient ;
alors seulement survenait un peu de toux, qui faisait d'abord
rejeter quelques rares crachats mousseux, puis une matière
plus consistante, comme gommeuse.

C'était surtout aux approches et pendant les premiers
jours de la menstruation que les accès se montraient ; celle-
ci restait cependant réguliere, mais peu abondante.

Le 13 mars 1860, Mme T.., se trouvant dans un de ces
intervalles de calme qui séparaient ses accès, vint se soumettre à l'action du bain d'air comprimé.

Son teint était pâle, un peu plombé ; sa respiration courte
et fréquente ; elle ne pouvait accomplir entièrement une
longue inspiration.

La forme du thorax n'était pas sensiblement altérée ;
cependant sa courbure paraissait exagérée dans le sommet
du côté droit, et là, comme dans tout le reste de son étendue, les parois restaient immobiles pendant les mouvements de l'acte respiratoire.

Dans tout le côté droit, la percussion donnait une résonnance exagérée, tympanique ; il en était de même dans toute
la cavité gauche, si ce n'est dans la région correspondant
au lobe supérieur du poumon, où la sonorité était moins
tympanique.

Dans le lobe supérieur du poumon droit, l'auscultation
constatait à la place des bruits respiratoires, qui étaient
complètement éteints dans tout le reste de cet organe, un
seul bruit très-faible sous forme de bourdonnement continu. Çà et là, dans tout le poumon, on recueillait quelque
peu de râle sibilant très-aigu.

A gauche, l'inspiration était appréciable dans le lobe

supérieur, le bruit de l'expiration y était nul, et dans le reste de l'organe on ne trouvait qu'un silence absolu.

Il n'y avait ni toux, ni expectoration.

Les bruits du cœur étaient sans altération, mais un peu voilés, et le pouls, régulier, peu développé, donnait de 70 à 75 pulsations par minute.

Les bains furent pris à trente-deux centimètres de pression au-dessus de celle de l'atmosphère ; ils furent très-bien supportés, et après le dixième, l'amélioration de la respiration était si grande, que Mme T... se permettait de longues promenades à pied, montait rapidement et sans oppression à un second étage fort élevé; tandis qu'à son arrivée à Montpellier, malgré l'état de calme relatif où elle se trouvait, le moindre exercice lui causait beaucoup d'oppression et de fatigue.

Une longue inspiration était déjà devenue facile à accomplir, et les mouvements du thorax commençaient à devenir manifestes.

A cette époque, les règles, qui autrefois étaient toujours précédées ou accompagnées d'un accès d'oppression, s'établirent sans la moindre peine, sans la moindre douleur, sans vestige d'oppression ni de toux. Elles furent du reste sous tous les rapports parfaitement régulières, et bien que pendant toute leur durée Mme T... continuât à aller à pied prendre ses bains ou fît de longues promenades, il ne survint aucun symptôme qui rappelât les crises pénibles qui étaient, naguère encore, les compagnes inséparables de ces époques.

Après dix-huit bains, la respiration ordinaire avait repris toute sa liberté, les longues inspirations se faisaient aussi forcées que possible sans aucune gêne, sans réveiller la toux. Les mouvements du thorax étaient rétablis, sa forme se montrait parfaitement égale des deux côtés; le décubitus, possible dans tous les sens et tout à fait horizontalement, assurait de bonnes nuits; la coloration du visage avait ramené l'aspect de la santé, dont le retour des forces confirmait la réalité.

Une seconde époque menstruelle se passa pendant que Mme T... continuait encore l'usage des bains d'air comprimé, et après sa guérison d'une amygdalite grave qu'elle avait contractée en s'exposant à un vent très-fort et très-froid. Sous tous les rapports, cette période fut aussi satisfaisante que celle qui l'avait précédée, et Mme T..., parvenue à son quarantième bain, termina là son traitement.

L'accomplissement régulier de toutes les fonctions permettait alors de compter sur une guérison solide. Cet heureux pronostic ne s'est pas réalisé, et, comme la malade qui fait le sujet de l'observation précédente, Mme T... a dû revenir plusieurs fois à Montpellier se soumettre à l'action du bain d'air comprimé, pour dissiper de nouvelles atteintes de son asthme. Chaque fois le soulagement se produisait avec une remarquable rapidité, et marchait sans interruption jusqu'au rétablissement le plus complet possible, si l'on en jugeait par la régularité des fonctions respiratoires, quand le traitement était interrompu. La dernière fois surtout, Mme T... arrivait après un hiver entier passé dans les crises les plus fatigantes; sa figure exprimait encore, par la contraction des traits, par une extrême pâleur, la trace des vives angoisses qui venaient à peine de se terminer. L'oppression était grande, elle rendait tout mouvement pénible et s'en trouvait elle-même aggravée; des râles sibilants, quelques râles muqueux, suite des atteintes catarrhales qui, pendant l'hiver, avaient été plus graves qu'elles ne l'étaient ordinairement, un peu de fièvre, la perte de l'appétit, un amaigrissement notable, faisaient craindre que cet état, qu'on ne pouvait pas même regarder comme une convalescence réelle, ne résistât longuement. Il n'en fut rien, et ce moyen, que Mme T.... considérait déjà comme le seul qui lui fût réellement utile dans ses moments de souffrance, eut encore un résultat des plus prompts et des plus complets. Après six bains, Mme T... ne ressentait plus rien des symptômes encore si pénibles lors de son arrivée à Montpellier : elle pouvait déjà faire de longues courses à pied ; ses forces générales, qui se reconstituaient promptement sous l'influence du rétablissement d'un bon appétit et de bonnes digestions, secondaient parfaitement son goût pour l'exercice, et après trente bains, Mme T....... rentra dans sa famille. Le retour d'une santé que tout semblait affirmer sera-t-il cette fois plus durable, plus solidement obtenu ?

OBSERVATION LXI.

Asthme nerveux ; emphysème pulmonaire.

M. R..., de Marseille, âgé de 28 ans, d'un tempérament nerveux, d'une grande sensibilité, d'une stature grêle et d'une faible constitution, faisait remonter à sa douzième année l'origine de son asthme. Les premières atteintes se passaient en général pendant la nuit. Une légère suffocation, un petit sifflement qui se faisait entendre dans la poitrine, obligeaient alors le malade à se mettre sur son séant ; bientôt le calme revenait, sans que pour cela M. R.... pût parvenir à se coucher ; mais, avec le jour, tout le mal avait disparu. A cette même époque, M. R... était sujet à s'enrhumer facilement. Deux années passées dans un des colléges de Paris n'avaient été signalées par aucune augmentation dans les accès de dyspnée, et ce ne fut que cinq ou six mois après son retour à Marseille, que M. R... fut saisi par des crises plus graves.

Elles furent combattues par des saignées, par des ventouses, par l'usage du datura, des purgatifs énergiques, par les eaux de Gréoulx, par celles de Cauterets. Tous ces moyens n'avaient pas empêché les attaques d'asthme de devenir plus fréquentes, plus longues, plus graves ; elles continuaient à se manifester le plus souvent pendant la nuit et ne se modéraient que par l'inspiration de la fumée d'un papier saturé de sel de nitre, et que le malade faisait brûler devant lui.

M. R... arriva à Montpellier le 1er octobre 1842, atteint d'une attaque très-forte qui l'avait pris en route. Sa respiration était courte, fréquente, sifflante ; la poitrine se soulevait peu pendant l'inspiration, mais rapidement et comme par un mouvement convulsif. Le malade, qui ne pouvait rester couché, se plaignait d'une oppression très-grande, et sa figure exprimait une extrême anxiété. Il y avait peu de toux et point d'expectoration.

La percussion donnait, dans toute l'étendue des deux cavités thoraciques, un son très-clair, et dans tous les points de chacune d'entre elles l'auscultation faisait entendre un râle sibilant très-intense, aigu, offrant cela de particulier, dans le poumon gauche seulement, qu'on ne l'y percevait que pendant le mouvement correspondant à l'expiration. Quant au bruit d'expansion vésiculaire, il manquait complètement dans les deux poumons. Le pouls, petit, fréquent, mais régulier, s'élevait au-delà de 100 pulsations par minute. Une forte céphalalgie accompagnait tous ces symptômes. Les autres fonctions se faisaient régulièrement.

La nuit se passa sans que le malade pût se coucher; aussi le lendemain, 2 octobre, sa fatigue était extrême; il ne survint un peu de calme que dans l'après-midi. Alors eut lieu la première séance sous l'appareil de Tabarié. Elle procura pendant sa durée une plus grande liberté de respirer, et le pouls descendit de 100 pulsations par minute à 90.

L'accès d'asthme céda peu à peu sous l'influence des séances qui suivirent, et après la septième on n'entendait plus le râle sibilant que dans un ou deux points très-limités de chaque poumon. Malgré ce changement, qui coïncidait avec une plus grande liberté de respirer, le bruit vésiculaire ou les deux bruits d'inspiration et d'expiration qui le composaient ne s'entendaient pas du tout dans toute l'étendue du poumon droit. Dans le gauche, on les entendait sous la clavicule, à peu près dans le tiers supérieur de l'organe; dans tout le reste de son étendue, ils manquaient complètement. Avant le lever du malade, le pouls, moins serré, était encore à 90 pulsations par minute. Le malade supportait déjà la marche avec plus de facilité.

Après la neuvième séance, la figure du malade indiquait beaucoup de calme; sa coloration était plus naturelle; le pouls, plus développé, était à 66 pulsations par minute.

Le onzième bain avait rétabli les bruits d'inspiration et d'expiration dans tout le poumon droit; ils étaient un peu plus faibles dans les deux tiers inférieurs que dans le tiers supérieur, où le premier se terminait encore par un faible râle sibilant. Dans le poumon gauche, les bruits du souffle respiratoire s'entendaient dans toute la partie postérieure, en avant dans le tiers supérieur seulement ; ils étaient nuls dans tout le reste de cette région, ainsi que par côté. La toux était très-rare, l'oppression très-peu sensible pour le malade, dont le pouls restait encore à 66 pulsations par minute. Son appétit était augmenté, ses digestions faciles, ses nuits tranquilles.

Après le douzième bain, un écart de régime amena une légère atteinte d'oppression ; survenue le soir, elle avait causé une nuit pénible. Cependant, dès le matin, le calme avait reparu ; mais cette secousse avait suffi pour effacer de nouveau tout bruit respiratoire dans le poumon droit, où le râle sibilant s'était reproduit. A gauche, la même marche rétrograde se faisait sentir ; ainsi, sous la clavicule, un bruit de bourdonnement continu avait pris la place du murmure vésiculaire, et dans tout le reste de ce poumon on n'entendait plus que du râle sibilant.

Le dix-huitième bain avait rétabli les bruits respiratoires dans le côté droit. A gauche, le bourdonnement s'affaiblissait, se changeait sensiblement en bruit vésiculaire, dont les deux temps étaient encore peu distincts, quoique pourtant reconnaissables.

Le pouls, que cette atteinte nouvelle avait rendu plus petit et plus serré, n'avait pas dépassé 72 pulsations par minute ; il revint bientôt à 66, et, après le dix-neuvième bain, il avait repris du développement et n'était plus qu'à 60. L'amélioration du teint s'était conservée ; le malade avait déjà repris de l'embonpoint.

La respiration était enfin tout à fait rétablie à droite,

après la vingt-deuxième séance ; il en était de même à gauche, si ce n'est dans un espace assez étendu en avant et en bas. Le râle sibilant avait cessé partout, et après une marche rapide qui n'avait pas causé d'oppression, le pouls était élevé, mais il donnait seulement 60 pulsations par minute.

M. R... prit jusqu'à trente-cinq bains d'air comprimé. Alors l'emphysème avait totalement disparu ; les bruits respiratoires, rétablis partout, étaient seulement un peu faibles dans le tiers inférieur et externe du poumon gauche.

La respiration était longue, calme et facile ; le pouls avait de l'ampleur, de la souplesse, et restait à 60 pulsations. L'embonpoint avait augmenté ainsi que les forces, que l'oppression ne venait plus paralyser quand M. R... faisait de l'exercice ; en un mot, tout annonçait une guérison complète et durable.

Cependant , bien que M. R..... n'ait pas été obligé, comme les sujets des deux observations précédentes, de revenir se soumettre à l'action de l'air comprimé, sa correspondance m'apprit qu'il était demeuré fort impressionnable. Certaines causes qui agissaient sur le système nerveux lui amenaient de l'oppression ; les atteintes qu'il en ressentait étaient loin d'approcher de l'intensité des anciennes ; elles étaient séparées par des intervalles d'un calme complet, pendant lesquels M. R... pouvait marcher d'un pas très-rapide, rester complètement allongé, en un mot s'exposer, sans être oppressé, à bien des causes qui autrefois n'eussent pas manqué d'amener un accès. Pendant la durée même de ces faibles reprises, M. R... pouvait aussi faire très-librement de longues inspirations ; mais il était évident qu'en le débarrassant de tous les symptômes de l'emphysème, l'air comprimé ne l'avait pas affranchi de tout retour de sa dyspnée.

Or, comme le caractère nerveux de son asthme me paraît établi par sa forme, par les symptômes de la maladie, on peut, en rapprochant cette observation des deux précédentes, conclure des dispositions qui, chez ces malades, persistaient après leur traitement, que, dans l'asthme nerveux, l'emphysème peut très-bien céder à l'emploi de l'air comprimé, mais que l'élément nerveux n'est pas toujours guéri par ce moyen. Cependant, comme il est alors affranchi des autres éléments de l'asthme, il se trouve réduit à une simple disposition inhérente au malade, grave sans doute, sous ce rapport, mais dont on peut plus aisément aussi, grâce à son isolement, à son état de simplicité, prévenir l'influence fâcheuse par d'autres agents thérapeutiques ou hygiéniques.

On peut ainsi conclure de ces faits, et surtout du dernier, que la prédominance de l'élément nerveux chez les asthmatiques rend la maladie plus difficile, plus longue à guérir ; et l'on conçoit que l'influence fâcheuse qu'il exerce puisse, dans des cas graves, devenir un obstacle absolu à la guérison.

La résistance de certaines névroses de la respiration à l'action de l'air comprimé peut servir à confirmer cette manière de voir, à l'appui de laquelle je puis citer la seule observation de ce genre que je possède encore, et qui, malgré son état de simplicité, ou peut-être à cause de lui, résista complètement au bain d'air comprimé.

OBSERVATION LXII.

Névrose de la respiration.

M. C..., de Lyon, âgé de 13 ans, d'un tempérament lymphatique, avait eu vers l'âge de six ans, après une maladie longue et sérieuse de l'abdomen, sur laquelle les renseignements me manquent, une rougeole très-grave. Pendant la convalescence de celle-ci, on avait observé peu de précautions hygiéniques; des palpitations fréquentes s'étaient manifestées; elles avaient cédé à la digitale, mais elles avaient été remplacées par une gêne particulière de la respiration.

Cet état de dyspnée avait résisté à tous les moyens qu'on avait pu mettre en usage, et quand le malade vint à Montpellier, M. le Dr Vailhé, professeur-agrégé de la Faculté de médecine, lui conseilla de tenter l'usage de l'air comprimé, que les médecins de Lyon avaient aussi indiqué; j'observai chez lui l'état suivant :

Le malade avait conservé de l'embonpoint; ses forces étaient en assez bon état, mais la marche l'oppressait, de même qu'une lecture à haute voix un peu soutenue. La figure était pâle.

La poitrine était bien conformée, la résonnance produite par la percussion était naturelle à droite; elle paraissait plus claire à gauche, mais la différence était très-peu sensible.

Dans toute l'étendue des deux poumons, l'auscultation ne recueillait aucun bruit étranger à l'état normal; mais, des deux temps qui constituent le bruit vésiculaire, l'inspiration s'entendait seule, et elle était partout si faible

qu'on avait besoin d'écouter avec attention pour la distinguer. Elle était immédiatement suivie d'un silence absolu
qui n'était interrompu que par une nouvelle inspiration ;
et celle-ci se terminait encore brusquement, sans que jamais un bruit appréciable d'expiration lui succédât. Aussi,
après chaque mouvement d'inspiration, dont le bruit
toujours faible était doux, humide, comme dans l'état de
santé, un temps ordinairement plus prolongé que n'eût
été une expiration conservant sa durée normale, s'écoulait dans un silence complet. Très-souvent survenait une
longue inspiration ; elle était alors plus forte, plus facile à
entendre ; elle semblait trahir un plus grand besoin d'air,
mais elle finissait brusquement, sans jamais atteindre le
degré d'expansion vésiculaire auquel aurait voulu arriver
le malade, et aucun bruit d'expiration ne lui succédait.
Ces longues inspirations étaient plus fréquentes que ne
l'eût comporté un accomplissement régulier des fonctions
pulmonaires.

Ce que l'on observait ainsi en écoutant ce qui se passait dans la poitrine, se reproduisait en quelque sorte à
la vue, quand on faisait lire le malade à haute voix. On
le voyait, à chaque instant, forcé de faire une longe inspiration, qu'il n'accomplissait pas en entier. La lecture un
peu prolongée amenait infailliblement de l'oppression.

Un autre phénomène remarquable dans la respiration
du malade consistait en une sorte d'expiration forcée,
brusque, rapide, semblable à celle qu'on exécute quand,
en poussant vivement l'air hors des poumons, on veut
dégager les bronches de quelque mucosité difficile à
chasser. Il se renouvelait assez fréquemment ; mais au
lieu de paraître s'accomplir dans des tuyaux aériens

conservant leur dilatation naturelle, on eût dit qu'une constriction spasmodique de ceux-ci faisait que l'air les parcourait avec moins de liberté, et s'échappait comme à travers une ouverture resserrée.

La matité de la région du cœur était bornée dans les limites naturelles de son étendue, mais les battements de cet organe étaient irréguliers dans les cavités droites et gauches, sans que leur intensité, la nature de leur bruit, offrît rien d'anormal. Le pouls était fréquent, peu développé, irrégulier, et donnait 90 pulsations par minute.

Le décubitus était possible dans tous les sens.

On eut recours aux bains d'air comprimé. M. C.... en prit douze, sans qu'il en résultât d'autre effet apparent qu'un peu de calme dans la respiration, et tel qu'on le voyait souvent s'établir momentanément. Les effets de ce moyen restèrent nuls; aussi ne poussa-t-on pas plus loin l'essai de son action.

Il n'est guère possible d'expliquer autrement que par une névrose de la respiration les divers symptômes qui composaient l'état de M. C..., et cette observation me parait bien propre à démontrer l'insuffisance de l'air comprimé dans certaines névroses, ainsi que l'avait annoncé Tabarié.

Si cependant, sous l'influence d'un état semblable à celui que je viens de décrire, il survenait un emphysème pulmonaire, je ne doute pas que cette complication ne pût être guérie par le bain d'air comprimé; mais il resterait toujours l'état primitif, la névrose de la respiration, et c'est ce qui explique certaines rechutes après des traitements d'ailleurs pleins de succès. Cette névrose elle-même résisterait-elle toujours à ce moyen thérapeutique ? Par cela même qu'elle peut à son tour reconnaître pour cause diverses manières d'être du système nerveux, il est possible qu'elle fût quelquefois guérie. Je ne puis encore réunir assez de données pour préciser les cas où cela pourrait avoir lieu ; il faut donc attendre qu'une expérience plus prolongée ait multiplié les faits capables d'éclairer la question.

RÉSUMÉ.

En attendant, comme je suis loin de vouloir indiquer dans l'air comprimé la panacée de toutes les affections orthopnéiques, contentons-nous de résumer les avantages réels qu'on peut attendre de lui dans le traitement de ces maladies. Ils sont assez grands pour qu'il trouve désormais une place des plus importantes parmi les moyens auxquels les médecins demandent des secours efficaces.

Lorsque l'emphysème vésiculaire des poumons existe seul, indépendant de tout autre état pathologique de ces organes, il cède facilement à l'action tonique que l'air comprimé exerce sur le tissu vésiculaire affaibli par les causes de cette maladie.

Si l'emphysème vésiculaire s'accompagne de simples palpitations du cœur, ou s'il existe, soit comme cause, soit comme complication d'une lésion de cet organe, le bain d'air comprimé, en régularisant les fonctions pulmonaires, rend à la circulation elle-même plus de calme, plus de facilité, et, par ce moyen, dans le premier cas il met un terme aux palpitations, dans le second il enraye la marche progressive de la lésion, si elle est trop avancée pour qu'il en facilite la guérison.

L'emphysème pulmonaire peut être dû à des bronchites

aiguës répétées. Dans ce cas, sa guérison par le bain d'air comprimé est aussi facile que lorsqu'il est essentiel, et sa guérison, en général assez prompte, fait disparaître une disposition morbide permanente qui pouvait à son tour faciliter le retour des bronchites.

Chez les asthmatiques, l'emphysème vésiculaire des poumons s'unit à deux autres éléments morbides: l'élément catarrhal et l'élément nerveux. La prédominance du premier constitue l'asthme catarrhal; celle du second donne lieu à l'asthme nerveux.

Dans l'asthme catarrhal, le bain d'air comprimé dissipe l'emphysème, et, le plus souvent, il met aussi un terme à l'affection catarrhale; ainsi s'opère une guérison complète. Dans certains cas au contraire, l'état catarrhal des membranes muqueuses bronchiques résiste à l'action de l'air comprimé, et la guérison n'est alors qu'imparfaite. Mais en rendant aux vésicules pulmonaires l'activité qu'elles avaient perdue, le bain d'air comprimé améliore la respiration du malade à tel point qu'il n'est plus sujet à ces accès si douloureux d'oppression, où l'asphyxie semble imminente; il n'a plus d'accès d'asthme.

En général, l'élément nerveux, chez les asthmatiques, résiste au bain d'air comprimé; mais, même dans ces cas, l'emphysème cède et disparaît complètement, laissant au tissu vésiculaire des poumons toute sa liberté naturelle. Cependant, quelque amélioration qu'il en résulte, quelque complète que la guérison paraisse dans tous les cas, il faut bien reconnaître que, dans l'asthme nerveux, les rechutes sont aussi fréquentes qu'elles sont rares dans l'asthme catarrhal.

Dans un excellent article sur l'asthme, inséré au nouveau *Dictionnaire de médecine et de chirurgie pratiques*, tome I, pag. 727, M. Sée, cherchant à apprécier la valeur thérapeutique de l'air comprimé contre cette maladie, rappelle l'assertion de M. Devay, les résultats obtenus à Stockholm par le D⟨r⟩ Sandahl, ceux que j'ai donnés dans le mémoire publié par le *Montpellier médical*, tom. IV, et ajoute :

« Bertin traita ainsi (par le bain d'air comprimé) treize emphysèmes qui *guérirent tous*, et 92 cas d'asthme catarrhal ou nerveux. Dans cette dernière série, on compte 67 guérisons complètes, 22 guérisons incomplètes et 3 insuccès.

» Après ces surprenants résultats, comment Devay a-t-il vu échouer cette méthode particulièrement dans le traitement de l'emphysème ?

» Dans ces derniers temps, Sandahl obtint à Stockholm des résultats moins brillants. Sur 47 bronchites chroniques, 33 furent guéries ; sur 77 malades atteints d'asthme avec emphysème et bronchite chronique, 57 éprouvèrent une amélioration marquée ; 14 asthmatiques sans emphysème ni bronchite furent tous soulagés : des autres 6, il n'est plus question.

» En résumé, les chiffres fournis par Bertin indiquent des guérisons complètes, Sandahl des améliorations. C'est une question à réviser. Ce qui est certain, c'est que l'air comprimé agit autrement et mieux que l'oxygène sans compression de l'atmosphère. »

Quelque réservée que soit la sanction donnée à la valeur thérapeutique du bain d'air comprimé, par cette conclusion du savant professeur de thérapeutique de la Faculté de Paris, elle est, à mes yeux, d'une importance réelle. Il me suffira, j'espère, pour l'augmenter encore aux yeux de tous les médecins, d'apprécier avec quelques détails les divers résultats comparés. Il sera ainsi facile de se convaincre que l'opposition signalée est dans le fond plus apparente que réelle, et ne saurait affaiblir la confiance que mérite le bain d'air comprimé.

Mais avant tout, il m'importe de faire observer que, soit dans le mémoire cité par M. Sée, soit dans ce nouveau travail, j'ai envisagé l'emphysème dans deux catégories distinctes de faits.

Dans la première, j'ai compris les cas d'*emphysème simple, essentiel*, et les cas d'asthme dans lesquels une étiologie particulière permettait de supposer que l'emphysème, *simple dès l'origine de la maladie*, s'était plus tard compliqué d'élément catarrhal ou nerveux.

La seconde catégorie contenait au contraire les cas d'asthme où l'emphysème était évidemment *consécutif*.

Des 13 cas qui composent la première série, 3 où l'emphysème existait seul ont été complètement guéris. En rapportant quelques-unes des autres observations, j'ai montré que l'emphysème s'était toujours dissipé, mais *non pas toujours les autres éléments de l'asthme.*

Quant à la deuxième série, bien plus nombreuse, les exemples cités ont suffisamment montré que je ne croyais pas à la guérison *constante* de l'emphysème, quand il était la conséquence du catarrhe.

Aussi, croyant pouvoir conclure de ces faits que le bain d'air comprimé guérit réellement l'emphysème essentiel, je n'ai pas manqué d'ajouter : «Peut-on se promettre un résultat aussi avantageux, quand l'emphysème est survenu à la suite de fréquents accès d'asthme, et, dans les cas où la maladie est *souvent moins étendue,* les complications qui existent ne peuvent-elles pas suffire pour la rendre plus grave et *la soustraire à l'action curative de l'air comprimé?* » (pag. 46).

Maintenant, voyons jusqu'à quel point les observations de M. Devay et celles de M. Sandahl, malgré toute l'autorité qu'elles ont d'ailleurs à mes yeux, sont de nature à affaiblir la valeur des résultats que j'ai consignés.

Les observations recueillies par M. Devay sont au nombre de 28, et « se rapportent presque à toutes les variétés des maladies des organes de la respiration, depuis les bronchites et les catarrhes jusqu'à l'asthme essentiel et la phthisie pulmonaire » (*Du bain d'air comprimé dans les affections graves des organes respiratoires, et particulièrement dans la phthisie pulmonaire,* pag. 2.) En les résumant, M. Devay ajoute : « Nous l'avons employé (l'air comprimé) dans l'emphysème pulmonaire sans résultat bien marqué ; néanmoins, dans quelques cas, la dyspnée des malades a été amoindrie. » M. Devay ne donnant aucun autre détail, il est bien permis de supposer que ces cas appartenaient à la seconde catégorie que j'ai indiquée, et en admettant même qu'ils fussent tous des exemples d'emphysème *essentiel, simple,* leur nombre doit être si réduit (puisqu'il s'agit, en tout, de 28 observations représentant presque toutes les variétés des maladies des organes de la respiration), qu'il ne saurait servir de base à des conclusions statistiques.

Les faits rapportés d'après M. Sandahl sont, sans doute, extraits d'un travail publié en suédois, en 1862. Étranger à cette langue, je n'ai pu puiser dans ce mémoire les enseignements utiles qu'il renferme assurément; mais dans le tableau général qui le termine, je retrouve sous des désignations latines les exemples cités par M. Sée :

45 cas de bronchite chronique, sur lesquels il y a eu 33 guérisons ;

77 cas d'asthme avec emphysème et bronchite chronique, dont 57 furent guéris.

Et, de plus, distincts de ces deux groupes :

14 cas d'asthme avec emphysème pulmonaire; 14 furent guéris;

Si, comme leur dénomination semble l'indiquer, ces derniers cas doivent se rapporter à la première catégorie que j'ai donnée, et dans laquelle j'ai signalé, sur 14 cas, 13 guérisons, mes résultats seraient inférieurs à ceux de M. Sandahl.

Lorsque l'emphysème s'est montré consécutivement au catarrhe, sur 92 malades j'ai obtenu 67 guérisons complètes, c'est-à-dire 72 p. %.

M. Sandahl, sur 77 cas d'asthme avec emphysème et bronchite, a obtenu 57 guérisons, ou 74 %. Ses résultats seraient donc encore plus favorables que les miens.

Mais si, comme un tableau que j'invoquerai tout à l'heure semble l'indiquer, l'on doit admettre que les 57 guérisons annoncées par M. Sandahl comprennent à la fois des malades guéris et d'autres simplement soulagés, confusion qui serait bien regrettable quand il s'agit d'une appréciation exacte, il faut aussi, pour comparer nos chiffres, établir l'appréciation des faits que j'ai rapportés sur des bases semblables. Alors la moyenne des malades que j'ai vu guérir ou soulager, est de 95 p. %, et la différence des résultats obtenus à Stockholm et à Montpellier est autrement marquée en faveur de ces derniers.

Cette différence est grande sans doute, et peut paraître étonante. Mais ne sait-on pas que les résultats statistiques peuvent varier suivant une foule de circonstances? Le soin de n'employer un agent thérapeutique que dans les cas où il est réellement indiqué, la manière d'en faire usage, la persé-vérance dans son emploi, l'ancienneté et la gravité du mal, les effets de traitements antérieurs, les circonstances hygiéniques dont les malades s'entourent avec plus ou moins de soin, l'action du climat si importante dans les applications du bain d'air comprimé, et beaucoup d'autres circonstances encore, peuvent influer gravement sur les résultats que l'on obtient. Dans une étude semblable à celle qui nous occupe, il faut donc s'attendre à ce que les données statistiques ne nous offrent pas toujours des résultats absolument identiques. Les travaux mêmes de M. Sandahl vont, en effet, nous en donner la preuve.

Dans une nouvelle publication faite en français et ayant pour titre : *Des bains d'air comprimé. Court aperçu de leurs effets thérapeutiques et physiologiques*, Stockholm, 1867, M. Sandahl donne un tableau dans lequel je trouve un relevé général des malades traités du 1er octobre 1860 au 31 décembre 1866.

J'y vois que, sur 156 malades atteints de *bronchite chronique et emphysème pulmonaire*, 118 ont été *guéris* ou *se sont mieux trouvés*;

Que sur 282 malades atteints de *bronchite chronique avec emphysème et asthme*, 212 ont été guéris ou se sont trouvés mieux.

Ces deux classes de maladies me paraissent bien pouvoir être confondues, à cause de la présence de l'emphysème, avec les cas que j'ai désignés sous le nom d'asthme catarrhal ou nerveux. Or, en réunissant les nombres qu'ils fournissent, on trouve 438 malades, dont 330 ont été guéris ou soulagés , ce qui donne une moyenne de 75,3 p. %. Celle des premiers faits publiés par M. Sandahl n'était que de 64 p. %. Cette amélioration vient confirmer ce que j'ai avancé sur la portée des statistiques.

La différence de 20 p. % qui existe encore entre ce dernier résultat des observations de M. Sandahl et celui que j'ai obtenu, est sans doute considérable; mais elle paraîtra bien moins importante, si l'on tient compte des causes qui ont dû augmenter le nombre des insuccès signalés dans l'établissement de Stockholm, en venant en aide à un climat moins favorable que celui de Montpellier.

La Diète de Stockholm subventionne l'établissement de M. Sandahl au profit des pauvres. Or voici ce qu'on peut déduire du tableau que j'ai sous les yeux :

2 363 malades de *tout genre* ont pris 61 774 bains ; ce qui donne 26 bains en moyenne pour chacun. 34 207 bains ont été donnés gratuitement, ce qui permet d'admettre un nombre de 1 315 malades pauvres. Ce n'est pas chez eux, sans doute, que se sont trouvés les cas les moins graves : or un traitement de 26 bains peut-il être toujours suffisant en Suède ?

Enfin, je vois dans le même tableau que 41 cas sous la dénomination d'*emphysème pulmonaire*, ont fourni 40 cas de guérison ou de soulagement, c'est-à-dire 97,5 p. %. Quelque vague que comporte l'expression de *malades guéris ou se trouvant mieux*, ce résultat laisse pourtant hors de doute les bons effets du bain d'air comprimé, surtout quand il conduit à la conclusion suivante du mémoire de M. Sandahl :

« Quiconque voudra se donner la peine d'étudier les recherches qui ont été faites sur les effets physiologiques de l'air comprimé, ainsi que l'explication que l'on a donnée des résultats thérapeutiques auxquels on est arrivé, explication qui se fonde sur ces effets mêmes, devra convenir indubitablement que l'air comprimé est un remède dont la sphère d'activité est appelée sans doute à s'étendre de plus en plus. »

LIVRE IV

Emploi de l'air comprimé dans le traitement de l'hémoptysie et de la phthisie pulmonaire.

———

1° Hémoptysie.

Il existe entre l'hémoptysie et la phthisie pulmonaire des connexions si fréquentes, et la première de ces maladies s'offre si souvent avec un ensemble de circonstances antécédentes et de symptômes capables de la faire confondre avec la seconde, qu'on ne sera pas surpris de trouver rapprochées dans un même livre les études cliniques qui se rapportent à l'action exercée par l'air comprimé sur l'une et sur l'autre. Toutefois, après avoir cherché, dans l'étude rapide des causes et des symptômes de l'hémoptysie, les indications que ses diverses espèces peuvent offrir à l'emploi du bain d'air comprimé ; après avoir signalé les motifs qui portent à penser qu'elle n'est pas toujours le prélude ou la compagne de la phthisie pulmonaire, je m'attacherai à montrer, par des faits, les bons résultats thérapeutiques qu'elle retire du moyen qui nous occupe et la réalité de son existence isolée.

L'espèce la plus simple, quoiqu'elle ne soit pas toujours la moins dangereuse, l'hémoptysie traumatique, est, chez l'homme bien portant, le résultat de la rupture d'un vaisseau sanguin, déterminée par une violence extérieure ou un effort considérable ; chez le phthisique, elle peut aussi avoir lieu par une lésion semblable. Laënnec, en montrant avec quelle lenteur se détruisent les parois des vaisseaux sanguins qui se trouvent isolés dans les cavités tuberculeuses a fait entrevoir, il est vrai, que leur oblitération avait ainsi le temps de s'opérer et de prévenir les hémorrhagies que leur rupture aurait causées. Mais, d'un autre côté, M. Andral a trouvé au milieu d'ulcérations provenant de la fonte de tubercules , des vaisseaux d'un certain calibre rompus , bouchés par un caillot incomplet et susceptibles de recevoir encore dans leur cavité un stylet d'un très-petit diamètre. Les hémorrhagies traumatiques peuvent donc aussi se rencontrer chez les phthisiques.

Chez ces derniers, comme chez les sujets bien portants, ces hémorrhagies rapides, instantanées, exemptes de tout prodrome, qu'elles soient copieuses et prolongées, ou peu abondantes et de courte durée , peuvent se terminer de deux manières différentes : dans l'une, plus fréquente chez l'homme sain, après une durée plus ou moins longue, elle laisse après elle le poumon exempt de toute lésion locale ; l'expectoration s'étant soutenue assez longtemps pour suffire à expulser tout le sang qui s'était épanché , il ne reste aucun engorgement du tissu , aucun noyau hémoptoïque. Dans la seconde, au contraire , le tissu pulmonaire reste engorgé dans une plus ou moins grande portion de son tissu, et ne peut être dégagé que par une expectoration ou une absorption plus actives.

On ne songera guère à recourir au bain d'air comprimé pour mettre un terme à la durée d'une hémoptysie traumatique ; mais quand il s'agira d'aider la résolution du noyau hémoptoïque qu'elle a pu laisser après elle, nous pourrons faire rentrer ce cas, et l'indication qu'il comporte, dans ce que nous aurons à dire à propos d'un état semblable survenu dans les circonstances diverses qu'il nous reste à mentionner.

Comme toutes les hémorrhagies, celle qui a lieu par les poumons peut être distinguée en active et en passive; et la gravité qu'elle peut offrir, les indications qu'elle présente, peuvent, comme pour toutes les autres, se déduire des diverses circonstances qui l'accompagnent.

Des épistaxis abondantes, fréquemment renouvelées dans un court espace de temps, survenant chez un sujet pléthorique, alors que des symptômes multipliés font redouter un afflux de sang vers la tête, sont considérées comme une évacuation favorable. Loin de chercher à les prévenir, on les respecte, si elles sont suivies d'un allégement réel. La seule précaution qu'elles suggèrent, c'est de suppléer à leur insuffisance, ou de leur substituer un écoulement sanguin opéré loin du lieu par où la nature l'opère, si le cerveau, voisin de ce dernier, est trop gravement menacé par le *molimen hémorrhagique.*

Chez des sujets pléthoriques, mais habituellement bien portants, on voit parfois, sans cause appréciable, la peau se refroidir, se décolorer, des frissons erratiques s'accompagner de lassitude générale, de brisement des membres. Puis surviennent des douleurs sous le sternum, entre les épaules, ou dans tout autre point de la poitrine, avec chaleur intérieure de cette cavité, dyspnée, et bientôt la toux amène une abondante expectoration d'un sang vermeil, mêlé de bulles d'air. Or ici, comme dans l'épistaxis, l'hémorrhagie peut n'être qu'une véritable exhalation opérée sur la membrane muqueuse des bronches, et si elle est assez abondante, assez soutenue pour épuiser à la fois et le molimen hémorrhagique et l'état général auquel il se rattache, pourquoi ne pas la considérer cette fois encore comme un moyen dont la nature se sert pour opérer une déplétion nécessaire ? Il n'est pas rare de rencontrer dans la pratique de la médecine des exemples de cette nature ; j'en ai même recueilli chez des sujets dont la congestion opérée sur le poumon, loin d'être due à leur constitution, n'était que la suite d'un genre de vie mal dirigé. Une fois j'ai vu un état pléthorique accidentel survenu chez un sujet dont le thorax, par suite d'une conformation vicieuse, semblait appeler à lui les mouvements fluxionnaires, se terminer heureusement par une hémoptysie abondante et qui dura plusieurs jours. Sans doute, dans les cas de ce genre les indications qui se présentent sont les mêmes que dans l'*épistaxis active*. Il faut modérer autant que possible le mouvement qui porte le sang vers un organe délicat, et suppléer à l'insuffisance de l'hémorrhagie, si elle n'est pas assez abondante pour éteindre la pléthore. Mais, après cela, quelque analogie que le raisonnement et les faits eux-mêmes nous autorisent à admettre entre toutes les espèces d'hémorrhagie, indépendamment de l'organe par où elles se font, il faut pourtant bien le reconnaître, ce n'est pas sans raison que l'hémoptysie ne nous laisse jamais dans une complète sécurité. C'est qu'ici l'importance de l'organe malade, sa délicatesse, la facilité avec laquelle son tissu, une fois fois affecté, se montre disposé à des accidents semblables, et peut rester, à leur suite, le siége d'un engorgement difficile à dissiper, le trouble que cet engorgement lui-même peut porter dans les principales fonctions, enfin les accidents malheureux dont tant d'hémoptysies sont suivies, justifient bien les alarmes que la plus légère d'entre elles peut faire naître.

L'air comprimé ne saurait pourtant trouver, dans ces causes d'un plus grand danger, une indication plus positive de son emploi contre l'hémoptysie active des poumons. Plutôt, en effet, que de modérer le cours du sang, il s'agit ici de le laisser couler suffisamment, tout en le détournant autant que possible d'un organe important. La lenteur que cet agent thérapeutique est capable d'apporter à la circulation n'est donc pas ici, on le comprend bien, ce qu'il faut invoquer ; et comment ne pas craindre quelque effet nuisible de la qualité plus excitante donnée au sang par un air atmosphérique absorbé plus largement sous l'influence d'une grande pression ? Tant que l'hémorrhagie ne laissera pas après elle d'engorgement de tissu qu'il faille se hâter de résoudre, ce n'est donc pas à l'air comprimé qu'il faut recourir, et ce que nous pouvons en attendre, quand un noyau hémoptoïque reste après l'hémorrhagie, rentre dans ce que nous aurons à dire à propos de l'hémorrhagie passive.

Mais avant d'aborder ce point particulier, il ne faut pas oublier de signaler ces circonstances où, loin de s'arrêter quand elle a mis un terme à toute disposition pléthorique, l'hémoptysie se soutient encore. Renouvelée par suite de cette sorte d'habitude vicieuse qui tend à reproduire certains actes dont l'accomplissement s'est produit pendant un certain temps ; entretenue peut-être par un excès d'irritabilité que le poumon doit aux actes fluxionnaires dont il a été le siége avec trop de constance ; facilitée par la faiblesse même que produit trop de sang perdu, et qui peut elle seule devenir la cause de tant de désordres dans la circulation générale, l'hémoptysie pourrait amener à sa suite un état opposé à celui qui fut son origine, et jeter le malade dans une anémie des plus fâcheuses. Alors l'action tonique, éminemment rénovatrice, que l'air comprimé exerce à un suprême degré, loin d'être à craindre, comme dans le cas précédent, offrirait une ressource dont il faudrait user avec ménagement sans doute, mais aussi sans oublier que d'un autre côté le calme et la modération qu'il imprime à la circulation générale, en la régularisant, assureraient les services que l'on pourrait attendre de son emploi.

Les causes de l'hémoptysie que l'on désigne en général sous le nom de passive sont en très-grand nombre. Elles peuvent être extérieures, accidentelles ; elles peuvent n'agir sur les poumons que d'une manière indirecte.

Parmi elles, on peut signaler des efforts musculaires considérables, des efforts de voix ou d'insufflation , un abaissement considérable de la pression atmosphérique, l'exposition à un changement brusque et très-grave de température , surtout à une chaleur très-élevée ; de longues veilles , des études forcées, des affections morales profondes.

D'autres fois la cause est interne ; elle peut alors consister dans un obstacle à la circulation du sang, surtout quand il gêne le retour de ce liquide du poumon vers les cavités gauches du cœur ; elle peut aussi se trouver dans le poumon lui-même, que des corps étrangers irritent. On a signalé dans ce nombre les diverses poussières que quelques professions exposent à respirer ; mais c'est surtout à la présence de productions tuberculeuses qu'on a rattaché l'hémoptysie.

Cette dernière liaison est malheureusement si fréquente que pour beaucoup d'auteurs dont l'opinion mérite la plus grande considération, un pronostic des plus graves se lie dans presque tous les cas à l'hémorrhagie pulmonaire. Ainsi M. Louis, s'appuyant de tous les faits qu'il a recueillis et de toutes les considérations qui s'y rattachent, dit qu'à part les cas de violence extérieure ou de suppression des règles, «l'hémoptysie un peu forte indique d'une manière infiniment probable, quelle que soit l'époque de son apparition, la présence de quelques tubercules dans les poumons. Je ne dis pas d'une manière certaine; plusieurs faits bien constatés paraissent faire une heureuse exception à cette règle..

. . . .

A moins de vouloir se mettre au-dessus des faits, il est impossible, ce me semble, de ne pas admettre qu'à part quelques exceptions malheureusement trop rares, l'hémoptysie un peu grave est le signe d'une affection tuberculeuse des poumons [1].»

Des auteurs non moins graves ont pu toutefois, en s'appuyant également sur les faits, adopter une opinion plus rassurante que l'observation me paraît confirmer bien des fois; reconnaître que l'hémoptysie, dans bien des circonstances, dépend d'une tout autre cause que de la présence de masses tuberculeuses, et qu'elle ne conduit pas toujours à la phthisie.

Ainsi, Joseph Frank[2] admet des hémoptysies inflamma-

---

[1] Louis; *Recherches anatomiques, path. et thérap. sur la phthisie,* pag. 198-199.

[2] J. Frank; *Pathologie interne,* tom. I, pag. 319; édit. de l'Encyclopédie des sciences médicales.

toires, rhumatismales, gastriques, spasmodiques, etc....,
et M. Trousseau n'hésite pas à dire, dans ses *Leçons de
clinique médicale*[1] : « Si l'on veut supputer tous les cas d'hémorrhagie pulmonaire que nous rencontrons, je ne dis pas
seulement dans la pratique des hôpitaux, mais même dans
celle de la ville, on verra que ces accidents se rattachent
aussi souvent à des affections étrangères à la tuberculisation qu'à la tuberculisation elle-même. »

L'appréciation des diverses circonstances étiologiques
que je viens d'exposer rapidement montre que si, dans le
traitement des diverses espèces d'hémoptysies passives,
il est des indications qui sont communes à toutes, il en
est aussi qui se rapportent plus spécialement à l'une ou
à l'autre.

On les remplit toutes : 1º en facilitant la résolution du
noyau hémoptoïque, travail auquel la nature ne suffit pas
toujours ; 2º en s'opposant au renouvellement continuel de
l'hémorrhagie, que peut entretenir l'irritation causée par
le sang épanché lui-même ; 3º en empêchant l'accumulation ou la formation incessante du corps étranger, dont
la présence dans le tissu du poumon détermine un mouvement fluxionnaire constant ; 4º enfin, en aidant autant que
possible à l'expulsion de ce corps étranger lui-même.

La pression constante, ménagée, que, pendant la durée
du bain, l'air comprimé exerce sur le tissu pulmonaire, et
la douce stimulation qu'il lui apporte, sont, dans cette circonstance, comme dans bien d'autres qui nous ont déjà
été présentées, un moyen puissant d'accomplir la première

---

[1] Trousseau ; *Clinique médicale*, tom. I, pag. 517.

indication en augmentant l'absorption, en facilitant l'expectoration. La lenteur imprimée à la circulation artérielle, tout en rendant plus libre, plus régulière, la marche du sang dans les capillaires, remplira la seconde, et pourra se montrer utile dans la troisième, lorsqu'un obstacle au cours du sang gêne son arrivée du poumon vers le cœur. Toutefois, dans cette circonstance, il faudra surveiller avec soin l'influence contraire que pourrait avoir un sang plus fortement chargé d'air, et par conséquent d'oxygène. Enfin, quant à la quatrième indication, le bain d'air comprimé pourra rendre d'importants services lorsque, après avoir éloigné le malade du lieu où il était exposé à des poussières malfaisantes, il ne s'agira plus que de faciliter par l'expectoration le rejet, en dehors des voies respiratoires, de celles qui y sont déjà accumulées. La question devient plus grave quand il s'agit d'empêcher la formation de nouvelles masses tuberculeuses, et de faire disparaître celles qui existent déjà, ainsi que les désordres qu'elles peuvent laisser après elles. Mais tout ceci rentre évidemment dans l'histoire de la phthisie pulmonaire, et je renvoie à cette partie de mon travail tout ce que j'ai à exposer sur cet intéressant sujet.

Il est encore un point de vue sous lequel on peut envisager l'hémoptysie : c'est lorsqu'elle survient chez l'homme après la suppression d'un flux hémorrhoïdaire par exemple, chez la femme après celle de la menstruation, soit avant, soit même quelquefois après l'âge critique. On la considère alors comme supplémentaire et moins dangereuse. Aux yeux de beaucoup de médecins, de Laënnec en particulier, la coïncidence de cette hémorrhagie avec la diminution ou la suppression d'un flux habituel nécessaire, et surtout la régularité avec laquelle elle survient aux époques assignées à celle qui n'a plus lieu, témoignent de la réalité de son caractère supplémentaire.

Ici se retrouve encore l'influence que peut exercer sur l'opinion la trop fréquente union de l'hémoptysie et de la phthisie pulmonaire, et bien des médecins sont disposés à croire que presque toutes les femmes qui crachent du sang à chaque période menstruelle, le doivent à l'existence de tubercules dans les poumons. Heureusement, cette fois aussi, l'expérience permet de moins généraliser une crainte si grave. Je crois, en effet, qu'il n'est pas de médecin qui n'ait observé des cas d'hémoptysie chez la femme, soit pendant l'écoulement menstruel, régulier ou non, soit dans l'intervalle de deux époques, sans qu'avant ou après ces accidents les poumons aient jamais offert la moindre trace d'affection tuberculeuse.

Dans le premier cas, on est porté à croire que le mouvement fluxionnaire, le *molimen hemorrhagicum*, se partage et se dirige à la fois sur l'utérus et sur les poumons; ce qui ne prouve rien contre le caractère supplémentaire de l'hémorrhagie, et ne rend pas son pronostic plus fâcheux.

C'est surtout quand l'hémoptysie se montre indistinctement pendant les règles et pendant l'intervalle qui les sépare, qu'on lui attribue les plus graves dangers, à cause des liaisons qu'on lui suppose avec quelque production tuberculeuse. Mais si l'observation rencontre souvent une semblable alliance, elle peut aussi, même dans ces cas, signaler d'heureuses exceptions. Parmi celles qui se sont offertes à moi, je puis surtout citer une famille dans laquelle la mère jusqu'à l'âge de 72 ou 75 ans, et la fille bien longtemps après l'époque de la ménopause, ont été sujettes à cracher du sang, et n'ont jamais offert le moindre signe qui pût faire admettre la présence de tubercules pulmonaires. Chez chacune de ces deux personnes, le sang était toujours rejeté en quantité peu abondante, il était rouge, vermeil; nul symptôme n'indiquait un travail fluxionnaire actif, et si parfois il est survenu quelqu'une de ces atteintes de rhume, de bronchite, dont aucune vie n'est exempte, elle s'est toujours terminée sans avoir donné et sans laisser après elle le moindre indice d'affection tuberculeuse.

Un exemple bien plus propre à démontrer le caractère d'hémorrhagie supplémentaire que l'hémoptysie peut revêtir, aussi bien que tout autre écoulement sanguin opéré par une autre voie que les poumons, m'a été fourni par une jeune personne d'une constitution assez grêle, et cependant douée d'une énergie morale et physique remarquablement prononcée. Elle m'a permis d'observer avec quelle facilité les femmes peuvent supporter des pertes sanguines dont l'extrême abondance contraste au plus haut degré avec une complexion faible, délicate, et qu'on n'oserait soumettre à la moindre saignée.

Réglée vers l'âge de 13 ans, Mlle X... fut conduite à Paris pour son éducation. Là, sans cause appréciable, sa menstruation ne tarda pas à devenir moins régulière et moins abondante. Il survint en même temps un peu de toux. Un traitement hydrothérapique fut conseillé, et fut, à ce qu'il paraît, suivi avec une persévérance portée jusqu'à l'exagération. Alors survinrent, pendant l'époque des règles, des hémoptysies qui finirent bientôt par n'avoir plus d'époque fixe. Divers traitements mis en usage restèrent sans effet, et cette malade, réduite à un grand état de maigreur, vint à Montpellier, dont on espérait que le climat plus doux serait favorable à sa santé.

A cette époque, l'hémoptysie se montrait bien entre les époques menstruelles, mais elle venait surtout abondante quand les mois devaient paraître, et ceux-ci n'étaient souvent qu'un flux leucorrhéique faiblement coloré en rouge. Cet état exempt de fièvre se compliquait de céphalalgie et surtout de douleurs fixées tantôt entre les épaules, tantôt dans tout le sommet du poumon droit. La toux ne se montrait qu'au moment où le crachement de sang avait lieu. Celui-ci, mêlé de bulles d'air, et d'abord rouge, vermeil, finissait, quand l'hémorrhagie était abondante et prolongée, par perdre de la vivacité de sa couleur; il devenait séreux. Ces pertes de sang si considérables, une répugnance extrême pour les aliments et le régime insuffisant qu'elle faisait suivre, malgré les sollicitations les plus instantes, rendaient chaque jour la maigreur plus marquée. Cependant les forces générales, ou du moins l'activité de corps et d'esprit, se soutenaient à tel point que la surveillance la plus assidue, de jour et de nuit, put seule donner la certitude que cette jeune personne ne trouvait pas le moyen de se procurer en cachette des aliments capables de la soutenir. Pendant très-longtemps j'eus recours aux révulsifs, aux moyens propres à congestionner activement l'utérus, aux astringents : tout restait inutile, lorsque décidé par l'extrême maigreur, par l'état des forces qui cependant commençait à se montrer moins rassurant, et surtout par quelques signes d'une excitabilité nerveuse que cette faiblesse paraissait mettre en jeu, je conseillai l'usage de la phospholéine, qu'on vantait beaucoup alors. Comme tous les remèdes qui avaient été proposés, celui-ci fut mis con-sciencieusement en usage, et, soit par la coïncidence de quelque cause qui resta inaperçue, soit en réalité par son action sur le système nerveux, sur l'économie entière, une amélioration très-notable se prononça rapidement ; elle devint peu à peu un rétablissement complet de la nutrition, des forces générales, et, chose bien plus remar-quable, du retour régulier de la menstruation avec cessa-tion absolue des hémoptysies.

Dans tout le temps pendant lequel j'avais eu jusqu'alors cette jeune malade sous les yeux, j'étais trop sérieusement préoccupé d'une direction si vicieuse et si constante du sang vers les poumons, de la toux qui l'amenait au dehors, des douleurs erratiques mais si fréquentes dont diverses parties du thorax étaient le siége, pour n'avoir pas con-stamment examiné l'état des organes de la respiration avec le plus grand soin. Un peu de submatité à droite sous la clavicule, et là aussi un faible râle sous-crépitant, sans altération notable des rapports d'intensité et de durée dans les bruits respiratoires, qui partout se montraient très-faibles, étaient les seuls signes physiques qui accompa-gnaient une oppression légère, toujours aggravée par le mouvement. Aussitôt que l'hémoptysie cessait, il suffisait d'un ou deux jours pour que tous ces signes, constants surtout quand elle était abondante, disparussent comme elle.

L'amélioration si prononcée que produisit l'emploi long-temps prolongé de la phospholéine ne fut pas de longue durée. Au bout de quelques mois, la menstruation devint moins régulière et fut de nouveau précédée pendant quel-ques jours de crachats sanglants. Alors aussi, comme l'état général était bien meilleur qu'autrefois, je n'hésitai pas, dès l'apparition des premiers symptômes de fluxion vers la poitrine, à faire poser un très-petit nombre de sangsues auprès de la vulve. Deux ou trois suffisaient toujours pour décider l'écoulement des règles et pour faire cesser l'hémoptysie, que bien souvent nous prévenions par ce moyen, mis en usage deux ou trois jours avant l'époque présumée de la menstruation. Sous l'influence de ces précautions, aidées par des moyens propres à fortifier la constitution en activant la nutrition, la menstruation finit par retrouver sa régularité, en mettant elle-même un terme aux hémoptysies.

A cette époque, le genre de vie de cette jeune personne subit de notables changements. Elle fut obligée à de longues courses, à des conversations fatigantes, et soit par cette seule influence, soit sous l'action des fortes chaleurs de l'été, la menstruation perdit de nouveau sa régularité. Mais cette fois ce ne fut plus par les bronches que le sang se fit jour au dehors ; le conduit auditif externe gauche devint le point par où, sans autre symptôme précurseur qu'un peu de dureté passagère de l'ouïe, un léger sentiment de chaleur et de démangeaison dans le conduit lui-même, se faisait plusieurs fois par jour un écoulement sanguin assez abondant. Une fois l'écoulement terminé, quand, au moyen de quelques lotions, on avait fait disparaître le petit caillot formé par les dernières gouttes de sang, la membrane qui tapisse le conduit, la face externe de la cloison du tympan, n'offraient rien de particulier. Habituée à voir couler son sang sans en concevoir de crainte, la malade non-seulement n'interrompit pas ses occupations journalières, mais ce ne fut qu'après plusieurs mois où l'hémorrhagie par l'oreille avait constamment remplacé la menstruation, réduite à presque rien, qu'un écoulement sanguin, survenu dans les mêmes circonstances et porté à une extrême abondance, la décida à l'application de quatre sangsues aux cuisses. Comme cela avait toujours eu lieu avec une étonnante régularité, au bout de quelques heures les règles reparurent, en mettant un terme à l'écoulement de sang par le conduit auditif externe. Les mois suivants, celui-ci ne se reproduisit plus; mais avant et pendant une menstruation presque nulle, l'hémoptysie reparut les mois suivants. Avec elle revinrent aussi la toux, l'oppression légère, les douleurs erratiques de la poitrine.

Le râle sous-crépitant, qui se reproduisait au sommet du poumon droit avec une faible submatité, se montrait aussi plus persistant; il finit par ne plus disparaître quand le retour du sang menstruel mettait un terme à l'hémoptysie; les bruits respiratoires, sans rudesse, conservaient entre eux des rapports réguliers, mais ils avaient peu d'intensité, et souvent, dans l'intervalle d'une époque menstruelle à l'autre, une toux, sans quinte prolongée, amenait tantôt des crachats d'un sang bien moins rouge qu'autrefois et sensiblement appauvri, tantôt de simples mucosités empreintes d'une teinte rosée.

On eut alors recours aux bains d'air comprimé, qui, portés au nombre de vingt, dissipèrent tous les signes physiques recueillis par la percussion et l'auscultation. Comme je l'ai vu tant de fois, ils rendirent à la menstruation sa régularité, au sang sa coloration normale. C'est que, sous leur influence, la nutrition elle-même s'était considérablement améliorée, et cette fois la malade parut plus solidement rétablie que jamais.

Elle ne fut pourtant pas encore à l'abri de toute re-chute. A l'arrivée du printemps, quelques applications de sangsues furent nécessaires pour décider l'apparition des règles, qui se retardaient sans donner lieu à aucune hé-morrhagie supplémentaire. Mais bientôt, pendant les fortes chaleurs, à la suite d'une longue et forte insolation, quel-ques épistaxis se montrèrent, et l'une d'elles fut si vio-lente que nous eûmes beaucoup de peine à l'arrêter. A partir de ce moment, on eut recours à l'application de quelques sangsues, l'avant-veille ou la veille de l'époque présumée des règles. Cette précaution, toujours suivie de succès, a fini par être abandonnée. Aujourd'hui, depuis près de deux années, les accidents hémorrhagiques n'ont plus reparu, la menstruation se fait régulièrement, et la santé, qui se prête aisément à d'assez grandes fatigues journalières, est confirmée par le bon état des organes pulmonaires, récemment examinés, par celui de l'embon-point et des forces générales.

Les manifestations dont le poumon droit a été le siége ne seront pas sans doute généralement regardées comme l'indice d'un mouvement purement congestif. On pourra voir dans cet afflux de sang vers la poitrine, quelque com-plète qu'ait pu en être la résolution chaque fois qu'il s'est montré, la preuve bien suffisante d'un travail de tubercu-lisation.

Bien éloigné d'admettre une période aussi avancée, je n'ai pourtant pas, je l'avoue, hésité, dans le cours du trai-tement, à mettre en usage des moyens qui me parais-saient propres à combattre une aussi fâcheuse disposition. L'huile de foie de morue, le tannin combiné avec le sel marin et l'extrait de quinquina, quelques préparations iodées, le goudron, le sirop de Portal, celui de feuilles de noyer, ont été employés. Mais, je l'avoue, le peu de résultats avantageux qui semblait se lier à leur usage ; les bons effets qui, à plusieurs reprises, ont pendant quelque temps succédé à l'application répétée du moyen qui, seul, décidait l'écoulement des règles ; enfin, la durée du bien qui existe aujourd'hui sous la persistance d'une bonne menstruation, et qui s'accompagne de tous les signes physiques d'une bonne santé, me permettent de considérer comme *supplémentaires* toutes les hémorrhagies qui se montraient quand les mois tardaient à paraître, qui cessaient dès le moment de leur apparition.

De quelle utilité l'air comprimé peut-il être dans le traitement de ce genre d'hémorrhagie? L'exemple que je viens de citer semble propre à résumer, sous ce rapport, toutes les sources d'indication de cet agent thérapeutique. Toutes les fois qu'un engorgement sanguin, qu'un noyau hémoptoïque restera après l'hémorrhagie ; quand il s'agira de mettre un terme à ces mouvements fluxionnaires que l'habitude rend de plus en plus constants; enfin, dans les cas où l'état anémique et la faiblesse générale qui succèdent à de trop grandes hémorrhagies en augmenteront le danger, l'air comprimé fournira de précieuses ressources. La douce pression qu'il exerce sur la partie engorgée, son action tonique sur le tissu pulmonaire, le calme, la régularité qu'il apporte à la circulation, enfin sa puissante action rénovatrice, répondent à toutes les indications que de telles circonstances présentent. Quelques observations rapportées en détail confirmeront, j'espère, de plus en plus ce que l'on peut déduire de tout ce que nous avons vu jusqu'ici.

OBSERVATION LXIII.

Hémoptysies répétées.

M. V. E..., de Stockholm, âgé de 22 ans, d'un tempérament lymphatique sanguin, d'une taille mince et très-élancée, avait la poitrine fort étroite et offrant à droite, en avant et en bas, une voussure très-prononcée, tandis qu'à gauche et dans les régions correspondantes elle se trouvait fortement déprimée. A deux reprises différentes, après avoir éprouvé pendant quelque temps un sentiment de grande gêne dans la poitrine, M. E... avait eu, sans cause appréciable, d'abondantes hémoptysies. Un sang copieux, rutilant, paraissait pendant quelques jours dans les crachats, et ce n'était qu'après un temps bien plus prolongé et avec des soins et des ménagements de tout genre, que la gêne de poitrine, finissant par disparaître, semblait faire place à un rétablissement partiel. Cependant la toux ne cessait jamais tout à fait, et ses alternatives, l'aspect triste, découragé et maladif que conservait M. E..., son amaigrissement, firent qu'on lui conseilla de fuir la température froide de la Suède et de voyager dans des climats plus chauds. M. E.... se rendit d'abord dans l'Amérique méridionale. Au Brésil, il eut encore une hémoptysie, qui fut moins grave que les précédentes.

Le 20 août 1842, M. E... arrivait à Montpellier dans l'état suivant : Les forces générales étaient tellement affaiblies, qu'il en résultait un découragement absolu. La marche, surtout quand elle avait lieu sur un plan légèrement incliné, amenait promptement une oppression fatigante, que réveillait tout aussi promptement une occupation quelconque un peu suivie, et surtout la lecture à haute voix, qui du reste était presque impossible. La toux était rare, elle n'amenait qu'une expectoration séreuse mêlée de bulles d'air.

Un sentiment de gêne, de malaise indéfinissable, se faisait sentir dans le côté gauche de la poitrine, et se rapportait surtout en bas et en dehors; le décubitus était impossible sur le côté. La percussion donnait dans tout le poumon droit un résultat normal. Elle était aussi sonore dans le côté gauche, si ce n'est dans le tiers inférieur et externe, où l'on rencontrait une matité sensible.

L'auscultation faisait entendre dans le poumon droit une respiration presque puérile. Dans toute la partié supérieure du poumon gauche, le bruit vésiculaire était pur mais faible, et bien plus faible encore dans les points où j'ai signalé de la matité. Là, les bruits respiratoires étaient mêlés d'une crépitation bien manifeste, et l'on y entendait une bronchophonie confuse. Dans les moments de repos, le pouls était à 90 pulsations par minute ; il était régulier, assez développé. Il y avait généralement pendant la nuit des sueurs qui se montraient en particulier sur la poitrine.

Les fonctions digestives étaient assez régulières.

Les séances sous l'appareil à air comprimé commencèrent le 23 août, et déjà, après la troisième, M. E... sentait sa respiration allégée du poids qui la gênait.

L'oppression n'était plus aussi promptement réveillée par la marche et de longues inspirations ; celles qui, par exemple, ont lieu dans le bâillement, s'accomplissaient avec facilité, tandis qu'elles étaient impossibles avant l'emploi de l'air comprimé. Depuis lors aussi, les sueurs nocturnes n'avaient pas reparu; le pouls n'était plus qu'à

84 pulsations par minute et conservait sa régularité.

Le cinquième bain avait rendu les bruits respiratoires plus forts, plus faciles à constater dans tout le poumon gauche, à la partie inférieure duquel on n'entendait presque plus de crépitation. Dans le poumon droit, la respiration avait perdu le caractère puéril. Une marche ascendante et rapide ne causait presque plus d'oppression ; les sueurs nocturnes n'avaient plus reparu ; le pouls, toujours régulier, ne donnait plus habituellement que 70 pulsations par minute. Les forces s'étaient améliorées et relevaient le moral.

Après la douzième séance, tout sentiment de gêne dans le côté gauche de la poitrine avait disparu ; la respiration retrouvait de plus en plus sa liberté : elle était complètement rétablie après la quinzième. Partout la percussion donnait le son clair de l'état de santé ; le bruit vésiculaire se montrait normal dans toute l'étendue des deux cavités thoraciques ; on n'entendait ni souffle puéril à droite, ni crépitation à gauche ; le pouls restait, souple et régulier, à 70 pulsations par minute.

Les bains d'air comprimé furent employés jusqu'au nombre de vingt-quatre, et quand M. E... cessa d'en faire usage, il avait retrouvé de l'embonpoint, sentait sa poitrine parfaitement libre, et autant d'un côté que de l'autre. L'oppression ne se rencontrait plus dans les circonstances qui naguère la reproduisaient si facilement ; les forces avaient augmenté, le désir du travail se faisait sentir, en un mot la santé était complètement rétablie.

Au mois d'octobre 1843, je revis M. E... ; il n'avait plus rien ressenti de son ancienne maladie, ni rien perdu des bons effets de l'air comprimé, et en 1865 j'appris encore que sa bonne santé ne s'était pas démentie.

Ce n'était point une hémorrhagie actuelle des poumons que l'air comprimé avait dissipée dans ce cas ; mais il est bien permis de penser, quand on juge par le grand changement qu'il avait opéré chez le malade, qu'il avait mis un terme aux retours de cet état pathologique. Dans un espace de temps assez circonscrit, trois hémoptysies s'étaient montrées, et, selon toute apparence, chacune d'elles avait contribué à accroître l'espèce d'engouement qui existait à la partie inférieure du poumon gauche. Il était assez difficile de décider s'il s'agissait d'un noyau hémoptoïque, c'est-à-dire d'un épanchement de sang dans les vésicules et les dernières ramifications bronchiques, ou si ce n'était que de l'œdème.

L'absence du sang dans les crachats, d'ailleurs fort rares, du malade, peut faire adopter cette dernière supposition ; mais quelle que soit l'idée à laquelle on s'arrête, comment refuser d'admettre que cette altération du tissu pulmonaire pouvait, avec les dispositions antérieures et dans l'état où se trouvait M. E..., devenir une cause incessante de fâcheuses hémoptysies? Dès-lors, ne peut-on pas dire que l'air comprimé, en déterminant la résolution des engorgements qui existaient, en rétablissant la liberté de la respiration dans toute l'étendue du système pulmonaire, en perfectionnant la nutrition et ranimant ainsi les forces générales, a détruit du même coup la cause prédisposante des hémoptysies et une des causes occasionnelles les plus probables de leur retour ?

Quand je compare l'état de bonne santé, de force et d'embonpoint où se trouvait M. E... immédiatement après un traitement de vingt-cinq à vingt-six jours, avec l'état dans lequel l'eût jeté le traitement ordinaire de ces dispositions à l'hémoptysie qu'aggrave déjà un état d'œdème ou d'engouement d'une partie du tissu pulmonaire, je ne puis qu'en déduire les avantages incalculables attachés à l'emploi de l'air comprimé. Saignées, sétons, vésicatoires, cautères, remèdes internes, résolutifs ou expectorants, qu'on n'aurait pas manqué de mettre en usage et qui n'eussent produit leurs effets qu'au prix d'une plus ou moins grande dépense de forces, ont été remplacés par un seul moyen. Et celui-ci, sans causer la moindre douleur, en donnant du repos aux organes malades, en relevant les forces générales, a guéri sans convalescence, dans l'espace de vingt-cinq jours, une maladie qui durait depuis plusieurs années, et dont l'influence fatale semblait s'accroître incessamment.

OBSERVATION LXIV.

Hémoptysie.

M. O..., âgé de 26 ans, d'un tempérament nerveux, jouissant ordinairement d'une bonne santé, était marié depuis peu de temps, lorsqu'il eut à supporter de profonds chagrins et les fatigues prolongées pendant plus de six mois d'un travail opiniâtre de cabinet. Vers les premiers jours de décembre 1853, une hémoptysie se déclara tout à coup, sans cause déterminante connue, sans mouvement fébrile remarquable. Dans l'espace de sept à huit jours, les accidents hémoptoïques se renouvelèrent quatre ou cinq fois en abondance, s'accompagnant de symptômes de congestion au sommet du poumon gauche. Les moyens les plus convenables à cet état furent employés sur-le-champ, et l'hémorrhagie ne s'était pas reproduite depuis deux jours, quand, pour soustraire le malade à l'influence pernicieuse. de l'hiver des pays du Nord, on le dirigea sur Montpellier. Après quelques jours de repos et l'emploi pendant ce temps de quelques béchiques combinés avec des astringents, je soumis M. O... à l'usage du bain d'air comprimé. Voici quel était alors son état :

Figure pâle, très-fatiguée; amaigrissement notable de tout le corps.

La respiration était courte, soulevant plus sensiblement le côté droit du thorax que le gauche; le moindre mouvement, la parole un peu soutenue , augmentaient sur-le-champ l'oppression et provoquaient une toux sèche , ordinairement de courte durée , mais qui, lorsqu'elle se prolongeait, causait un redoublement douloureux de tout le côté gauche de la poitrine. Il n'y avait point de fièvre , seulement le plus léger motif mettait en jeu l'excitabilité naturelle du malade, qui se trouvait accrue par les causes que j'ai signalées.

Dans le côté droit de la poitrine, la percussion donnait partout un résultat normal. A gauche, il en était de même dans toute la région postérieure ; mais dans presque toute la partie antérieure et un peu latérale, surtout sous la clavicule, on trouvait de la matité, qui dans divers points de ces parties était pourtant bien loin d'égaler, par exemple, celle qu'offre toujours la région du cœur.

Dans le poumon droit, le bruit vésiculaire s'entendait d'une manière normale. Il était faible, quoique facilement perceptible dans toute la partie postérieure et latérale du poumon gauche ; mais en avant et surtout dans son tiers supérieur, il était presque nul. Les deux temps d'inspiration et d'expiration, quand on parvenait avec beaucoup d'attention à les entendre, conservaient entre eux des proportions normales de durée, mais ils s'accompagnaient de quelques bulles de râle crépitant.

De longues inspirations changeaient peu ces phénomènes dans le tiers supérieur du poumon gauche ; elles rendaient au contraire la respiration bien plus perceptible dans tout le reste de cet organe, et réveillaient promptement les secousses d'une toux qui ne se prolongeait pas, mais qui amenait encore quelquefois des crachats teints de sang. Celui-ci n'offrait plus de couleur rutilante ; il était noirâtre, et dans les mucosités purulentes aûxquelles il était mêlé, je n'ai jamais pu distinguer de la matière tuberculeuse.

Il y avait aussi quelques sueurs nocturnes qui pouvaient être favorisées par l'usage de la flanelle récemment adopté, et, sauf un peu de constipation, liée sans doute à des dispositions hémorrhoïdaires, les voies digestives étaient en bon état.

Les bains d'air, mis en usage, furent supportés sans qu'ils donnassent lieu, pendant leur durée, à rien de particulier. Mais déjà après le troisième, la toux ne paraissait plus dans le jour ; elle était réduite à quelques rares et petites secousses survenant au moment du réveil et n'entraînant que quelques matières muqueuses sans aucun mélange de sang. La respiration était devenue plus libre, une longue inspiration se faisait sans peine et sans provoquer la toux. Déjà, sous la clavicule gauche, on entendait le bruit vésiculaire de la respiration aussi fortement qu'à droite ; tout sentiment de gêne dans la poitrine avait disparu.

Le douzième bain avait rendu les bruits respiratoires plus forts et plus égaux partout, même sous la clavicule, où le râle crépitant avait complètement cessé. Les longues inspirations, devenues de plus en plus faciles, se faisaient sans jamais provoquer la toux. Celle-ci se montrait encore par une ou deux petites quintes le matin, et donnait lieu à une expectoration de nulle importance; c'était, du reste, un état habituel au malade avant l'apparition de l'hémoptysie. La marche, la conversation se soutenaient beaucoup plus longtemps, sans décider la moindre oppression; le teint et l'embonpoint se rétablissaient. M. O... prit dix-neuf bains, et après ce nombre sa santé était complètement rétablie.

Il est évident que, dans cette observation, un noyau hémoptoïque d'une assez grande étendue existait encore à l'époque où l'action de l'air comprimé fut invoquée, et que, sous l'influence de cet agent, le tissu pulmonaire fut complètement désobstrué. Dès-lors, les crachats cessèrent d'apporter des traces de sang, et ce fut probablement par l'effet d'une activité plus grande de l'absorption que la résolution s'opéra.

On a sans doute remarqué que, chez ce malade, la circulation n'avait pas subi de ralentissement notable. Malgré l'absence de cet effet qui aurait pu aider la guérison, celle-ci fut prompte; elle a été durable, et l'on peut d'autant mieux compter sur elle qu'il n'existait chez M. O... aucune prédisposition héréditaire, aucune influence diathésique.

Peu de temps après avoir abandonné l'usage des bains d'air comprimé, on eut l'idée de recourir aux eaux sulfureuses du Vernet, comme à un moyen capable de consolider le bien qu'on avait obtenu. M. O... n'usa qu'avec beaucoup de modération, et des eaux en boisson, et des douches, et de l'inspiration d'un air chargé d'émanations sulfureuses. Sous leur influence, un peu d'excitation ne tarda pas à se montrer du côté des organes de la respiration, et fit promptement renoncer à ce moyen. Soit par l'action qu'ils avaient produite, soit par l'effet de quelques courses forcées, un peu de sang reparut dans les crachats, mais cet accident n'eut pas de durée. Lorsque M. O.. revint à Montpellier, le bon état des organes pulmonaires, constaté lors de son départ, ne s'était pas démenti; cependant on eut, par précaution, recours à quelques nouvelles séances sous les appareils médico-pneumatiques de Tabarié, et la bonne et brillante santé dont jouit encore, en 1868, M. O.. ne laisse plus rien à désirer. Elle lui a permis sans le moindre inconvénient de se livrer à un enseignement public.

OBSERVATION LXV.

Hémoptysie.

M. O. J..., âgé de 34 ans, d'un tempérament bilioso-sanguin, jouissait ordinairement d'une bonne santé, et supportait facilement les fatigues de corps et d'esprit qu'entraîne toujours la direction d'un important établissement d'éducation.

Au mois de juin 1841, M. J... avait ressenti ce qu'il appelait une fatigue nerveuse, pendant laquelle une conversation suivie déterminait chez lui une sorte d'étourdissement, avec lassitude dans toutes les articulations. L'appétit et les fonctions digestives altérés avaient amené la diminution des forces, un dépérissement général, et, malgré tous ces symptômes, M. J..., obligé de s'imposer du repos, donnait encore jusqu'à huit heures de leçons par jour. Une toux fréquente et par accès ne tarda pas à survenir.

Le repos plus complet des vacances, un régime adoucissant, commençaient à procurer un peu d'amélioration, lorsque, à la suite d'une forte quinte de toux, le malade ressentit un point douloureux au côté gauche de la poitrine, et rejeta quelques crachats sanglants. Le lendemain la douleur avait disparu, mais la toux persistait, et l'expectoration, devenue abondante et épaisse, n'offrit plus de sang de quelque temps.

Cet état s'était soutenu avec quelques variations jusqu'à la fin du mois de décembre; ainsi, plusieurs points douloureux s'étaient manifestés dans la poitrine, et l'un d'eux, qui retint le malade au lit pendant plusieurs jours, n'avait cédé qu'à l'application d'un vésicatoire. Le décubitus sur les côtés n'était plus possible; il y avait de la fièvre avec exacerbation chaque soir et d'abondantes sueurs nocturnes; les forces, l'embonpoint diminuaient sans cesse. Ces divers symptômes éprouvèrent un notable amendement par l'emploi du lait d'ânesse, des bouillons d'escargots, de frictions calmantes et de l'application d'un cautère sous la clavicule droite, puis d'un second sous le sein gauche. Cependant, la persistance de son mauvais état de santé engagea M. J... à se rendre à Montpellier, où il arriva dans l'état suivant, le 25 mars 1842 :

Amaigrissement très-sensible, figure colorée, rougeur vive des joues.

Pendant le repos, la respiration paraissait s'accomplir avec régularité et sans gêne, mais le moindre mouvement l'altérait et la précipitait. La toux était constante, et le matin surtout elle amenait une expectoration de matière muqueuse parfois sanguinolente; dans le jour, les crachats étaient moins abondants.

La percussion donnait dans toute l'étendue de la poitrine un son très-clair, excepté sous les omoplates. Cette sonorité, plus prononcée que dans l'état naturel, se retrouvait même aux points où la douleur s'était manifestée, et sur lesquels on avait cru devoir appliquer des cautères. La maigreur des parois thoraciques ne suffisait pas pour l'expliquer.

L'auscultation faisait entendre dans toute l'étendue des deux cavités thoraciques un bruit vésiculaire très-faible, et dans lequel on ne distinguait bien les deux temps d'inspiration et d'expiration que quand le malade essayait de respirer largement. On entendait aussi çà et là, à de longs intervalles, un léger cliquetis semblable au bruit d'une petite soupape. Le décubitus était possible dans tous les sens.

Les fonctions digestives étaient en assez bon état ; mais quand l'estomac renfermait quelques aliments, quoique pris en petite quantité, la respiration s'oppressait ; il survenait du malaise, de la chaleur, de la pesanteur de tête.

Le pouls, régulier, sans dureté, était développé et donnait de 86 à 88 pulsations par minute. Chaque soir la fièvre augmentait, s'accompagnait de chaleur plus vive ; cependant les nuits étaient calmes et les sueurs nocturnes avaient cessé : mais l'état général se ressentait fortement des premières atteintes qu'il avait subies, et le malade, inquiet de sa faiblesse, de son peu d'aptitude à supporter le travail, était triste, abattu, découragé.

Le 26, il y avait eu le matin plusieurs crachats sanguinolents ; le premier bain d'air comprimé, pris le soir, produisit pendant sa durée le sentiment d'une grande liberté dans la respiration, et cette première amélioration persista, car, depuis ce moment, l'oppression ne se manifesta plus après les repas.

Après la troisième séance, la toux avait beaucoup dimi-

nué, et les crachats sanguinolents étaient beaucoup plus
rares ; les deux temps du bruit vésiculaire se distinguaient
mieux en arrière des deux côtés de la poitrine ; il n'y
avait encore aucun changement en avant. Le pouls conservait sa souplesse et sa régularité, et ne battait que 72 à
74 fois par minute.

La quatrième séance avait encore amélioré la respiration. Les bruits d'inspiration et d'expiration étaient rétablis partout, si ce n'est sous la clavicule droite , où ils
s'entendaient encore comme un seul bruit continu. La
marche, une conversation prolongée, causaient de moins
en moins d'oppression ; la toux était plus rare ; les crachats, teints de moins de sang , à peine colorés , ne se
montraient que le matin au nombre de deux ou trois.

Le pouls avait pris de la plénitude, de la dureté ; était-
ce déjà le résultat d'une nourriture plus abondante à laquelle le malade s'était livré, parce que son appétit s'était
fortement prononcé, et que la distension de l'estomac par
les aliments ne causait plus d'oppression ? Quoi qu'il en
soit, M. J..... ne pouvant demeurer que peu de jours à
Montpellier, on appliqua quelques sangsues à l'anus, et
on suspendit les bains pendant quelques jours, durant
lesquels de rares crachats sanguinolents se montraient
encore.

Cette interruption ne laissa point affaiblir le bien obtenu :
il s'augmenta rapidement sous l'action nouvelle du bain
d'air, et après le septième, qui fut le dernier, M. J... était
arrivé graduellement à supporter facilement, et sans le
moindre retour d'oppression, l'action de toutes les causes
qui la réveillaient instantanément quand il arriva à Montpellier.

Une longue inspiration ne causait plus ni toux, ni douleur ; la respiration ordinaire s'accomplissait avec plus de liberté que jamais. La toux, l'expectoration muquéuse ou sanguinolente avaient totalement disparu ; la percussion donnait partout un son naturel et même tympanique ; les bruits respiratoires étaient bien rétablis, bien distincts ; on n'entendait plus les petits bruits de soupape que j'ai signalés ; le pouls, moins plein que dans les premiers temps du traitement, était calme, souple, régulier, mais toujours à 70 pulsations par minute.

L'embonpoint s'était accru, cependant le teint était sensiblement plus pâle ; la tête, plus libre, n'était plus fatiguée par la tension que faisait naître autrefois la moindre préoccupation ; le travail était facile, et des idées gaies, une confiance entière dans l'état de santé actuel, avaient pris la place du découragement qu'éprouvait M. J... avant son traitement.

J'attache d'autant plus d'importance à cette observation, que l'air comprimé a été mis en usage tandis que l'hémoptysie durait encore. Elle offrait sans doute peu d'activité, le sang des crachats se présentait avec peu d'abondance ; mais sa présence continue suffisait pour indiquer la persistance d'un mouvement fluxionnaire que nous ne retrouvions pas dans les deux observations qui précèdent. Ce mouvement fluxionnaire avait lui-même une valeur sérieuse, dont il fallait tenir compte en appréciant la gravité de la maladie. Il existait déjà depuis près de huit mois, et plus encore si l'on s'arrête aux symptômes généraux qui avaient précédé le crachement de sang ; il avait été préparé par les fatigues d'une profession qui obligeait M. J.... à de longs et considérables efforts de

voix, et qui, par conséquent, exerçait une influence bien
fâcheuse sur les organes malades; ces fatigues n'avaient
pas été complètement éloignées du malade, dès que les
symptômes d'une altération profonde des forces générales
en avait donné l'indication formelle; enfin, ce qui montrait mieux encore l'activité de l'influence ressentie, soit
par toute l'économie, soit plus spécialement par les poumons, le crachement de sang, soigné d'une manière rationnelle, avait toujours résisté, et, bien qu'il n'eût jamais
atteint un degré considérable, s'était longtemps soutenu
sans rien perdre de son intensité.

A côté de toutes ces circonstances, qui pouvaient faire
croire à la nécessité d'un traitement plus longuement prolongé que ne le fut l'usage du bain d'air comprimé, il faut
aussi noter, comme un obstacle plus ou moins sérieux à
la guérison, l'état particulier des poumons. On a remarqué que la percussion rencontrait partout un son beaucoup
plus clair que dans l'état ordinaire; on a remarqué que
l'auscultation constatait une modification particulière du
bruit vésiculaire, d'ailleurs fort affaibli; en outre, la moindre fatigue causait de l'oppression. Et si ces symptômes
n'étaient pas suffisants pour faire admettre de l'emphysème
pulmonaire, ils indiquaient du moins une complication
fâcheuse ajoutée à l'état pathologique, que caractérisaient
la maigreur du malade, la toux et l'hémoptysie, dont rien
n'avait pu le débarrasser.

Qu'on se rappelle maintenant les points douloureux dont
la poitrine avait été le siége dès le principe, l'impossibilité où était alors le malade de se coucher sur le côté,
les exacerbations fébriles de tous les soirs, les sueurs nocturnes qui leur succédaient, et l'on n'en sera que plus

porté, après les insuccès des analeptiques, des vésicatoires, des cautères volants, etc..., à considérer l'hémoptysie observée chez M. J... comme une des plus graves que l'on puisse avoir à traiter.

L'état du malade s'améliorait sensiblement sous l'action des bains d'air comprimé, sans cependant que l'hémorrhagie fût définitivement supprimée ; elle cessait un jour pour reparaître le lendemain. Alors j'eus recours à l'action révulsive de sangsues appliquées à l'anus ; et, quoique je ne doute pas qu'il ne faille admettre la réalité des services que cette application a pu rendre, les choses restèrent néanmoins dans le même état ; le mal ne céda complètement qu'à de nouveau bains d'air comprimé. Or il est, je crois, bien permis de rapporter à ce dernier une guérison que les moyens ordinaires n'avaient pu amener dans plusieurs mois, et que sept bains d'air complétèrent au point que, plusieurs années après, j'avais sur la santé de M. J... les renseignements les plus satisfaisants.

OBSERVATION LXVI.

Hémoptysie ; menstruation irrégulière.

Une jeune personne, âgée de 15 ans, d'un tempérament lymphatique sanguin, réglée avec abondance dès l'âge de dix ans, s'était confiée aux soins éclairés de M. le professeur Bouisson, dans le cours d'une hémoptysie survenue pour la première fois, il y avait environ trois ans. Elle avait paru, sans cause appréciable, à l'époque des règles, qui dès-lors, sans cesser de se montrer exactement, avaient beaucoup diminué d'abondance. Depuis cette époque, les hémoptysies, paraissant toujours immé-

diatement avant ou après une période menstruelle, s'é-
taient de plus en plus rapprochées, et en étaient venues à
se reproduire chaque deux mois. Après un usage assez
soutenu de digitaline, de sirop de phellandrium, de dérivatifs, M. le professeur Bouisson eut l'idée de recourir au
bain d'air comprimé, et lorsque je fus appelé auprès de
la malade, nous pûmes constater l'état suivant :

Figure fatiguée, rougeur assez vive des joues, aspect
général délicat, bien que la diminution de l'embonpoint
n'eût pas encore atteint au degré de la maigreur.

La respiration était courte, la marche et la moindre conversation causaient une forte oppression ; alors la voix
s'éteignait ou se composait de sons graves et aigus qui se
succédaient mutuellement dans la même phrase. Le décubitus était possible dans tous les sens ; la poitrine était
sans douleur ; il fallait cependant la percuter et l'ausculter
avec de grands ménagements, sous peine d'amener du
malaise et de l'oppression.

Le pouls était fréquent, petit ; chaque soir il survenait
une légère exacerbation fébrile ; il n'y avait pas de sueurs
nocturnes.

Les fonctions digestives étaient régulières.

Sous la clavicule gauche, et à peu près dans tout le
tiers supérieur du poumon, la percussion donnait un son
mat ; partout ailleurs elle était sonore, comme dans l'état
sain.

Dans les mêmes points où il existait de la matité, tout
bruit respiratoire était éteint ; et les battements du cœur,
qui retentissaient jusque-là avec assez de force, sans doute
à cause de l'engorgement du tissu pulmonaire, empê-
chaient d'entendre s'il existait du râle ou de la crépitation ;

partout ailleurs, dans ce poumon, la respiration s'entendait quoiqu'elle fût faible ; elle était puérile dans le droit.

En ce moment, il y avait un peu de toux qui amenait une expectoration muqueuse jaunâtre.

La menstruation était encore régulière, mais fort peu abondante ; c'était immédiatement avant ou après elle qu'arrivaient les hémoptysies. Alors, le premier jour, la jeune malade rendait par la bouche près d'un verre de sang ; cette quantité diminuait rapidement, et, dès le troisième ou quatrième jour, le sang expectoré se réduisait à quelques crachats ; vers le huitième, il disparaissait totalement.

Le premier bain d'air comprimé fut administré le 20 janvier 1854, et par prudence, à cause de l'impressionnabilité extrême de la malade, la pression fut arrêtée à 20 centimètres au-dessus de celle de l'atmosphère.

Le cinquième bain n'avait encore produit aucun changement notable. Après le seizième, la malade se trouvait mieux ; elle avait plus de force, marchait plus longtemps sans être oppressée. La toux était bien plus rare ; la voix soutenait mieux la conversation ; la physionomie, plus calme, indiquait aussi moins de gêne dans la respiration.

Le tiers supérieur du poumon gauche était devenu plus sonore à la percussion. Sous la partie moyenne de la clavicule, l'auscultation percevait déjà le bruit vésiculaire. L'inspiration surtout était distincte ; l'expiration restait plus faible ; on n'entendait rien encore sous les deux extrémités de la clavicule.

Dans toutes les autres parties du poumon gauche, le souffle pulmonaire avait pris plus de développement ; les grandes inspirations surtout s'entendaient beaucoup mieux.

On ne recueillait aucun bruit de râle. A droite, le bruit respiratoire avait perdu de cette intensité supplémentaire qu'il offrait évidemment dans le principe. M. Bouisson avait aussi constaté moins de fréquence dans le pouls pendant les soirées, et croyait ainsi à la diminution des exacerbations quotidiennes qu'il m'avait signalées.

Le jour où la vingt-sixième séance eut lieu, la malade s'était rendue à pied à l'établissement. Ayant oublié quelque chose chez elle, elle y retourna, revint sans s'arrêter et en pressant le pas, de peur de retarder l'heure du bain. Elle n'avait pas éprouvé, de toutes ces courses, d'oppression sensible, et s'était sentie aussi bien que de coutume sous l'appareil. Quelques heures après, M. Bouisson avait trouvé le pouls moins fréquent qu'il ne l'était encore le soir, quelques jours auparavant; la respiration paraissait calme, la parole était plus facile, la toux plus rare.

On croyait à une grande et solide amélioration, quand, le soir, sans aucun symptôme précurseur, survint une hémorrhagie qui entraîna au moins un quart de verre de sang. Le lendemain, les crachats n'apportaient plus que quelques petits caillots d'un sang noir, évidemment épanché depuis quelque temps. La malade était sans fièvre, sans douleur dans la poitrine; elle était même peu oppressée. Le bruit vésiculaire était encore faiblement perceptible sous la partie moyenne de la clavicule gauche; mais, sans atteindre le degré qu'elle avait au début, la matité s'était renforcée dans les points d'où elle avait à peu près disparu. Une nouvelle hémoptysie, plus abondante encore que la précédente, eut lieu le surlendemain; et cependant, malgré tous ces accidents si fâcheux, la malade se disait moins fatiguée qu'autrefois dans de pareils moments. Ces dernières hémorrhagies avaient précédé de sept à huit jours l'époque des mois.

Les bains d'air furent dès-lors interrompus pour un temps assez long ; on y revint pourtant encore, dans un moment où la malade avait à peu près perdu les modifications avantageuses que ce moyen avait d'abord amenées dans son état ; mais cette fois on mit peu de suite dans son emploi, et on finit par l'abandonner. La menstruation s'était dérangée. Sept à huit mois s'écoulèrent avant que je revisse la malade, et pendant ce temps, sous l'influence de bains de siége journaliers, de granules de digitaline, de sirop de phellandrium, que M. le professeur Bouisson avait fait continuer à sa malade, la menstruation était devenue meilleure, l'oppression avait diminué, et le noyau hémoptoïque semblait avoir perdu considérablement de son étendue.

Chez la jeune personne dont il s'agit ici, l'hémoptysie se liait évidemment à un trouble de la menstruation qui avait peu à peu amené des lésions assez étendues des organes de la respiration. Il avait, en outre, fait contracter à toute l'économie l'habitude vicieuse d'un mouvement fluxionnaire vers ces organes, au détriment de celui vers lequel une loi de la nature tendait à le rétablir chaque mois. Il y avait donc ici une lésion locale et une habitude vicieuse à guérir. L'action de l'air comprimé n'a pas été douteuse dès le principe : sous son influence, le noyau hémoptoïque, ou plutôt l'engouement hémoptoïque dont une grande partie du poumon gauche était le siége, se dissipait, lentement il est vrai, mais enfin se dissipait, et des symptômes positifs annonçaient le dégagement du tissu pulmonaire. C'était beaucoup d'arriver, même lentement, à cette heureuse modification. Mais, il faut l'avouer, ce n'était encore calmer que l'effet d'une cause contre laquelle l'air comprimé n'avait rien fait ; aussi suffit-il d'une marche rapide, d'une cause capable de mettre en jeu l'action pulmonaire avec quelque énergie, pour appeler de nouveau vers ces organes une violente congestion.

L'emploi de l'air comprimé soutenu pendant longtemps, mis ainsi en rapport par sa durée avec celle du temps depuis lequel les causes hémoptoïques n'avaient pas cessé d'agir, et par conséquent en rapport avec l'ancienneté du mal, aurait-il pu amener une guérison définitive ? Il n'est peut-être pas inconséquent de le croire ; mais, dans l'usage d'un remède nouveau, on comprend toute la portée d'un revers passager, même au milieu d'une amélioration commençante. C'est dans ces cas surtout que la persévérance est aussi difficile que rare, et l'on conçoit que les malades et leur famille reviennent alors à des remèdes plus usuels, surtout quand ils savent apprécier tout ce que peut ajouter à l'efficacité de ces moyens une direction savante et judicieuse.

OBSERVATION LXVII.

Hémoptysie.

Mlle M..., âgée de 28 ans, d'un tempérament lymphatique, avait éprouvé vers l'âge de sept à huit ans une atteinte fort grave de coqueluche. La guérison avait été difficile et longue à s'établir. Depuis, il survenait chaque hiver un rhume qui se prolongeait avec opiniâtreté. Une fois établie, la menstruation avait toujours été régulière; mais, peu abondante et ne durant que deux ou trois jours, elle n'amenait qu'un sang décoloré et laissait toujours après elle un écoulement leucorrhéique. Quelques atteintes de chlorose avaient cédé à l'usage des préparations ferrugineuses. Malgré la faiblesse de constitution que cette sorte d'état maladif permanent semblait entretenir, Mlle M... exerçait dans son village la pénible profession d'institutrice.

Vers le milieu du mois de mai 1855, Mlle M.., encore enrhumée, se promenait pendant une soirée très-fraîche, près d'un ruisseau au bord duquel elle s'assit assez longtemps. Elle s'y refroidit, et à peine couchée elle fut prise d'une violente hémoptysie. Une toux fréquente amenait des crachats entièrement composés d'un sang vermeil mêlé de beaucoup d'air ; l'hémorrhagie fut abondante, accompagnée d'un grand sentiment de gêne dans la poitrine.

Des révulsifs, des sangsues aux malléoles, des ventouses sèches aux reins, modérèrent les accidents, qui cependant durant huit jours se renouvelèrent fréquemment. Plusieurs fois dans la journée le sang reparaissait dans les crachats vermeil et abondant, et puis, pendant plusieurs heures, ce n'étaient plus que des caillots noirâtres plus ou moins volumineux et mêlés à des matières muqueuses. Enfin, sous l'action de potions astringentes, le sang cessa de se montrer dans les crachats. Très-peu de jours après, les règles parurent à leur époque ordinaire, mais peu abondantes et décolorées.

Immédiatement après, le 5 juin 1855, Mlle M... vint à Montpellier, d'après le conseil de M. le Dr Didkowski, réclamer mes soins ; elle était dans l'état suivant :

Taille élevée, épaules très-resserrées, maigreur générale fortement prononcée, figure d'une pâleur chlorotique.

avec forte saillie des os malaires et des arcades zygomati-
ques ; faiblesse générale très-grande.

La respiration était courte, très-fréquente, et le moindre
exercice rendait beaucoup plus grave l'oppression habituelle de la malade.

Malgré la maigreur des parois du thorax, la percussion
était peu sonore partout ; dans tout le tiers inférieur de
la région latérale gauche, on trouvait une matité presque
absolue.

L'auscultation faisait entendre dans les deux poumons
un murmure respiratoire très-faible. L'inspiration offrait
partout de la rudesse, elle était faible et aussi peu prolongée que l'expiration, si peu intense elle-même, qu'on avait
de la peine à l'entendre. Ces deux bruits étaient presque
entièrement éteints dans la partie du côté gauche, où se
trouvait de la matité, et où l'on ne distinguait en quelque
sorte qu'un faible râle sous-crépitant et peu sonore.

On ne rencontrait nulle part de pectoriloquie ; mais sur
quelque point des deux cavités de la poitrine que l'on ap-
pliquât le stéthoscope, il apportait à l'oreille, quand on
faisait parler Mlle M...., une voix d'un timbre aigu et
comme flûtée.

La malade toussait peu ; l'expectoration, peu abondante,
consistait en crachats très-peu volumineux de matière
mucoso-purulente, qui restait tout entière à la surface de
l'eau.

Les battements du cœur n'offraient rien de pathologique ; aucun bruit de souffle n'existait ni dans ces cavités
ni dans les gros vaisseaux. Le pouls était faible, régulier ;
il donnait de 78 à 80 pulsations par minute.

La malade était profondément découragée.

Le premier bain d'air comprimé fut pris le 6 juin 1855 et supporté sans le moindre sentiment pénible.

Après le troisième, Mlle M... ne sentait plus sur la poitrine le poids qui causait son oppression, et pouvait faire facilement une inspiration aussi prolongée qu'elle le voulait. Le pouls, développé, souple, n'était plus au sortir du bain qu'à 50 pulsations par minute.

Le 16 juin, Mlle M... avait pris seize bains : ses forces étaient bien augmentées; sa respiration, devenue plus libre et plus longue, supportait sans oppression l'ascension ininterrompue d'une rampe d'escalier.

La toux et l'expectoration avaient tellement diminué que déjà, depuis deux jours, cette dernière était réduite à trois ou quatre petits fragments de matière épaisse, d'un blanc jaunâtre, le plus souvent rejetée sans toux. Le pouls, qui avant le bain n'était plus qu'à 60 pulsations, était encore à 50 immédiatement après. Le lendemain, avant le lever de la malade, je ne le trouvai qu'à 54, toujours libre, développé et régulier.

A la partie latérale et inférieure du côté gauche de la poitrine, il existait encore de la submatité, et l'expansion vésiculaire de cette région était bien incomplète, s'accompagnant toujours de bulles moins fréquentes de râle souscrépitant. Dans tout le reste de ce poumon et dans toute l'étendue du droit, l'inspiration, devenue plus longue, avait repris plus de douceur, et l'expiration elle-même, plus douce, plus appréciable, était moins prolongée que le bruit qui la précède.

L'appétit avait augmenté, les digestions se faisaient bien, les urines étaient très-abondantes, sans sédiment.

Les règles survinrent, devançant leur époque normale

de trois ou quatre jours; le sang en était plus rouge ; elles durèrent jusqu'au 19 au soir.

Le quinzième bain avait donné encore plus d'étendue et de liberté à la respiration, qui pouvait s'accomplir très-profondément sans réveiller la toux, et la malade supportait très-bien la marche même prolongée. A cette époque, le pouls restait constamment, pendant le jour et dans les moments les plus éloignés des bains, à 54 ou 56 pulsations par minute.

Au 5 juillet, Mlle M.... avait pris vingt-cinq bains. Alors la sonorité de la poitrine était normale dans toute l'étendue des cavités droite et gauche, où le murmure vésiculaire avait retrouvé son humidité et sa douceur naturelles, tandis que les bruits d'inspiration et d'expiration s'offraient dans des rapports réguliers d'intensité et de durée. La toux et l'expectoration avaient cessé, laissant à la malade le sentiment intime d'une entière liberté de sa respiration.

Le retour de la santé était confirmé par une coloration naturelle du visage, par l'embonpoint et le bon état des forces générales, qui rendaient l'exercice de plus en plus facile.

Un tempérament lymphatique, une taille élancée, une poitrine étroite, cette disposition fâcheuse qu'une grave coqueluche avait laissée après elle, et qui chaque hiver était, depuis lors, une cause de rhumes opiniâtres ; les fatigues d'une profession qui journellement devait attirer sur les organes, déjà mal disposés, de la respiration, de l'irritation et de la fatigue; toutes ces causes enfin, secondées par les privations qu'impose toujours une position peu fortunée, avaient été la cause d'un dépérissement général signalé par quelques atteintes chlorotiques, par le sang décoloré des menstrues et par des pertes leucorrhéiques. Il n'était guère possible de voir une hémoptysie survenir après des antécédents plus fâcheux, et celle qui, pendant huit jours, se montra si abondante et si souvent répétée chez Mlle M....., en recevait un grand caractère de gravité.

Sans parler des craintes que l'on pouvait avoir touchant l'existence de productions tuberculeuses dont l'examen des poumons prouvait heureusement l'absence, il était facile d'établir par l'étude analytique des symptômes, des indications nombreuses et fort importantes.

Depuis longtemps les poumons se montraient disposés à des fluxions catarrhales qui, par leur simple succession, devenaient de plus en plus graves. Cette sorte d'habitude des phénomènes d'irritation congestive, qui certainement avait décidé, sous la simple action passagère d'un refroidissement, une violente hémorrhagie, pouvait, par des appels réitérés du sang vers ces organes, par les engorgements qu'ils laisseraient après eux, finir par ouvrir la porte aux formations tuberculeuses. Le traitement auquel on aurait recours devait donc tenir compte de cette disposition, et pour le présent et pour l'avenir.

L'examen de la poitrine ne laissait aucun doute sur l'existence à la partie antérieure, latérale et inférieure de la cavité gauche, d'un engorgement considérable, suite très-probable de la fluxion que l'hémorrhagie avait complètement dissipée. Aider sa résolution par la double voie de l'absorption et de l'expectoration, était une seconde et importante indication qu'il fallait remplir.

On a certainement remarqué toute cette série de symptômes qui, chez Mlle M..., indiquaient, à côté d'une constitution peu faite pour inspirer de la sécurité, un déplorable état des forces générales. Relever celles-ci, et parvenir à ce résultat sans craindre que l'action des moyens toniques n'allât, en retentissant sur les organes malades, augmenter leur irritabilité congestive, était donc une troisième indication, tout aussi importante et peut-être bien plus difficile à remplir que les deux autres.

Il eût été difficile de trouver un moyen qui parvînt à ce but plus complètement et plus rapidement que le bain d'air comprimé. Le ralentissement de la circulation, le sentiment d'une respiration plus libre, qui suivirent les premiers bains, furent de bonne heure le présage d'un heureux succès. Quand l'examen de la poitrine montrait que ce sentiment d'un bien-être si nouveau pour la malade n'était pas seulement le résultat d'une respiration passagèrement améliorée par l'inspiration d'un air plus dense, mais aussi qu'il se liait à la pénétration plus libre de l'air dans les points du poumon dont l'accès lui était fermé par un état d'engorgement; quand de longues inspirations devenaient faciles; quand la toux disparaissait avec toute expectoration ; quand la circulation, constamment maintenue au-dessous de son activité naturelle, retardant de plus en plus l'afflux d'une nouvelle quantité de sang vers le point congestionné, rassurait sur l'effet que l'on pouvait craindre de l'action plus tonique de l'air; quand enfin à tous ces signes favorables venait se joindre le rétablissement des forces générales qui rendaient faciles tous les actes de la vie commune, le retour de l'embonpoint, indice si certain du bon état des principales fonctions, n'était-il pas permis de compter sur l'issue heureuse d'un traitement entrepris avec l'aide du seul agent auquel j'eus recours ? Il .suffit si bien à remplir toutes les indications, à rétablir la santé d'une manière solide et durable, que Mlle M.... put reprendre ses pénibles fonctions d'institutrice, et qu'après les avoir remplies pendant plusieurs années avec le dévouement le plus complet, elle s'est mariée dans une ville de Suisse, où elle est aujourd'hui bien portante.

OBSERVATION LXVIII.

Hémoptysie.

Mme G... âgée de 22 ans, d'un tempérament lymphatique, avait été de très-bonne heure abondamment réglée, mais jamais à des époques régulières. Mariée à 17 ans, elle n'avait jamais eu d'enfant. Elle fut atteinte, en 1857, d'une grave pneumonie fixée sur le poumon gauche. Celle-ci fut bientôt suivie d'une seconde atteinte plus légère, et puis de fréquents catarrhes pulmonaires; à toutes ces influences fâcheuses se joignirent encore de vives peines morales et beaucoup de fatigues.

Dès le commencement de l'année 1859, la menstruation avait offert moins de régularité que jamais, et, réduite d'abord de quatre jours de durée à deux, puis à un seul, elle finit par se supprimer en entier. La seconde fois que cette suppression avait eu lieu, était survenue une hémoptysie très-abondante, qui depuis lors s'était fréquemment reproduite jusqu'au milieu du mois d'août, époque à laquelle un très-faible retour des règles fut sans la moindre influence sur l'hémoptysie. Le 30 de ce même mois d'août 1857, Mme G... vint à Montpellier dans l'état suivant:

Figure pâle, coloration vive et limitée des pommettes, yeux caves, cernés; amaigrissement général très-prononcé.

La respiration, courte, fréquente, très-oppressée, le devenait bien davantage par la moindre marche ; de longues inspirations ne pouvaient être accomplies, à cause de la toux qu'elles provoquaient et qui les empêchait de se terminer. La maigreur et la faiblesse générale étaient très-grandes.

Le décubitus était possible en tout sens, sauf sur le côté gauche. L'inspiration soulevait très-peu la partie inférieure des deux côtés de la poitrine; la plus légère pression exercée sur le devant de cette cavité par les vêtements ou par la simple application des avant-bras venant s'y croiser, causait un sentiment fort pénible, et habituellement une douleur très-forte se faisait sentir entre les deux épaules.

La toux, fréquente, surtout le matin, amenait des crachats très-peu volumineux, épais, d'un blanc mat, allant au fond de l'eau, mais n'offrant aucune trace de sang.

La percussion donnait un son naturel dans les deux tiers supérieurs des deux poumons. Dans le tiers inférieur du poumon gauche, un peu de matité était sans doute la suite des adhérences causées par les inflammations dont il avait été le siége. Une matité plus prononcée occupait tout le tiers inférieur du poumon droit.

Dans ce même organe, l'auscultation trouvait dans les parties supérieures un murmure vésiculaire normal, et les bruits d'inspiration et d'expiration y conservaient entre eux des rapports normaux ; mais par une forte inspiration ils devenaient plus sonores et semblaient produits dans des tuyaux bronchiques très-dilatés. Le bruit vésiculaire, déjà affaibli dans le milieu du poumon droit, où il s'accompagnait de quelques petites bulles de râle sous-crépitant, devenait si faible dans la partie inférieure qu'on ne l'entendait que quand la malade forçait sa respiration.

A la partie supérieure du poumon gauche, les bruits respiratoires naturels étaient, comme à droite, modifiés par une respiration activée ; ils diminuaient aussi d'intensité à mesure qu'on se rapprochait de la base du poumon, où ils étaient presque nuls et où une inspiration plus profonde ne les rendait pas plus appréciables. Quelques râles sibilants se faisaient entendre par longs intervalles dans la partie moyenne et postérieure de ce poumon.

Le pouls était faible, petit, fréquent et régulier ; le soir amenait toujours de légères exacerbations suivies de sueurs nocturnes peu abondantes et se montrant surtout sur la poitrine..

Le premier bain d'air comprimé fut pris le 30 août 1859, et après le sixième on remarquait déjà une amélioration générale caractérisée par moins de pâleur. plus de force, plus de facilité pour marcher.

La toux était plus rare, l'expectoration presque nulle, mais encore de même nature.

L'appétit s'augmentait, les digestions étaient bonnes, les urines étaient devenues plus abondantes.

Après le huitième bain. la toux réduite à quelques petites secousses amenait à peine le matin quelques crachats: la douleur entre les épaules était bien moins forte.

La sonorité était rétablie à la base du poumon droit, où les bruits respiratoires étaient perceptibles sans qu'il fût nécessaire d'activer la respiration.

La sonorité se rétablissait à la base du poumon gauche, mais sans amélioration des bruits respiratoires, qui prenaient plus de force dans le reste de son étendue.

La respiration était plus libre , plus ample; de longues inspirations s'accomplissaient sans provoquer la toux ; la marche était mieux supportée.

L'appétit se soutenait, les urines étaient toujours abondantes.

11 septembre : douze bains. L'embonpoint commençait à reparaître ; le teint était meilleur, un air de santé avait remplacé sur la physionomie l'aspect malade et souffrant qu'elle avait auparavant; les forces, bien augmentées, permettaient plus d'exercice sans oppression ; la toux et l'expectoration avaient cessé. Les urines restaient toujours abondantes.

Après le dix-neuvième bain, la respiration avait retrouvé toute sa liberté, toute son étendue, et les parois thoraciques se soulevaient à leur base d'une manière égale, quoique encore un peu faiblement.

Les bruits respiratoires étaient partout humides, doux. vésiculaires ; ils ne restaient faibles qu'à la base du poumon gauche, où une inspiration forcée pouvait seule les rendre appréciables.

Le pouls n'avait plus de fréquence, il était devenu plus large, plus plein, plus fort; les sueurs nocturnes avaient cessé. La malade pouvait monter, sans être oppressée, jusqu'au deuxième étage qu'elle habitait.

Le vingt-quatrième bain avait fait cesser complètement la douleur fixée entre les épaules, et la poitrine supportait sans aucune gêne ces causes de pression si importunes au début du traitement.

Les règles parurent le 30 septembre, après le vingt-sixième bain. Elles ne furent précédées d'aucune douleur, ce qui n'arrivait pas même avant que Mme G... eût été malade ; elles furent abondantes, et le sang offrait toutes ses qualités normales. Le retour de cette évacuation n'affaiblit nullement la malade, qui n'en supportait pas moins bien, sans fatigue et sans oppression, une marche soutenue, et dont le moral fut ainsi puissamment remonté.

Du 30 septembre au 15 octobre, les bains furent portés jusqu'au nombre de quarante-deux. A cette époque, le traitement fut terminé. Alors, sauf la matité et la faiblesse des bruits respiratoires que l'on rencontrait à la base du poumon gauche, la respiration, bien rétablie partout, indiquait un retour complet de l'organe malade à un véritable état normal.

Il n'existait plus de douleur nulle part. Les forces générales, l'embonpoint, n'avaient pas cessé de progresser, et la malade, pleine de confiance dans sa santé, dont tout ce qu'elle ressentait lui démontrait le rétablissement, s'en retourna dans sa famille.

Dans cette observation, l'extrême gravité des circonstances au milieu desquelles on a eu recours aux bains d'air comprimé, ne saurait être méconnue. Les maladies graves qui, pendant plusieurs années, avaient affecté les poumons, la suppression des règles, étaient déjà de fâcheux antécédents. Un amaigrissement extrême, la coloration limitée des pommettes, la toux suivie de crachats suspects, la fièvre continue, les exacerbations de chaque soir et les sueurs nocturnes, symptômes si alarmants, ne pouvaient qu'augmenter les craintes ; et il était heureux que les signes physiques fournis par la percussion et par l'auscultation permissent d'espérer qu'on n'avait encore affaire qu'à un état d'engouement hémorrhagique plutôt qu'à des produc-

tïons tuberculeuses déjà organisées. et plus ou moins
avancées dans leur évolution. Mais je n'ai pas de peine
à convenir de toute l'incertitude qui pouvait cependant
s'attacher à ce diagnostic plus rassurant. Il était bien nécessaire qu'une issue heureuse vînt le confirmer, et c'est,
ce me semble, à propos de faits semblables qu'on peut
répéter avec le Dr René Briau, que « le diagnostic différentiel des diverses altérations pulmonaires non tuberculeuses
et de la phthisie vraie et légitime offre des difficultés qui,
dans l'état actuel de la science, ne peuvent être résolues
le plus souvent que par la terminaison de la maladie[1]. »

Les effets qu'on attendait dans de telles circonstances
de l'action de l'air comprimé, se rattachaient, comme dans
le fait précédent, à trois indications distinctes : dissiper
l'engorgement existant à la base du poumon droit; mettre
un terme aux mouvements fluxionnaires qui se portaient
vers les poumons, et dans ce but rétablir le flux menstruel;
enfin, relever les forces générales en améliorant la nutrition.

On a sans doute remarqué avec quelle facilité la première de ces indications a été remplie. Dès le huitième
bain, la matité constatée d'abord à la base du poumon
droit était tout à fait dissipée. L'oppression cessait, de longues inspirations étaient faciles, le décubitus sur le côté
gauche n'était plus empêché par la gêne que causait autrefois au poumon de ce côté le poids de l'autre poumon engorgé; celui-ci avait donc repris son état normal; et si l'on
observe qu'à partir des premiers bains la toux et l'expec-

---

toration avaient aussi diminué, loin d'attribuer à cette dernière la résolution de l'engorgement pulmonaire, on ne l'expliquera plus que par une plus grande activité imprimée à l'absorption.

L'amélioration du teint, une augmentation sensible de l'embonpoint, plus de force et de résistance à la fatigue, prouvaient déjà, après le douzième bain, que la malade entrait dans une voie de rénovation générale, à laquelle une lésion grave ne mettait plus obstacle, et que le retour de l'appétit, de bonnes digestions, et une hématose plus facile, plus riche, perfectionnait de jour en jour. Les hémoptysies cessèrent de se montrer, et si l'on est moins tenté que dans le cas précédent d'attribuer en grande partie ce résultat à la lenteur de la circulation, qui s'est moins prononcée, il ne faut pourtant pas oublier que la fièvre avait cessé et que l'absorption de l'épanchement, chaque jour plus active, avait fait disparaître la double cause de l'appel et de l'arrivée du sang vers le lieu fluxionné. Cet heureux résultat fut d'ailleurs confirmé par le retour de la menstruation. Une première fois, dans le cours de la maladie, elle s'était montrée, soit comme un effort spontané de la nature, soit comme conséquence du traitement que suivait alors Mme G....; mais cette apparition sans suite, survenue au milieu d'un grand état de faiblesse, avait été une démonstration tout à fait incomplète et peut-être plus nuisible qu'utile. Sous l'action de l'air comprimé, elle se fit au contraire quand tout annonçait le rétablissement d'une nutrition active, régulière. Elle fut alors plus facile, plus abondante, plus prolongée qu'elle ne l'eût jamais été, même avant la maladie. En devenant le complément de la guérison, en confirmant le retour d'une santé meilleure que jamais, elle prouvait enfin que l'air comprimé seul, sans l'aide d'aucune autre médication, avait rempli de la manière la plus heureuse les trois indications, le traitement entier, que tous les autres moyens employés avant lui avaient été incapables de réaliser.

OBSERVATION LXIX.

Hémoptysie.

M. K.... de Candie, âgé de 64 ans, d'un tempérament bilioso-nerveux, avait toujours joui d'une bonne santé et mené une vie très-active, jusqu'à l'époque où il alla habiter Moscou. Là, une vie de bureau succéda pour lui à une vie de voyage. Il y avait déjà dix ou douze ans qu'un flux hémorrhoïdaire s'était naturellement supprimé. Pendant sept années passées à Moscou, M. K..... avait été sujet à des mouvements de sang vers le cerveau. Ils n'eurent jamais une grande gravité, se compliquèrent souvent d'affections gastriques, et cédèrent, sous les soins de M. le Dr Heiman, à des saignées locales révulsives opérées par des sangsues appliquées à l'anus. On avait eu souvent recours à ce moyen d'une manière préventive.

Au mois de février 1857, après avoir souffert d'un léger froid aux pieds, seule cause qu'on puisse invoquer, M. K... fut pris subitement d'un crachement de sang, sans fièvre, et qui après deux jours fut suivi d'une violente pneumorrhagie.

Au mois d'avril, sans cause connue, le même accident se renouvela avec plus de violence encore. Une saignée du bras, d'autres moyens rationnellement indiqués, modérèrent l'hémorrhagie, ainsi que la fièvre qui l'accompagnait cette fois ; mais depuis lors le sang n'avait jamais cessé de

se mêler aux crachats en quantité notable, et s'il s'effaçait pour quelques heures ou pour quelques jours, il reparaissait à la moindre fatigue, à la moindre émotion. «Alors,
disait M. le Dr Heiman, dans un mémoire à consulter
qui me fut remis, prenant en considération que M. K....
n'avait jamais été atteint d'une maladie quelconque des
poumons, et ayant pu à plusieurs reprises me convaincre
par l'auscultation de l'état satisfaisant des organes de la
respiration, même après les accès de pneumorrhagie, je
n'ai nul doute qu'une fois placé dans un climat moins rude
M. K.... pourra, nonobstant son âge, facilement recouvrer
ses forces, et que les stases, produit de l'état hyperémique
dans lequel les poumons se trouvent, pourront disparaître
sans laisser de suite.»

Le 22 septembre 1857, M. K.... après un voyage fatigant était arrivé à Montpellier, et le même jour se présentait chez moi, où il fut pris immédiatement en entrant d'une
hémoptysie très-abondante. Le sang était vermeil et sans
aucun mélange apparent de matière mucoso-purulente.
Le malade fort oppressé n'éprouvait d'ailleurs aucune douleur dans la poitrine, il toussait pour cracher. Son pouls
était régulier, petit, fréquent; il atteignait 100 pulsations
par minute.

Quelques instants après, je revoyais le malade chez lui.
Sa figure était d'une pâleur plombée, l'amaigrissement
était extrême, tout annonçait une grande faiblesse dont le
malade lui-même avait le sentiment intime.

La percussion était sonore dans tout le côté gauche de
la poitrine; elle donnait à droite, dans le tiers supérieur
principalement, un son un peu voilé. Dans ce seul point
de la poitrine, l'auscultation constatait une crépitation à

bulles petites, très-multipliées et assez fortes. Les bruits respiratoires étaient très-faibles dans le reste du poumon droit.

Sous l'influence de dérivatifs cutanés, des préparations de digitale, du tannin, du repos, et d'un silence absolu, quelques jours suffirent pour ramener les crachats à leur aspect ordinaire. Composés d'une matière mucoso-purulente d'un blanc jaunâtre, ils était souvent chargés d'un sang brun quelquefois vermeil, et le matin au moment du réveil ils étaient généralement empreints dans leur totalité d'un brun rougeâtre. La matière mucoso-purulente qui les composait était très-diffluente.

Dans cet état, le pouls restait encore faible, régulier, fréquent, à 90 pulsations par minute. La toux persistait avec une expectoration abondante ; la respiration s'oppressait facilement d'une manière très-incommode ; les résultats de l'auscultation et de la percussion restaient les mêmes.

Le 5 octobre on commença l'usage des bains d'air comprimé ; et pour la première fois la pression ne fut portée qu'à vingt centimètres au-dessus de la pression atmosphérique. On y parvint lentement et au bout de trois quarts d'heure seulement ; elle fut soutenue sans variations pendant une demi-heure, et ramenée à la pression ordinaire en employant encore trois quarts d'heure, afin de n'avoir que des transitions bien ménagées. Dès ce moment, les bains étant très-bien supportés, on cessa l'usage de tout autre moyen thérapeutique ; le lait d'ânesse seul fut continué.

Le troisième bain avait déjà rendu les bruits respiratoires plus longs et plus distincts dans le lobe supérieur du poumon droit ; la crépitation était plus limitée et moins forte, les crachats étaient plus blancs, le pouls n'offrait aucun changement.

Le 16 octobre, le malade avait pris huit bains ; son teint alors naturel, plus vermeil, ses traits moins grippés, indiquaient déjà une amélioration dont il avait lui-même conscience. La toux était plus rare et, depuis trois jours, le sang ne se montrait plus dans les crachats, qui n'étaient alors formés que d'une matière mucoso-purulente diffluente. La fréquence du pouls diminuait, et l'exercice était plus facile.

Après le dix-huitième bain, l'oppression avait complétement disparu ; la respiration était large, facile ; une longue inspiration pouvait s'accomplir sans provoquer la toux; celle-ci était très-rare, l'expectoration presque nulle. M. K..... n'éprouvait plus le moindre sentiment de gêne dans la poitrine; ses forces augmentées lui permettaient un exercice dont il abusait quelquefois, sans que le sang reparût dans les crachats ; l'appétit était augmenté, les digestions étaient faciles.

Le 5 novembre, le malade avait pris vingt-huit bains. Le sang n'avait jamais reparu dans les crachats, qui, réduits de plus des quatre cinquièmes en quantité, étaient peu volumineux , mucoso-purulents. La toux elle-même était aussi très-rare. A cette époque, un flux hémorrhoïdaire supprimé depuis vingt-quatre ans, et qu'aucune tentative faite pour le rétablir n'avait pu faire reparaître, se montra avec assez d'abondance.

L'état général des forces s'était considérablement augmenté, et permettait une activité que n'avaient jamais procurée les toniques, les excitants mis en usage à Moscou;

elles résistaient à une assez grande fatigue. Le retour très-prononcé de l'embonpoint confirmait cette amélioration.

12 novembre : trente-trois bains. La percussion était sonore dans le lobe supérieur du poumon droit, où l'on n'entendait plus de crépitation. La respiration, devenue de plus en plus aisée, supportait sans oppression une longue marche pendant laquelle la conversation était animée et facile. Les crachats, toujours mucoso-purulents, diffluents, restaient au-dessus de l'eau; ils n'offraient jamais de sang.

Après cinquante bains, M. K... avait pris un embonpoint très-prononcé, beaucoup de forces, et un air de santé générale très- satisfaisant. Tout sentiment de gêne dans la poitrine avait disparu; la toux, rare le matin, l'était encore plus dans le jour. Il n'y avait plus de fièvre, et les hémorrhoïdes s'étaient encore manifestées. A cette époque, la respiration semblait prendre plus de force, plus de liberté à mesure que les bains se multipliaient. Le sentiment intime du bien-être qui en résultait, et qui du reste ne s'accompagnait d'aucun signe de surexcitation , les fit continuer jusqu'au nombre de soixante et onze.

Mais à cette époque, les froids devenant assez vifs, je conseillai à M. K... d'aller passer à Hyères le reste de l'hiver. Depuis un mois environ, pour donner plus d'activité au mouvement fluxionnaire qui s'était spontanément manifesté vers les hémorrhoïdes, M. K... prenait chaque quinze jours quelques pilules d'Anderson. Un cautère permanent avait été appliqué au bras gauche, de graves dispositions variqueuses empêchant de l'établir à l'une ou à l'autre des deux jambes.

Tout allait de mieux en mieux, et M. K... se réjouissait d'un rétablissement si prompt et si heureux, quand la veille de son départ, par une journée très-froide, il fit à pied, en pleine campagne, une promenade de plus de deux heures. Une hémoptysie assez violente en fut la conséquence; le sang rejeté était pur, vermeil. Cette fois, le bon état des forces générales, un pouls plus fort, plus plein, permirent l'application de huit sangsues à l'anus, et ce moyen, aidé de quelques applications révulsives faites sur la peau, de l'emploi de la digitale, arrêta rapidement l'hémorrhagie.

Pendant quelques jours, un peu de matité et de crépitation fine s'entendirent dans le sommet du poumon droit; mais bientôt tout avait disparu, le rétablissement était complet, et, sauf un peu de pâleur, un peu de diminution dans les forces générales, M. K... avait retrouvé tout le bien que lui avaient fait les bains d'air.

Le rétablissement était si complet, l'état du poumon droit restait si normal, à en juger par la sonorité et par la nature des bruits respiratoires, que de nouveaux bains d'air comprimé furent jugés inutiles. La toux et l'expectoration étaient moindres que jamais ; cependant sous la clavicule, dans un point rapproché du sternum, j'entendais parfois à droite, en faisant parler le malade, un peu de bronchophonie qui n'existait pas autrefois. Cela pouvait être une suite de l'engorgement qui avait eu lieu dans le voisinage: le temps pouvait ramener les tuyaux bronchiques à leur état normal, et le départ pour Hyères ne fut plus différé, à cause de la rigueur croissante du froid.

Il existait depuis longtemps, chez le sujet de cette observation, une disposition fluxionnaire qui, donnant lieu à un flux hémorrhoïdal, fut remplacé par des menaces de congestion vers la tête, quand une vie de cabinet succéda à la vie active qu'avait d'abord adoptée M. K... L'action du froid sur les extrémités inférieures détermina vers les poumons des fluxions non moins actives; elles furent bien des fois enrayées par des moyens rationnellement indiqués; mais leur tendance à se reproduire résistait à tout traitement. L'hémoptysie abondante qui survint sous mes yeux, au moment où je voyais ce malade pour la première fois; la persistance du sang à se montrer dans les crachats quelque temps encore après qu'on eût commencé l'usage des bains d'air comprimé, suffirent bien pour faire apprécier la gravité du mouvement fluxionnaire qui portait ce liquide vers les poumons. Si l'on se rapporte aux notes extraites du mémoire de M. le Dr Heiman, et qu'on les compare avec le résultat de mon premier examen, on ne saurait méconnaître que la submatité et la crépitation fine dont le sommet du poumon droit était alors le siége, ne fussent la preuve d'une atteinte plus grave encore que celles qui l'avaient précédée.

Malgré cela, malgré l'influence fâcheuse d'une constitution très-fatiguée, d'un âge déjà avancé, toutes les indications qui se présentaient ici, comme dans les cas précédents, ont été remplies par l'air comprimé, et l'on pouvait espérer qu'elles le seraient d'une manière d'autant plus durable, qu'avec le retour des forces générales et de l'embonpoint avait aussi reparu la disposition fluxionnaire des premières années de la vie, celle dont la suppression avait été l'origine de tant de troubles. Pourquoi n'en fut-il pas ainsi? pourquoi suffit-il d'un froid intense supporté pendant une longue course pour ramener l'hémorrhagie pulmo-

naire? Avec des dispositions semblables à celles qui existaient chez M. K.., on pourrait dire sans doute que l'activité
plus grande que donne à l'action des poumons une marche active, soutenue, pouvait suffire pour fixer vers ces
organes l'action répercussive du froid ; mais quelque facile qu'il ait été, cette fois encore, de dissiper même sans
le secours du bain d'air comprimé, et l'hémorrhagie et
ses suites immédiates, une autre cause existait sans doute.
M. le D\ Heiman signalait l'absence de toute lésion des
poumons, et moi-même, à chaque époque où le malade se
préparait à quitter Montpellier, je constatais le rétablissement de la respiration et de la sonorité de la poitrine.
Mais, quelque rassurants que fussent le retour des forces
générales et de l'embonpoint, un aspect général de santé et
la confiance du malade, autrefois si découragé, il ne faut
pas oublier qu'une petite toux persistait avec une expectoration très-peu abondante, mais toujours suspecte, et qu'une
bronchophonie, étrangère dans le principe à l'état du malade, s'entendait, lors de son départ, près du point d'union
de sternum et de la clavicule. Cela ne suffit-il pas pour
admettre l'existence de quelques productions tuberculeuses
profondément situées, qui, par ce motif, échappèrent d'a-
bord aux investigations les plus attentives, et qui, maintenant plus avancées, entrèrent bientôt dans une nouvelle
période d'évolution. Les renseignements qui me parvinrent
plus tard sur M. K.., et qui m'apprirent sa mort, ne permettaient guère de l'attribuer qu'à la phthisie pulmonaire.

Quoi qu'il en soit, il est bien évident que, dans cette
occasion encore, l'air comprimé a montré tout ce qu'il
pouvait rendre de services pour remplir les graves indications qui se représentaient.

OBSERVATION LXX.

Hémoptysie.

M. le comte de B..., âgé de 36 ans, d'un tempérament nerveux, d'une forte constitution, d'une taille élevée, avec bonne conformation du thorax, avait toujours joui d'une excellente santé, malgré sa vie de marin, pendant laquelle il avait parcouru toutes les mers sans jamais éprouver la plus légère atteinte des maladies endémiques dans les climats chauds. Il n'existait chez lui aucune disposition diathésique; mais, il y avait quelques années, les vaisseaux hémorrhoïdaux avaient été le siége de symptômes congestifs, sans que dans aucun cas il s'en fût suivi le moindre écoulement de sang. Ces symptômes ne s'étaient plus produits depuis que M. de B... était malade, quelque tentative que l'on eût faite pour les rétablir.

A la suite d'un rhume contracté en novembre 1861, et qui dura pendant tout l'hiver, il survint au mois de mars 1862 un crachement de sang qui fut activement combattu. Au mois de juillet de la même année, la toux était rare, mais il y avait encore de temps à autre du sang dans les crachats.

A cette époque, la percussion de la poitrine révélait un peu de matité à droite; à l'auscultation, l'expansion pulmonaire était courte, l'expiration longue, un peu rude, et couvrait le temps de l'inspiration. M. le Dr Lecointe voyait alors le malade, qui, après une consultation à laquelle furent appellés MM. Barth et Trousseau, fut envoyé à Ems. Il en revint fort amaigri, et fut alors soumis à une cure de raisins, à Dorkheim, où l'embonpoint se rétablit.

Au mois de novembre 1862, la matité avait disparu, il n'y avait plus de trace de sang dans les crachats ; l'hiver se passa dans des alternatives de bien et de mal. En avril, M. de B... se rendit à Arcachon, où l'hémoptysie reparut. Au mois de juillet, après un traitement rationnel, M. le Dr Lecointe, observant encore une légère matité superficielle qui s'étendait de l'épine de l'omoplate à la base du poumon droit, une expansion vésiculaire pénible, quelques légers craquements muqueux très-rares en avant, à gauche le long du sternum, conseilla de nouveau les eaux d'Ems. Après leur usage, il constata que la matité était pour ainsi dire nulle, l'expansion vésiculaire restant toujours difficile dans la couche superficielle, et ne retrouva plus à gauche les craquements muqueux.

Dans les premiers jours de septembre 1863, M. de B.., venu à Montpellier pour y prendre les bains d'air comprimé, se trouvait dans l'état suivant :

Sa figure était pâle et souffrante ; la peau était partout molle et décolorée ; la maigreur était générale.

Malgré la conformation régulière du thorax, le côté gauche se soulevait dans l'inspiration plus largement que le droit, où le malade éprouvait un sentiment pénible de gêne qui s'opposait à une dilatation complète.

La percussion, à droite, était sonore en avant ; en arrière, le son était moins clair, surtout autour de l'angle inférieur de l'omoplate, où la submatité était évidente.

Dans tout le poumon droit, les bruits respiratoires étaient très-faibles. L'inspiration était courte, l'expiration prolongée ; l'une et l'autre offraient un peu de rudesse, leur timbre avait quelque chose d'éteint, de sourd. Autour de l'angle inférieur de l'omoplate s'entendait un râle sous-crépitant moyen, dont les bulles semblaient venir de loin.

Le poumon gauche était dans un état normal.

On n'entendait nulle part des craquements secs ou humides, ni de pectoriloquie, mais un peu de bronchophonie sous la fosse sus-épineuse de l'omoplate droit.

La toux était assez rare ; elle amenait quelques crachats muqueux sans mélange de sang.

Le pouls était fréquent, assez développé ; il n'y avait pas de sueurs nocturnes.

Les fonctions digestives étaient bonnes.

Le premier bain d'air comprimé fut pris le 9 septembre 1863. A cause de la fatigue et de la faiblesse que M. de B... accusait encore comme la suite d'une légère courbature qu'il venait d'éprouver, la pression ne fut élevée qu'à vingt centimètres au-dessus de celle de l'atmosphère, et l'on eut la précaution d'employer trois quarts d'heure pour redescendre à la pression ordinaire. Malgré cette précaution, l'action sédative de l'air comprimé se fit assez fortement sentir, et s'ajoutant sans doute à la faiblesse du malade, elle lui fit éprouver un vif besoin de repos.

Cependant les bons effets de ce moyen, et son action sur le renouvellement des forces, sur l'amélioration de l'état général, n'en furent pas moins prompts et moins réels ; car, dès le 14 septembre, après cinq bains, le teint était moins pâle, M. de B... constatait qu'il respirait plus amplement, avec plus de facilité du côté droit ; il se sentait plus de forces et supportait aisément une assez longue promenade à pied.

Après le dixième bain, les bruits respiratoires du côté droit étaient devenus plus forts et plus distincts ; l'inspiration avait pris plus d'étendue, l'expiration se prolongeait relativement bien moins, et l'une et l'autre avaient plus de douceur.

Le pouls, souple et régulier, était à 64 pulsations par minute; les forces et la respiration s'étaient encore améliorées.

Dès le neuvième bain, un gonflement prononcé s'était manifesté vers les hémorrhoïdes, ce qui n'avait pas eu lieu depuis que M. de B... était malade, et cette circonstance, jointe à tous les signes d'une amélioration sensible pour le malade lui-même, influait heureusement sur son moral.

30 septembre : dix-sept bains. Les bruits respiratoires reprenaient de plus en plus à droite leur caractère d'humidité et de douceur, leurs rapports de durée. Partout exempts de râles, ils étaient aussi plus forts et plus faciles à apprécier ; la bronchophonie persistait dans la fosse susépineuse.

A l'état de repos, le pouls n'était qu'à 80 pulsations par minute, et les forces, de plus en plus rétablies, permettaient une vie plus active et de longues promenades.

Le 9 octobre, le malade avait pris vingt-six bains, et son rétablissement se confirmait de plus en plus par la disparition de tout ce qu'il y avait d'anormal dans les fonctions respiratoires, qui se trouvaient ainsi rendues à leur accomplissement naturel et facile. Toute fièvre avait disparu.

A cette époque, de violentes douleurs névralgiques liées à l'existence d'une dent gâtée, firent interrompre les bains. Les gencives se gorgèrent de sang; mais, malgré ce mouvement fluxionnaire, une congestion fort intense se dirigea vers les hémorrhoïdes, qui prirent un volume très-consi-

dérable, sans laisser écouler une goutte de sang. Des sangsues appliquées à l'anus amenèrent un soulagement général,
mais l'engorgement des gencives et les douleurs
névralgiques ne cédèrent complètement qu'à une autre
application de quelques sangsues sous l'angle de la mâ-
choire, et surtout à l'ouverture spontanée d'un abcès
formé sur la gencive près de la dent malade. Ces quelques
jours de souffrance avaient réveillé la fièvre, la gêne de la
respiration avec points douloureux passagers et erratiques
dans la poitrine, toux et expectoration muqueuse tout à
fait exempte de sang. Les forces générales et l'embonpoint
avaient de nouveau diminué.

Les bains furent repris ; ils ne tardèrent pas à ramener
tout le bien qu'ils avaient d'abord déterminé, et le 17 décembre, après quarante-sept séances sous les appareils
de Tabarié, la guérison ne laissait plus rien à désirer.
Alors, en effet, les bruits respiratoires avaient retrouvé
leur douceur et leur humidité naturelles, leur intensité en
rapport avec la constitution de M. de B...; ils avaient
entre eux des rapports normaux de durée, on les entendait partout, même dans les points voisins de l'omoplate
droit, sans les râles qui les accompagnaient au début du
traitement. Il n'y avait plus ni toux ni expectoration ;
l'embonpoint avait reparu avec cette coloration générale
qui indique la santé ; c'était la conséquence d'un appétit
prononcé, de bonnes digestions à la suite desquelles
avaient reparu, en même temps que l'embonpoint, des
forces générales qui permettaient la vie très-active à
laquelle M. de B... était accoutumé. Il en profita pour
faire un voyage à Paris, d'où, malgré de grandes fatigues
et un rhume contracté sous l'influence de grands froids,

il revint à Montpellier le 15 janvier 1864, en parfait état de santé.

Sous l'influence d'un rhume grave, la fluxion hémorrhoïdale à laquelle M. de B... était sujet s'était supprimée; elle avait été remplacée par une congestion de sang vers la poitrine et par l'hémoptysie. Les fatigues extrêmes qu'avait supportées M. de B..., les efforts de voix auxquels il était constamment obligé, en portant sur les poumons une influence débilitante, avaient bien pu les rendre plus disposés à devenir le centre passif de cette nouvelle direction des mouvements fluxionnaires, et à rester, à leur suite, plus ou moins engorgés par le sang que l'expectoration n'avait pu porter au dehors. De là, la résistance à tous les moyens par lesquels on avait cherché à dégager ces organes, à rétablir la fluxion vers les hémorrhoïdes.

Le bain d'air comprimé ne tarda pas à dégager le tissu pulmonaire, à lui rendre plus de ton, plus de résistance à de nouvelles stases sanguines; et quand déjà les forces générales se relevaient, qu'avec le retour de l'embonpoint elles affirmaient une nutrition meilleure, on vit reparaître spontanément les mouvements fluxionnaires qui avaient autrefois fait partie de l'état de santé. Ce fait, que nous avons déjà vu se reproduire plusieurs fois dans des circonstances toutes semblables, et que l'on peut mettre à côté de ceux où la menstruation supprimée s'est rétablie sous la seule influence du même moyen, montre bien tout ce qu'on peut, avec raison, dans les cas les plus graves, attendre de lui pour la restauration générale des forces et des fonctions. Ce n'est pas comme moyen propre à favoriser des mouvements congestifs vers tel ou tel organe;

ce n'est pas comme moyen analogue au fer, à l'aloès et aux gommes fétides, qu'il rétablit les hémorrhoïdes ou les règles supprimées. Nous savons au contraire que son action sur la circulation générale prévient les stases sanguines; mais nous savons aussi qu'il améliore la nutrition et qu'il rend ainsi possible, je dirai même plus, nécessaire, un écoulement sanguin qu'un état maladif ne permettait plus. Nous savons encore qu'il régularise la circulation, qu'il rend à ses organes leur action naturelle, et qu'il doit ainsi les disposer aux actes qu'ils accomplissaient pendant l'état de santé. On ne s'étonnera donc pas, dans les observations rapportées dans ce travail, de voir si rarement recourir à des médications spéciales pour rétablir des flux dont la suppression était toujours si fâcheuse. On comprendra de plus en plus cette vérité, règle si fréquente de la conduite du médecin : que chez des sujets affaiblis et trop souvent anémiques, il faut se garder de rien tenter d'actif pour remplacer ou rétablir les hémorrhoïdes ou la menstruation, et savoir attendre qu'une reconstitution de l'économie permette de provoquer ou ramène elle-même des écoulements redevenus nécessaires. Nous le voyons, en effet, tous les jours, du moment où l'état morbide n'est plus une cause de désordre dans l'économie, rien ne s'oppose plus à ce que la vie reprenne, chez le sujet qui est rendu à la santé, ses manifestations habituelles.

OBSERVATION LXXI.

Hémoptysie.

Mlle B......, âgée de 24 ans, d'un tempérament lymphatique nerveux, avait été réglée à l'âge de 14 ans et demi. La menstruation, régulière pendant les premières années, subit ensuite quelques dérangements coïncidant avec une atteinte assez fortement prononcée de chlorose. Cet état guérit sous l'influence d'un traitement méthodique, et, depuis longues années, la santé de Mlle B... ne laissait rien à désirer, lorsqu'au commencement de 1855, sans cause trop appréciable, survint une hémoptysie très-abondante et ne paraissant avoir aucun rapport avec la menstruation, toujours bien régulière. L'abondance de l'hémoptysie se modéra peu à peu et finit par se réduire à quelques traces de sang au milieu de crachats mucoso-purulents. Ceux-ci venaient à la suite d'une toux fatigante accompagnée de douleurs dans la poitrine, et surtout entre les épaules. Cet état, qui s'était soutenu jusque vers le milieu de l'année 1855, avait cessé depuis quatre mois environ, quand Mlle B... vint à Montpellier se soumettre. d'après les conseils de M. le Dr Giraud, de Marseille, à l'action du bain d'air comprimé.

Le 28 novembre, elle offrait l'état suivant :

L'amaigrissement général était considérable ; la figure pâle, fatiguée ; les yeux étaient caves et cernés ; la peau de tout le corps était flasque et décolorée.

La respiration, courte et fréquente, indiquait une oppression continuelle ; une longue inspiration ne pouvait s'accomplir, à cause de la toux qu'elle provoquait ; une conversation un peu prolongée, la marche, surtout en montant, la moindre fatigue, le décubitus horizontal, tant sur le dos que sur l'un ou l'autre côté, rendaient l'oppression plus pénible.

La poitrine était le siége de douleurs erratiques qui se fixaient le plus souvent sur le sommet du poumon gauche.

Dans ce point, la percussion donnait une matité pro-

noncée, surtout auprès de l'extrémité humérale de la clavicule, tandis que dans le reste de ce poumon et dans
toute l'étendue du droit elle rencontrait une sonorité
normale.

Les bruits respiratoires offraient à droite leurs caractères naturels.

Dans le poumon gauche, la respiration était faible dans
les deux tiers inférieurs ; ses deux bruits, distincts l'un de
l'autre, semblaient altérés dans leurs rapports de durée,
et tendaient à se prolonger également.

Dans le tiers supérieur de ce poumon, près de l'extrémité humérale de la clavicule, là où existait de la matité,
les deux bruits respiratoires n'étaient plus appréciables,
et l'on n'entendait ni râles ni craquements. Dans le reste
du sommet de cet organe, l'inspiration était courte, rude,
sèche, et l'expiration, plus longue qu'à l'état normal, était
aussi très-faible. En arrière, au-dessous de la fosse sus-
épineuse, les bruits respiratoires étaient imperceptibles,
et l'on n'y entendait ni râles ni craquements.

Il n'y avait pas de pectoriloquie, mais au sommet du
poumon droit une légère bronchophonie.

La toux était fréquente ; elle réveillait en général la
douleur du sommet du poumon gauche, et amenait quelques crachats d'une matière consistante verdâtre.

Le pouls, régulier, était faible, fréquent, de 86 à 90
pulsations par minute ; une légère exacerbation fébrile
survenait quelquefois le soir, et la nuit il y avait toujours
des sueurs générales peu copieuses.

La menstruation était régulière, peu abondante et toujours suivie pendant quelques jours d'une perte leucorrhéique.

L'appétit était peu prononcé, la nutrition peu active ; les forces avaient beaucoup diminué et rendaient le moindre exercice fort pénible.

Le 28 novembre 1855, Mlle B... prit un premier bain d'air comprimé, et le supporta très-bien.

Le 4 décembre, après le cinquième bain, M. le Dr Chrestien, professeur-agrégé de la Faculté de Montpellier, voulut bien examiner la malade avec moi, le matin avant son lever. Nous constatâmes l'état suivant :

Le teint du visage était moins pâle, d'un coloris plus animé, plus naturel.

La malade et les personnes qui l'entouraient assuraient qu'elle ne toussait plus, qu'elle ne crachait plus du tout.

La percussion donnait un son plus clair dans tout le sommet du poumon gauche, même près de l'extrémité humérale de la clavicule.

Sous ce même point, la respiration s'entendait distinctement ; l'inspiration était un peu sèche et plus forte que l'expiration ; l'une et l'autre étaient encore peu prolongées. Dans le reste de cet organe, l'inspiration avait pris plus de force et d'étendue.

Pouls plus développé, à 88 pulsations par minute.

L'oppression était moins grande, elle s'aggravait moins par le mouvement, que la malade supportait mieux.

L'appétit augmentait, les digestions étaient bonnes, faciles ; les forces étaient en meilleur état.

Après le douzième bain, sous l'influence d'une amélioration progressive, la figure avait cessé d'exprimer la souffrance, les yeux n'étaient plus caves, cernés; la pâleur avait fait place à une bonne couleur de chair.

La toux et l'expectoration n'avaient plus reparu.

Dans toute la région sous-claviculaire gauche, la percussion donnait un son aussi clair qu'à droite.

La respiration était aussi rétablie dans tout le sommet du poumon gauche ; elle y était douce, humide, mais seulement moins forte que partout ailleurs.

Une longue inspiration était facile et se terminait sans toux ; la malade avait assez de force et supportait assez bien la marche pour se rendre à pied à l'établissement, fort éloigné du lieu où elle était logée ; elle pouvait rester couchée horizontalement.

Le pouls, plus fort, plus développé, était régulier, à 75 pulsations par minute. Un appétit très-prononcé, des digestions faciles et régulières, avaient déjà amené de l'embonpoint et relevé les forces générales. Les urines étaient abondantes.

Comptant sur cette amélioration, Mlle B..., moins prudente, prit froid le 17 décembre, après le dix-septième bain. Il survint un peu de toux sans la moindre expectoration, mais renouvelant par ses secousses peu prolongées les douleurs de la poitrine, surtout entre les épaules. Rien ne changea du reste dans la manière dont la respiration s'accomplissait, et la toux ainsi que les douleurs avaient disparu deux jours après.

Le 22 décembre, la malade avait pris vingt et un bains et la menstruation s'était régulièrement montrée, toujours peu abondante. L'amélioration se confirmait de plus en plus ; le pouls n'était plus qu'à 62 pulsations par minute.

Ce jour-là, sans autre cause appréciable qu'une forte émotion, Mlle B... en arrivant à l'établissement fut prise d'un vomissement de sang. La quantité rejetée égalait un demi-verre ; il était noir, mêlé de beaucoup de caillots, et nullement mêlé d'air. Il ne survint de toux qu'après que le vomissement fut arrêté, mais elle n'amena aucune expectoration sanglante. Dès le lendemain, les choses étaient rentrées dans le même état que la veille ; aussi ne fus-je informé de ce qui s'était passé que le jour suivant. Examinant alors la poitrine de la malade, je constatai la persistance des améliorations antérieures, à cela près que sous le tiers externe de la clavicule l'inspiration s'accompagnait d'un faible frôlement analogue à du râle sous-muqueux très-peu prononcé. La menstruation avait suivi son cours.

Les bains qui suivirent amélioraient chaque jour l'état de la malade, qui avait elle-même la conscience du rétablissement de sa santé, et après le trente-septième bain, l'examen de la poitrine, fait de nouveau avec le Dr Chrestien, nous montra que partout l'expansion vésiculaire s'accomplissait avec régularité, avec largeur. Les bruits respiratoires avaient repris leur douceur, leur humidité naturelles, leur rapport habituel de force et de durée.

Une longue inspiration s'accomplissait profondément sans provoquer la toux ; la conversation, la marche même ascendante, le décubitus en tout sens, ne fatiguaient plus la respiration ; depuis longtemps il n'y avait plus de toux ni d'expectoration.

Le pouls avait pris de la force et ne donnait plus que 65 à 66 pulsations par minute. Il n'y avait plus de sueurs nocturnes.

L'embonpoint qui s'était accru dans les proportions les plus satisfaisantes, l'air de santé qu'on retrouvait sur la figure de Mlle B....., l'augmentation de ses forces, le relèvement de son moral et la confiance qu'elle avait elle-

même dans son rétablissement, confirmaient, aux yeux de
tout le monde, la guérison d'une maladie qui, non sans
raison, avait inspiré, dès le début et pendant bien longtemps, les craintes les plus sérieuses.

Il était, en effet, bien permis de croire qu'il ne s'agissait pas ici d'une simple hémoptysie, et quelques succès
qu'ait eu le bain d'air comprimé, bien des personnes se
demanderont encore s'il ne s'agissait pas d'une phthisie
tuberculeuse à un degré peu avancé. La forme qu'avait
dès le principe prise l'hémoptysie, abondante le premier
jour, puis faible, mais se montrant au milieu d'une expectoration au moins fort suspecte ; la toux, l'oppression, la
fièvre avec des sueurs nocturnes ; l'amaigrissement, les
douleurs de poitrine, d'abord erratiques et puis fixées dans
un point où se rencontrait de la matité, une respiration
obscure, tous ces symptômes réunis justifiaient bien une
pareille crainte. Et si la guérison obtenue par le bain
d'air comprimé, sans le secours d'aucun autre moyen
thérapeutique ; si la facilité avec laquelle les premières
séances ont dissipé la lésion locale et ses signes physiques ;
et prévenu son retour en relevant les forces générales ;
si l'hémorrhagie accidentelle survenue dans le cours du
traitement et terminée sans laisser aucune trace ; si la bonne
santé dont Mlle B........ jouissait encore plusieurs années
après son séjour à Montpellier, ne suffisaient pas pour éloigner toute idée de phthisie pulmonaire, ce cas serait du
moins le moyen d'arriver à l'exposé des faits relatifs au
traitement de cette maladie par le bain d'air comprimé,
comme nous avons été conduit à adopter ce nouveau genre
de médication, par de graves et puissantes analogies.

OBSERVATION LXXII.

Hémoptysie.

Mme B.:, âgée de 21 ans, d'un tempérament lymphatique, régulièrement menstruée, d'une famille où ne se trouvait aucun cas de phthisie pulmonaire, avait joui d'une bonne santé jusqu'à l'âge de 19 ans. A cette époque de grandes fatigues avaient, sans autre cause appréciable, décidé une abondante hémoptysie. Elle dura deux jours, pendant lesquels la toux précéda sans cesse l'émission d'un sang rutilant, constituant lui seul tous les crachats. Huit mois après cet accident, la malade avait retrouvé, avec son embonpoint accoutumé, toutes les apparences d'une si bonne santé, qu'elle se maria. Huit jours après survint une nouvelle et abondante hémoptysie. Depuis lors, pendant les seize mois qui s'étaient écoulés, la malade avait constamment toussé et craché du sang à plusieurs reprises. Ces hémorrhagies, moins abondantes que les premières, n'avaient porté aucun dérangement dans la menstruation. Une fois seulement les règles avaient manqué ; elles étaient bien rétablies, mais modérément abondantes, quand la malade vint à Montpellier.

Le 25 juillet 1855, elle offrait l'état suivant :

Figure pâle, traits tirés, pommettes saillantes et vivement empreintes d'une rougeur limitée ; yeux caves, cernés. Décoloration et laxité de toute la peau, amaigrissement extrême, diminution très-prononcée des forces, quoique Mme B... eût encore conservé une extrême activité.

Sa respiration était courte et fréquente, le moindre mouvement augmentait l'oppression ; une longue inspiration était impossible, à cause de la toux qu'elle provoquait avant d'être achevée ; le décubitus horizontal était impossible dans tous les sens.

Les parois du thorax, amaigries, présentaient de profonds sillons intercostaux ; elles se soulevaient faiblement pendant l'inspiration, et bien moins à gauche qu'à droite.

Dans tout le côté droit, la percussion donnait un résultat normal.

A gauche, la sonorité était bonne dans les régions postérieures ; par côté et en avant, dans les deux tiers inférieurs, la résonnance naturelle était un peu affaiblie ; mais depuis la clavicule jusqu'à la naissance du sein la matité était plus prononcée ; elle était surtout plus complète dans le milieu de cette région.

A droite, les deux bruits respiratoires conservaient leurs rapports normaux de durée ; mais l'un et l'autre offraient un caractère d'intensité supplémentaire.

A gauche, les bruits d'inspiration et d'expiration conservaient en arrière, malgré leur grande faiblesse, leurs rapports d'intensité et de durée ; plus faiblement distincts encore dans toute la région latérale et dans les deux tiers inférieurs de la partie antérieure, ils se réduisaient dans le tiers supérieur, là où la matité était plus prononcée, à un faible et presque insaisissable bruit d'inspiration. L'expiration n'était pas appréciable. Près du sternum, l'inspiration s'accompagnait d'un peu de râle sibilant grave.

La voix offrait une résonnance bronchique due à la maigreur extrême des parois du thorax, car on la retrouvait dans tous les points de cette cavité ; elle avait cela de particulier qu'elle ne modifiait pas tous les mots prononcés par la malade, et qu'elle donnait à la voix un son flûté.

La toux, fréquente et creuse, était parfois sèche ; d'autres fois elle amenait une expectoration de mucosités claires ou des crachats formés d'une matière épaisse, d'un blanc jaunâtre, et qui, peu volumineux, gagnaient le fond de l'eau. La toux était souvent suivie de vomissements.

De fréquentes douleurs se faisaient sentir dans les diverses régions du côté gauche de la poitrine.

Le cœur n'offrait rien de particulier, et quoique ses battements n'eussent pas un grand degré de force, on les entendait très-distinctement jusque sous la clavicule gauche. Le pouls était petit, fréquent; il donnait jusqu'à 108 pulsations par minute.

Les bains d'air comprimé furent commencés le 25 juillet 1855; l'action sédative des deux premiers fut si marquée que la malade s'en disait affaiblie. Dès le quatrième, cet effet avait cessé et l'action tonique se prononçait par une augmentation sensible de l'appétit, des digestions faciles, et une plus grande liberté de respirer, dont Mme B... se louait déjà.

Le 7 août, elle avait pris onze bains; sa physionomie bien meilleure indiquait moins de souffrance; le teint était moins pâle, la coloration des pommettes moins prononcée.

La dilatation des deux côtés de la poitrine était plus étendue, bien qu'elle restât encore moindre à gauche qu'à droite.

La sonorité du poumon gauche était presque rendue à son état naturel, par côté et en avant dans les parties inférieures; elle était sensiblement améliorée dans le tiers supérieur, entre la clavicule et la naissance du sein.

Dans ces derniers points, les deux bruits respiratoires étaient devenus plus distincts, et offraient entre eux un rapport assez régulier d'étendue; toutefois ils étaient encore faibles. On n'entendait plus de râle sibilant dans les points rapprochés du sternum.

La nuit précédente et la matinée s'étaient écoulées sans une seule quinte de toux.

La résonnance de la voix semblait moins marquée, en cela qu'un moins grand nombre des mots prononcés par la malade offraient le son flûté que cette résonnance leur communiquait.

Le pouls, plus résistant, mais encore faible, était régulier et donnait 100 pulsations par minute.

L'appétit était très-prononcé, les digestions fort bonnes, les urines très-abondantes.

Ce jour-là, la menstruation avait paru à son époque fixée, régulière sous tous les rapports, et plus facile que de coutume.

15 août : dix-huit bains. La menstruation avait fini ; elle avait été plus abondante que d'ordinaire, le sang était aussi plus rouge.

Depuis quelques jours, la toux était devenue fort rare, et l'expectoration très-peu abondante ou presque nulle. Le matin, la malade n'avait depuis le moment où elle s'était couchée, rejeté qu'un seul crachat, très-petit, d'un blanc mat et gagnant le fond de l'eau.

La respiration était plus longue et plus libre ; une longue inspiration s'accomplissait en entier jusqu'à cinq et six fois de suite sans provoquer la toux ; la malade pouvait dormir en restant couchée horizontalement, soit sur le dos, soit sur l'un ou l'autre côté ; la marche, même ascendante, l'oppressait beaucoup moins.

Le pouls, toujours régulier, était plus fort et ne battait plus que 80 fois par minute.

Après le vingt-deuxième bain, toute douleur avait cessé dans la poitrine. La respiration, devenue plus longue, en soulevait également les parois des deux côtés. A gauche, la percussion était partout aussi sonore qu'à droite. Les deux bruits d'inspiration et d'expiration, tout en étant moins prononcés qu'à droite, où ils conservaient quelque reste de caractère supplémentaire, s'entendaient très-distincts l'un de l'autre.

Les forces augmentaient, mais l'embonpoint ne paraissait pas encore, malgré un appétit très-prononcé et des digestions faciles et régulières ; une coloration naturelle remplaçait chaque jour davantage le teint maladif du visage.

Du 20 août au 8 septembre, les bains, portés au nombre de trente-cinq, avaient confirmé de plus en plus le rétablissement régulier des fonctions pulmonaires, en même temps qu'ils amélioraient les forces générales; aussi, malgré que, sous l'influence d'un temps humide, Mme B... eût contracté une affection catarrhale de toute l'arrière-gorge, la toux et l'expectoration n'avaient pas reparu.

Dans ce même intervalle, la menstruation s'était de nouveau régulièrement montrée.

Les bains suivants rendirent à la respiration toute son ancienne facilité, même pendant une marche rapide et soutenue ; la toux, l'expectoration, les douleurs de poitrine avaient cessé. Mme B... avait retrouvé toute sa force, toute son activité d'autrefois ; son pouls, large et fort, n'était qu'à 70 pulsations par minute; sa figure respirait la santé, son moral était entièrement relevé, sa confiance dans sa guérison était complète. Pour la bien consolider, elle porta ses bains jusqu'au nombre de quarante-quatre, après lesquels elle retourna dans sa famille. Quelques années après, j'apprenais que Mme B... y jouissait toujours d'une bonne santé.

Quelque disposé que l'on puisse être à considérer comme purement accidentelle une hémoptysie qui survient au milieu d'une bonne santé, sous la seule influence appréciable de fatigues longtemps soutenues, et sans qu'elle porte une atteinte sérieuse à aucune des principales fonctions, il est pourtant bien difficile de ranger celle dont je viens de tracer l'historique, au nombre des hémorrhagies inoffensives.

Sa reproduction immédiatement après le mariage, ses rechutes multipliées pendant seize mois, suffiraient déjà pour lui faire attribuer un caractère grave, s'il n'y avait, pour justifier toutes les craintes que l'état de Mme B..... avait fait concevoir, la toux, l'expectoration suspecte qui l'accompagnait, la fièvre, la perte des forces, un dépérissement général.

La matité du sommet du poumon gauche, l'absence presque complète des bruits respiratoires dans ce point, où les parois du thorax se soulevaient à peine, la douleur qui s'y faisait sentir, la propagation des bruits du cœur jusqu'au-dessous de la clavicule, indiquaient d'une manière bien évidente qu'une portion assez étendue du tissu pulmonaire avait cessé d'être perméable à l'air.

S'agissait-il d'un simple engouement sanguin, d'un noyau hémoptoïque largement étendu, ou fallait-il croire à la formation de dépôts tuberculeux ? Si l'absence de toute disposition héréditaire éloignait l'idée de leur existence primitive, n'avaient-ils pas pu se former dans l'épanchement sanguin lui-même ? D'après la manière dont la guérison s'est opérée, il est probable qu'il ne s'agissait encore que d'un simple engorgement ; mais sa gravité, l'importance de le dissiper promptement, ressortent avec évidence de tous les cas où l'on a vu la phthisie pulmonaire terminer fatalement de semblables dispositions à l'hémorrhagie des poumons. Avant de clore ce qui se rapporte à cette observation. il faut faire remarquer, en faveur de l'action résolutive qu'exerce la pression augmentée de l'air, que l'expectoration, longtemps insuffisante pour opérer cette résolution. avait cessé elle-même sous l'action des premiers bains, et que le tissu pulmonaire n'en a pas moins été rapidement débarrassé du sang épanché resté après l'hémoptysie.

OBSERVATION LXXIII.

Hémoptysie.

M. S.... pasteur évangélique, d'un tempérament bilieux. d'une bonne constitution, exempt de toute affection diathésique, était arrivé jusqu'à l'âge de 38 ans sans éprouver la moindre maladie de poitrine. Pendant l'été de 1854, au milieu de travaux répétés, de nombreuses prédications. survinrent, sans symptômes précurseurs, de la toux et une expectoration de crachats entièrement composés d'un sang vermeil et mousseux ; la poitrine était en même temps le siége d'un sentiment de grande fatigue ; l'oppression était considérable. C'était pendant le cours d'une épidémie de choléra, et M. S..., ne tenant aucun compte de ce qu'il éprouvait, n'interrompit pas ses fonctions. Au bout de quatre jours, l'hémoptysie avait cessé, mais alors il fut atteint d'une grave cholérine qui l'obligea à se soigner. Cette nouvelle maladie était à peine terminée que l'hémoptysie reparut. Elle fut moins abondante que la première, mais se prolongea bien davantage; et après avoir mis en usage divers moyens rationnellement indiqués, M. S.... vint à Montpellier le 10 octobre 1854.

Sa pâleur, ses traits fatigués, sa maigreur très-prononcée, l'épuisement de ses forces, indiquaient une souffrance profonde.

La poitrine était bien conformée, mais sillonnée par de profondes dépressions intercostales. La respiration était courte, fréquente; l'oppression habituelle s'augmentait fortement par la conversation, que le malade ne pouvait prolonger, par le moindre exercice. Une longue inspiration ne pouvait se terminer complètement; elle provoquait la toux. Celle-ci était d'ailleurs peu fréquente, par petites quintes, et dans ce moment sans expectoration. Une douleur vive, piquante, fixée sur le devant du côté droit du thorax, s'irradiait par de fréquents élancements jusqu'aux épaules. La voix, très-fatiguée, s'éteignait presque entièrement à la moindre conversation; le décubitus était encore possible dans tous les sens.

Dans le côté gauche de la poitrine, la percussion donnait un son normal, tandis qu'elle constatait de la submatité à droite dans la région mammaire.

Dans le côté gauche, les bruits respiratoires étaient faibles, mais conservaient leurs caractères normaux.

Dans tout le sommet du poumon droit et dans sa partie postérieure, ces bruits étaient distincts, mais très-faibles; dans les tiers moyen et inférieur, et principalement dans la région mammaire, on avait de la peine à les entendre, tant ils étaient difficiles à distinguer l'un de l'autre. Dans cette dernière région, on percevait çà et là quelques larges bulles de râle muqueux.

Le cœur n'offrait rien de pathologique ; le pouls, peu développé et régulier, était le matin, avant le lever du malade, à 70 pulsations par minute. Il n'y avait pas de sueurs nocturnes, et les fonctions digestives étaient assez bonnes.

Le bain d'air comprimé fut le seul moyen mis en usage. Après le dix-septième, la poitrine était déjà depuis quelques jours exempte de douleurs ; partout les bruits respiratoires avaient repris leur état normal ; la toux avait complètement disparu ; une longue inspiration était facile ; toute oppression avait cessé, l'exercice ne la réveillait plus ; la voix était forte, soutenue, et M. S..., dont le rétablissement était démontré par le retour de tous les signes de la force et de la santé, prolongea par précaution son traitement jusqu'à vingt-trois bains ; il revint alors reprendre les difficiles et fatigantes fonctions que l'on confiait à son extrême dévouement.

M. S.... se livra en effet à ses travaux habituels avec d'autant moins de ménagement qu'il les supportait sans la moindre apparence de fatigue. Près de vingt mois s'étaient écoulés sans une seule atteinte d'oppression, de toux où d'hémoptysie, lorsqu'après une prédication faite pendant un jour d'accablante chaleur, M. S.... resta tout en sueur dans un lieu où il se sentit saisi par un courant d'air froid. Un frisson intense fut bientôt suivi de fièvre, et celle-ci durait depuis deux jours quand la toux survint, accompagnée d'une expectoration de matière mucoso-purulente souvent empreinte de filets de sang.

Quelque graves que fussent ces symptômes, M. S.... négligea toute espèce de soins. Mais bientôt leur aggravation, l'extrême maigreur, la profonde débilitation qui vinrent s'y joindre, rendirent toute occupation impossible, et firent une seconde fois recourir à l'emploi du bain d'air comprimé, dont l'action avait été si favorable.

Le 17 avril 1856, la maigreur était voisine d'un véritable état d'émaciation ; la peau de toute la surface du corps était flasque, décolorée ; le teint, naturellement brun, était devenu d'une pâleur plombée ; les traits étaient tirés, les yeux enfoncés dans leur orbite.

La respiration était courte, fréquente; le moindre mouvement aggravait l'oppression ; une longue inspiration était impossible à cause de la toux qu'elle provoquait ; le décubitus horizontal n'était plus supportable, et la conversation la moins prolongée oppressait plus péniblement le malade.

Les parois du thorax étaient très-faiblement soulevées à droite par l'inspiration, et la percussion donnait de la submatité dans le sommet du poumon de ce côté ; elle était assez normale dans le reste de son étendue, meilleure dans toute la cavité gauche.

Les bruits respiratoires étaient très-faibles dans tout le poumon droit, surtout entre la clavicule et le sein, où l'inspiration était courte, l'expiration plus prolongée qu'elle, l'une et l'autre offrant de la sécheresse et accompagnées de quelques bulles de râle muqueux.

A gauche, les bruits respiratoires, dont le peu d'intensité dépendait sans doute de la faiblesse générale, étaient cependant plus prononcés qu'à droite.

Une toux fatigante, pénible par sa fréquence, amenait des crachats volumineux, abondants, formés d'une matière mucoso-purulente mêlée de filets de sang.

Le pouls était faible, petit, fréquent, et donnait de 88 à

9.4 pulsations par minute. Le malade était profondément découragé.

Un changement favorable se faisait déjà sentir après le sixième bain. Le teint était meilleur; une grande inspiration plus prolongée ne réveillait la toux qu'après plusieurs essais. Le malade se trouvait moins oppressé, supportait mieux la marche et la conversation. Son pouls, plus fort, n'était plus, le matin avant le lever, qu'à 76 pulsations par minute. Les forces générales améliorées remontaient le moral, en faisant entrevoir d'aussi heureux effets que ceux du premier emploi du bain d'air comprimé; cette première amélioration coïncidait avec une notable augmentation de l'appétit, de bonnes digestions, et l'on rendit aussitôt le régime alimentaire plus analeptique.

Le douzième bain avait presque entièrement calmé la toux ; le sang avait disparu des crachats ; les bruits respiratoires devenaient plus distincts, et dans le sommet du poumon droit ils revenaient sensiblement à des rapports d'étendue relative plus réguliers.

Après vingt bains, il n'existait plus ni toux ni expectoration ; la respiration avait partout repris son caractère naturel, sauf un peu de faiblesse en rapport avec ce que les forces générales avaient encore à regagner elles-mêmes; mais toute trace de fièvre avait disparu, l'embonpoint revenait ; la marche, une conversation animée ne réveillaient plus d'oppression, et après avoir pris vingt-trois bains M. S... offrait tous les signes d'une guérison solide, d'un retour complet à la santé ; il revint à ses occupations. Depuis lors jusqu'à ce moment, juin 1868, il les a remplies avec un zèle, un dévouement qui tiennent de l'abnégation absolue de soi-même, et n'a pas ressenti la plus légère atteinte de l'état grave et alarmant qu'à deux reprises différentes, et sans le secours d'aucun autre moyen, le bain d'air comprimé a pu guérir.

Que de fois l'hémoptysie, les douleurs thoraciques, la toux, la fièvre, l'amaigrissement n'ont-ils pas servi de base au pronostic le plus fâcheux et le plus tristement réalisé ! Quelque gravité que pût prêter à ces symptômes le dépérissement général qui, dans cette observation, les accompagnait lorsque M. S... fut malade pour la première fois, la guérison ne s'est pourtant pas fait longuement attendre ; et lorsque, au bout d'un temps assez long, une rechute s'est manifestée, on pouvait la mettre entièrement sur le compte d'un fâcheux refroidissement.

La réalité d'une première guérison, l'évidence assez peu contestable de la cause qui produisit une rechute, suffisent-elles pour éloigner la pensée qu'il a dû exister dans le poumon droit de M. S... autre chose qu'un simple noyau hémoptoïque ? Il n'y avait point de disposition héréditaire ; mais une vie très-active, qui altérait les forces générales, en exigeant aussi une fatigue spéciale des organes de la respiration, n'était-elle pas propre à créer une disposition réelle à la tuberculisation pulmonaire ? Dans ces cas, la diathèse ne peut-elle pas naître spontanément, et faire que les éléments mêmes qui constituent l'engorgement hémoptoïque servent à la production des tubercules ? Les signes physiques qui auraient pu démontrer ici leur existence ont été, je l'avoue, faiblement et incomplètement dessinés ; mais s'il faut réellement ne voir dans cette observation qu'un exemple d'hémoptysie, s'il faut la ranger parmi ces cas heureux, mais trop peu fréquents, où la phthisie pulmonaire peut, aux yeux même de M. Louis, ne pas succéder à une hémoptysie un peu forte (et la place que je lui donne ici prouve combien je suis porté à me ranger à cette opinion), on conviendra du moins qu'avec les deux exemples qui précèdent, elle peut servir d'introduction à tout ce que je puis avoir à rapporter maintenant sur l'emploi du bain d'air comprimé dans le traitement de la phthisie pulmonaire elle-même.

Phthisie pulmonaire.

Curabilité de la phthisie pulmonaire.

La curabilité de la phthisie pulmonaire a, pendant fort longtemps, été regardée comme à peu près impossible. Il est certain que la gravité de l'état général qui l'accompagne ou qui la cause ; que la difficulté de porter un remède direct sur le corps étranger dont un organe important est le siége dans une partie plus ou moins grande de son étendue; que les accidents consécutifs provoqués par la présence du tubercule, et qui semblent eux-mêmes tous ajouter au danger qu'il porte avec lui ; enfin, que l'issue funeste de la maladie, si constante malgré ce que l'on tente pour la guérir, sont bien de nature à faire croire que la phthisie pulmonaire est absolument incurable. C'était encore, au commencement de ce siècle , l'opinion de Bayle. Il ne voyait pas, même dans les nombreuses variétés qu'il assignait à la maladie, des degrés différents pour le danger que chacune d'elles comporte, et n'attendait de toute tentative de traitement que la possibilité de prolonger longtemps la maladie [1].

Une manière de voir aussi profondément décourageante a dû se modifier en présence des faits que d'infatigables observateurs ont été dans le cas de recueillir. Ce n'est pas ici le lieu de faire un historique complet des travaux sur lesquels repose l'opinion, admise aujourd'hui, de la possibilité de guérir la phthisie pulmonaire ; il suffira, pour justifier de nouvelles tentatives dirigées vers ce but,

[1] Bayle ; *Recherches sur la phthisie pulmonaire*, pag. 116.

d'exposer ce que quelques médecins qui se sont sérieusement occupés de cette maladie, pensent qu'on peut obtenir dans son traitement.

En s'appuyant des observations de Bayle et de tout ce qu'il avait lui-même si bien étudié dans le développement des tubercules pulmonaires, Laënnec n'hésite pas à déclarer « que l'idée de la possibilité de guérir la phthisie au premier degré est une illusion. Les tubercules crus, ajoute-t-il, tendent essentiellement à grossir et à se ramollir. Il est peut-être au pouvoir de l'art de ralentir leur développement, d'en suspendre la marche rapide, mais non pas de lui faire faire un pas rétrograde. Mais s'il est impossible de guérir la phthisie au premier degré, un assez grand nombre de faits m'ont prouvé que, dans quelques cas, un malade peut guérir après avoir eu dans les poumons des tubercules qui se sont ramollis et ont formé une cavité ulcéreuse [1]. » On sait avec quel soin, avec quelle exactitude Laënnec a décrit les cicatrisations, soit fistuleuses, soit complètes, qui succèdent à l'élimination de la matière tuberculeuse parvenue à l'état de fonte; et lorsqu'il a signalé la membrane de nouvelle formation qui cicatrise les ulcérations pulmonaires, dans ses états d'organisation plus ou moins complète; lorsqu'il l'a vue se produire dans quelques cas, alors même que la matière tuberculeuse n'était pas complètement rejetée, n'est-il pas étonnant qu'un esprit aussi philosophique, après avoir observé ce procédé de guérison suivi par la nature, ait pu croire qu'elle bornât là tout ce qu'elle peut faire pour le malade? quelle ne pût rien tenter pour lui dans d'autres périodes de son mal?

[1] Laënnec; *loc. cit.* tom. II, pag. 91.

Malgré toute l'autorité qui s'attachait aux travaux de Laënnec, ils ne portèrent pas, même pour le champ réduit où il croyait la guérison possible, une égale conviction dans l'esprit d'un homme qui, pendant de longues années, avait en quelque sorte consacré sa vie à l'étude de la phthisie pulmonaire. Ainsi, l'on vit encore M. Louis, guidé par la puissance des faits, déclarer que si, dans l'état actuel de la science, on *ne pouvait nourrir l'espoir de guérir la phthisie*, on pouvait au moins espérer de ralentir sa marche à l'aide de soins bien entendus [1].

Fournet crut entrevoir la cause d'opinions aussi décourageantes dans des notions trop incomplètes sur le diagnostic des premières périodes de la phthisie. Celui des périodes plus avancées, étant mieux connu, avait fait diriger contre elles tous les agents dont la médecine disposait, et le peu de ressources qu'on trouvait alors dans le malade lui-même contre un mal trop aggravé, était une puissante cause des tristes insuccès qu'on avait à signaler. Pour la phthisie pulmonaire, c'était faute d'un diagnostic assez complet que les moyens thérapeutiques étaient restés inapplicables, à la seule époque des maladies organiques pendant laquelle il soit possible de les enrayer : l'époque de leur début, leur première période [2].

S'aidant alors dans ses recherches de celles des auteurs qui l'avaient précédé, Fournet s'attacha à déterminer les circonstances capables de développer la prédisposition héréditaire ou acquise à la phthisie, et celles qui peuvent appeler et localiser sur les poumons le travail de tuberculisation ; à fixer les signes de la cachexie tuberculeuse,

[1] Ouv. cit. , pag. 651.
[2] Fournet; ouv. cit. , pag. 801.

ceux d'une tuberculisation commençante ou déjà avancée. Il s'attacha à préciser les symptômes qui dévoilaient les tendances, la marche, le caractère de la maladie; le mécanisme selon lequel les tubercules encore crus peuvent disparaître du tissu pulmonaire, et les circonstances dans lesquelles cette heureuse terminaison peut se manifester. Il fut ainsi conduit à reconnaître que deux ordres de causes, deux ordres d'états morbides opposés par leur siége et par leur nature, les uns locaux et sthéniques, les autres généraux et asthéniques, sont les sources des indications qui doivent constituer le traitement de la phthisie. Or, l'état général pouvant exister seul, et s'aggravant toujours quand les tubercules le compliquent, soit de leur présence, soit des accidents qu'ils peuvent provoquer, « il en résulte, dit Fournet, que la facilité et les espérances du traitement sont à leur maximum quand il est appliqué à la période de simple prédisposition de la maladie, et qu'au-delà elles sont d'autant moindres qu'on s'éloigne davantage de l'époque du début de l'affection locale [1]. »

En se refusant à admettre le mode de guérison que Laënnec assigne aux ulcérations résultant de la fonte tuberculeuse, Fournet croit bien difficile et bien rare la guérison de la troisième période de la phthisie. Mais ses recherches anatomiques lui ont montré que le tubercule situé au milieu du parenchyme pulmonaire s'y conduit comme un corps étranger, qu'il provoque de la part de la nature un travail destiné à l'expulser, et en terminant son travail sur la curabilité du premier degré de la phthisie, il s'ex-

---

[1] Fournet; ouv. cit., pag. 804 à 810.

prime en ces termes : « Reconnaissons : 1° que dans certaines conditions locales et générales des poumons et de
l'organisme, la phthisie pulmonaire au premier degré est
susceptible de guérison, et que des exemples assez nombreux et irrécusables de cette guérison ont été çà et là observés et publiés par les auteurs ; 2° que cette guérison
peut avoir lieu de trois manières différentes : *a* par voie
de dessiccation, de transformation terreuse et d'absorption
de la matière tuberculeuse autour de laquelle une couche
de tissu fibreux s'est développée ; *b* par voie d'absorption
pure et simple ; *c* par voie d'excrétion ; 3° que le premier mode de guérison ne peut faire l'objet d'aucun
doute ; 4° que les deux derniers ne peuvent encore être
considérés que comme probables[1] ».

Avant que Fournet mît en avant cette opinion sur les
divers modes de guérison qu'on pouvait, d'après les faits,
admettre pour la phthisie pulmonaire, M. Andral, dans
une note de son édition de l'ouvrage de Laënnec, rappelait
les observations qu'il avait recueillies, et qui confirmaient
celles de l'auteur du *Traité de l'auscultation médiate*, sur
la guérison des masses tuberculeuses par leur passage à
l'état crétacé. Il n'est pas sans intérêt de rapprocher des
conclusions de Fournet celles par lesquelles le savant professeur de Paris résume son opinion sur la curabilité de
la phthisie. « Ainsi, dit-il, la phthisie pulmonaire, en prenant cette expression dans le sens que lui donne Laënnec,
pourrait se terminer favorablement de trois manières : ou
par la résorption de la matière tuberculeuse, ou par la transformation de cette matière en une substance calcaire, ou

---

[1] Fournet ; ouv. cit., pag. 962.

par la cicatrisation des cavernes. Le premier mode de terminaison n'est encore que probable, les deux autres me semblent prouvés[1].»

Dans son savant traité sur les maladies chroniques qui ont leur siége dans les organes de l'appareil respiratoire, M. Bricheteau, appuyé sur ses propres recherches à l'hôpital Necker, sur les déclarations déjà anciennes de Raulin, sur les faits recueillis par Pruz, Rochoux, Cruveilhier et Rogée, arrive d'abord à repousser le doute qu'on pourrait élever sur l'existence des cicatrices complètes et incomplètes qui succèdent à la fonte tuberculeuse (pag. 97 et 98), et plus tard à reconnaitre que la phthisie pulmonaire guérit par les seuls efforts de la nature... (pag. 168).

De telles divergences dans les opinions admises par les auteurs les plus graves, sur la curabilité de la phthisie pulmonaire, sont bien propres à réveiller, sur ce sujet, l'incertitude des esprits consciencieux. Quand les faits, démontrés pour les uns, ne sont pour les autres que des faits erronés, mal observés; quand la nature, aux yeux de quelques-uns, reste impuissante, ou ne tente que des efforts plus dangereux qu'utiles; quand des traitements si variés, souvent si vantés, restent sans résultats, retombent dans l'oubli, et laissent la maladie sans cesse aussi terrible décimer les populations dans toutes les saisons de l'année, dans presque toutes les contrées du globe, au milieu des plus grandes agglomérations comme dans les plus petites localités, comment ne pas se laisser aller à douter? Heureusement le doute n'éteint pas l'espérance, et ne s'oppose pas à des efforts nouveaux.

---

[1] *Traité de l'auscultation médiate*, édit. d'Andral; tom. II, pag. 311.

Un bon livre, un livre utile, qui vient de paraître, et que nous devons à la plume élégante et facile du savant professeur Fonssagrives. ne doit-il pas infirmer cette dernière pensée ? Dans une thérapeutique basée sur une discussion approfondie des indications qui se rapportent à tous les éléments de la maladie à ses diverses périodes, l'auteur ne nous montre d'abord que l'art de prolonger la vie des phthisiques. C'est que, pour lui, la phthisie pulmonaire est incurable. Ainsi, après avoir en peu de mots nettement précisé ce qui, aux diverses époques de cette maladie, indique l'emploi des médicaments ou le recours à une hygiène assidue et sagement dirigée, « peut-on, se demande M. Fonssagrives, arriver par un usage judicieux de ces différents moyens à guérir la phthisie, et cette affection, une fois développée, est-elle donc curable ? Nous ne le pensons pas, et nous désespérons même qu'elle le soit jamais[1] ».

Cet arrêt si sévère ne nous faisait pourtant pas oublier qu'au début même de sa préface, M. Fonssagrives, plein d'une juste confiance dans les améliorations physiques et morales que ne manquera pas de produire une hygiène sans cesse perfectionnée par les progrès de la civilisation, voit en elles une cause certaine de la diminution de la phthisie. On objectera sans doute qu'il ne s'agit ici que d'une vue de l'avenir, que d'un effet prophylactique. Mais que les préceptes hygiéniques si sagement tracés dans la *Thérapeutique de la phthisie* soient aussi fidèlement, aussi généralement suivis, ce qui ne semble qu'une prévision

---

[1] Fonssagrives ; *Thérap. de la phthisie pulmonaire, basée sur les indications, ou l'art de prolonger la vie des phthisiques* ; préface, pag, XIV. Paris 1866.

deviendra une réalité : on verra le *germe de la phthisie s'éteindre dans les familles qu'il décime*, respecter celles qu'une mauvaise hygiène en eût rendues tributaires, et l'on n'accusera plus la médecine d'impuissance, pour éviter à l'homme le reproche d'une funeste, je dirai même d'une coupable insouciance.

Sans doute il ne peut être ici question que de la première période de la phthisie, de l'époque où elle n'a pas encore réalisé ses manifestations locales; il s'agit de la prédisposition générale, de la diathèse, du phthisique plutôt que de la phthisie. Mais pour des degrés plus avancés, en appréciant les services de l'auscultation et de l'anatomie pathologique, M. Fonssagrives ouvre au moins la porte à l'espérance : «Si l'anatomie pathologique montre, en effet, la réalité de lésions contre lesquelles l'art ne saurait prévaloir, elle montre aussi quelquefois la possibilité de certaines guérisons spontanées, exceptions plus heureuses par l'espoir qu'elles donnent que par les bénéfices trop rares qu'elles réalisent[1].»

Qu'on me permette de trouver encore, dans une citation empruntée à l'ouvrage de M. Fonssagrives, où tous les faits sont soumis à une appréciation critique si judicieuse, quelques raisons d'espérer pour les phthisiques des résultats meilleurs.

Il s'agit de l'emploi du tartre émétique, que l'auteur recommande comme un moyen de ralentir la marche de la phthisie. En rendant compte des résultats qu'a obtenus le Dr Giovani de Vittis, à l'hôpital militaire de Capoue, par l'emploi des émétiques dans les diverses périodes de

---

[1] Fonssagrives; ouv. cit., pag. x.

la phthisie pulmonaire, Clark s'exprime ainsi : «Pendant cette période, il est sorti parfaitement guéris de l'hôpital, 40 cas de catarrhe chronique, 47 cas de phthisie pulmonaire au premier degré, 102 au deuxième, et 27 au troisième, formant le total de 216 guérisons, dont 175 se rapportaient à des phthisiques[1].»

Je suis assurément bien loin de chercher des contradictions entre ces divers passages et l'opinion réelle de M. Fonssagrives ; mais je m'attache à eux comme à des lueurs d'espérance que ses convictions médicales n'ont pas empêché sa profonde philanthropie de nous laisser entrevoir. J'y puise moi-même plus de confiance dans l'avenir, et je répète plus volontiers avec le savant professeur d'hygiène : «Voir ce qui est posible dans le traitement de la phthisie, et le vouloir fermement, telles sont les deux conditions d'une thérapeutique rationnelle et efficace[2].»

Terminons enfin cette courte revue des opinions mises en avant sur la curabilité de la phthisie pulmonaire, en citant les conclusions auxquelles sont arrivés les auteurs d'un remarquable travail d'études anatomo-pathologiques et cliniques sur la phthisie pulmonaire. MM. Hérard et Cornil me paraissent résumer d'une manière pleine de sagesse et d'impartialité ce qu'on peut déduire des faits connus, relativement à l'efficacité des moyens employés dans le traitement de la phthisie pulmonaire, et je ne saurais mieux faire que de transcrire ici leurs conclusions: «Peut-on considérer ces moyens comme des agents véritablement curateurs, ou bien ne faut-il voir en eux que de simples palliatifs? Sur ce premier point, le doute ne nous

---

[1] Cité par M. Fonssagrives, pag. 90.
[2] *Loc. cit.*, pag. ix,

paraît point pouvoir exister : la phthisie est curable, cela est incontestable, et il n'est pas de praticien, même parmi les plus incrédules, qui ne puisse citer quelques faits de guérison authentique. Pour notre part, nous en avons observé un certain nombre, et celui que nous avons rapporté (pag. 669) n'est pas le moins remarquable assurément. Nous allons même plus loin que la plupart des auteurs; nous pensons qu'il n'existe pas de forme de la maladie que l'on soit en droit de déclarer nécessairement au-dessus des ressources de l'art ou de la nature. Nous ne faisons pas même d'exceptions pour la phthisie dite aiguë, et cette assertion n'a rien de hasardé, si l'on veut bien se rapporter à l'étude que nous avons faite des altérations anatomiques de la phthisie granuleuse générale fébrile, si surtout on tient compte des faits de Wünderlich, de M. Colin, de M. Empis, et de celui, quoique incomplet, que nous avons recueilli. Toutefois, nous en convenons, ce sont là des cas exceptionnels, probablement même des guérisons temporaires, qui ne sauraient détruire la loi générale de l'excessive gravité des diverses espèces de phthisie aiguë.

» La phthisie chronique offre à la thérapeutique un champ meilleur ; aussi les guérisons, quoique rares encore, sont-elles beaucoup plus fréquentes. Cette heureuse terminaison peut s'observer à toutes les périodes de la maladie, pourvu que les lésions aient envahi une partie peu étendue du poumon, que ces lésions consistent en simples granulations, circonstance la plus favorable, que déjà les broncho-pneumonies se soient développées autour de ces granulations, ou même que les produits inflammatoires aient commencé à subir la métamorphose caséeuse. Dans le premier cas, en effet, sans préjuger la question encore indécise de la résorption des granulations, nous savons que, circonscrites à une partie d'un poumon, les granulations passent pour ainsi dire inaperçues, ou du moins ne causent que des malaises insignifiants auxquels l'organisme finit même par s'habituer. Nous avons prouvé, d'un autre côté, que les inflammations de voisinage, quoique entretenues par l'épine tuberculeuse, sont susceptibles de se terminer favorablement ; et il n'est pas jusqu'aux masses caséeuses qui ne puissent quelquefois se résoudre ou devenir à peu près inoffensives en passant à l'état crétacé. Il y a plus : même lorsque le ramollissement s'est emparé de ces masses caséeuses et que des excavations se sont formées au milieu du parenchyme pulmonaire, tout espoir n'est pas perdu.

»Souvent, en effet, dans ces cas, assurément plus graves, le médecin constate avec bonheur une tendance remarquable à la réparation des tissus : tantôt ce sont les parois de la cavité qui se rapprochent, laissant pour tout vestige une cicatrice fibreuse ou fibro-cartilagineuse ; tantôt c'est une substance gélatiniforme ou crayeuse qui en détermine l'oblitération complète ; ailleurs on trouve à l'intérieur de l'excavation une sorte de kyste fibreux plus ou moins épais qui obstrue l'orifice des bronches et empêche toute communication avec l'air extérieur ; quelquefois, enfin, la caverne est tapissée par une membrane lisse, qui se continue avec la muqueuse des bronches. Dans ce dernier cas, quoique l'auscultation de la poitrine révèle l'existence du souffle caverneux et du gargouillement, la lésion retentit à peine sur l'organisme, absolument comme s'il s'agissait d'une simple dilatation des bronches.

»On peut juger, par ce qui précède, combien sont variés

les procédés dont se sert la nature pour amener, sinon la guérison absolue, du moins un état valétudinaire voisin de la santé. L'essentiel, nous ne saurions trop le répéter, c'est que les altérations pulmonaires soient et restent limitées. Pour cela, la maladie doit être attaquée dès ses premières manifestations locales et dans ses périodes stationnaires; la diathèse surtout doit être énergiquement combattue par les moyens que nous avons indiqués, en tête desquels nous plaçons les grandes modifications hygiéniques [1]. »

L'air comprimé pourra-t-il prendre place parmi ces moyens, et servir désormais à rendre plus facile et plus fréquente la guérison de la phthisie pulmonaire? Je le crois. Mais avant d'aborder les faits cliniques, qui seuls me serviront à résoudre cette question, et dont l'appréciation est l'objet de ce travail, il est bon de voir quelles circonstances liées aux diverses périodes de la maladie ont pu conduire à ce genre de médication, et diriger de bonne heure vers lui l'attention des médecins qui se sont occupés de l'emploi de l'air comprimé.

On admet assez généralement aujourd'hui que, dans la plupart des cas, la phthisie pulmonaire se trouve sous la dépendance d'une disposition générale, d'un état diathésique transmissible d'une génération à l'autre. Mais elle est aussi trop souvent produite par la seule action de causes accidentelles profondément débilitantes. De là, la distinction de phthisie héréditaire et de phthisie acquise. Cette

---

[1] Hérard et Cornil; *De la phthisie pulmonaire, Étude anatomo-pathologique et clinique*, pag. 726. Paris 1867,

dernière serait-elle entièrement indépendante d'une diathèse? Liée seulement à un état de débilitation profonde de
toute l'économie, en serait-elle plus facile à guérir ? et cette
différence d'origine placerait-elle chacune des deux espèces de phthisie dans une catégorie opposée quant aux effets
qu'elles peuvent ressentir de l'action de l'air comprimé ?

Nous savons peu de chose sur la nature intime de la
diathèse tuberculeuse. Lorsqu'on veut tracer les signes
qui, de bonne heure, peuvent faire reconnaître les sujets
qu'elle prédispose à la phthisie, ce n'est qu'une constitution débile qu'on décrit, ce n'est que l'énumération des
indices les plus positifs d'une mauvaise nutrition qu'on
place sous nos yeux. Ce tableau, qui se rapproche d'une
manière si complète de l'aspect des sujets profondément
débilités par des causes étrangères à leur constitution, ne
nous autorise nullement à confondre l'état diathésique
avec la faiblesse. Bien souvent, en effet, on retrouve
doués de toutes les apparences d'une bonne santé, et l'on
voit arriver parfois à un âge assez avancé, sans avoir été
menacés de tuberculisation pulmonaire, des sujets qui,
par suite d'une disposition héréditaire, finissent pourtant
par succomber à la phthisie. D'un autre côté, la misère,
les excès de tout genre, les causes les plus actives de la
déperdition générale des forces, peuvent arriver à ruiner
la constitution, à causer la mort, sans donner lieu à des
tubercules qui ne peuvent jamais se montrer chez certaines
espèces d'animaux, quelque prolongé que soit pour eux
le régime alimentaire qui les fait naître chez d'autres espèces.

Diathèse tuberculeuse et faiblesse, sont donc deux choses
distinctes, indépendantes l'une de l'autre. Si cependant

on observe d'un autre côté qu'on peut aussi faire naître
la phthisie tuberculeuse chez certains animaux que l'on
assujétit à un régime insuffisant; si l'on tient compte de
la fréquence de cette maladie parmi les classes dont l'alimentation ne répare pas les pertes journalières de force
causées par des travaux excessifs; si l'on observe enfin
que, développée accidentellement chez des sujets exempts
de toute prédisposition phthisique, elle peut alors devenir
et devient trop souvent, en effet, héréditaire, nous re-
connaîtrons sans doute, avec le professeur Jaumes, que la
diathèse n'existe pas toujours dès le début des affections
qui, plus tard, peuvent devenir diathésiques, soit par le
travail accumulé des générations affectées, soit parce que la
maladie se fortifie et pénètre de plus en plus dans la constitution [1]. Mais nous serons autorisés à reconnaître aussi entre
la diathèse et la faiblesse générale certains rapports, certains points de contact qui peuvent les faire considérer
l'une et l'autre comme la source d'indications semblables.

Mis en évidence par l'ensemble des signes qui se présentent chez les sujets simplement prédisposés à la phthisie et plus tard par les symptômes qui viennent s'y joindre,
aussitôt qu'apparaît un travail de localisation, ces rapports
entre la faiblesse radicale et la diathèse phthisique sont,
du reste, bien confirmés par les belles recherches sur le
sang de MM. Andral et Gavarret. Ces auteurs ont montré que, dès le début de la tuberculisation, alors même
que les signes physiques étaient encore à peine appréciables, le sang contenait une bien moindre quantité de glo-

[1] *De la diathèse et des affections diathésiques.* (*Montpellier médical,*
janvier 1865, pag. 10.)

bules qu'à l'état normal, et que dans aucun cas ils n'atteignaient même leur moyenne physiologique 127; leur chiffre le plus élevé a été 122, le plus faible 99. En général, ils oscillaient entre 120 et 100, restant ordinairement plus près de ce dernier chiffre que du premier. Il est donc constant que, chez les sujets dont les poumons commencent à se tuberculiser, le sang offre la constitution particulière qui appartient aux faibles tempéraments[1].

C'est aussi parce que cet état de souffrance de la nutrition générale chez les phthisiques de toute espèce ne saurait être méconnu, que tous les praticiens ont recommandé l'usage des toniques et d'un régime alimentaire substantiel. Ils pensent qu'on peut par ces moyens agir non-seulement sur la faiblesse, mais aussi sur l'état diathésique qui, s'il n'est pas le résultat direct de cette dernière, trouve du moins en elle une cause active de son développement. Même aux yeux des médecins qui sont le moins portés à croire à la curabilité de la phthisie pulmonaire, ou qui restreignent à la première période le temps pendant lequel on peut espérer d'enrayer sa marche vers une terminaison fatale, soutenir les forces du malade, rendre plus active, plus régulière sa nutrition, est la première de toutes les indications.

« Un fait qu'on ne doit jamais perdre de vue dans l'hygiène de la prédisposition tuberculeuse, dit M. Fonssagrives, c'est que la nutrition est toujours languissante chez ces sujets, et il importe d'autant plus de les soutenir, que la phthisie n'est jamais plus près d'éclore que quand l'économie se trouve dans des conditions passagères et surtout

[1] Andral et Gavarret.

permanentes de détérioration et d'appauvrissement [1]. »

D'après toutes ces considérations, il est bien évident, ce me semble, que le mauvais état des forces générales, l'insuffisance de la nutrition, sont une source d'indication commune à la phthisie héréditaire et à la phthisie acquise accidentellement, et que dans leur première période ils dominent également le choix des moyens hygiéniques et celui des agents thérapeutiques.

Les effets que nous avons déjà vu l'air comprimé produire dans le traitement de diverses maladies, ce que nous avons dit de l'influence heureuse qu'il exerce sur l'hématose, sur la nutrition, sur le développement des forces générales, font aisément entrevoir combien il est propre à remplir cette importante indication du traitement à la fois prophylactique et curatif de la phthisie pulmonaire à la première de ses périodes. Aussi Tabarié signala-t-il de bonne heure cette application du bain d'air comprimé, que Pravaz le père mit en usage dès 1836, et que, bientôt après, j'étudiai moi-même sur plusieurs sujets, grâce au premier appareil que Tabarié avait mis à ma disposition.

Mais dans le traitement de la phthisie pulmonaire à sa première période, le bain d'air comprimé borne-t-il son action à relever les forces épuisées, à activer la nutrition et à rendre ainsi meilleure une rénovation organique, jusqu'alors languissante et pervertie? Sans doute, de tels effets sont d'une grande valeur et ne peuvent qu'être hautement appréciés dans le traitement de la phthisie accidentelle ou diathésique. Mais il est encore un point de

<hr>

[1] Fonssagrives , ouv. cit., pag. 18.

vue sous lequel quelques faits me permettent de croire que cet agent peut se montrer utile, et ces faits me paraissent surtout se rattacher à la phthisie diathésique. Ils s'accompagnent de certains désordres ou, si l'on veut, de simples mais constantes modifications des phénomènes qui se rattachent plus ou moins directement à la circulation, et ce nouvel élément devient la source d'une indication importante. Dans bien des cas, lorsqu'elle n'avait pu être remplie avec succès par d'autres moyens, le bain d'air comprimé, par la seule influence qu'il exerce sur la circulation générale, a eu de meilleurs résultats. Ainsi s'est confirmée d'une manière très-heureuse son action curative dans certains cas de phthisie, et c'est pour cela que j'ai cru devoir attirer un instant l'attention sur ce point.

On voit souvent la phthisie pulmonaire se déclarer et marcher rapidement, à la suite d'un accident, d'une imprudence qui supprime d'une manière brusque, tantôt le flux menstruel, tantôt des hémorrhoïdes, tantôt des sueurs locales, abondantes et habituelles, la sueur des pieds notamment. On ne saurait cependant admettre une succession nécessaire entre la suppression de l'un ou l'autre de ces flux, et l'apparition des tubercules pulmonaires. Que de fois en effet, en cessant d'avoir lieu, ne donnent-ils pas naissance à toute autre maladie que la phthisie! Il est donc permis de croire que dans les cas où celle-ci se montre, c'est que le sujet frappé s'y trouvait déjà prédisposé.

Dans de telles circonstances, si des précautions sont prises de bonne heure, avec cette assiduité que doit toujours inspirer la conviction intime et générale du danger qui accompagne la suppression d'un flux habituel, il n'est pas rare de voir disparaître les signes encore peu nombreux, mal dessinés, qui faisaient craindre la phthisie. Bien mieux, si celle-ci, plus avancée, cède aux moyens qu'on dirige contre elle en même temps qu'on voit reparaître la menstruation, les hémorrhoïdes ou les sueurs, c'est surtout à cause de ce rétablissement que l'on prendra de la confiance dans une guérison qui, sans cela, paraîtrait fort précaire.

On entrevoit déjà de quelle utilité peuvent être dans cette circonstance le calme, la régularité que l'usage du bain d'air comprimé imprime à la circulation, à toutes les fonctions qui dépendent d'elle. On n'a pas oublié qu'il leur rend alors même ce qu'elles pouvaient présenter d'insolite, quand cette déviation de la règle ordinaire était constante, ancienne, et par suite nécessaire à la bonne santé du sujet; on ne peut voir en cela qu'un double motif d'avoir recours à lui.

Mais ces flux hémorrhoïdaux, ces sueurs locales abondantes, dont la suppression est si dangereuse, ne peut-on pas avec juste raison, au moins chez les sujets prédisposés à la phthisie, les considérer comme de véritables émonctoires que la nature établit et entretient, afin de détourner sur des parties moins importantes les matériaux capables de donner lieu à des formations pathologiques ? Pourquoi n'admettrait-on pas aussi qu'elle peut par ce même moyen faire disparaître, dès leur principe, des éruptions tuberculeuses qui, de cette manière, passent inaperçues ?

C'est ainsi peut-être que des sujets prédisposés à la phthisie tuberculeuse, mais ayant d'ailleurs tous les signes extérieurs d'une bonne santé, arrivent à un âge avancé, sans que cette maladie se réalise. Tant que les forces générales sont en bon état, tant qu'aucune cause ne vient mettre obstacle au travail d'absorption et d'élimination par l'une des voies indiquées, la phthisie n'éclate pas. Mais si la mort du sujet arrive alors par une cause quelconque, on est surpris de trouver chez lui des manifestations tuberculeuses qui eussent pu disparaître comme celles qu'elles avaient remplacées. Ce travail, opéré sous la seule influence des forces de la vie, est-il plus difficile à admettre que la tolérance indéfiniment prolongée, par laquelle des masses tuberculeuses resteraient sans action sur le tissu pulmonaire qui les entoure? Il fait du moins reconnaître la nécessité de surveiller avec soin la santé des sujets qui portent à la fois ces émonctoires naturels et les indices d'une diathèse fâcheuse. Il montre qu'il faut étudier constamment et de bonne heure l'état de la poitrine des sujets héréditairement entachés d'une disposition à la phthisie, veiller au maintien des forces générales, à l'accomplissement d'une bonne nutrition, d'une rénovation organique régulière et facile. C'est en effet le moyen le plus sûr d'introduire dans les organes, à la place de ces principes élémentaires de mauvaise qualité, des éléments histogéniques capables de donner aux tissus une constitution normale, et d'y éteindre la disposition fâcheuse qui les viciait profondément.

C'est là surtout que l'hygiène et la médecine doivent se donner la main et se prêter un mutuel secours; or, sous ce rapport le bain d'air comprimé offre une puissante ressource. Nous savons déjà tout ce qu'il peut faire pour relever les forces, donner à la nutrition, à la rénovation organique une activité remarquable, calmer, régulariser la circulation générale. Nous l'avons vu et nous le verrons

encore dans les observations de phthisie pulmonaire que
je rapporterai, rétablir des sueurs supprimées, des hémorrhoïdes qui ne fluaient plus depuis longues années, régulariser ou rétablir la menstruation. Tout cela, non sans doute
par une action spéciale, spécifique contre ces états morbides, mais par la seule régularité qu'il imprime à la circulation, à la nutrition. Il est donc évident qu'il peut aider
fort utilement la nature dans les actes de guérison qu'elle
opère pendant la première période de la phthisie pulmonaire, qu'il peut même intervenir avec succès, et se faire
le principal ou le seul agent de ces terminaisons heureuses,
dans le cas où les forces de la nature seraient insuffisantes
ou frappées d'inertie.

Dans une période plus avancée de la maladie, les désordres généraux qui se rattachent à un travail de tuberculisation plus actif, ou à l'influence locale exercée par ces
corps de nouvelle formation, donnent lieu à de nouveaux
phénomènes qui ne laissent plus ignorer les progrès du mal.

Le premier qui s'offre à nous est un mouvement fluxionnaire, un état de congestion qui peut être dû à l'action
continue de l'état diathésique, et aboutir à une nouvelle
éruption tuberculeuse. Il peut aussi dépendre de l'action
irritante des corps étrangers sur le tissu pulmonaire, et,
dans ce dernier cas, on peut le considérer comme faisant
partie de ce travail qui, sous l'influence des forces naturelles, doit déterminer l'isolement ou l'élimination de ces
sortes d'épines inflammatoires. Quel que soit celui de ces
deux caractères que présente la congestion, il faut la borner,
la dissiper s'il est possible, et elle devient ainsi la source
d'une indication des plus importantes. La remplir dans le
premier cas, c'est mettre un terme, au moins passager, à

la formation de nouveaux tubercules; dans le second, c'est, à cause des graves dangers qui sont inséparables de ce travail d'élimination, retenir la maladie dans un état de plus grande simplicité, et dans lequel il sera peut-être possible, tandis que l'état général s'améliorera, d'obtenir une solution entourée de moins de périls. Nous avons vu le bain d'air comprimé dissiper des états congestifs du poumon, et détourner de lui des mouvements fluxionnaires habituels, en imprimant à la circulation une régularité qu'elle avait perdue, un calme qui s'oppose aux congestions, en donnant plus d'activité à la circulation capillaire. Nous savons tout ce qu'il peut apporter d'amélioration, d'activité normale à la nutrition, à la rénovation des tissus, et ces effets, indubitables pour tous les médecins qui ont étudié ceux de cet agent thérapeutique, font aisément entrevoir combien il offre de ressources pour remplir les indications qui se présentent ici. « Prévenir ou combattre l'élément congestif qui apporte au tubercule son blastème ou élément nourricier, éteindre l'inflammation pérituberculeuse, sans laquelle le tubercule resterait inerte, n'évoluerait pas; affaiblir la puissance de la diathèse en agissant directement sur elle ou en modifiant les conditions de l'organisme qui favorisent ces manifestations ; relever la nutrition : telles sont les indications dont l'importance est capitale[1] . »

Ces préceptes, empruntés à un livre dont l'autorité est si grande, ne font-ils pas mieux entrevoir encore tous les services que nous pouvons attendre de l'air comprimé, et que nous apprécierons bientôt par les faits. Toutefois ne

[1] Fonssagrives, ouvrage cité, pag. 62.

perdons pas de vue que, par son influence sur la nutrition, l'air comprimé doit aussi seconder d'une manière favorable l'emploi de tous les moyens propres à modifier les conditions générales de l'organisme et capables d'éloigner des poumons des fluxions si dangereuses.

Les phénomènes de la période qui nous occupe ne se bornent pas toujours à ajouter à ceux qui l'ont précédée un simple élément congestif; ils la compliquent plus souvent d'un véritable état inflammatoire. Nul doute que, comme la simple congestion, celui-ci ne puisse, par un appel plus considérable des éléments histologiques qui servent à la formation des tubercules, aider à leur multiplication[1]. Sous ce rapport l'air comprimé, qui n'est pas sans une action réelle sur une inflammation locale, retrouve ici une véritable indication. En sera-t-il de même quand l'inflammation du tissu pulmonaire qui entoure le tubercule marche déjà vers un travail positif de suppuration, qui semble devoir conduire la masse tuberculeuse à cet état de ramollissement, de fonte qui permettra son élimination? «Il peut arriver un moment où la tolérance fléchit et où l'épine tuberculeuse suscite dans les vésicules pulmonaires qui l'entourent un travail de nature inflammatoire. Le résultat de ce travail est l'exsudation d'un plasma qui s'organise en globules purulents ou qui devient la trame de nouveaux tubercules élaborés sous l'influence diathésique qui a produit les premiers. Dans le premier cas, le pus

---

[1] « N'est-on pas plus près de la vérité en admettant que l'acte initiateur de toute inflammation, l'exsudation d'un plasma interstitiel, ne fait que fournir la matière du dépôt tuberculeux, matière qui ne s'organiserait pas, si la diathèse ne s'en emparait et ne lui inspirait une direction formatrice? » (Fonssagrives, ouvrage cité, pag. 80).

d'origine vraiment inflammatoire formé à la périphérie des tubercules crus, pénètre ceux-ci par sa partie liquide, dissout leurs éléments, et l'effort éliminatoire qui se manifeste pour l'expulsion du pus d'un abcès, se produit également pour ce mélange de pus et de matière tuberculeuse et a pour résultat la formation d'une caverne [1].» Si l'air comprimé, en mettant un terme à l'état inflammatoire, ramène les choses à cette tolérance des tissus qui équivaut à une sorte de longue et plus ou moins tranquille convalescence, et l'on conçoit qu'il puisse le faire, c'est en vérité un grand service qu'il aura rendu. Si la marche vers la suppuration et la fonte tuberculeuse ne peut plus être enrayée, est-il bien difficile de montrer encore que, sous divers points de vue, il peut être utile de recourir au bain d'air comprimé. Non-seulement il peut empêcher l'inflammation locale de se propager trop loin autour des points malades, mais il peut aussi, et par une action directe sur la circulation, modifier, calmer la fièvre qui ne manque pas de s'ajouter à cet état, et qui en aggrave le danger. Il peut, en aidant la nutrition, soutenir les forces générales que la maladie tend de toute manière à ruiner, alors qu'elles sont si nécessaires pour l'heureuse et complète évolution des phénomènes capables d'amener la guérison, vers laquelle tendent tous les efforts de la nature. Si ce n'est directement, c'est au moins indirectement qu'il est alors utile. Quel est en effet le praticien qui n'ait pas souvent regretté de ne pouvoir, alors qu'apparaissent quelques signes d'amélioration, opposer une nutrition plus réelle à cette fonte générale, à cette émaciation rapide contre laquelle reste

---

[1] Fonssagrives, ouvrage cité, pag. 82.

sans effet l'appétit quelquefois si prononcé, et peut-être instinctif, de certains malades?

Ici cependant une considération se présente. J'ai vu quelques cas dans lesquels, après une marche très-lente d'un état qui laissait peu de doutes sur sa gravité, ou bien pendant un temps de calme survenu au milieu d'un travail enrayé de fonte tuberculeuse, une nouvelle éruption, menaçant d'envahir une grande étendue ou la totalité des poumons, s'accompagnait d'une réaction fébrile active. C'était une fièvre des plus aiguës avec pouls fréquent, tendu, élevé, face animée, yeux brillants, chaleur brûlante de toute la peau, qui plus tard se couvrait d'une sueur générale abondante, agitation extrême du malade, quelquefois même tendance au délire, ou tout au moins exaltation des idées. Une succession aussi fâcheuse était parfois la suite immédiate d'une imprudence commise dans le cours d'un traitement où l'air comprimé, tenté comme une dernière ressource, semblait mener à bonne fin un état désespéré. Ce fut le cas d'une jeune personne qu'on m'avait amenée alors qu'elle était parvenue au degré le plus avancé d'une phthisie qu'aucune disposition héréditaire n'avait pu faire prévoir. Après avoir joui jusqu'à l'âge de vingt ans d'une santé que rien n'avait dérangée, elle fut atteinte d'une grave bronchite dont la guérison fut lente, mais parut complète. Deux ans après, ayant gardé des vêtements complètement mouillés par un orage, elle fut prise d'une bronchite plus grave que la première, et qui ne tarda pas à s'accompagner des symptômes les plus suspects; elle se compliqua d'aphonie avec douleur intolérable du larynx, au moindre effort de phonation et de déglutition.

Conduite à Montpellier après avoir inutilement mis en usage divers moyens très-rationnellement indiqués, la malade se trouvait d'une telle faiblesse que la moindre fatigue était intolérable ; sa maigreur était voisine d'un état de marasme ; la peau était partout flasque et décolorée.

Dans le tiers supérieur du poumon gauche, la matité était prononcée, et les bruits du cœur s'y faisaient entendre avec force. L'inspiration, rude et sèche, avait perdu une grande partie de sa durée, tandis que l'expiration se prolongeait beaucoup au-delà de l'état normal ; l'une et l'autre avaient le caractère caverneux. Des craquements humides nombreux se retrouvaient en avant, près de l'épaule, en arrière dans la fosse sus-épineuse, où les bruits respiratoires offraient les mêmes caractères qu'à la partie antérieure.

L'aphonie était complète. Le larynx, où les bruits respiratoires offraient une rudesse très-prononcée, était le siége d'une si grande douleur, que la déglutition, soit des solides, soit des liquides, devenait pour la malade un travail des plus déchirants.

Une toux fréquente entraînait des crachats de matières d'un vert jaunâtre, épaisses, n'allant pas au fond de l'eau. L'oppression était extrême.

La fièvre était continue ; le pouls, petit, serré, donnait le matin 96 pulsations par minute, et le soir, après une période de froid qui se montrait régulièrement et qui avait fait, quoique inutilement, recourir au sulfate de quinine, il s'élevait jusqu'à 116. Il n'y avait que peu de sueur la nuit, et pas de diarrhée.

Dans un état aussi grave, on voulut essayer les bains

d'air comprimé comme une dernière ressource, et quelque peu encouragé que je le fusse moi-même, les premiers résultats obtenus me firent cependant concevoir quelque espérance. Je ne rapporterai pas ici en détail la marche suivie par la maladie; mais au bout de trente-deux bains, les forces, augmentées, avaient permis de faire sans fatigue une marche de plus d'un kilomètre, après laquelle l'ascension jusqu'à un premier étage se fit sans oppression, et sans qu'arrivée chez elle la malade fût obligée de s'asseoir; l'embonpoint avait reparu au point d'effacer les saillies osseuses de la figure et celles des côtes ; il ramenait sur toute la peau une coloration plus naturelle.

La toux, nulle pendant le jour, se bornait pendant la nuit ou au moment du réveil à deux ou trois quintes amenant un pareil nombre de crachats toujours de même nature, quoique plus diffluents et d'un bien plus petit volume.

La percussion était beaucoup plus sonore au sommet du poumon, où les bruits respiratoires, dans des rapports plus normaux pour leur durée, avaient repris de la douceur, de l'humidité, et perdu de leur caractère caverneux, tout en laissant encore à désirer sous tous ces rapports.

La douleur du larynx avait disparu, laissant la déglutition facile, et permettant ainsi une meilleure alimentation, qu'un appétit très-prononcé rendait plus nécessaire. La voix donnait parfois quelques mots clairement prononcés ; elle était surtout plus facile à produire, tout en restant basse et voilée.

La fièvre avait cessé pendant le jour, et, le soir, une légère exacerbation, sans froid, élevait à peine la température du corps, sans porter le nombre des battements du pouls à plus de 70 par minute.

Au milieu d'une marche si rassurante, il suffit d'un refroidissement contracté en s'exposant le soir à une température humide et refroidie, pour réveiller tous les symptômes et leur donner une gravité nouvelle, en imprimant surtout aux accidents fébriles une activité dévorante. Les bains d'air comprimé, continués encore pendant quelques jours, restèrent tout à fait sans action : on dut les supprimer, et le côté droit de la poitrine donnant des signes évidents de son invasion, la malade s'éloigna de Montpellier. Elle succomba quelques semaines après, au milieu de sa famille, désolée de n'avoir pas plus tôt tenté l'usage d'un moyen qui seul avait paru agir d'une manière énergique, mais trop passagèrement favorable, sur une maladie qui n'était nullement le fruit d'une disposition héréditaire.

Ici se rattache la considération particulière que j'ai voulu signaler.

Ce n'était pas la première fois que je voyais le bain d'air comprimé rester sans action sur l'exaspération de tous les symptômes survenus pendant ces sortes de rechutes. Dans tous les cas, les phénomènes de réaction locale avaient été si prononcés, la fièvre avait été si active, qu'en présence de l'inutilité où les bains d'air furent réduits, je me demandai si, dans des cas de ce genre, quand un grand degré de surexcitation se prononce, il ne convient pas de ne plus exposer les organes malades et le cœur lui-même au contact d'un sang qu'une forte pression surcharge d'air atmosphérique ? Ce liquide ainsi modifié et si utile par cela même dans d'autres circonstances, n'est-il pas alors trop excitant? Et, comme des toniques qu'une surexcitation passagère fait laisser de côté malgré la faiblesse qui les indique, l'air comprimé ne doit-il pas alors être passagèrement abandonné? Cette interruption dans son emploi serait, je crois, très-rationnelle, et conduit à diviser en plusieurs séries séparées par quelque temps de repos les traitements qui, chez des sujets irritables, doivent se composer d'un grand nombre de bains.

Dans le troisième degré de la phthisie pulmonaire, où le danger s'aggrave de tant de manières, le bain d'air comprimé trouvera sans doute, en raison même de cette gravité, des occasions plus fréquentes d'insuccès. Mais il se manifeste aussi pour lui de nouvelles causes d'utilité. Un travail de longue durée a conduit les masses tuberculeuses au point où, ramollie, la substance qui les compose est expulsée sous forme d'une expectoration abondante. Celle-ci, composée à la fois, et de cette matière tuberculeuse, et de la suppuration qui se forme dans les parties du tissu pulmonaire que l'inflammation éliminatrice a frappées, ajoute sans cesse à la destruction des forces générales. La fièvre, qui ne cesse plus, s'accompagnant de sueurs, de diarrhée, et à laquelle peut-être n'est pas étrangère une absorption purulente plus ou moins active, use encore de plus en plus les forces, quand elles seraient si nécessaires pour l'accomplissement de cet acte réparateur, de ce travail de cicatrisation toujours si lent à s'accomplir. Enfin, le mauvais état du poumon, l'étendue souvent considérable de son tissu que l'envahissement des masses tuberculeuses soustrait à l'arrivée de l'air, réduisant de plus en plus le champ de la respiration, semblent, par une lente asphyxie, aider aux causes de destruction qui conduisent à une issue fatale la série des efforts que la nature tentait dans un but de conservation. A cela, toutes les forces se sont usées,

et leur déperdition successive a porté le trouble, la dés-
harmonie dans toutes les fonctions. La nutrition se fait
mal, par suite du dérangement de l'action digestive et
d'une hématose incomplète ; certaines sécrétions vicieusement augmentées ajoutent sans cesse à la faiblesse, et
cependant, quand les malades succombent à un degré
aussi avancé, il est bien rare que l'examen des poumons
après la mort ne démontre pas, dans les ulcérations dont
ils sont le siége, un travail plus ou moins avancé, pour
la formation de la fausse membrane qui doit en opérer la
cicatrisation.

Avec un meilleur accomplissement des fonctions qui
créent les forces, et par suite avec plus de temps, pourquoi
la nature n'arriverait-elle pas à son but ? Pourquoi, si l'ulcération est la seule lésion qui existe, sa cicatrisation complète n'aurait-elle pas lieu ? Et s'il existe autour d'elle
d'autres productions tuberculeuses moins avancées dans
leur évolution, pourquoi ne seraient-elles pas amenées
aussi vers l'une ou l'autre de ces solutions qui permettent
le retour à la santé ?

La cicatrisation des cavernes, l'absorption des tubercules à l'état de simple granulation demi-transparente, ou de
tubercules miliaires déjà empreints de matière jaune, leur
passage à l'état crétacé, sont des faits aujourd'hui hors de
doute. Que faut-il à la nature pour les accomplir ? Des forces et du temps, l'éloignement des causes qui les avaient
produites et l'apaisement ou mieux encore, s'il est possible, la guérison de l'état diathésique.

Quelque difficile qu'il soit de satisfaire à de telles exigences, à de si nombreuses et d'aussi graves indications;
quelque graves que soient les obstacles qu'il faut surmonter

pour opérer dans l'état alarmant des malades des changements favorables, les médecins n'ont jamais complètement reculé devant une tâche aussi rude. Leurs tentatives ont éprouvé de nombreuses et cruelles déceptions ; mais l'opinion admise par un assez grand nombre d'entre eux de la curabilité de la phthisie pulmonaire, même dans sa dernière période, opinion que des faits plus ou moins nombreux justifient, suffit bien pour montrer qu'un découragement absolu n'a jamais paralysé leurs efforts. Les faits que nous allons bientôt aborder montreront jusqu'à quel point l'emploi du bain d'air comprimé peut leur venir en aide dans l'accomplissement d'une tâche aussi difficile.

Ici, plus encore que dans les degrés qui précèdent, la première indication qui réclame l'attention du médecin est celle de soutenir les forces générales. Comme je l'ai déjà fait remarquer, tout tend à les détruire : fièvre continue, sécrétions surabondantes, altération de tous les actes qui concourent à la nutrition. Cependant, dans la plupart des cas, la destruction s'opère avec une lenteur si remarquable, et la marche vers le terme fatal semble si souvent retardée au-delà de toute prévision, qu'on ne peut s'empêcher de répéter avec les auteurs du *Compendium de médecine pratique :* « Dans la phthisie, plus encore que dans toute autre affection, les forces vitales interviennent, et la manière dans laquelle elles agissent est entourée d'un mystère qu'il n'est pas donné au médecin de pénétrer [1]. » Sans doute, ce mode d'intervention est des plus

---

[1] Monneret et Fleury ; *Compendium de méd. prat.*, tom. VIII, pag. 523, art. PHTHISIE.

curs, mais n'est-ce pas à lui qu'on doit la résistance prolongée du malade quand les forces s'échappent de partout et quand leurs sources les plus fécondes semblent fermées? et la réalité de cette résistance n'est-elle pas une preuve de plus en faveur des efforts que la nature tente en tout temps pour la guérison?

Je n'ai pas besoin d'insister de nouveau sur les effets ordinaires du bain d'air comprimé, pour faire voir de quelle ressource il peut être pour l'indication que je viens d'étudier; mais je crois devoir mentionner ici une action particulière qui, lorsqu'elle se présentera, pourrait faire naître des craintes relativement à la reproduction des forces générales, et qu'il importe pour cela d'apprécier à sa juste valeur.

J'ai fait observer dans la première partie de ce travail que, pendant la durée du bain d'air, lorsque la pression avait atteint son plus haut degré, la chaleur s'élevait sous les appareils de deux degrés environ. Cet accroissement de température est parfois un peu incommode en été, il est plutôt agréable en hiver. Dans le premier cas il peut, pendant la durée du bain, causer des sueurs importunes ; elles ne sont jamais poussées bien loin, jamais surtout elles ne prolongent leur durée. Mais il est, quant à l'abondance de l'exhalation cutanée, un autre fait plus rare, plus soutenu, et qui le plus souvent survenant hors du bain, dans l'intervalle des séances, a plus fixé mon attention. Borné quelquefois à donner à la peau plus de douceur, plus de souplesse, à la priver de cette sécheresse incommode parfois aux malades eux-mêmes, il peut aussi atteindre le degré de la sueur, et soit pendant le jour, soit aux heures du repos, le malade constate qu'il sue, alors qu'il n'en avait pas l'habitude. Ce phénomène le préoccupe d'autant plus qu'il ignóre rarement le caractère pernicieux qu'on attache aux sueurs nocturnes. Mais celles-ci ont un tout autre caractère : en général partielles, se montrant surtout après un premier sommeil, elles sont d'une abondance profuse, elles laissent après elles le sentiment d'une grande fatigue, d'une débilitation augmentée. Les sueurs que je signale sont douces, générales, elles ne fatiguent pas. Une double cause peut les produire : ou bien elles sont dues à une activité plus grande dans tous les phénomènes de la nutrition et de la rénovation organique, comme les urines qui se montrent bien plus souvent si abondantes ; ou bien elles sont le résultat de la plus grande quantité d'air, et par conséquent d'oxygène, dont le sang s'est chargé, soit dans l'endosmose pulmonaire, soit par l'absorption cutanée. Cet excès d'oxygène, en donnant lieu à une décarbonisation plus active, procure sans doute un plus grand développement de chaleur. Je n'ai jamais eu à constater de mauvais effets de cette activité plus grande dans l'exhalation cutanée, et pourquoi ne serait-elle pas un adjuvant des autres émonctoires vers lesquels l'absorption augmentée peut diriger les produits morbides qu'elle cherche à éliminer? Un jeune Polonais dont je rapporterai l'histoire offrait, avec les signes d'une production tuberculeuse déjà avancée, une débilitation assez marquée, que des causes étrangères à sa maladie déterminaient avec autant d'énergie que celle-ci ; des sueurs nocturnes se montraient déjà assez constantes, assez copieuses pour ajouter aux préoccupations des parents du jeune malade. Sous l'action des bains d'air comprimé, la peau prit une activité nouvelle, son exhalation constante, journalière, devint plus marquée, plus soutenue, et les sueurs nocturnes disparurent bien avant la terminaison d'un traitement qui fut suivi d'un plein succès.

Un effet des lésions dont le tissu pulmonaire est le siége, effet non moins grave que ceux dont je viens de m'occuper, et qui peut, sans contredit, par une atteinte graduée mais profonde sur les forces, précipiter la marche fatale de la phthisie, est la diminution apportée dans le champ de la respiration par l'étendue des altérations pulmonaires, l'engorgement du tissu qui les entoure, et la multiplication des masses tuberculeuses. La quantité d'air qui pénètre dans les cellules bronchiques devenant ainsi de plus en plus restreinte, il en résulte une sorte d'asphyxie lente, graduée, mais bien propre à réagir d'une manière fâcheuse sur les forces générales. A cet état se rattache évidemment une indication nouvelle.

Or, on se rend aisément compte de la manière dont l'air comprimé peut la remplir. Arrivée à ce point, la maladie ne laisse guère entrevoir, il est vrai, la possibilité de la faire rétrograder, d'imprimer à sa marche une direction favorable. Mais au milieu de cet état d'angoisse que cause une respiration difficile, insuffisante, dans cet état de suffocation qui s'aggrave chaque jour, une plus grande masse d'air reçue sous le même volume est une cause infaillible de soulagement. Le besoin de la respiration, plus largement satisfait, a pour résultat une hématose plus étendue, et procure au malade un calme inappréciable. Dans plusieurs cas de phthisie très-avancée, j'ai vu ce résultat se prononcer avec une très-grande promptitude et dans une proportion si étendue, qu'au milieu de l'inutilité absolue des autres moyens employés pour obtenir le même effet, il était pour le malade une cause de relèvement moral que malheureusement lui seul pouvait accepter. Ainsi, une jeune personne atteinte d'une phthisie diathésique que les traitements les plus rationnels n'avaient pu empêcher d'arriver à ce point où il n'était plus permis de conserver le moindre espoir, fut cependant, à la sollicitation pressante des professeurs Serres et Golfin, placée sous les appareils de Tabarié. Ainsi que je l'avais annoncé, les premiers bains rendirent la respiration plus libre et parurent modérer tous les symptômes ; mais quand une marche incessante vers le terme fatal fit comprendre qu'il était inutile de prolonger l'usage du bain d'air comprimé, il ne fut pas possible d'y faire renoncer la jeune malade. Elle ne respirait bien que dans l'appareil, le calme qu'elle y retrouvait se prolongeait toujours pendant d'assez longues heures, il lui manquait complètement les jours où le temps, trop mauvais, la retenait chez elle, et il fallut la laisser suivre son traitement pneumatique jusqu'au jour où la faiblesse fut arrivée au point de ne plus permettre qu'elle fût placée dans la chaise à porteur qui la transportait de chez elle à l'établissement.

Enfin, lorsque le travail de cicatrisation auquel la nature s'applique, et que rendent à la fois lent et difficile tous les accidents morbides qui l'accompagnent, trouve un obstacle plus grand encore dans le mauvais état des forces générales, n'est-il pas permis de penser que l'air comprimé, en relevant celles-ci, ou tout au moins en mettant un terme à leur ruine progressive, non-seulement donnera au travail de cicatrisation le temps nécessaire à son accomplissement, mais aussi que par son action locale sur les tissus malades il activera ce travail ?

« La phthisie pulmonaire est la manifestation d'une diathèse..... En première ligne, il faut combattre la diathèse et les conditions qui peuvent en favoriser l'évolution, relever la force organique affaiblie en évitant les causes qui peuvent déterminer une incitation anormale des organes respiratoires. C'est surtout aux moyens hygiéniques qu'il faut faire appel pour obtenir ces résultats ; leur nature a, par cela même qu'elle est incessante, une grande puissance : non-seulement ils fournissent les matériaux du travail nutritif et peuvent changer la constitution élémentaire du composé vivant, mais ils peuvent encore modifier les actions vitales elles-mêmes par le stimulus qu'ils exercent sur nos organes ; ce sont là les vrais reconstituants..... L'air, je vous l'ai déjà dit au commencement de ces leçons, est le premier des aliments ; il est aussi dans la phthisie le premier des médicaments ; il ne fournit pas seulement les matériaux nécessaires à l'hématose, il introduit encore dans l'économie des substances absorbables auxquelles il sert de véhicule ; il exerce une action topique sur la membrane respiratoire, et quand on réfléchit que nous respirons de quinze à vingt fois par minute, que chaque inspiration fait pénétrer dans nos poumons un demi-litre d'air environ, on comprend toute la puissance de cet agent[1]. »

Je ne saurais terminer cette revue des applications que l'on peut faire du bain d'air comprimé dans le traitement de la phthisie pulmonaire, sans y inscrire l'indication signalée par M. F. Devay, qui blâmait avec tant de raison

---

[1] Guéneau de Mussy ; *Causes et traitement de la tuberculisation pulmonaire*, pag. 65-68.

l'abus qu'un engouement irréfléchi avait fait à Lyon de ce nouvel agent thérapeutique : « Lorsque, pour combattre un état diathésique, on a recours aux moyens ordinaires de la thérapeutique et qu'on administre des ferrugineux, des analeptiques ou des altérants, il arrive souvent que ces médications, quelque bien entendues qu'elles soient, n'ont pas le résultat qu'on en espérait, parce que l'économie devient en quelque sorte sursaturée par les doses du médicament, et que les mouvements d'élimination de l'organisme ne correspondent point à l'absorption médicamenteuse. L'emploi du bain d'air comprimé dans les cas de ce genre me paraît avoir pour résultats de faciliter le mode de réceptivité de l'organisme pour l'action des médicaments. C'est du moins ce qui résulte de mon observation. J'ai vu des personnes qui, avant d'avoir eu recours à ce modificateur, ne retiraient aucun bien, soit des ferrugineux, soit de l'huile de foie de morue ou de l'iodure de potassium ; quelques bains d'air ont amené ces malades à ressentir l'influence des substances qui leur étaient administrées. Cet heureux effet a continué après la cessation de la méthode pneumatique[1]. »

On le voit par ces considérations : à toutes les époques de la phthisie pulmonaire, l'air comprimé trouve des indications rationnelles de son emploi. Qu'il s'agisse de relever les forces, en rendant la nutrition plus active et plus régulière ; qu'il faille, par une rénovation profonde des tissus, par une activité plus normale de toutes les fonctions de la vie, porter l'action médicatrice jusqu'à la diathèse elle-même ; qu'en s'adressant à des indications moins généra-

---

[1] F. Devay, *loc. cit.*, pag. 3.

les, on veuille enrayer des congestions, des phénomènes
inflammatoires qui dépassent le degré d'intensité où leur
intervention peut aider aux vues curatives de la nature ;
qu'on cherche à aider, à activer l'absorption des corps de
formation pathologique ; qu'il faille modérer les accidents
fébriles, donner à la respiration, qui chaque jour diminue
d'étendue, un aliment plus riche, et par suite plus apte à
la rapprocher de son état normal : le bain d'air comprimé
rendra des services incontestables ; son action bienfaisante
ira même dans bien des cas jusqu'à assurer une guérison
durable. Les faits le prouveront, j'espère, d'une manière
évidente. Cependant, qu'on ne s'y méprenne pas, en cherchant à faire ainsi ressortir les services que cet agent
thérapeutique est dans le cas de nous rendre, je suis loin
de le présenter comme un remède assuré contre la phthisie
pulmonaire. Si j'ai vu, sous son influence, cette cruelle
maladie guérir à toutes les périodes, mais sans doute avec
une fréquence variable pour chacune d'elles, j'ai eu aussi
bien des mécomptes à enregistrer, et, je ne crains pas de
l'avouer, même dans des cas où je croyais pouvoir compter
sur un succès. Pour apprécier ceux du bain d'air comprimé, je ne donnerai point ici le rapport du nombre des
malades guéris à celui des malades qui ne l'ont pas été ;
ces statistiques sont sujettes à trop de variations provenant
d'autres éléments que ceux du problème qu'il faut résoudre. Une règle de conduite plus sûre, à mes yeux, dans
l'usage d'un remède contre une maladie donnée, est de
pouvoir établir une analogie aussi vraie que possible entre
les cas qu'il a guéris et ceux que l'on veut soumettre à son
action. Pour faciliter cette sorte de comparaison, je donnerai des cas variés de phthisie dans chacune de ses pé-

riodes ; je m'attacherai à bien préciser l'état du sujet et
à signaler la marche de sa maladie, que le résultat du
traitement ait été heureux ou malheureux.

De l'examen de tous ces faits il ressortira, je l'espère,
pour le lecteur la certitude que le bain d'air comprimé
peut être d'un grand secours dans le traitement de la
phthisie pulmonaire, et dans bien des cas assurer des
guérisons que d'autres moyens n'auraient pas obtenues.
C'est une conviction confirmée, à mes yeux, par des guérisons déjà anciennes. Mais, je n'hésite pas davantage à
le dire, leur nombre serait probablement plus considérable si quelques sujets, dont la guérison actuelle était démontrée par les signes les plus certains, eussent continué
plus longtemps l'usage du bain d'air comprimé, ou s'ils
étaient revenus prendre une autre série de bains avant
qu'une nouvelle invasion de tubercules fût le résultat d'une
diathèse mal éteinte. Déjà, Pravaz le père avait dit, dans
son travail sur l'emploi du bain d'air comprimé[1], à propos
d'un cas de phthisie pulmonaire dont un court traitement
n'avait fait qu'amender la gravité : « On a vu par celles des
observations précédentes dans lesquelles le succès a été
durable, que le traitement s'était en général prolongé au-
delà d'une année, soit d'une manière continue, soit par
intervalles. Je crois que cette condition doit être érigée,
sinon en principe absolu, du moins en conseil de haute
prudence, dans toutes les diathèses où la métasyncrise ne
peut s'effectuer que par le mouvement de rénovation organique dont le cycle entier embrasse nécessairement une
assez longue durée. C'est le cas de faire ici l'application
de cet axiome de pathologie :

[1] Pravaz, *loc. cit.*, pag. 133.

» *Quæ relinquuntur in morbis recidivas facere solent.* »

Qu'on me permette encore d'emprunter à M. Devay une citation qui, venant d'une source aussi grave, donnera, j'en suis sûr, et sous tous les rapports, plus de poids, plus de valeur à tout ce que j'ai pu dire de l'emploi du bain d'air comprimé dans le traitement de la phthisie pulmonaire :

« D'après mes observations, le bain d'air comprimé agrandit les éléments de la méthode thérapeutique qui doit être mise en œuvre contre cette maladie. Son application doit concourir à multiplier les exemples, déjà assez nombreux dans la science, de la curabilité de la tuberculisation pulmonaire à ses deux premières périodes. Les faits que je pourrais citer *in extenso,* mais dont je n'utiliserai ici que certains documents, sont au nombre de sept, et se rapportent au premier et au second degré de l'affection. Chez cinq, nous avons constaté, au sommet d'un ou des deux poumons, la respiration bronchique, la crépitation, la bronchophonie; chez deux autres, nous avons perçu le râle caverneux et la pectoriloquie. A ces signes locaux se joignait, comme confirmation du diagnostic, cet ensemble de symptômes (hémoptysies, amaigrissement, sueurs, etc...) qui constituent les signes non équivoques de la maladie. Quatre de ces malades ont commencé leur cure de bain d'air dès l'année 1851; parmi eux se trouve un jeune homme atteint des symptômes les plus graves (caverne au sommet du poumon gauche); ils sont tous bien portants à l'heure qu'il est[1].

» Les trois autres datent de l'année 1852; deux peu-

---

[1] Devay écrivait cela le 16 décembre 1853.

vent être considérés commes guéris. Le troisième a succombé.....

» La moyenne de la cure du bain d'air comprimé a été de cent bains pour les malades ; quelques-uns en ont pris seulement soixante, mais d'autres en ont ont-pris cent soixante, de deux heures de durée[1].»

Les effets observés à Montpellier sur les phthisiques qui se sont soumis à l'action du bain d'air comprimé, n'ont jamais exigé un aussi grand nombre de bains. Un seul d'entre eux a atteint et dépassé le nombre de cent bains, mais dans l'espoir de consolider de bons effets obtenus bien avant d'arriver à ce nombre et dans une position qu'on avait jugée incurable.

Cette différence peut-elle tenir à ce que le climat essentiellement tonique de Montpellier seconde l'action de l'air comprimé ? Je suis d'autant plus porté à l'admettre que, même dans la saison froide, lorsque les malades ont conservé ou retrouvé assez de forces pour se permettre un peu d'exercice, il est rare qu'avec la précaution d'éviter les variations de température que le soir et le matin amènent, ici comme dans tous les pays chauds, ils ne puissent, de dix heures du matin à trois heures de l'après-midi, se promener et subir ainsi l'influence d'un air tonique qui, par une action bien moins énergique, mais au moins analogue, soutient et continue celle de l'air comprimé. Cette pensée me paraît confirmée par la marche plus rapide des bons effets de ce dernier moyen pendant un temps sec que dans les jours rarement multipliés où un temps humide et pluvieux, sans empêcher l'effet du bain, fait succéder à son

[1] Devay, *loc. cit.*, pag. 5.

action l'effet relâchant, débilitant de l'humidité. Soit pour les asthmatiques, soit pour les phthisiques, un temps humide et prolongé, circonstance assez rare à Montpellier, est loin d'empêcher les bons effets du bain d'air comprimé, mais elle les ralentit évidemment[1]. Du reste, dans tous les cas où un aussi long usage des bains se montre nécessaire, il serait très-utile, surtout quand l'existence de dispositions héréditaires n'est pas douteuse, il serait fort utile, dis-je, de faire, au bout d'un certain temps, succéder à une première cure une ou deux séries de bains, espacées par un temps plus ou moins long. On le fait dans l'emploi des eaux minérales, quand il s'agit de la guérison de maladies bien moins graves; pourquoi n'en pas reconnaître la nécessité dans le cas de phthisie pulmonaire?

OBSERVATION LXXIV.

Coqueluche grave; toux consécutive soutenue pendant quatre années; phthisie pulmonaire au premier degré.

Mlle de S..., âgée de 9 ans, d'un tempérament lymphatique, avait éprouvé à l'âge de cinq ans une coqueluche qui résista avec opiniâtreté aux moyens dirigés contre elle. Depuis lors, chaque année, aux approches de la mauvaise saison, survenait une toux par petites quintes et ne conservant en aucune façon le caractère distinctif de la coqueluche. Elle était sèche ou rarement suivie d'une ex-

---

[1] C'est sans doute pour éviter, au moins pendant le bain, cette fâcheuse influence que M. le Dr Sandahl a ajouté à ses appareils de Stockholm des réservoirs dans lesquels, avant d'arriver jusqu'au malade, l'air est filtré à travers de nombreuses étages de toile métallique, chargées de morceaux de pierre ponce trempés dans de l'acide sulfurique concentré. (*Loc. cit.* pag. 3.)

pectoration muqueuse, fatiguait beaucoup par sa fréquence, et, tout en offrant parfois quelque amendement, elle se soutenait jusqu'à la belle saison.

En 1853, on conseilla le séjour du midi de la France pendant l'hiver, et Mlle de S..., quittant le Holstein, arriva à Montpellier à la fin du mois de septembre.

Dans ce moment, la figure de la jeune malade était pâle et fatiguée ; ses yeux étaient cernés et caves, ses traits un peu tirés, comme quand ils indiquent une gêne habituelle de la respiration. Douée de beaucoup de vivacité et s'écoutant peu, Mlle de S..... se livrait volontiers aux jeux animés de son âge ; mais le mouvement un peu soutenu ne tardait pas à causer de l'oppression ; la respiration devenait courte, haletante, la fatigue se prononçait ; il fallait s'arrêter.

Mlle de S... était déjà fort grande pour son âge ; malgré cela, ses membres étaient assez forts, mais le tronc, la poitrine surtout, étaient sensiblement amaigris. A cette époque, elle toussait peu ou pas du tout.

Dans un moment de repos, on aurait dit que toutes les fonctions s'exécutaient régulièrement et comme dans un état de parfaite santé. Il n'en était pourtant pas ainsi. Pendant l'acte de la respiration, le côté gauche de la poitrine se soulevait sensiblement moins que le droit. Dans ce dernier, la percussion donnait un son clair et normal ; dans l'autre, il n'en était de même que dans les deux tiers inférieurs du poumon. Dans le tiers supérieur, depuis la clavicule jusqu'à la quatrième côte environ, le son était sensiblement diminué, la matité assez prononcée.

Dans tout le poumon gauche, la respiration était très-faible, assez difficile à constater ; le bruit d'inspiration

restait plus distinct et plus prolongé que celui d'expiration; l'un et l'autre offraient une rudesse bien prononcée
dans toute la partie du poumon où l'on trouvait de la
matité.

Les battements du cœur n'offraient rien de particulier
qu'un peu de fréquence; ils étaient réguliers. Tous les
viscères de l'abdomen étaient sains. Sur les côtés du cou,
à droite et à gauche surtout, on observait un chapelet de
ganglions engorgés de la grosseur d'un pois.

Des bouillons analeptiques, combinés avec l'usage de
divers toniques, furent dès ce moment mis en usage. La
toux, fort retardée dans son apparition, survint dès les
premiers jours de novembre, et ce fut en ce moment que
Mlle de S... se soumit à l'action du bain d'air comprimé.

La toux n'amenait alors qu'en très-petite quantité une
expectoration séro-muqueuse. La marche réveillait l'oppression, les résultats de la percussion étaient encore ceux
que j'ai déjà notés; les bruits respiratoires, devenus un
peu plus forts, gardaient encore entre eux les mêmes iné-
galités de force et de durée; ils offraient toujours de la
rudesse dans les points du poumon gauche où je l'ai signalée. Les forces générales s'étaient sensiblement améliorées, mais le pouls conservait de la fréquence, et depuis
que la toux avait reparu, les nuits étaient en général agitées à cause d'elle.

L'action de l'air comprimé fut supportée sans donner
lieu à aucun phénomène insolite. Le pouls, qui était à 95
pulsations par minute au début de la première séance,
n'était plus à la fin qu'à 75. La nuit qui suivit le second
bain se passa absolument sans toux. La quatrième séance
n'avait d'abord rien offert de plus que les autres, quand,

au moment où elle se terminait, Mlle de S… éprouva un besoin irrésistible de bâiller à chaque instant. Ce besoin se faisait encore sentir quelques heures après le bain d'air comprimé, et s'accompagnait d'un sentiment de lassitude générale. La nuit fut bonne : elle se passa sans agitation et sans toux.

Le lendemain, la toux ne vint point ; la jeune malade avait retrouvé son activité de tous les jours, ses mêmes dispositions au mouvement, que d'ailleurs elle supportait mieux ; elle ressentait en outre une grande liberté dans sa respiration. A cause des effets observés la veille, la pression fut réduite de trente-deux centimètres à vingt, qu'on ne dépassa plus pendant toute la durée du traitement.

Après le sixième bain, la toux avait complètement disparu ; l'oppression ne se montrait que faiblement, quand Mlle de S… se livrait à des jeux animés qu'on ne cherchait plus à interrompre. La respiration avait gagné de l'étendue. Le pouls n'était qu'à 72 pulsations par minute ; il était régulier, plus fort. La physionomie était plus naturelle.

Après la douzième séance, la toux ne s'était plus montrée. La respiration s'entendait très-distinctement dans toute l'étendue de la poitrine ; la matité du sommet du poumon gauche avait disparu ; le pouls, souple, plus développé, régulier, n'était plus le matin qu'à 60 pulsations par minute, par conséquent au-dessous du rhythme naturel à cet âge ; l'embonpoint et les forces s'augmentaient sensiblement, l'exercice ne causait plus d'oppression ; la figure se colorait, les yeux n'étaient plus cernés ni enfoncés dans leurs orbites ; en un mot, la jeune malade éprouvait dans toute son organisation un changement favorable

qui s'accrut et se consolida de plus en plus par les bains,
portés jusqu'au nombre de vingt-huit. Alors la santé de
Mlle de S... ne laissait rien à désirer, le retour de l'embonpoint et des forces confirmant son complet rétablissement. Elle passa le reste de l'hiver à Nice, d'où, quatre
mois après son départ de Montpellier, Mme de S... m'annonçait que la santé de sa fille ne s'était pas un instant
altérée.

La maladie de Mlle de S... était sans doute bien loin
d'une phthisie pulmonaire confirmée; mais si je rappelle
qu'une cause morbide grave avait laissé dans les poumons
une telle disposition à l'irritation que la suppression des
fonctions de la peau, produite par les premiers froids, ramenait, infailliblement et pour tout l'hiver, une toux fort
inquiétante; si je rappelle le tempérament lymphatique
de la jeune malade et les ganglions du cou notablement
engorgés, son amaigrissement, l'oppression que le moindre
mouvement décidait, la matité trouvée au sommet du poumon gauche, la rudesse de la respiration dans ce même
point, la faiblesse, la fréquence anormale du pouls: ne re-
trouvera-t-on pas là un ensemble de symptômes dont la
réunion toujours alarmante fera craindre une dégéné-
rescence, de l'existence de laquelle on ne douterait plus si
quelques crachats sanguinolents se joignaient au tableau ?
Que de fois, en mettant un terme à l'état morbide que cet
ensemble de symptômes constitue, on s'applaudira d'avoir
enrayé une phthisie commençante! et si, dans cet exemple, je
ne puis réclamer en faveur de l'air comprimé que la guérison
du premier degré de cette maladie encore à son début,
c'est déjà beaucoup d'avoir montré avec quelle facilité,
avec quelle promptitude cet heureux effet s'était produit.

OBSERVATION LXXV.

Phthisie pulmonaire au premier degré ; dispositions héréditaires.

M. N.., de New-York, âgé de 35 ans, d'un tempérament bilieux, d'une faible constitution, avait la poitrine peu développée, les épaules resserrées, les omoplates saillants. Sa sœur et son frère avaient succombé à la phthisie pulmonaire.

M. N.., obligé par la nature de son commerce d'être fréquemment et longuement exposé aux intempéries des saisons sur les quais de New-York, était depuis quelques années atteint de rhumes asssez graves, ordinairement accompagnés d'un état fébrile. A la suite de ces premières atteintes, des douleurs, d'abord passagères, puis plus constantes, se firent sentir dans le tiers supérieur du poumon gauche. Elles gênaient la respiration, s'accompagnaient de toux et restaient toujours plus intenses à la suite de chaque rhume contracté par le malade. Cet état devenant de plus en plus inquiétant, par l'altération profonde que subissait toute l'économie et l'inutilité des moyens mis en usage, M. N... se décida à s'éloigner passagèrement de ses affaires, et vint à Montpellier.

11 janvier 1857. Maigreur extrême, figure fatiguée, souffrante, pâle, malgré le hâle qui la couvre ; aspect général d'un profond affaiblissement.

La marche augmentait rapidement l'oppression habituelle ; une longue inspiration provoquait la toux avant d'être accomplie.

Le tiers supérieur du poumon gauche était le siége de douleurs constantes. Le décubitus était impossible sur ce côté; moins pénible, quoique difficile, à droite, assez bien supporté sur le dos. La voix avait un timbre grave ; la poitrine, encore couverte des traces d'une vive éruption produite par des frictions avec l'huile de croton, offrait à cause de la maigreur de profondes dépressions intercostales.

La percussion donnait dans la moitié supérieure du côté gauche du thorax une submatité bien prononcée. L'auscultation n'y trouvait que des bruits respiratoires si faibles que l'expiration s'entendait à peine ; l'un et l'autre de ces bruits étaient d'ailleurs secs, courts et précipités. On n'entendait ni râles, ni craquements secs ou humides. Dans quelques points épars du lobe supérieur et surtout vers l'extrémité externe de la clavicule, la voix offrait parfois un peu de retentissement. Les battements du cœur s'entendaient fortement dans tout le tiers supérieur du côté gauche de la poitrine ; ils n'avaient d'ailleurs rien de pathologique.

Le pouls était petit, fréquent, régulier, à 90 pulsations par minute.

En ce moment, la toux était peu fréquente ; il n'y avait pas d'expectoration, pas de sueurs nocturnes ; les digestions étaient régulières.

Le premier bain d'air comprimé fut pris le 13 janvier 1857 ; il fut bien supporté. Le cinquième avait déjà diminué l'oppression habituelle, que n'augmentaient plus ni aussi vite ni aussi fortement la marche et surtout l'ascension d'un escalier. Une longue inspiration s'accomplissait plus largement sans causer de la toux, et le décubitus était devenu facile sur le côté gauche.

Les douleurs de ce même côté ne se faisaient plus sentir qu'à de très-longs intervalles; elles étaient passagères et se limitaient davantage au sommet du lobe supérieur du poumon. La submatité du côté gauche s'éclaircissait, les bruits respiratoires étaient devenus plus appréciables; le malade se sentait plus de forces, plus de disposition au mouvement.

Le 25 janvier, après onze bains, M. N... n'éprouvait plus aucune douleur dans la poitrine, il supportait la marche et la fatigue sans aucune oppression et se couchait indistinctement sur les deux côtés. Sauf un peu de faiblesse, les bruits respiratoires avaient repris partout leur caractère naturel. Le pouls, plus large, plus plein, n'était plus qu'à 65 pulsations par minute. La toux était très-rare.

Un appétit très-prononcé et de bonnes digestions avaient augmenté les forces; l'embonpoint commençait à reparaître; les traits du visage, relevés et plus épanouis, ne portaient plus l'empreinte d'une souffrance intérieure.

4 février, dix-neuf bains. Les bruits respiratoires avaient encore acquis de la force, et la respiration, plus large, plus facile, résistait beaucoup mieux à toutes les causes qui la troublaient; il n'y avait plus de toux. Si par hasard quelque douleur se faisait encore sentir dans le sommet du poumon gauche, elle était si faible, si fugitive, que l'instant d'après elle avait totalement disparu; ce n'était guère qu'avec les grandes variations de température qu'elle se montrait, et ce jour-là, malgré la chute d'un peu de neige, elle ne s'était pas manifestée.

Le retour de l'embonpoint, des forces générales, de l'activité, la résistance à la fatigue, témoignaient si bien d'un rétablissement complet, que M. N..., renonçant à prolonger son séjour en Europe autant qu'il l'avait projeté, se contenta de pousser son traitement jusqu'au nombre de quarante-cinq bains, et repartit alors pour l'Amérique, après avoir retrouvé une santé aussi bonne que jamais.

Deux années après son départ, j'appris que la santé de M. N... ne s'était pas démentie un seul instant.

L'état dans lequel se trouvait ce malade à son arrivée à Montpellier était alarmant par la nature des symptômes qui se produisaient. Il puisait un caractère plus fâcheux encore dans les prédispositions constitutionnelles de M. N.., liées à l'existence d'un principe héréditaire dont deux membres de sa famille avaient été les victimes. Des lésions locales dont les signes physiques constataient l'existence, une altération profonde de l'économie, témoignaient hautement de l'influence désastreuse que ce principe avait exercée, et ne laissaient aucun doute sur l'issue qu'on devait redouter. La tuberculisation de la partie supérieure du poumon gauche ne pouvait être mise en doute ; et si le manque d'expectoration caractéristique permettait de penser que la maladie restait encore dans sa première période, la matité, les douleurs du sommet du poumon, les bruits du cœur qui s'y faisaient entendre, la bronchophonie, indiquaient assez clairement qu'il fallait rapporter l'altération profonde de l'économie à un travail morbide qui présidait à l'évolution de productions hétérogènes.

On a certainement remarqué avec quelle facilité s'est dissipé tout cet appareil morbide. Le retour de la sonorité du thorax, de l'intensité des bruits respiratoires, d'une respiration plus facile et plus profonde, n'ont pas tardé à démontrer l'action puissamment résolutive que les premiers bains d'air comprimé avaient déjà exercée. Enfin, le retour des forces, de l'embonpoint, sont venus à leur tour confirmer le rétablissement d'une santé si sérieusement compromise, qu'avec les antécédents du malade il était bien permis de redouter une issue funeste, de laquelle l'emploi de tant d'autres moyens n'avait pu parvenir à le détourner.

OBSERVATION LXXVI.

Phthisie pulmonaire; premier degré.

Mlle F..., âgée de 21 ans, tempérament lymphatique, avait éprouvé vers l'âge de 3 ans une grave pneumonie dont elle avait été parfaitement guérie; réglée à 15 ans, elle avait souvent éprouvé du dérangement dans l'apparition des menstrues.

Quelques années s'étaient écoulées depuis qu'elle avait ressenti les premières atteintes d'une affection rhumatismale, lorsqu'au milieu de l'été de 1864, une nouvelle attaque accompagnée de fièvre, et qui frappa successivement toutes les articulations, fut la conséquence d'un bain de rivière, à la suite duquel elle garda pendant plusieurs heures des chaussures qu'elle avait complètement mouillées en se promenant au bord de l'eau. En même temps que les douleurs parurent, des sueurs abondantes et habituelles des pieds se supprimèrent. Vers le commencement du mois d'août, tandis que les douleurs rhumatismales conservaient quelque acuité, il était survenu des douleurs erratiques dans les deux côtés de la poitrine, avec oppression et toux fréquente, suivies d'une expectoration muqueuse qui n'avait jamais présenté de trace de sang.

Appelé le dernier jour de septembre auprès de la jeune malade, qui habitait une petite ville des environs de Montpellier, je la trouvai dans l'état suivant :

Teint pâle, maigreur prononcée, persistance de quelques légères douleurs dans les articulations des membres inférieurs, qui conservaient encore un peu de gonflement; légère exacerbation fébrile le soir ; le pouls, faible mais régulier, donnait dans le jour 80 pulsations par minute.

La percussion donnait dans le sommet des poumons, mais surtout à droite, de la submatité.

Dans toute l'étendue de la poitrine, les bruits respiratoires, très-faibles, s'accompagnaient parfois de sibilance aiguë. Sous la clavicule droite, l'inspiration et l'expiration, dont le timbre paraissait plus élevé, offraient de la sécheresse, de la dureté; la première avait perdu une grande partie de sa durée normale, tandis que l'expiration était devenue bien plus prolongée qu'elle. Ces mêmes caractères se retrouvaient sous la clavicule gauche, mais moins prononcés. On ne rencontrait point de râle en avant; tandis qu'en arrière, à droite, dans la fosse sus-épineuse et surtout dans la partie supérieure de l'espace compris entre l'omoplate et le rachis, existaient de nombreux craquements secs. Dans ce dernier point, la résonnance de la voix était bien plus prononcée qu'à gauche.

L'appétit manquait, les fonctions digestives étaient languissantes; la menstruation était supprimée depuis deux mois, et la sueur des pieds, autrefois abondante, n'avait pas reparu depuis l'imprudence qui l'avait brusquement arrêtée.

On attendit que les douleurs qui rendaient le mouvement pénible fussent calmées, et le 9 octobre Mlle F....., arrivée à Montpellier, commença l'usage des bains d'air comprimé dès le lendemain. Ils furent aisément supportés, et l'appétit se prononçant davantage dès le premier, on eut aussitôt recours à un régime très-analeptique.

Après le sixième bain, le teint avait repris un meilleur coloris. La sonorité des poumons à la percussion était sensiblement plus claire ; mais, quoique les bruits respiratoires eussent partout une intensité plus grande qui les rendait plus appréciables, ils conservaient encore, surtout à droite, les mêmes caractères de dureté, de sécheresse, d'altération dans leurs rapports réciproques de durée. Les craquements restaient les mêmes à droite, en arrière dans la fosse sus-épineuse et près du rachis ; et bien que la respiration eût gagné de l'étendue, que la malade se sentît moins oppressée et supportât mieux la marche, on trouvait encore çà et là, dans les deux côtés du thorax, quelques traits de râle sibilant aigu. M. E... se trouvait beaucoup mieux ; la sueur des pieds avait reparu depuis quelques jours, et le 19 octobre la menstruation elle-même se rétablit sans aucune souffrance, donnant lieu à un écoulement abondant de sang de qualité très-normale.

Sous l'influence des bains qui suivirent, la sonorité du thorax devint normale là où existait d'abord une submatité prononcée ; les bruits de la respiration perdirent leur sécheresse, leur rudesse, reprirent leurs rapports réguliers de durée ; tout bruit analogue aux craquements disparut, et après le vingt-septième bain, Mlle F....., offrant tous les signes du retour à l'état normal des organes qui avaient été si gravement menacés, avait aussi retrouvé des forces et un embonpoint qui ne laissaient aucun doute sur le rétablissement de sa santé.

Depuis lors, Mlle F... n'a pas cessé de jouir d'une bonne santé.

OBSERVATION LXXVII.

Phthisie pulmonaire, premier degré ; hémoptysie.

M. V....., âgé de 24 ans, d'un tempérament bilieux, d'une bonne constitution, était arrivé jusqu'à l'âge de 22 ans sans avoir éprouvé la moindre maladie grave de poitrine, et aucun membre de sa famille n'avait succombé à des affections de cette nature. M. V..... était depuis son enfance sujet à des sueurs des pieds et des aisselles, les premières surtout étaient très-abondantes ; il éprouvait en outre de fréquentes atteintes d'hémorrhoïdes qui ne donnaient lieu qu'à un très-faible écoulement de sang.

Il y avait environ deux ans que, se trouvant tout en sueur, M. V... mit ses pieds dans l'eau froide. Dès-lors, suppression absolue de la sueur dont ils étaient habituellement le siége, et qui n'avait plus reparu, quelque chose qu'on eût pu faire pour la rétablir. Bientôt était survenue une petite toux sèche, fréquente, sans douleur de la poitrine. Négligée dans son principe, elle s'accompagna bientôt d'une expectoration mucoso-purulente, rejetée en petite quantité, et au commencement du mois d'août 1862 la toux amena sans douleur, sans aucun signe précurseur, un certain nombre de crachats presque entièrement composés d'un sang vermeil.

Le 21 août 1862, M. V... arrivait à Montpellier dans l'état suivant :

Sa maigreur était extrême ; les yeux, cernés, étaient enfoncés dans leurs orbites. La poitrine, bien conformée, n'avait subi aucune altération dans sa forme, mais elle portait à la partie supérieure des deux côtés des empreintes multipliées de cautères volants ; la mobilité de ses parois était presque nulle.

On trouvait à la percussion une matité très-prononcée du tiers supérieur du poumon droit, et de la submatité dans la même région du poumon gauche. Le reste de leur étendue donnait une sonorité normale.

Dans le tiers supérieur du poumon droit, le bruit d'inspiration était très-affaibli, très-peu prolongé, rude et d'un timbre plus clair que dans l'état normal. L'expiration était aussi plus claire, mais rude et surtout beaucoup plus prolongée que l'inspiration. La respiration s'entendait très-faiblement dans tout le reste de l'étendue de ce poumon. Les bruits du cœur se propageaient fortement à droite sous la deuxième et la troisième côte, où existait aussi de la bronchophonie.

Les bruits respiratoires n'offraient à gauche aucun caractère pathologique appréciable.

La toux était fréquente ; une expectoration peu copieuse se composait de petits fragments de matière mucoso-purulente d'une consistance assez épaisse.

Une oppression habituelle était aisément accrue par la marche, par une conversation un peu suivie.

Le cœur n'offrait rien de particulier ; le pouls, régulier, sans faiblesse prononcée, donnait le matin, avant le lever, 80 pulsations par minute.

Il n'y avait pas de sueurs nocturnes ; les digestions étaient régulières.

Les premiers bains furent bien supportés, quoique leur action sédative se démontrât par quelques lassitudes ressenties vers la fin de chaque séance, et par le besoin de repos qui leur succédait. Cette influence ne fut pas de longue durée ; elle fit place à l'action tonique, et après le huitième bain la respiration était déjà devenue plus facile, plus longue ; elle supportait mieux la marche, sans que l'oppression s'aggravât ; la matité du sommet du poumon droit avait sensiblement diminué.

Le 11 septembre, après dix-huit bains, un commencement de retour de l'embonpoint rendait le teint plus rosé, les yeux moins cernés, moins caves.

La matité du tiers supérieur du poumon droit avait fait place à une sonorité presque normale ; l'inspiration avait gagné de l'étendue, et l'expiration paraissait relativement moins prolongée.

L'une et l'autre étaient devenues plus douces, plus humides, moins claires. La bronchophonie sous la clavicule droite était moins prononcée, et les battements du cœur y étaient moins fortement entendus.

La submatité du côté gauche avait disparu, et dans toute l'étendue de ce poumon les bruits respiratoires avaient retrouvé plus d'intensité.

La toux avait presque entièrement cessé, à tel point que le matin le malade n'avait rejeté qu'un seul crachat, d'un très-petit volume.

Le pouls, plus développé, plus fort, et très-régulier, ne donnait plus que 60 pulsations par minute. Par suite de l'augmentation de l'appétit et de digestions très-régulières, les forces générales avaient augmenté et le moral du malade, très-abattu dans le principe, était plus relevé.

27 septembre, trente-deux bains. L'apparence générale se rapprochait de plus en plus de la santé, et l'aspect des parois thoraciques prouvait évidemment l'augmentation de l'embonpoint.

La toux et l'expectoration avaient complètement cessé; le malade pouvait se coucher et dormir sur le côté droit, ce qui lui était impossible au début de son traitement.

La sonorité du sommet du poumon droit s'éclaircissait de plus en plus; la partie inférieure de cette région était sous ce rapport la moins avancée. Là, la respiration était encore très-faible, tandis qu'elle s'améliorait de plus en plus au-dessus de ce point, tant pour son timbre que pour sa douceur, son humidité et les rapports d'étendue de ses deux temps; le tiers supérieur du poumon offrait encore dans divers points un peu de bronchophonie.

Les forces générales, qui s'accroissaient journellement, témoignaient du bon état des fonctions digestives.

9 octobre. Après quarante-deux bains, la respiration était redevenue si libre que le malade pouvait, sans tousser, accomplir plusieurs fois de suite de très-longues inspirations, et supporter sans oppression le coucher dans tous les sens, la marche même ascendante. Les forces étaient bien revenues; il ne toussait plus, et avait repris son ancien embonpoint. Les sueurs des pieds venaient de se rétablir.

Le traitement fut prolongé jusqu'au 18 octobre, il se composa de quarante-neuf bains. Alors il ne restait plus vers la poitrine de signe de l'état morbide dont elle avait été le siége; et le retour de tous les caractères extérieurs d'une bonne santé, l'accomplissement régulier et facile de toutes les fonctions, ne laissant plus à M. V... la moindre incertitude sur son complet rétablissement, il quitta Montpellier pour aller reprendre la direction de ses ateliers.

Les signes physiques offerts par la poitrine des deux

derniers sujets dont je viens de rapporter l'histoire, ne laisseront, je crois, aucun doute sur l'existence réelle d'une affection tuberculeuse. Celle-ci, évidemment plus grave dans le second exemple que dans le premier, a aussi montré plus de résistance à l'action du bain d'air comprimé. Mais dans l'un et l'autre cas on a pu suivre la marche du mal vers une résolution assurée, par le rétablissement graduel des caractères qui, dans l'état de santé, appartiennent aux deux bruits de la respiration, à la sonorité de ses organes. Vingt-sept bains suffirent dans le premier cas; il en fallut quarante-neuf dans le second, où la maladie était plus ancienne, où l'énergie avec laquelle l'action sédative du bain d'air comprimé s'était fait sentir durant les premières séances, indiquait une profonde altération des forces radicales. L'air comprimé a été le seul moyen mis en usage, en l'aidant toutefois d'un régime très-analeptique aussitôt que se prononçait une augmentation d'appétit. Aussi, pendant que les désordres locaux suivaient une marche décroissante, les forces générales se relevaient, s'accompagnant de tous les signes d'une nutrition meilleure. C'est alors seulement que, dans les deux observations, les sueurs locales supprimées, et pour le rétablissement desquelles on avait autrefois inutilement employé tant de moyens, se sont spontanément rétablies. Dans la première, elles ont reparu plus promptement que dans la seconde, où l'économie entière était plus profondément épuisée, et où le rétablissement de toutes les fonctions de la vie ne pouvait qu'exiger plus de temps avant qu'elles fussent ramenées à leur ancien mode d'accomplissement. Ce retour est sans doute une raison très-puissante de croire à la restauration réelle de

la santé , mais il fait naître une importante réflexion :
c'est que , dans des observations analogues à celles qui
viennent de passer sous nos yeux, si les moyens que l'on
met en usage pour provoquer directement le retour d'anciens flux supprimés sont le plus souvent inutiles, alors
même que les lésions d'organes causées par cette suppression sont encore peu intenses, cela tient à l'atteinte
fâcheuse qu'en ont aussi ressentie les forces générales.
La lésion locale guérie, les flux supprimés ne reparaîtront
guère, tant que l'appauvrissement général restera comme
le véritable obstacle ; mais ils se montreront aussitôt qu'une
restauration complète aura ramené les circonstances antérieures qui les rendaient nécessaires. Ils deviendront
alors la meilleure preuve du rétablissement de la santé
générale, et leur apparition, facile et si fréquente sous
l'action du bain d'air comprimé, est une preuve de plus
en faveur de son heureuse influence, et sur la nutrition
générale, et sur la maladie que la suppression de flux
habituels avait causée.

OBSERVATION LXXVIII.

Pthisie pulmonaire, premier degré.

M. S.... âgé de 18 ans, d'un tempérament lymphatique
nerveux, d'une excitabilité très-prononcée, quoique d'une
assez faible constitution, appartenait à une famille dans
laquelle on comptait plusieurs exemples de phthisie: Ayant
eu dans son onfance de fréquents catarrhes pulmonaires,
il avait éprouvé, vers la fin de l'année 1863, une pleuropneumonie gauche, pendant laquelle il cracha du sang
pour la première fois.

A la fin de juin 1864, je le trouvai dans l'état suivant : Maigreur générale ; figure pâle, avec rougeur vive et limitée des pommettes, que la maigreur rendait très-saillantes sur le visage ; la peau, luisante et tendue, semblait collée sur les os ; dans tout le reste du corps elle était décolorée et d'une flaccidité remarquable.

Les forces générales étaient très-notablement affaiblies et permettaient quelque exercice, malgré la facilité avec laquelle il augmentait l'oppression habituelle.

La respiration était courte, fréquente, et ne soulevait qu'imperceptiblement les parois du thorax. Une longue inspiration était impossible et provoquait la toux.

La région sous-clavière droite était habituellement le siége de douleurs intérieures, et ne donnait qu'un son mat à la percussion ; il était normal dans tout le reste de l'étendue de ce côté.

A gauche, une légère submatité existait sous la clavicule ; mais dans la partie latérale et inférieure on trouvait une matité absolue dans les points que la pleuropneumonie avait affectés.

Sous la clavicule droite, l'inspiration très-faible offrait en même temps de la rudesse, de la sécheresse ; elle avait perdu de sa durée, tandis que l'expiration, aussi faible, aussi rude, aussi sèche qu'elle, était sensiblement plus prolongée.

Dans le poumon gauche, les bruits respiratoires étaient très-faibles, mais ils conservaient entre eux des rapports réguliers d'intensité et de durée ; seulement là où des adhérences anciennes causaient de la matité, il fallait la plus grande attention pour entendre bien faiblement des bruits respiratoires qui paraissaient venir de points éloignés.

La toux était habituellement fréquente et petite, quelquefois au contraire par quintes assez soutenues. Elle n'amenait que rarement de petits crachats formés d'un mucus assez transparent.

La voix offrait sous la clavicule droite un retentissement bronchophonique.

Le pouls conservait assez de développement ; il était régulier, fréquent, à 102 pulsations par minute.

Les sueurs nocturnes étaient fréquentes, et depuis la pleuropneumonie, très-souvent accompagnées de pertes séminales involontaires, dont le malade n'avait nullement conscience.

L'appétit était peu prononcé, mais les fonctions digestives se faisaient assez régulièrement.

Le 1ᵉʳ juillet, les bains d'air comprimé furent mis en usage, en laissant de côté tous les moyens employés jusqu'alors sans aucun succès.

Le 9 juillet, après le huitième bain, une légère teinte rosée remplaçait déjà la pâleur du visage.

La respiration ordinaire était plus libre et plus longue; une profonde inspiration s'accomplissait sans provoquer la toux. Les douleurs sous la clavicule droite avaient cessé.

Les bruits respiratoires, devenus plus forts dans le lobe supérieur de chaque poumon, étaient à droite plus distincts entre eux, par l'intervalle qui sépare l'expiration de l'inspiration qui lui succède, mais sans avoir complètement retrouvé leurs rapports de durée.

La toux était beaucoup plus rare, l'expectoration presque nulle.

Le pouls ne donnait plus que 85 pulsations par minute,

la marche oppressait moins. Les sueurs nocturnes avaient cessé. L'appétit avait beaucoup augmenté ; des urines abondantes se montraient depuis quelques jours. En présence de cette activité plus grande des actes de la nutrition, on eut recours dès ce moment à l'usage de bouillons très-nourrissants, qu'on ajoutait au régime alimentaire, d'ailleurs très-soigné, du malade, et qu'on faisait précéder d'une cuillerée de macération aqueuse de quinquina.

27 juillet, vingt-trois bains. Déjà, depuis quelques jours, une grande liberté de la respiration, la possibilité de supporter sans oppression une marche prolongée et rapide, coïncidaient avec le rétablissement complet de la sonorité dans les deux régions sous-clavières.

A droite, les deux bruits de la respiration, devenus plus forts, avaient repris de la douceur, de l'humidité, et l'expiration était devenue plus courte que l'inspiration. On entendait encore un peu de bronchophonie sous le milieu de la clavicule droite, dans un espace de deux ou trois centimètres carrés : la toux et l'expectoration avaient tout à fait disparu.

Le pouls, souple et plus plein, était à 72 pulsations par minute. Les sueurs nocturnes n'avaient plus reparu ; les pollutions s'éloignaient de plus en plus.

L'embonpoint s'était prononcé, et les forces générales s'augmentaient de jour en jour.

Ces bons effets se consolidèrent sans cesse, et l'ensemble des fonctions, l'aspect général du malade, le sentiment intime de bien-être qu'il éprouvait, confirmèrent le bon résultat d'un traitement qui se termina après le vingt-sixième bain.

A cette époque, M. S..... partit pour la Suisse ; il en

revint, avec la meilleure apparence de santé, passer l'hiver
à Montpellier, et au printemps de 1865 il partit pour rentrer en Pologne. Au commencement de l'année 1867, j'ai
su par des nouvelles directes que sa guérison ne s'était
pas démentie.

Une prédisposition héréditaire, de l'oppression habituelle, la matité du sommet du poumon droit avec douleur
et bronchophonie dans la même région, l'altération caractéristique offerte par les bruits respiratoires, une toux sèche et fréquente, formaient sans doute un ensemble qui
suffisait pour faire envisager sérieusement l'état de M. S...,
et faire redouter pour lui de graves altérations pulmonaires. Quelque disposé que l'on soit à ne pas donner à tous
ces signes une valeur absolue et constante, il est bien difficile de rester dans l'inaction, de conserver de la sécurité en
présence d'un ensemble aussi complet que celui qu'offrait
cette observation. Mais lorsque la fièvre vient s'y joindre,
et que, de concert avec les sueurs nocturnes, avec un amaigrissement considérable, elle témoigne de cette altération
profonde de la constitution, si propre à donner de l'activité
à l'état diathésique quand il reste latent, si constante à
se montrer quand il exerce ses ravages, le doute est-il
possible ?
Ici, l'évolution tuberculeuse était encore peu avancée ;
les douleurs étaient vagues, la toux presque toujours
sèche, l'expectoration sans caractère. La fièvre, il est
vrai, se montrait active ; mais la mobilité nerveuse du
sujet, et surtout le dépérissement général qui le minait
déjà, ne suffisaient-ils pas pour l'expliquer ? Dès-lors, l'indication prédominante était de relever les actes nutritifs, de

chercher à restaurer ainsi les forces générales. C'était le meilleur et le plus sûr moyen de combattre l'état diathésique, de mettre un terme aux productions pathologiques qui se formaient sous son influence, et de faciliter l'absorption de celles qui existaient déjà, en rendant la rénovation des tissus plus active et plus régulière. C'est pour remplir cette indication que j'eus promptement recours à l'usage du bain d'air comprimé , et que je me hâtai d'aider son action par un régime réconfortant. On a pu suivre pas à pas les bons effets qu'il produisit. Une hématose plus active, une nutrition plus convenable relevèrent les forces, activèrent toutes les fonctions, et nonseulement on vit s'arrêter la marche progressive du mal, mais un rétablissement complet des fonctions pulmonaires et des signes physiques d'une respiration normale , démontrèrent bientôt le retour complet des poumons à l'état sain.

OBSERVATION LXXIX.

Phthisie pulmonaire , premier degré. — Marche chronique très-lente.

Mme S..., âgée de 34 ans, d'un tempérament nerveux, avait éprouvé avant son mariage quelques légères atteintes de chlorose, sans que sa menstruation en eût été dérangée. Un an après son mariage, et après une première grossesse, la seule qui ait eu lieu, elle fut prise d'hémoptysie. Depuis lors , cet accident s'est renouvelé à toutes les époques menstruelles, qui n'ont subi aucune interruption, se prolongeant pendant toute leur durée, et reparaissant dans l'intervalle qui les séparait.

Alors la toux amenait des crachats dans lesquels un sang

vermeil se présentait, tantôt en stries au milieu d'une matière consistante qu'il colorait, d'autres fois d'une manière générale, tantôt enfin formant à lui seul toute l'expectoration. Variable dans sa durée, l'hémoptysie se prolongeait souvent pendant plusieurs jours, même hors du temps de la menstruation.

L'insuccès des moyens qui furent longuement mis en usage contre cet état fit naître la triste conviction qu'il était incurable, et tout en se consacrant d'une manière absolue à d'impérieux devoirs de famille, Mme S... cessa complètement de se soigner. Cinq ou six années se passèrent ainsi ; mais alors, moins absorbée et cédant aux vœux de sa famille, Mme S... vint à Montpellier pour essayer de l'action du bain d'air comprimé.

Le 26 janvier 1865, elle était dans l'état suivant :

La maigreur était très-prononcée ; le teint était pâle, terne ; les traits du visage, fatigués, indiquaient un état de souffrance profonde ; les yeux étaient cernés, enfoncés, les pommettes saillantes ; la peau était sur tout le corps flasque et décolorée.

La respiration était courte, fréquente ; la moindre marche, surtout sur un plan ascendant, causait une oppression pénible et durable, en général difficile à se calmer.

Dans l'état de repos, l'inspiration ne soulevait que très-faiblement les parois du côté gauche du thorax et la partie inférieure du côté droit, dont le tiers supérieur restait immobile ou à peu près... Une longue inspiration ne pouvait s'accomplir entièrement ; elle était arrêtée par le sentiment d'un obstacle physique, et provoquait la toux. Le décubitus, supporté sur le côté droit et en supination, était impossible sur le côté gauche.

La toux était habituellement peu prolongée, sèche et fréquente ; quelquefois elle amenait, sans mélange de sang, de petits crachats muqueux rarement mêlés d'une parcelle de matière plus épaisse et d'un blanc jaunâtre.

Des douleurs vagues se faisaient sentir dans la poitrine ; constantes surtout dans le sommet du poumon droit, elles s'irradiaient souvent de là dans la même région à gauche.

La percussion donnait dans le tiers supérieur de la cavité thoracique droite une submatité prononcée. Partout ailleurs, de ce côté et à gauche, la sonorité normale était augmentée par la maigreur.

Les bruits respiratoires, d'une intensité peu prononcée à droite, offraient dans le tiers supérieur de ce côté de la rudesse, de la sécheresse, un caractère bronchique ; l'inspiration avait beaucoup perdu de sa durée normale, tandis que l'expiration se prolongeait beaucoup plus qu'elle.

Ces mêmes caractères se retrouvaient à gauche, mais à un degré bien moins prononcé.

Il n'existait pas de pectoriloquie, ni de craquements ; mais une bronchophonie très-caractérisée était sans doute due en grande partie à l'extrême maigreur des parois du thorax.

Les battements du cœur n'offraient rien d'anormal. Le pouls était petit, fréquent, de 90 à 92 pulsations par minute.

Quoique les fonctions digestives fussent assez bonnes, les forces ne permettaient guère un exercice soutenu. Il n'existait chez Mme S... aucune disposition héréditaire, aucune affection diathésique.

Mme S... n'avait encore pris que cinq bains, et déjà ses forces augmentées, sa respiration plus libre, lui permettaient de revenir à pied de l'établissement sans ressentir de l'oppression ; celle-ci n'était provoquée que par l'ascension de l'escalier. La toux était aussi diminuée. L'appétit se prononçait vivement, et le régime fut réglé de manière à fournir une abondante réparation.

Le 26 février, après le quinzième bain, les signes d'une amélioration générale étaient manifestes : le teint était plus clair, plus rosé ; les traits, plus relevés, indiquaient moins de souffrance. Le pouls était plus fort, plus plein, il ne donnait que 70 pulsations par minute, et le sentiment intime du retour des forces, en relevant le moral, inspirait à la malade l'espoir d'une guérison jusqu'alors regardée comme impossible. La période menstruelle venait de se montrer facile et régulière.

La toux était presque nulle, même le matin, époque ordinaire des quintes les plus fortes et les plus prolongées. La respiration, de plus en plus facile, résistait de mieux en mieux à la fatigue ; une longue inspiration s'accomplissait sans provoquer la toux, et le décubitus sur le côté gauche se prolongeait sans peine assez longtemps.

La submatité observée sous la clavicule droite avait disparu ; dans le tiers supérieur du poumon droit, les bruits respiratoires avaient perdu de leur sécheresse, de leur dureté ; leur caractère bronchique semblait faire place au murmure vésiculaire, qui restait cependant bien moins prononcé dans le poumon droit que dans le gauche. La bronchophonie persistait encore. L'expectoration était nulle, et pendant la menstruation il n'y avait pas eu, contre l'ordinaire, un seul crachat qui offrît la moindre trace de sang.

1er mars, vingt-huit bains. L'aspect général de la malade s'améliorait chaque jour ; ses forces augmentées et sa respiration plus libre soutenaient sans oppression une marche prolongée.

Il n'y avait plus de toux, plus d'expectoration, et depuis le début du traitement le sang ne s'était plus montré dans les crachats.

La percussion trouvait à droite et à gauche, dans le sommet des poumons, une égale sonorité, et les parois du côté droit de la poitrine étaient, dans leur région supérieure, régulièrement soulevées par l'inspiration et autant qu'à gauche.

L'inspiration pouvait être largement prolongée sans difficulté et sans provoquer la toux.

Les deux bruits respiratoires avaient retrouvé dans le sommet du poumon droit de la douceur, de l'humidité, des rapports réguliers dans leur durée respective ; mais ils restaient encore plus faibles qu'à gauche ; il en résultait pour la malade le sentiment d'une respiration moins facile, moins libre à droite ; mais tandis qu'autrefois il s'accompagnait de douleurs réelles, il en était maintenant tout à fait exempt. Le décubitus était facilement supporté dans tous les sens. Le pouls avait pris de la force, il était plus plein, très-régulier, et ne donnait plus que 60 pulsations par minute.

L'embonpoint avait sensiblement augmenté.

16 mars, Mme S..... avait pris quarante bains. Pour la seconde fois depuis le commencement du traitement, la menstruation avait reparu sans douleurs et sans provoquer le moindre crachement de sang, tandis qu'autrefois elle en était toujours précédée, accompagnée et suivie.

Du reste, tous les signes de l'amélioration déjà indiquée

s'étaient de plus en plus confirmés. Ils donnaient à la malade une telle confiance dans ses forces rétablies au point de rendre très-facile un long exercice, dans sa santé générale et dans le bon état de sa poitrine, que démontrait du reste un examen attentif, qu'elle se disait complètement guérie.

Pour mieux consolider ce bon résultat, je conseillai de porter les bains jusqu'au nombre de cinquante, et le 27 mars, Mme S... quitta Montpellier dans un état de santé qui ne laissait plus rien à désirer.

Cette guérison ne s'est pas démentie ; seulement, dans le courant du mois d'avril 1865, après de grandes fatigues affrontées sans ménagement et surtout après une très-vive émotion, quelques filets de sang se montrèrent dans deux ou trois crachats de simple mucosité ; ce fut là toute l'hémoptysie, qui du reste ne fut suivie ni de toux, ni d'expectoration d'aucun autre genre. Mme S... continua sans inconvénient une vie active et dévouée. Elle la supporta pendant l'été, pendant l'hiver suivants, sans ressentir la plus légère influence fâcheuse de toutes les variations atmosphériques, s'y exposant comme si elle n'eût jamais été malade.

En avril 1866, Mme S... revint à Montpellier prendre de nouveau des bains d'air comprimé ; l'examen de sa poitrine, fait avec la plus grande attention par M. le Dr Dussaud, de Nîmes, et que je fis moi-même après lui, démontrait l'état normal des poumons. L'aspect général était aussi celui d'une bonne santé, et ce ne fut que comme un moyen de la bien consolider que Mme S... prit encore vingt-quatre bains.

Depuis cette époque jusqu'à ce moment (juillet 1868),

il n'est pas survenu, soit pendant la période menstruelle,
toujours bien régulière, soit hors de sa durée, le plus petit
crachement de sang, le moindre retour de la toux. Sous
aucun rapport, la bonne santé de Mme S... ne s'est plus
altérée, malgré qu'elle ait été soumise à des épreuves
sérieuses.

Dans cette observation, où la menstruation était si régulière, si en rapport par son abondance avec la constitution de la malade, il n'était guère possible d'attribuer
un caractère supplémentaire aux hémoptysies qui survenaient, soit pendant sa durée, soit hors de ces époques,
et qui se réduisaient d'ailleurs à quelques petits filets de
sang dans les crachats. Il fallait donc chercher ailleurs
leur cause. Les atteintes chlorotiques survenues avant
le mariage indiquaient déjà un état peu satisfaisant des
forces générales. Une grossesse, des fatigues prolongées,
des affections morales tristes, avaient dû leur porter une
atteinte plus profonde, et il me paraît bien plus rationnel
d'attribuer les hémoptysies à ce grand degré de faiblesse
générale qui conduit si souvent à cet état diathésique indépendant de toute disposition héréditaire, mais sous
l'influence duquel il est si fréquent de voir se développer des productions tuberculeuses. Était-ce là ce qui
s'était passé chez Mme S...? Les douleurs de poitrine,
l'oppression constante et si facile à s'aggraver, la toux,
l'hémoptysie, la matité du sommet du poumon droit, les
caractères des bruits respiratoires, et par-dessus tout cette
fréquence habituelle du pouls, cet amaigrissement considérable, semblent bien le prouver. Si, au lieu de se montrer chez un sujet dont l'état général, l'état diathésique

n'étaient que le résultat d'une mauvaise hygiène, il se fussent greffés sur une disposition héréditaire à la phthisie, aurait-on été témoin d'une tolérance assez prolongée pour maintenir aussi longtemps la malade dans un état qu'on peut au moins considérer comme un premier degré de phthisie pulmonaire ? Sans aucun doute la marche de cette maladie eût été plus fortement accusée et bien plus rapide.

Les bons effets que Mme S... a retirés de l'action puissamment rénovatrice du bain d'air comprimé ne sauraient être mis en doute. Sa santé actuelle a si bien résisté, s'est maintenue dans un tel état d'intégrité depuis son traitement et malgré tant d'oublis des précautions hygiéniques les plus recommandées, que cette guérison est, à mes yeux, du nombre des plus convaincantes. Elle justifie le conseil de Pravaz le père, sur l'emploi réitéré du bain d'air comme moyen de confirmer la guérison ; elle fait sentir l'importance du principe posé par M. le professeur Fonssagrives, quand il signale la nécessité d'affaiblir la puissance diathésique et de relever la nutrition, comme des indications capitales.

OBSERVATION LXXX.

Phthisie pulmonaire, premier degré.

Mlle R..., de Londres, âgée de 23 ans, d'un tempérament lymphatique, d'une constitution délicate, avait eu dans son enfance plusieurs atteintes d'engorgement des glandes corvicales, sans qu'elles vinssent jamais à suppurer. La menstruation, régulière, était ordinairement suivie de leucorrhée. Une des sœurs de la malade était morte phthisique.

Depuis quelques années Mlle R... toussait beaucoup pendant l'hiver ; alors elle expectorait des matières épaisses dans lesquelles on n'avait jamais aperçu de sang. La toux diminuait pendant la belle saison, sans disparaître complètement.

Sous ces influences, les forces s'étaient peu à peu si affaiblies, que la marche, devenue très-difficile à supporter, arrivait après quelques instants d'efforts à produire une vive oppression, très-lente à se calmer par le repos. L'embonpoint avait disparu ; la partie supérieure du côté droit de la poitrine était devenue le siége de douleurs qui s'étendaient parfois jusqu'à l'épaule. Cet état, qui s'accompagna bientôt de fièvre, éveilla des craintes sérieuses; et sur l'avis de plusieurs médecins, parmi lesquels se trouvait M. le Dr Williams, si compétent en fait de maladies de poitrine, la malade fut envoyée à Montpellier. A son arrivée, je constatai l'état suivant :

17 novembre 1858. Figure souffrante, pâle ; pommettes colorées ; yeux caves, cernés. Amaigrissement général, sillons intercostaux très-prononcés. Une dépression notable du tiers supérieur du côté droit du thorax établissait une différence d'aspect remarquable entre cette partie et la région correspondante gauche ; le côté droit se soulevait aussi beaucoup moins que le gauche pendant l'inspiration.

La respiration était habituellement courte, rapide, fréquente ; une longue inspiration ne pouvait s'accomplir en entier, à cause de la toux qu'elle provoquait. La voix était voilée, et le chant, autrefois facile et remarquable par le timbre et l'étendue de la voix, était aujourd'hui absolument impossible. Le moindre essai augmentait beaucoup l'oppression et les douleurs qui existaient d'une manière permanente dans le sommet du poumon droit.

Dans toute l'étendue du côté gauche, la sonorité et les bruits respiratoires étaient à l'état normal.

A droite, la région cléido-mammaire donnait à la percussion une submatité prononcée.

L'auscultation y constatait un bruit d'inspiration sec, dur, évidemment bronchique, et l'expiration plus faible ne semblait opérée que par l'affaissement du poumon sur lui-même, tant elle était rapide.

Dans le reste du poumon droit, les bruits vésiculaires étaient plus normaux, mais beaucoup plus faibles qu'à gauche.

A la partie moyenne du lobe supérieur droit existait de la bronchophonie.

La toux, fréquente, peu prolongée, était en général sèche ou n'amenait qu'une expectoration muqueuse peu abondante, rarement mêlée d'un peu de matière blanchâtre.

Le pouls, petit et régulier, donnait 86 pulsations par minute. Il y avait quelques sueurs nocturnes.

L'appétit était presque nul, les digestions se faisaient lentement, et la faiblesse générale était si grande que le moindre exercice était impossible.

Les premiers bains d'air comprimé, qui furent très-bien supportés à trente-deux degrés de pression, agirent puissamment sur la toux; après le cinquième, les nuits se passaient sans qu'elle vînt interrompre le sommeil. Le teint de la malade était aussi changé, d'une couleur de chair plus rosée, et les traits exprimaient moins la souffrance intérieure. Dans le jour, quand la toux survenait, elle n'amenait que rarement un peu d'expectoration mucoso-purulente.

La respiration était moins courte et moins fréquente, et la douleur fixée au sommet du poumon droit avait perdu de son intensité.

Après quatorze bains, la toux n'avait plus reparu pendant la nuit ; plus rare dans le jour, c'était surtout le matin qu'elle survenait encore, mais par quintes bien moins prolongées et bien moins nombreuses qu'autrefois; l'expectoration, presque nulle, ne pouvait plus être recueillie.

La dépression de la région supérieure du côté droit était beaucoup moins sensible, et sa mobilité pendant l'inspiration égalait presque celle du côté gauche; sa sonorité était aussi à peu près normale.

L'inspiration y était devenue plus douce, plus humide, plus longue, et l'expiration, bien faible encore, mais plus distincte, était moins rapide et un peu saccadée. Une longue inspiration était devenue plus facile et pouvait se faire sans provoquer la toux.

Le retentissement de la voix dans le tiers supérieur du côté droit restait encore le même.

Le pouls avait perdu sa fréquence, il n'y avait plus de sueurs nocturnes. La malade se trouvait moins affaiblie, moins sensible au froid dont elle se plaignait sans cesse, même dans un appartement soigneusement chauffé, mais elle ne pouvait encore soutenir un peu d'exercice.

Le 5 décembre, les règles parurent. Ordinairement accompagnées de violentes douleurs des reins et du bas-ventre qui obligeaient Mlle R... à garder le lit, elles en furent presque exemptes cette fois. Mais pendant leur durée, et puis à cause des froids intenses qui survinrent, et auxquels on craignait d'exposer la malade, l'emploi des bains fut interrompu jusqu'au 11 janvier.

Le 26 de ce mois, après trente-neuf bains, on constatait une augmentation réelle de l'embonpoint, plus de fraîcheur et de coloration du visage.

La voix était devenue plus forte et plus claire. La toux, toujours nulle pendant la nuit, reparaissait encore quelquefois dans le jour, par petites secousses isolées, mais sans aucune expectoration ; parfois aussi elle réveillait les douleurs du sommet du poumon droit, qui n'étaient plus constantes.

La percussion ne trouvait plus de submatité que dans quelques points isolés du tiers supérieur du poumon droit; elle était partout ailleurs aussi claire qu'à gauche.

A droite, où l'on trouvait encore une bronchophonie bien moins prononcée qu'au début du traitement, l'inspiration avait presque sa douceur, son humidité naturelles; elle se prolongeait davantage, et l'expiration avait aussi plus de force.

La dépression des parois du thorax sous la clavicule droite n'existait plus, et leur soulèvement par l'inspiration était aussi prononcé qu'à gauche.

Une augmentation très-marquée des forces générales et de l'embonpoint était la conséquence d'un appétit soutenu et de digestions très-faciles; il n'y avait plus de fièvre ni de sueurs nocturnes.

Avec quelques alternatives de repos, le nombre des bains fut porté jusqu'à quatre-vingt cinq. Alors, le 19 mai 1859, l'aspect général était celui d'une bonne santé. Le visage avait repris de la fraîcheur. l'embonpoint était très-prononcé; les forces, considérablement accrues, per-

mettaient une marche soutenue sans fatigue et sans oppression. La menstruation, toujours très-régulière, était
plus abondante et s'établissait sans douleurs.

Les deux côtés du thorax, également bombés, également
ment soulevés par l'inspiration, offraient à la percussion
une égale sonorité. Les bruits respiratoires, toujours normaux à gauche, étaient à droite un peu moins intenses;
mais ils étaient doux, humides, vésiculaires; ils avaient
entre eux des rapports réguliers de durée, et l'expiration
n'était plus saccadée. Une longue inspiration s'accomplissait profondément et plusieurs fois de suite sans provoquer
la toux.

La voix était redevenue naturelle; Mlle R... avait presque
entièrement retrouvé ses moyens pour le chant. Sa voix
avait de la facilité, de l'étendue, la même clarté qu'autrefois, seulement elle se fatiguait plus vite.

Il n'y avait plus ni toux, ni expectoration, ni bronchophonie.

Après avoir passé l'été à Londres, Mlle R... revint à
Montpellier en octobre. Pendant tout l'hiver, elle prit de
temps en temps de courtes séries de bains, et par ce
moyen, aidé sans cesse d'un régime tonique et analeptique, elle acheva de consolider sa santé.

Cet heureux résultat ne s'est pas démenti, et malgré
l'influence d'un climat qu'elle avait si péniblement supporté pendant quelques années, Mlle R..., grâce à la profonde modification que toute sa constitution avait retirée
de l'usage soutenu du bain d'air comprimé, a été complètement à l'abri de toute atteinte nouvelle. Elle s'est
mariée vers le milieu de 1867, et elle continue à jouir
d'une très-bonne santé.

Si l'on tient compte de la disposition diathésique que
la mort d'une sœur, enlevée par la phthisie pulmonaire,
pouvait aussi faire redouter pour Mlle R...; si l'on apprécie
l'importance de la faiblesse qui s'opposait à tout exercice,
qui faisait redouter le plus léger refroidissement de l'atmosphère, et qui s'était rapidement portée à un degré extrême, il ne sera guère possible de mettre en doute la
gravité de l'atteinte dont le poumon droit était le siége.
Et si, comme je crois qu'il convient de le faire, on ne la
juge que comme un premier degré de tuberculisation pulmonaire, il n'en sera pas moins permis de présenter cette
observation, dans laquelle l'air comprimé a été mis seul
en usage, sans autre concours que celui d'un régime dié-
tétique qu'il rendait lui-même nécessaire, comme la preuve
de tout le bien qu'on peut attendre de cet agent thérapeutique. Ici, comme dans l'observation précédente, l'amélioration de la nutrition, en relevant puissamment les
forces, a pu mettre un terme au développement d'un état
diathésique, effacer les effets qu'il avait déjà produits lo-
calement, et, autant qu'il est possible de l'assurer en médecine, l'éteindre lui-même pour toujours.

OBSERVATION LXXXI.

Bronchites répétées; hémoptysie; phthisie pulmonaire au premier degré.

Mme A..., de Neufchâtel (Suisse), âgée de 24 ans, d'un
tempérament lymphatique nerveux, d'une faible constitution, mère de trois enfants qu'elle n'avait pas allaités,
éprouva, à la fin de l'automne de 1856, une bronchite
grave pendant laquelle le sommet du poumon gauche fut
le siége d'assez vives douleurs.

L'hiver suivant, passé à Hyères, parut rétablir complé-

tement la santé de Mme A..., quoiqu'il restât encore une
différence sensible de sonorité entre les deux régions
sous-clavières, la gauche offrant une submatité appréciable.

Pendant l'été de 1857, Mme A... éprouva de nouveau,
au milieu de grandes fatigues et de pénibles préoccupations,
plusieurs atteintes de bronchite; celle qui survint au commencement de l'automne s'accompagna d'une fièvre plus
forte, d'aphonie, et de crachats tantôt simplement mêlés
de quelques stries de sang, tantôt complètement colorés
par ce liquide. Le dépérissement général qui commençait
à se prononcer décida M. le Dr Blavet, qui soignait la malade, à lui conseiller de se rendre à Montpellier pour y
faire usage des bains d'air comprimé.

Le 15 décembre 1857, Mme A.... offrait l'état suivant:

Amaigrissement général très-prononcé; diminution considérable des forces; figure pâle, souffrante; traits tirés,
pommettes saillantes et colorées.

La respiration était courte, fréquente; elle ne soulevait
que très-faiblement les parois de la poitrine, qui n'offrait
aucune altération de forme; une longue inspiration ne
pouvait s'achever à cause de la toux qu'elle provoquait;
une marche peu prolongée augmentait beaucoup l'oppression habituelle.

Des douleurs se faisaient constamment sentir entre
les épaules, et surtout en avant au sommet du poumon
gauche.

Dans cette même région, la percussion donnait une submatité évidente.

La sonorité était normale dans tout le poumon droit,
où l'auscultation constatait une respiration vésiculaire mais
faible.

A gauche, dans tout le lobe supérieur du poumon, l'inspiration avait beaucoup perdu de sa durée; elle était rude, sèche, et semblait modifiée par des tuyaux fort élargis. Ces caractères étaient moins évidents pour l'expiration, qui se terminait rapidement, laissant après elle un assez long intervalle de silence, ce qui faisait supposer que, sans être entendue, elle se prolongeait plus que l'inspiration. Dans le reste du poumon gauche, les bruits respiratoires avaient mieux conservé leurs caractères normaux, leurs rapports réciproques; mais, comme à droite, ils étaient remarquables par leur faiblesse.

La toux, assez rare la nuit, était fréquente le matin; l'expectoration peu abondante était consistante, d'un blanc mat, en petits fragments dont une partie gagnait le fond de l'eau du vase où on les recevait, tandis que les autres restaient à sa surface. Il n'y avait pas alors de sang dans les crachats, mais une nouvelle hémoptysie avait eu lieu quelques jours avant que Mme A.... partît de Neufchâtel.

Il n'y avait pas, le matin surtout, de fièvre appréciable; le pouls, faible et peu développé, était alors de 60 à 66 pulsations par minute. De légères sueurs nocturnes suivaient sans doute un peu d'exacerbation du soir, et depuis plusieurs mois coïncidaient avec des insomnies fatigantes.

La menstruation, peu abondante et peu régulière depuis les dernières couches, manquait alors depuis trois mois; il survenait parfois un peu de leucorrhée.

Les fonctions digestives se faisaient assez régulièrement.

Les quatre premiers bains d'air comprimé, qui furent commencés le 16 décembre 1857, quoique bien supportés, exercèrent une action sédative très-marquée. Mme A... accusait un sentiment de fatigue assez grande qui se prononçait surtout après le bain et se prolongeait pendant quelques heures. Cependant les forces générales n'en étaient nullement diminuées, se prêtant toujours de la même manière au peu d'exercice que faisait la malade.

25 décembre, onze bains. L'effet sédatif se produisait encore sensiblement; mais la toux était bien diminuée, et l'inspiration, dans le lobe supérieur du poumon gauche, était plus douce, plus humide, un peu moins tubaire.

Le 10 janvier, après vingt-trois bains, la percussion était à gauche, dans le lobe supérieur du poumon, aussi sonore qu'à droite, et dans cette même région les bruits respiratoires, toujours faibles dans toute l'étendue de la poitrine, offraient bien moins de sécheresse, de rudesse.

Quoique diminuées, la toux et l'expectoration persistaient encore.

Les forces avaient peu augmenté, la marche réveillait l'oppression aussi promptement qu'au début.

Après le trente et unième bain, l'état général était bien amélioré; la malade avait conscience d'une augmentation de ses forces; elle supportait beaucoup mieux la marche; sa respiration plus prolongée soulevait bien plus les parois du thorax dans toute leur étendue; une longue inspiration se faisait aisément et sans toux.

La percussion donnait un son normal sous la clavicule gauche. Là, les deux bruits respiratoires avaient retrouvé la même douceur, la même humidité qu'à droite; mais encore, dans toute la poitrine, ces bruits laissaient à désirer sous le rapport de leur intensité.

La toux était presque nulle, l'expectoration avait cessé ainsi que les sueurs nocturnes, et l'embonpoint commençait à reparaître.

39

Arrivée au nombre de quarante-six bains, Mme A... avait retrouvé autant de forces qu'elle en eût jamais eu avant d'être malade. La marche, l'ascension d'un escalier ne causaient plus d'oppression; de longues inspirations se répétaient sans provoquer la toux; la voix avait repris sa force naturelle.

La sonorité de la poitrine et les bruits respiratoires, revenus à l'état normal, sous tous les rapports confirmaient pleinement le retour de la santé.

Mme A..... repartit de Montpellier le 15 mars. Elle a cessé d'habiter la Suisse, mais sa guérison ne s'est pas démentie. J'en ai eu l'assurance indirecte au mois de juin 1868.

Le refus de croire à la curabilité de la phthisie pulmonaire peut-il faire ranger l'observation qui précède parmi les exemples de simples bronchites? Et si, avant d'avoir obtenu un résultat aussi heureux, on eût demandé quel devait être le diagnostic déduit d'une réunion de symptômes tels que ceux que j'ai rapportés, eût-on, en effet, simplement affirmé l'existence de cette maladie? S'il avait fallu en fixer le pronostic, eût-on promis la guérison?

Une première bronchite, survenue chez une personne lymphatique, d'une faible constitution, et après que trois grossesses rapprochées avaient pu porter une atteinte réelle aux forces générales, guérit malgré sa gravité, grâce à beaucoup de soins et à un hiver passé dans un climat chaud. Mais cette guérison apparente laissa dans le sommet du poumon gauche, dans ce lieu d'élection de la phthisie pulmonaire, des signes toujours empreints d'un caractère sérieux aux yeux des médecins, des signes d'une

altération plus ou moins grave du tissu pulmonaire. Au
milieu même de la belle saison, pendant l'été suivant, sous
l'influence de grandes fatigues, de peines morales, causes
capables d'altérer de plus en plus profondément la constitution et les forces générales, peut-être aussi sous l'influence dè ce qui restait de l'ancienne affection locale, les
bronchites se multiplient et s'aggravent , en concentrant
toujours sur la même partie tous les signes les plus alarmants d'une altération organique. Hémoptysie, oppression
constante, toux, altération pathognomonique des bruits
respiratoires et de la sonorité du lieu malade où se fixe une
douleur constante, fièvre, émaciation considérable, débilitation profonde: n'est-ce pas là tout le cortége des symptômes d'une phthisie déjà établie ou du moins prête à
éclater?

La lenteur avec laquelle les forces générales se sont
relevées sous l'action de l'air comprimé, ne prouve-t-elle
pas à la fois et leur profonde altération, et la pernicieuse influence qu'exerce sur elles une grave altération organique?
Cependant la guérison s'est opérée, le temps l'a confirmée, et je ne dois pas négliger de faire observer qu'un
résultat aussi heureux, aussi complet, n'a été, cette fois
encore, obtenu que par le seul emploi du bain d'air comprimé.

OBSERVATION LXXXII.

Phthisie pulmonaire, premier degré.

Mlle H..., de Berlin, âgée de 34 ans, d'un tempérament lymphatique, d'une constitution en apparence assez
bonne, exerçait depuis l'âge de 20 ans, soit en Allemagne,
soit en France, les fonctions d'institutrice. Depuis long-

temps sujette à s'enrhumer, elle avait éprouvé au Vigan, en 1855 et 1856, deux fortes atteintes de bronchite dans lesquelles elle avait craché du sang. Depuis lors la toux n'avait pas cessé, et parfois s'aggravait en s'accompagnant de fièvre ; la menstruation, devenue moins abondante, restait régulière. Deux frères et une sœur de Mlle H..... avaient succombé à la phthisie pulmonaire.

25 mai 1858. La maigreur était très-prononcée, la figure pâle, fatiguée ; les yeux étaient caves et cernés.

La respiration, toujours courte et fréquente, s'oppressait davantage par la marche, par la moindre conversation. La voix, affaiblie, était devenue plus grave, se fatiguait très-vite par la lecture à haute voix, et la malade n'avait conservé d'une voix étendue et forte que quelques notes élevées et comme fêlées : aussi le chant, autrefois très-facile, était-il tout à fait impossible.

Une toux fréquente amenait une expectoration mucoso-purulente, et s'accompagnait de douleurs fixées entre les épaules.

Pendant l'inspiration, la poitrine, qui offrait de profondes dépressions intercostales, se soulevait inégalement des deux côtés ; le droit était presque immobile.

La percussion et l'auscultation donnaient des résultats normaux dans le poumon gauche.

Dans le côté droit, les deux tiers supérieurs offraient de la submatité ; une matité complète était dans la partie inférieure le résultat d'anciennes adhérences, suite de points pleurétiques qu'avait éprouvés Mlle H..... à différentes époques.

Dans le lobe supérieur du poumon droit, l'inspiration était courte, sèche, rude et très-faible ; l'expiration était presque imperceptible; elle paraissait s'éteindre aussitôt qu'elle avait commencé, ce qui donnait lieu à un temps de silence assez prolongé, avant qu'une nouvelle inspiration se fît entendre. Dans le reste de ce poumon, les bruits respiratoires s'affaiblissaient de plus en plus à mesure qu'on les recherchait plus près de la base de l'organe, où ils étaient complètement éteints. Dans le lobe supérieur, on recueillait quelques bulles isolées de râle muqueux assez sonore; il y existait aussi de la bronchophonie.

Le pouls, petit et régulier, donnait le matin, avant le lever, 96 pulsations par minute.

Les forces générales étaient bien diminuées; il y avait des sueurs nocturnes peu abondantes.

Le 8 juin, après onze bains, une amélioration notable se manifestait déjà par plus de force, une meilleure coloration du visage, des yeux moins enfoncés, des traits moins souffrants.

Le côté droit de la poitrine se soulevait davantage pendant l'inspiration; les deux bruits respiratoires avaient pris plus de force, de la douceur; l'oppression, moins vive, résistait mieux à la marche; la voix avait pris plus de force, de résistance. La toux et l'expectoration avaient beaucoup diminué, et le pouls, devenu plus fort, n'était plus, le matin, qu'à 84 pulsations par minute.

Le 1er juillet, après trente et un bains, la toux, presque nulle, n'amenait plus d'expectoration. La respiration soulevait également les deux côtés du thorax, et ses deux bruits, également doux et humides à droite, offraient, avec plus de force, des rapports réguliers de durée. Dans la partie inférieure de la cavité droite, la matité persistait, la respiration ordinaire ne s'y entendait pas; mais une forte inspiration, qui se prolongeait sans obstacle, faisait entendre, comme dans des points éloignées, un léger bruit vésiculaire.

Les douleurs de poitrine avaient cessé ; la voix, plus forte, soutenait bien et assez longuement une lecture à haute voix ; ses notes graves, ainsi que la plupart des notes élevées, avaient reparu, le chant était possible. La marche n'oppressait plus comme autrefois.

Il n'y avait plus de fièvre, plus de sueurs nocturnes ; l'embonpoint s'était bien prononcé ; la figure, plus pleine, offrait un teint plus rosé, plus naturel ; les dépressions intercostales n'étaient plus apparentes ; les forces générales avaient considérablement augmenté ; et Mlle H.... crut pouvoir terminer son traitement après le quarantième bain.

Revenue à Nimes dans l'institution à laquelle elle était attachée, et comptant sur la bonne santé qu'elle avait retrouvée, Mlle H..... reprit tous ses travaux. Sous l'influence de quelques fatigues, et sans doute aussi d'une température très-variable, survinrent, à peu de distance, deux atteintes d'un rhume très-fatigant. Le dernier s'accompagna de fièvre, d'expectoration mucoso-purulente. La maigreur reparut, les règles manquèrent pendant deux époques, et les sueurs nocturnes se manifestèrent de nouveau.

Ce fut dans cet état, que compliquaient en outre des selles diarrhéiques affaiblissant de plus en plus les forces, que Mlle H..... revint à Montpellier.

C'était surtout dans le poumon gauche qu'on retrouvait les signes d'une affection catarrhale assez intense. Le poumon droit n'avait rien perdu de l'état dans lequel il avait été amené par les premiers bains. La diarrhée céda promptement à quelques moyens appropriés, et les bains d'air, repris alors, ramenèrent bientôt l'état de santé le plus rassurant. Pour le bien consolider, Mlle H...... obligée de rentrer en Allemagne, prit encore trente-deux bains. Après ce nombre, l'embonpoint avait reparu avec les forces générales et la menstruation, bien régulière sous tous les rapports. La toux, l'expectoration, les sueurs avaient cessé ; en un mot tout l'ensemble de l'économie, rendu à l'état normal, indiquait un état de bonne santé.

Mlle H..... rentra en effet à Berlin, et six à sept ans après son retour, des nouvelles indirectes, mais sûres, me donnaient la certitude que son rétablissement ne s'était pas démenti. Elle avait renoncé aux devoirs d'institutrice.

Dans l'état où se trouvait Mlle H..... la première fois qu'elle vint à Montpellier, il est bien loin de ma pensée qu'elle n'eût pas pu guérir par tout autre moyen que le bain d'air comprimé.

Mais si l'on tient compte de la fréquence des rhumes pendant plusieurs années, de leur gravité toujours croissante, des petites hémoptysies qui avaient eu lieu hors des temps d'une menstruation toujours régulière ; si l'on tient compte de la fièvre, de l'amaigrissement général, des sueurs nocturnes, de la mort de deux frères et d'une sœur emportés par la phthisie pulmonaire, croira-t-on que nous n'ayons eu affaire qu'à de simples bronchites chroniques ?

Il faut sans doute admettre, avec M. le Dr Briau, que bien des affections de poitrine sont confondues avec la phthisie pulmonaire, tandis qu'elles n'ont de celle-ci qu'une physionomie incomplète, mais pourtant assez ressemblante. La fièvre, l'amaigrissement, les sueurs nocturnes accompagnent bien des affections pulmonaires qui ne sont pas la phthisie ; la toux peut amener dans leur cours une expectoration d'un caractère fort douteux, même mêlée de sang ; la longue durée de ces symptômes peut, en altérant les principales fonctions, causer un tel dépérissement général, un tel état cachectique, que la phthisie pulmonaire ne semble plus douteuse. Un point d'irritation congestive accidentellement survenu peut joindre à ces symptômes de la matité, des bulles de râle muqueux, parfois si faciles à confondre avec des craquements humides ; les bruits de la respiration peuvent alors prendre de la rudesse, affecter un caractère bronchique, et le doute sur l'existence de productions tuberculeuses est encore justifié par les cas de cette nature que l'on a vus se guérir. Mais qu'à tant de motifs d'alarmes sérieuses, à tant de sujets d'avoirs recours aux moyens les plus capables d'arrêter la marche funeste du mal, vienne se joindre l'existence de plusieurs cas de phthisie mortelle, fournis par les parents les plus rapprochés du malade que l'on observe, de quel côté laissera-t-on pencher la balance ? Sera-ce une bronchite grave ou une phthisie pulmonaire, au moins à ses premières périodes, que l'on croira avoir sous les yeux ? Quelque réserve que je veuille apporter sur le choix des exemples qui me serviront à prouver les bons effets du bain d'air comprimé contre la phthisie pulmonaire, je crois pouvoir, sans hésiter, présenter la guérison de Mlle H..... comme une preuve de la puissance curative de ce moyen.

OBSERVATION LXXXIII.

Phthisie pulmonaire, premier degré.

Mlle C..., Irlandaise, âgée de 28 ans, d'un tempérament lymphatique, d'une taille élevée, d'une faible constitution, avait supporté pendant longtemps de très-grandes fatigues, à la suite desquelles sa santé s'était assez altérée pour inspirer les plus vives inquiétudes. D'abord étaient survenues entre les épaules et dans les régions antérieure et supérieure des deux côtés du thorax, des douleurs qui prirent rapidement une telle intensité que tout travail devint impossible.

Elles furent bientôt accompagnées de toux et d'expectoration sanguinolente. Obligée de renoncer à ses études de piano, qu'elle poursuivait avec beaucoup d'assiduité, dans un but professionnel, Mlle C.... vint à Montpellier réclamer mes soins, le 27 janvier 1856.

La figure était altérée par un aspect de souffrance intérieure, les yeux étaient enfoncés dans leurs orbites, la peau était partout flasque, décolorée; la maigreur touchait au marasme. Sillonnée par de profondes dépressions intercostales, la poitrine était le siége constant des douleurs que j'ai signalées ; les omoplates en ailes faisaient de fortes saillies.

Malgré l'extrême maigreur des parois de la poitrine, la percussion donnait partout une sorte de submatité remarquable par un caractère de sécheresse.

Une toux fréquente, par petites quintes, amenait des crachats mucoso-purulents assez nombreux, surtout le matin, et dont une partie gagnait le fond de l'eau, tandis que l'autre restait à la surface. Depuis quatre mois il n'y avait plus de sang dans les crachats.

La respiration était très-courte, très-fréquente ; la moindre fatigue, quelques phrases prononcées de suite, la rendaient haletante. L'inspiration soulevait à peine les parois du thorax, qui dans l'inspiration retombaient rapidement sur elles-mêmes.

Lorsque la malade voulait prononcer quelques paroles, on s'apercevait aisément des efforts fatigants qu'elle avait à faire pour se faire entendre, et malgré lesquels sa voix, presque entièrement éteinte, ne retrouvait un peu de clarté, d'élévation que pour des monosyllabes ou le commencement des mots plus longs. Cet exercice était si pénible pour Mlle C..., qu'après avoir répondu aux questions nécessaires pendant l'examen de son état, elle était fatiguée au plus haut degré.

L'auscultation trouvait partout dans les deux côtés de la poitrine une inspiration courte, rude, sèche, très-faible. L'expiration, tout aussi faible et plus courte encore, était si rapide qu'elle était presque inappréciable.

Point de râles, pas de pectoriloquie ; mais à cause de l'excessive maigreur des parois du thorax, la voix produisait de la résonance bronchophonique lorsque, au prix de quelques efforts, elle retrouvait un peu de clarté.

Le pouls, très-faible, très-petit, mais régulier, donnait à l'état de repos 90 pulsations par minute. Il n'y avait pas de sueurs nocturnes, pas de dérangement d'entrailles ; la menstruation, peu abondante, était plus irrégulière depuis quelques mois. L'appétit était à peu près nul, et la faiblesse était arrivée à un tel degré que la moindre marche devenait la cause d'une longue fatigue, d'une oppression très-difficile à calmer ; aussi, pendant les premiers bains, la malade fut-elle obligée de se rendre en voiture à l'établissement.

Malgré cet état d'affaiblissement profond, les bains furent supportés sans que l'état sédatif se prononçât d'une façon importune, et dès le douzième, de notables changements s'étaient opérés dans l'état de Mlle C... — Ses traits indiquaient moins un état de grave maladie, sa pâleur livide avait fait place à un teint plus naturel. Ses forces augmentées, sa respiration plus libre, plus longue, faisaient mieux supporter la marche, et l'oppression qu'elle causait encore se calmait beaucoup plus vite. La voix était plus forte, plus résistante, et la toux plus rare amenait en moindre quantité une expectoration de même nature.

26 février, vingt-quatre bains. La respiration ordinaire était plus longue, moins fréquente : elle soulevait évidemment les parois thoraciques, qui pendant l'expiration s'affaissaient lentement et sans secousse. Une longue inspiration pouvait être accomplie sans provoquer la toux ; celle-ci était presque nulle, et l'expectoration réduite à si peu de chose qu'elle ne pouvait être recueillie.

La sonorité de la poitrine à la percussion se rapprochait davantage de l'état normal, quoique l'augmentation de l'embonpoint eût recouvert d'une couche plus épaisse les parois de la poitrine au point d'effacer presque entièrement les dépressions intercostales.

Les bruits respiratoires avaient pris de la douceur, de l'humidité, et, tout en étant plus intenses, restaient encore notablement affaiblis dans les deux côtés du thorax.

La voix, plus forte, plus soutenue, était aussi plus claire ; toutes les syllabes de chaque mot étaient articulées avec la même élévation, sans obliger la malade aux efforts pénibles qu'elle faisait avant, pour n'articuler clairement que des monosyllabes ou la première syllabe seulement des mots plus longs.

Les douleurs de poitrine étaient considérablement affaiblies, mais se faisaient encore sentir.

Le pouls, plus fort, plus régulier, donnait seulement 76 pulsations par minute.

L'appétit s'était promptement réveillé, et sous l'influence d'un régime plus nourrissant, de digestions faciles et régulières, l'embonpoint et les forces générales avaient déjà beaucoup augmenté.

7 mars, trente-six bains. Une marche pressée ne causait plus d'oppression ; la toux et l'expectoration avaient disparu ; les douleurs de poitrine, très-faibles à droite, étaient plus persistantes à gauche.

25 mars, quarante-cinq bains. Sous l'influence d'un temps humide et froid, un peu de toux était survenue sans expectoration mucoso-purulente, mais elle avait une fois amené un seul crachat légèrement sanguinolent. La toux elle-même ne s'était pas soutenue.

L'augmentation de l'embonpoint donnait à la figure un air de bonne santé ; la respiration était très-libre, ses deux bruits avaient pris une plus grande force, une douceur, une humidité normales ; les douleurs avaient cessé entre les épaules et ne se faisaient plus sentir que très-faiblement et très-rarement au-dessous des deux clavicules.

La voix était ferme, bien articulée ; et la marche, de plus en plus facile et bien supportée, permettait de longues promenades à pied dans la campagne.

Mlle C..., dont le moral était complètement remonté, et qui voyait sa santé se raffermir chaque jour davantage, porta jusqu'à soixante-sept le nombre de ses bains, et lorsqu'elle quitta Montpellier, ses forces, son embonpoint, sa respiration, sa voix étaient depuis longtemps aussi satisfaisants que jamais avant sa maladie. Il n'était plus question de douleurs dans la poitrine, et le rétablissement de la menstruation avait confirmé le retour d'une bonne santé.

Cette guérison s'est parfaitement soutenue ; plusieurs années après une lettre de Mlle C.... m'apprenait que non-seulement sa santé ne s'était pas altérée de nouveau, mais qu'elle s'était améliorée de plus en plus et lui permettait de supporter sans aucune peine les fatigues de sa vie active et le mauvais temps de l'Écosse et de l'Irlande, qu'elle habite alternativement.

Dans cette observation, une atteinte des plus graves avait ruiné les forces générales et jeté toute l'économie dans un tel degré de dépérissement, qu'avec le tempérament de Mlle C.., sa constitution physique, il était bien permis de croire au développement accidentel, forcé, de la diathèse tuberculeuse. Jusqu'à quel point les douleurs générales ressenties dans la poitrine, et la perception dans toute son étendue de quelques signes physiques assez caractéristiques, pouvaient-elles faire admettre que les productions tuberculeuses étaient déjà formées ? S'agissait-il de tubercules miliaires envahissant la plus grande partie des deux poumons, ou seulement de la prédisposition qui conduit à leur formation ? Si l'on peut rester indécis entre ces deux opinions, il n'est guère possible, ce me semble, de repousser l'imminence réelle de la phthisie pulmonaire.

Il serait plus difficile encore de méconnaître la gravité de l'état d'appauvrissement général auquel était arrivée Mlle C.. La description que j'en ai donnée est insuffisante pour le faire bien apprécier; il était porté à tel point que j'hésitais à soumettre la malade à l'action d'un moyen dont il fallait éviter les insuccès, et ce ne fut qu'aux pressantes sollicitations de M. le pasteur N. R... que je tentai avec de grandes hésitations, avec la crainte de ne pas réussir, un traitement dont il fut cependant bientôt permis d'apprécier la bienfaisante influence. Ici encore le bain d'air comprimé, aidé seulement d'une alimentation réparatrice, si bien indiquée par l'augmentation d'appétit qu'il provoque ordinairement, a suffi pour restaurer de la manière la plus certaine une constitution délabrée, et prouver de quelle utilité il peut être dans le cas où il faut opérer une profonde rénovation organique.

OBSERVATION LXXXIV.

Phthisie pulmonaire, premier degré.

M. G.... du Locle, âgé de 25 ans, d'un tempérament lymphatique, avait joui d'une bonne santé pendant sa première jeunesse. Issu de parents bien portants, il avait cependant vu un de ses frères succomber à la phthisie. Appelé de bonne heure à voyager pour son commerce dans les montagnes de la Suisse, M. G.... avait supporté beaucoup de fatigue et de mauvais temps. Il avait aussi contracté des rhumes fréquents qui d'abord s'étaient montrés peu tenaces. L'avant-dernier, beaucoup plus grave et plus long, s'était accompagné de douleurs erratiques dans la poitrine, et un sang assez abondant s'était à plusieurs reprises montré dans la matière expectorée. Encore affaibli et mal remis de cette grave atteinte, M. G.... fut forcé d'aller passer plusieurs mois au campement des troupes fédérales, dont il faisait partie. Rentré chez lui, il s'enrhuma de nouveau. Il survint alors un tel état de faiblesse générale, que le moindre exercice devenait de plus en plus pénible; une toux fréquente amenait une expectoration épaisse peu abondante; la maigreur augmentait et des sueurs nocturnes ajoutaient à la déperdition des forces.

M. G..... se décida alors à venir à Montpellier, où il arriva le 11 février 1862, dans l'état suivant:

La peau, généralement décolorée, était molle et détendue; la maigreur était très-prononcée, les traits du visage indiquaient une souffrance intérieure; les yeux cernés, enfoncés, étaient éteints; la faiblesse générale était très-grande et rendait pénible la moindre marche, qui à son tour aggravait l'oppression habituelle.

Les parois de la poitrine se soulevaient très-faiblement par l'inspiration; le côté droit surtout, presque immobile, offrait dans la région sous-clavière une dépression très-marquée.

Dans cette région, la percussion constatait de la submatité; elle trouvait une matité absolue à la partie inférieure et latérale de ce même côté, où d'anciens points pleurétiques avaient sans doute causé des adhérences.

Dans le lobe supérieur du poumon droit, les deux bruits de la respiration avaient perdu leur douceur, leur humidité, et pris un timbre plus clair; l'un et l'autre étaient faibles, et tandis que l'inspiration avait sensiblement diminué d'étendue, l'expiration était au contraire bien plus prolongée que dans l'état naturel. Dans la partie de ce côté,

où se rencontrait de la matité, la respiration n'était perceptible qu'autant que le malade faisait une longue inspiration, pendant laquelle le bruit vésiculaire semblait venir
des parties profondes.

La voix était grave, elle donnait un peu de retentissement bronchophonique dans le tiers supérieur du poumon
droit, où les bruits du cœur étaient aussi très-nettement
appréciables.

Du côté gauche du thorax, la percussion et l'auscultation
donnaient des résultats normaux, seulement les bruits
respiratoires y étaient empreints d'une faiblesse évidente.

La toux était fréquente, suivie d'une expectoration peu
abondante, en forme de petites masses globuleuses et
épaisses.

Une longue inspiration était impossible, à cause de la
toux qu'elle réveillait promptement; le décubitus n'était
pas supporté sur le côté gauche.

Le pouls, petit, fréquent et régulier, était à 84 pulsations par minute.

L'appétit et les fonctions digestives étaient languissants;
les sueurs nocturnes continuaient.

Les bains d'air comprimé furent très-bien supportés,
quoique dans les premiers temps leur action sédative fût
vivement prononcée et laissât après chaque séance le besoin de rester en repos.

Après le seizième, la peau offrait sur toute son étendue
une coloration plus naturelle, elle était moins flasque;
l'embonpoint commençait à revenir, les traits indiquaient
moins de souffrance; les yeux moins enfoncés avaient
plus de vie.

Les forces générales augmentées supportaient mieux la

marche, qui réveillait moins vite l'oppression ; celle-ci était moindre habituellement ; les sueurs nocturnes moins constantes étaient aussi moins abondantes. Le pouls plus plein ne donnait que 75 pulsations par minute.

La toux et l'expectoration restaient les mêmes.

15 mars, vingt-six bains. La poitrine n'offrait plus de dépression à la partie supérieure du côté droit, et ses parois se soulevaient partout également pendant l'inspiration, qui avait retrouvé à droite une plus longue durée, mais l'expiration était encore trop prolongée ; l'une et l'autre, plus douces, plus humides, se rapprochaient davantage du caractère vésiculaire. Les bruits du cœur ne s'entendaient plus que dans leurs limites naturelles.

La toux et l'expectoration avaient cessé ; les sueurs nocturnes étaient réduites à un peu de moiteur générale de la peau, qui ne paraissait pas tous les jours, et seulement le matin.

L'appétit était toujours très-bon ; cependant les forces générales ne se prononçaient pas dans une proportion égale à celle de l'embonpoint ; aussi l'action sédative de l'air comprimé se manifestait-elle encore par un peu d'affaissement ressenti à la fin de chaque séance, mais qui se dissipait rapidement. Le moral était tout à fait remonté.

3 avril, quarante-trois bains. Les forces générales étaient fort bien rétablies ; elles permettaient de longues promenades, pendant lesquelles l'oppression ne survenait plus, même en montant.

La percussion donnait des deux côtés, dans les régions supérieures, des résultats semblables.

A droite, l'auscultation constatait le retour des bruits

d'inspiration et d'expiration à leurs rapports naturels d'intensité et de durée ; leur caractère de rudesse avait fait place au bruit doux et moelleux de l'expansion vésiculaire. La voix n'avait plus de résonnance bronchique.

Une longue inspiration s'accomplissait aisément et se répétait sans provoquer la toux ; le décubitus était facile en tout sens.

Le pouls, plus plein, était régulier, sans fréquence ; il n'existait plus de trace des sueurs nocturnes.

Le moral était excellent, et pour bien consolider le retour d'une bonne santé, que la régularité de toutes les fonctions et les signes extérieurs les plus positifs rendaient évidente, M. G... porta jusqu'à soixante et douze le nombre de bains d'air comprimé dont il fit usage.

Jusqu'ici cette guérison ne s'est pas démentie, quoique M. G... ait repris une vie très-active.

L'action curative exercée dans ce cas par l'air comprimé ne saurait être mise en doute. Mais on a pu remarquer que, malgré l'apparition des signes certains d'une amélioration de l'état local, et même de tout l'ensemble de l'organisation, malgré le retour bien marqué de l'embonpoint, les forces générales ne suivaient pas dans leur accroissement une marche aussi rapide que la réconstitution physique de tout le corps. Un des indices les plus certains de ce fait se trouvait, selon moi, dans la reproduction de cet affaissement qui, longtemps après le début du traitement, se montrait encore à la fin de chaque bain.

A quoi cela pouvait-il être rapporté, si ce n'est à l'extrême faiblesse dans laquelle le malade était tombé ?

Soumises pendant longtemps à des causes très-actives de déperdition, les forces radicales de l'économie avaient été profondément épuisées, et la lenteur de leur retour n'était pas autre chose que ce qui se passe dans tous les cas où une maladie grave, développée sous l'action de causes puissantes, a concouru avec elles à appauvrir toute la constitution. Les premières forces qui se reconstituent sont consacrées par la nature au rétablissement des fonctions les plus nécessaires à la vie. Ce n'est qu'après le retour de l'harmonie des fonctions générales et de ses signes irrécusables, que les nouvelles forces créées, dépassant enfin la somme nécessaire aux dépenses journalières, s'accumulent pour former les forces radicales, cette réserve, cette épargne si utile, si indispensable dans les moments où une résistance vitale énergique peut devenir nécessaire. C'est lorsqu'elle est réellement constituée, que l'on peut compter sur une guérison solide, et ce n'est pas un des moindres avantages de l'air comprimé que la facilité avec laquelle il nous conduit à ce résultat.

OBSERVATION LXXXV.

Phthisie pulmonaire, premier degré ; marche très-lente.

Mlle D..., âgée de 25 ans, d'un tempérament lymphatique sanguin, avait été régulièrement menstruée jusqu'à l'âge de 19 ans. A cette époque, sans cause bien déterminée, sa santé, commençant à s'altérer, avait seulement rendu la menstruation moins abondante et moins prolongée. Il n'existait pas chez elle de disposition héréditaire à la phthisie.

Au milieu du dépérissement général, qui depuis cinq à

six mois suivait alors une marche croissante, survint une bronchite aiguë qui aggrava de plus en plus la tendance fâcheuse que suivait la santé de la malade. On la conduisit alors à Pau, et après trois ou quatre années de séjour dans cette ville, elle paraissait remise.

Un voyage à Paris, pendant l'exposition universelle de 1855, fut la cause de grandes fatigues, à la suite desquelles survinrent de l'oppression et une grande faiblesse générale. On revint à Pau, où pendant deux années consécutives, des atteintes multipliées de bronchites chroniques firent recourir alternativement aux Eaux-Bonnes, à celles de Cauterets et de Luchon. Le peu de résultat que l'on obtint de ces divers moyens décida les parents de la malade à la conduire à Montpellier, pour essayer l'action des bains d'air comprimé. Elle arriva le 16 mai 1857, dans l'état suivant :

Figure pâle, traits fatigués, yeux cernés ; maigreur peu prononcée.

Les forces étaient bien diminuées ; la respiration était courte, fréquente, et la moindre marche déterminait promptement une pénible et longue oppression ; l'ascension d'un escalier peu élevé était surtout très-fatigante.

La percussion donnait dans toute la cavité gauche de la poitrine une sonorité qui paraissait être plus prononcée que ne l'indiquait même le peu d'embonpoint dont la poitrine était recouverte, et dans tout le poumon de ce côté, les bruits respiratoires, exempts de caractères pathologiques, offraient cependant une intensité exagérée et comme supplémentaire.

Dans toute l'étendue du poumon droit, la percussion offrait une submatité prononcée.

Dans son lobe supérieur, les bruits respiratoires avaient sensiblement perdu de leur douceur, de leur humidité ; l'inspiration était moins prolongée que l'expiration. Au-dessus et au-dessous de la clavicule, dans les fosses sus et sous-épineuses, on entendait de grosses bulles isolées entre elles de râle muqueux. Dans les deux tiers inférieurs de ce même poumon, les bruits respiratoires étaient aussi très-faibles et comme masqués par un râle muqueux très-sourd, à petites bulles : c'était fort analogue au râle sous-crépitant.

La toux était fréquente, suivie d'une expectoration peu abondante de matière mucoso-purulente d'un blanc sale et consistante.

Le pouls était faible et fréquent.

Les bains d'air furent aisément supportés, et le 16 juin 1857, Mlle D... était déjà arrivée au vingt-sixième, sans qu'elle en eût retiré d'effet bien sensible ; il lui semblait cependant qu'elle toussait et crachait moins, que la marche était un peu mieux supportée.

A gauche, la sonorité de la poitrine et les bruits respiratoires n'avaient rien perdu de leur caractère supplémentaire.

On ne constatait dans le poumon droit qu'un peu de diminution dans la submatité, qui restait cependant évidente; les râles sous-crépitants de ses régions inférieures avaient fait place à de grosses bulles de râle muqueux semblables à celles qui se retrouvaient dans le tiers supérieur. Le pouls ne perdait rien de sa fréquence.

Continués jusqu'au nombre de cinquante, les bains eurent pour résultat de faire presque entièrement disparaître les grosses bulles de râle muqueux ; mais il restait toujours de l'oppression, que la marche aggravait pourtant moins péniblement. La toux, aussi fréquente, amenait toujours des crachats semblables aux premiers. Le poumon droit avait retrouvé une sonorité plus normale, mais dans le tiers supérieur les bruits respiratoires offraient toujours de la rudesse ; ils étaient plus forts, plus distincts dans les parties où les râles sibilants ne se faisaient plus entendre.

Le pouls conservait un peu de fréquence, surtout le soir.

Les forces générales étaient peu améliorées, et quoique les digestions fussent régulières, l'embonpoint ne s'augmentait pas.

Le traitement fut interrompu. Mlle D... retourna à Paris, où deux ans après elle succomba dans le dernier degré d'une phthisie pulmonaire.

Le bain d'air comprimé, dans cette observation, a partagé l'insuccès des traitements employés avant ou après lui. L'issue funeste de tant de soins, d'une si grande persévérance à rechercher tout ce qui pouvait être utile, aurait peut-être lieu de nous surprendre s'il ne s'agissait pas ici de phthisie pulmonaire, de cette maladie à l'incurabilité de laquelle des faits semblables à celui que je viens de rapporter ne viennent que trop souvent fournir de nouvelles occasions de croire.

Heureusement, si un seul fait ne saurait faire loi, beaucoup ne sauraient davantage servir de base à une règle absolue. Sous ce rapport, l'histoire de Mlle D... ne signale aucune contre-indication à l'usage du bain d'air comprimé dans des cas semblables. On n'a pas manqué de remarquer combien peu un usage prolongé du bain d'air comprimé avait apporté de changements favorables dans l'ensemble de l'économie. La nutrition avait été si faiblement influencée, si peu améliorée, que ni l'embonpoint, ni les forces générales n'en avaient reçu d'augmentation trèsnotable. Soit que, préparée de longue main par des causes qu'on n'avait point aperçues, une ruine profonde des forces générales eût facilité l'apparition des affections locales dont on n'appréciait pas dès le principe l'importance mal dessinée, et les eût conduites à ce degré de gravité qui ne laissait plus de ressources; soit qu'elle fût ellemême la conséquence de graves atteintes dont le poumon avait été le siége, et qui, en s'opposant à une nutrition régulière, avaient produit une véritable diathèse tuberculeuse, il est dans tous les cas facile de comprendre de quelle utilité pouvait être l'action impulsive que l'air comprimé communique ordinairement à la rénovation organique. Quelque influence au-dessus de la portée de nos investigations et de nos ressources thérapeutiques avait donc ici porté une atteinte irrémédiable aux sources de la vie, et devant elle toute action médicatrice dut rester impuissante. Mais si les succès qu'obtient l'air comprimé, quand il active et régularise tous les actes de la nutrition, prouvent sa grande utilité dans le traitement de la phthisie, son insuccès, quand il ne réussit pas à régulariser une mauvaise nutrition, à rendre à toute l'économie les forces nécessaires aux actes réparateurs, et nous laisse désarmés en face d'un mal si redoutable, est encore, à mes yeux, une preuve de l'importance de cette profonde rénovation et de la valeur de l'agent qui peut la produire. Une persévérance plus longue dans le traitement entrepris à Montpellier eût-elle dirigé la maladie vers une issue plus heureuse? Je ne le pense pas: le traitement qui doit être utile ne reste pas si longtemps sans action ; les forces vitales qui doivent renaître et reprendre leur influence active ne tardent pas si longuement à se montrer, si l'on parvient à reproduire les circonstances capables de les recréer.

OBSERVATION LXXXVI.

Phthisie pulmonaire , premier degré.

Mme G... de Paris, âgée de 30 ans, d'un tempérament nerveux, d'une constitution délicate, n'avait éprouvé dans sa jeunesse d'autre maladie qu'une affection gastralgique survenue à l'époque de la première menstruation, et qui se montra assez rebelle.

En novembre 1854, sans cause appréciable, elle avait été prise d'une toux fort incommode, que précédait toujours une sensation de picotement à la gorge ou derrière le sternum, et qui d'abord peu fréquente le devint de plus en plus, sans donner lieu à la moindre expectoration.

En janvier 1855 eut lieu une première hémoptysie, qui depuis lors s'était reproduite à quatre reprises différentes : la dernière avait eu lieu en février 1856 ; chacune d'elles avait été peu abondante.

Depuis sa dernière hémoptysie, Mme G... ressentait un malaise indéfinissable, une faiblesse extrême qui l'obligeait à garder le lit ; là seulement elle trouvait un peu de bien-être. Mais son état général s'altérant davantage, en même temps que la poitrine devenait le siége de symptômes de plus en plus alarmants, elle reçut de M. le Dr Raudet le conseil de venir à Montpellier se soumettre à l'action du bain d'air comprimé.

Le 9 mars 1856, Mme G... était dans l'état suivant :

Amaigrissement considérable ; visage terne, abattu,

comme grippé par la souffrance et la tristesse ; yeux caves, cernés ; abattement moral très-prononcé.

L'oppression constante était aggravée par le moindre exercice et par la conversation ; le chant était impossible, le plus léger effort éteignait complètement la voix, en réveillant dans la poitrine un sentiment de faiblesse, de fatigue, et des douleurs générales qui se faisaient surtout sentir dans le côté gauche. Le décubitus, difficile à supporter sur tous les côtés et principalement sur le gauche, n'était possible que sur le dos ; le sommeil était toujours pénible, agité, et les sueurs nocturnes commençaient à se montrer.

Dans les deux côtés de la poitrine, la percussion était, en avant, sensiblement moins sonore que ne semblait l'indiquer la maigreur de ses parois ; en arrière, dans la partie supérieure, jusqu'à l'angle inférieur des omoplates, la matité était prononcée.

Des deux côtés de la poitrine, dans la région antérieure, l'inspiration était sèche, rude, peu prolongée ; l'expiration très-faible était, à droite surtout, très-difficile à distinguer. En arrière, sous les fosses sus et sous-épineuses, les bruits respiratoires étaient obscurs, et la voix y produisait une bronchophonie confuse que l'on retrouvait sous la clavicule droite, à égale distance de son bord inférieur et de la naissance du sein.

La toux était fréquente et n'entraînait en ce moment qu'une rare expectoration d'un peu de mucosité visqueuse, au milieu de laquelle se trouvaient parfois de petits fragments de matière épaisse et d'un blanc jaunâtre sale.

Le pouls, ordinairement peu développé et fréquent, le devenait davantage le soir ; il atteignait alors 106 pulsations par minute et s'accompagnait de chaleur à la peau, qui pendant la nuit se couvrait d'une sueur peu abondante.

Dès le principe, les bains furent bien supportés; Mme G... s'y trouvait moins oppressée, sa voix y reprenait de la force. Pendant la matinée qui précéda le troisième bain, la toux avait été assez fatigante et accompagnée de sang dans les crachats.

Le 25 mars, treize bains avaient déjà produit un changement notable dans les traits, qui indiquaient moins de souffrance; le teint s'était éclairci.

La percussion donnait un son plus clair dans toute la poitrine.

A droite, l'inspiration devenue plus intense était aussi plus prolongée, plus douce et plus humide; l'expiration elle-même était plus facile à constater; ces deux bruits s'entendaient plus distinctement en arrière, sous l'angle inférieur de l'omoplate et dans les fosses sus et sous-épineuses. Une longue inspiration était devenue facile et la voix avait retrouvé de la force. La toux et l'expectoration étaient presque nulles.

Après le seizième bain, l'appétit s'était vivement prononcé, les digestions étaient faciles, un coloris plus naturel du visage coïncidait avec un retour sensible d'embonpoint. Les forces générales augmentées, une liberté plus grande de la respiration, permettaient un exercice plus prolongé.

La sonorité de la poitrine, plus claire, était égale des deux côtés.

Dans toutes les régions des deux cavités du thorax, même sous l'omoplate à droite, l'auscultation retrouvait des bruits respiratoires vésiculaires plus étendus, ayant

leur douceur, leur humidité naturelles ; l'expiration restait cependant un peu faible relativement à l'inspiration·
La veille encore, une marche un peu forcée avait causé une
quinte de toux avec un seul crachat légèrement sanguinolent. L'époque de la menstruation s'approchait. Elle s'établit sans douleur après le dix-huitième bain.

10 avril, vingt-sept bains. L'amélioration observée
dans l'état de la poitrine se confirmait chaque jour davantage. L'expiration ayant à son tour retrouvé un peu plus
de force, les bruits respiratoires s'offraient dans leur état
normal ; la voix s'était aussi fortifiée, le chant était facile
et soutenu.

Le pouls, plus plein, n'était plus qu'à 66 pulsations par
minute ; il n'y avait plus d'exacerbation le soir, ni de
sueurs nocturnes.

Les forces et l'embonpoint, par leurs progrès journaliers,
ramenaient toutes les apparences extérieures de la santé, et
relevaient le moral.

Après le trente-cinquième bain, sans que la moindre
altération se fît connaître dans le bien qu'on avait obtenu,
la malade accusait un léger sentiment de malaise dans la
partie supérieure des deux côtés du thorax. La percussion
et l'auscultation constataient un état normal ; cependant,
ayant cru remarquer dans les bruits respiratoires une légère
tendance à la sécheresse, un caractère comme sifflant, et
supposant que cela pouvait dépendre, ainsi que je l'avais
observé plusieurs fois, d'un léger degré de surexcitation
produite par l'action tonique et prolongée de l'air comprimé, je fis interrompre les bains pendant deux jours.

Au bout de ce temps, ils furent repris, et sans nouvelle
interruption, jusqu'au nombre de cinquante. Alors, des

deux côtés du thorax, la sonorité était égale et naturelle ;
les bruits respiratoires avaient sous tous les rapports retrouvé leur état normal. La toux et l'expectoration avaient
complètement cessé ; il n'existait nulle part de la bronchophonie. L'oppression avait disparu, la marche n'en causait plus ; une longue inspiration s'accomplissait sans
obstacle ; la voix était forte , soutenue ; le pouls n'était
plus qu'à 60 pulsations par minute, il avait pris de la
force, de la plénitude.

Les forces et l'embonpoint augmentés, un coloris plus
naturel du visage et de toute la surface cutanée, des traits
où se peignaient la satisfaction, la sécurité morale que la
malade avait retrouvées, indiquaient enfin un retour complet à la santé.

Cette guérison , obtenue par le seul emploi du bain
d'air comprimé , s'est soutenue jusqu'ici (juillet 1868),
sans donner la moindre inquiétude, et en permettant à
Mme G... la vie active qu'elle avait autrefois. Elle a suivi
dans sa marche celle qu'on a pu remarquer dans les faits
précédents, en offrant cependant une légère particularité
qu'il faut peut-être signaler. On a pu observer en effet
que l'apparition de tous les signes physiques d'une amélioration réelle dans l'état de la partie malade, précédait
notablement les preuves du retour des forces générales.
Serait-ce que, dans cette circonstance, la résolution de la
maladie locale aurait été le résultat de l'influence directe,
topique, de l'air comprimé, plutôt que la conséquence
d'une assimilation plus active, d'une meilleure nutrition,
du relèvement des forces générales ?

Quoi qu'il en soit, ces dernières, qui se montrèrent enfin

après le retour de l'appétit et l'usage du régime plus analeptique qui fut alors adopté, vinrent à leur tour aider et consolider la guérison.

OBSERVATION LXXXVII.

Phthisie pulmonaire, second degré.

M. E. D....., l'un de nos peintres les plus distingués, avait été jusqu'à l'âge de 15 ans d'une faible santé ; les indispositions qui le tourmentaient le plus fréquemment se rapportaient aux fonctions du système hépatique. Elles cessèrent après une rougeole qui présenta quelque gravité, et la santé de M. D... ne subit plus d'autre atteinte qu'une maladie de poitrine qui datait de 1840, et pour laquelle il était venu en 1841, à Montpellier, réclamer les soins du professeur Broussonnet.

Après l'emploi de divers moyens qui n'avaient pas apporté de rapides modifications à l'état de M. D..., le professeur Broussonnet l'engagea à venir me trouver, pour essayer les effets de l'air comprimé, que je commençais alors à étudier.

J'extrais d'une note que me remit M. D... les détails suivants sur les antécédents de sa maladie :

Sous l'influence d'un abus excessif du tabac à chiquer et à fumer, dont il s'efforçait de faire pénétrer la fumée aussi profondément que possible dans la poitrine; sous l'influence d'une nourriture rendue excitante par l'ail et l'oignon, afin d'obvier à la fatigue d'un travail excessif, M. D... fut atteint d'une surexcitation fébrile qui se manifestait surtout le soir et se prolongeait bien avant dans la nuit. L'appétit et les digestions ne tardèrent pas à se déranger. En même temps survinrent de vives douleurs dans la poitrine, et une toux fatigante avec expectoration de crachats abondants et épais. Négligés pendant plus de deux mois, ces symptômes furent enfin attaqués par l'application, sous la clavicule gauche, d'un emplâtre fortement stibié. Les douleurs de poitrine se calmèrent. Trois jours après, s'étant exposé à l'action d'un vent froid et violent, M. D... fut pris dans la nuit d'un point de côté très-intense, situé sous le sein gauche. On y plaça dès le matin un large vésicatoire, qu'on fit suppurer longuement; il fit cesser toute douleur, et dès-lors aussi disparurent les mouvements fébriles de chaque soir. Pendant un mois, la toux ne cessa pas de provoquer des crachats rougis par beaucoup de sang. On mit en usage le sirop de tortue, celui de digitale. Depuis lors, trois hémoptysies s'étaient manifestées à d'assez longs intervalles; après la troisième seulement, on avait eu recours à la saignée, et plus tard à des cautères qui, au nombre de quatre, avaient été placés sur le côté gauche de la poitrine, sous la clavicule et dans le voisinage du sein.

Le 6 mai 1841, lorsque j'examinai M. D... pour la première fois, son teint était très-pâle, le blanc de ses yeux offrait une teinte verdâtre, l'amaigrissement était général et très-prononcé.

L'oppression était habituelle, la moindre marche l'augmentait, et alors le calme de la respiration était lent à se rétablir. Une toux exempte de longues quintes amenait ordinairement une expectoration d'un jaune brun sale, d'une consistance crémeuse, importunant le malade par son mauvais goût. La poitrine n'était pas douloureuse, le soulèvement de ses parois était régulier et sensiblement égal des deux côtés.

La percussion donnait un résultat normal pour chaque cavité du thorax, si ce n'est à gauche, dans le tiers inférieur, où l'on trouvait un peu moins de sonorité.

Le bruit d'expansion vésiculaire s'entendait naturel dans tout le poumon droit; il était plus faible dans les deux tiers supérieurs du poumon gauche, et bien plus encore dans le tiers inférieur, où les bruits d'inspiration et d'expiration étaient très-peu distincts entre eux. En outre, dans cette partie, on entendait du râle crépitant à grosses bulles, et qui semblait se produire loin du point où l'oreille touchait le thorax. Les efforts tentés pour prolonger l'inspiration réveillaient aussi constamment dans cette région une douleur forte et profonde.

Sous le tiers externe de la clavicule-gauche, on percevait une pectoriloquie distincte; mais dans certains moments la voix paraissait s'arrêter dans le milieu du cylindre et ne pas arriver jusqu'à l'oreille.

Les battements du cœur n'offraient rien de particulier; le pouls, fréquent, faible, peu développé, était à 94 ou 96 pulsations par minute.

Il n'existait ni sueurs nocturnes, ni diarrhée; les forces étaient fort diminuées. Une conversation un peu soutenue, le décubitus horizontal, causaient de l'oppression, et M. D..., éloigné de toute occupation par le malaise qu'elle causait, était profondément découragé.

La première séance sous l'appareil médico-pneumatique de Tabarié eut lieu le 11 mai; elle fut remarquable par le bien-être que le malade ressentit pendant sa durée : il ne toussa pas du tout, et son pouls, qui était au début à 94 pulsations, n'était plus à la fin qu'à 85. Le lendemain il y eut encore quelques crachats sanguinolents.

Après la seconde séance, la toux était bien moins facile à provoquer. La troisième diminua l'oppression, au point que la marche était mieux supportée, que le décubitus horizontal était possible, et qu'il se prolongea pendant plusieurs heures sans réveiller ni la dyspnée, ni la toux qui ne se montra pas de toute la nuit. Le goût du travail commençait à se manifester, et confirmait dans l'esprit du malade l'amélioration dont il avait déjà le sentiment.

En examinant la manière dont la respiration s'accomplissait après la quatrième séance, on trouvait dans le poumon gauche moins de différence dans l'intensité du bruit vésiculaire au sommet et à la base de cet organe ; dans cette dernière partie, les deux temps d'inspiration et d'expiration étaient aussi devenus plus distincts. La voix elle-même semblait ne plus s'entendre d'une manière aussi marquée sous la clavicule gauche. Ces heureuses modifications progressaient chaque jour, et déjà, après le huitième bain d'air comprimé, l'auscultation trouvait dans la partie inférieure du poumon gauche un bruit vésiculaire beaucoup plus libre. On sentait que, dans une longue inspiration, l'expansion pulmonaire était devenue plus grande et plus facile. Cette longue inspiration elle-même, qui causait autrefois une douleur forte et constante, n'en déterminait plus que par intervalle et d'une manière à peine sensible. Le râle sous-crépitant avait cessé, la pectoriloquie diminuait aussi de force, et l'expectoration, moins abondante, offrait une teinte moins brune, moins sale. La toux avait presque disparu pendant le jour ; elle revenait rarement dans la nuit, et reproduisait encore quelquefois à la bouche le mauvais goût que les crachats avaient dans le principe. L'oppression avait beaucoup diminué ; elle avait fait place à un sentiment de bien-être général si prononcé que, tout en se réjouissant d'un résultat si prompt et si heureux, M. D... n'osait pas croire à sa durée.

Cependant, après la dixième séance, la respiration avait retrouvé dans toute la poitrine sa liberté et sa force naturelles ; les inspirations les plus profondes s'accomplissaient sans réveiller la toux ; il n'existait plus de râle sous-crépitant, plus de pectoriloquie, plus de fréquence fébrile dans le pouls ; les forces étaient revenues, et M. D.., rappelé à Avignon par des circonstances impérieuses, abandonna son traitement.

Encouragé par l'amélioration de sa santé qui se prononçait chaque jour davantage, il reprit ses travaux ; mais assez imprudent pour quitter de trop bonne heure les vêtements d'hiver, M. D... fut, un soir en rentrant chez lui, saisi par un vent très-froid et ressentit sur-le-champ un violent point de côté à gauche. Pendant neuf jours il garda le lit, sans faire aucun traitement, et dès que la douleur fut un peu calmée, il se mit en route pour Montpellier. M. D.... y arriva ayant encore de la fièvre, de l'oppression, de la douleur et de la matité à la partie inférieure et postérieure du poumon gauche, où le bruit vésiculaire ne s'entendait plus. La toux, qui avait reparu, ramenait quelques crachats muqueux et teints de sang. L'amaigrissement s'était de nouveau prononcé, les forces avaient diminué et s'affaiblissaient par des sueurs nocturnes assez considérables.

Cet accident, survenu au milieu d'une santé qui se fortifiait chaque jour, ne réveilla pas les anciens symptômes. Il fit sur-le-champ recourir encore aux bains d'air comprimé, et onze séances suffirent pour dissiper toutes ces fâcheuses lésions. Bien rétabli pour la seconde fois, M. D... se rendit aux Eaux-Bonnes. J'ai eu maintes fois, depuis son second rétablissement, l'occasion de le voir, jouissant d'une excellente santé et doué d'un embonpoint aussi prononcé que sa maigreur avait été extrême.

Voilà un exemple de phthisie pulmonaire plus avancé que la plupart des cas que j'ai rapportés, et dont la guérison n'a exigé qu'un traitement bien court; elle n'en a pas été moins solide, car M. D... n'a plus ressenti la plus légère atteinte d'un mal analogue à celui qui l'avait amené à Montpellier. Les hémoptysies, les caractères des bruits respiratoires, la résonnance de la voix dans la partie supérieure du poumon gauche, le dépérissement général du malade, suffisent bien pour faire admettre l'existence de lésions tuberculeuses dans cette région de l'organe de la respiration, si l'on croit devoir rapporter à un simple état de bronchite chronique ce qui se passait dans les régions inférieures du même viscère. Réduites à ce caractère, elles n'en augmentaient pas moins la gravité du mal, et malgré toutes ces complications, l'air comprimé suffit pour obtenir un résultat contre lequel beaucoup d'autres moyens étaient demeurés impuissants. M. D.... a succombé, il y a deux ou trois ans seulement, à une autre maladie qu'une affection de poitrine, et jusqu'à cette époque, c'est-à-dire pendant près de vingt-cinq ans, il avait conservé une forte santé.

OBSERVATION LXXXVIII.

Phthisie pulmonaire, second degré.

M. S.... docteur en médecine, âgé de 32 ans, d'un tempérament nerveux, avait éprouvé, après de longs travaux intellectuels et de grandes fatigues, une hémoptysie assez copieuse qui, dans l'espace de huit à neuf mois, s'était reproduite à trois reprises différentes. Pendant cette période de temps, une toux fréquente et sèche n'avait jamais cessé de se montrer, l'amaigrissement était devenu considérable ; mais sous l'influence des moyens auxquels on eut recours, la santé de M. S... s'améliora si bien qu'il se maria, et durant les trois années qui suivirent il put se livrer à une vie très-active.

Une bronchite aiguë très-grave, au rapport du malade, et survenue en octobre 1855, pendant un voyage à Paris, s'accompagna de crachats sanglants, et laissa après elle de la toux constamment suivie d'une expectoration de matière épaisse, d'un blanc jaunâtre sale.

Le 26 janvier 1856, examinant l'état du malade avec MM. les professeurs Jaumes et Dupré, nous constatâmes l'état suivant :

La figure était pâle, les traits fatigués, les yeux enfoncés dans leurs orbites.

La maigreur était fortement prononcée et faisait saillir les clavicules et les côtes ; le côté gauche du thorax offrait dans la région sous-clavière une dépression très-marquée, cette partie de ses parois restait presque immobile pendant l'inspiration, qui ne soulevait aussi que bien faiblement tout le reste de cette cavité.

Une submatité évidente existait dans toute la région déprimée, tandis que la percussion donnait un son normal dans tout le reste du côté gauche et partout à droite.

L'auscultation trouvait à droite des bruits respiratoires à l'état naturel.

Du côté gauche, sous le tiers externe de la clavicule, ils offraient au contraire une rudesse, une sécheresse très-prononcées surtout dans l'inspiration, qui avait aussi perdu de sa durée. Il n'existait ni râles, ni craquements; mais dans un espace de quelques centimètres au-dessus et au-dessous de l'extrémité humérale de la clavicule, on constatait une pectoriloquie claire, aiguë, très-manifeste.

Le côté gauche du thorax était le siége de douleurs intercurrentes; une toux fréquente, quelquefois sèche, était le plus souvent accompagnée d'une expectoration de petits crachats formés par une matière épaisse d'un jaune brun.

Le matin avant le lever du malade, le pouls faible, peu développé, était à 72 pulsations par minute. Il n'y avait pas de sueurs nocturnes; l'appétit se soutenait, les digestions étaient bonnes; les forces en assez bon état permettaient encore quelque exercice, bien qu'il aggravât sensiblement l'oppression habituelle du malade, dont le moral était sérieusement affecté.

M. S... commença le 18 janvier 1856 l'usage des bains d'air comprimé. Après le sixième, les douleurs de la poitrine étaient beaucoup plus rares, et sa paroi gauche sensiblement moins déprimée sous la clavicule. Dans la même région, l'inspiration, devenue plus longue, était aussi moins rude et moins sèche, et l'expiration, plus facile à constater, égalait presqu'en durée l'inspiration; elle était aussi plus douce et plus humide.

La toux et l'expectoration n'avaient pas encore subi de changement notable, mais le malade trouvait sa respiration plus libre, plus développée.

Le pouls n'était plus qu'à 66 pulsations par minute.

Au dixième bain, les douleurs de poitrine avaient cessé de se faire sentir, l'oppression était moindre, et M. S... pouvait aisément faire plusieurs inspirations successives et profondes sans provoquer la toux d'ailleurs bien diminuée, ainsi que l'expectoration.

La percussion, devenue plus sonore dans le tiers supérieur du poumon gauche, trouvait encore un peu de submatité à l'extrémité externe de la clavicule. Dans la même région, les bruits respiratoires plus doux et plus humides avaient entre eux de meilleurs rapports de durée. Mais cette amélioration se faisait moins remarquer sous l'extrémité externe de la clavicule ; là, les bruits respiratoires conservaient encore la même rudesse, autant de sécheresse et à peu près la même durée. La pectoriloquie était cependant moins évidente, elle se rapprochait davantage de la bronchophonie.

Le pouls du malade était plus fort, il restait à 66 pulsations par minute. Les forces générales ainsi que l'embonpoint s'amélioraient sensiblement, le teint devenait plus naturel, et le moral se relevait par le sentiment intime d'une amélioration réelle.

Après le vingt-neuvième bain, la percussion donnait sous l'extrémité externe de la clavicule gauche un son presque aussi clair qu'à droite ; dans tout le reste de l'étendue du poumon gauche, la sonorité était la même que celle du poumon droit.

Au-dessous de la même extrémité de la clavicule gauche,

les bruits respiratoires avaient gagné de l'humidité, de la douceur, et l'expiration était sensiblement plus courte que l'inspiration, la pectoriloquie n'y était presque plus qu'une véritable bronchophonie. Dans tout le reste de ce poumon, le bruit vésiculaire de la respiration offrait l'état normal.

La toux était presque nulle, les crachats très-rares, très-petits, moins consistants. Les douleurs de poitrine n'avaient pas reparu.

Le pouls, toujours à 60 ou 66, était plus plein, plus fort, et les forces ainsi que l'embonpoint s'augmentaient chaque jour.

Les bains qui suivirent confirmèrent de plus en plus le retour à l'état naturel, et, plein de confiance dans le rétablissement de sa santé, M. le Dr S.... interrompit son traitement après le trente-cinquième bain. Avant de rentrer dans sa famille, il voulut faire un voyage à Marseille, et à son retour, le 9 mars, il était dans l'état suivant :

Dans tout le lobe supérieur du poumon gauche, même sous l'extrémité humérale de la clavicule, la percussion donnait une sonorité égale à celle du côté droit.

A gauche, dans cette même région, les bruits d'inspiration et d'expiration étaient partout doux, humides, plus prolongés qu'autrefois, le premier sensiblement plus que le second. On ne trouvait plus sous la clavicule qu'une bronchophonie faible et qui ne se reproduisait pas à chaque mot.

Pendant toute la durée de son voyage, la toux et l'expectoration avaient manqué complètement.

La respiration était très-libre, une longue inspiration s'accomplissait sans gêne et sans provoquer la toux, quel-

que prolongée qu'elle fût. La poitrine, autrefois immobile
sous la clavicule gauche pendant l'inspiration, était alors
soulevée comme dans tout le reste de son étendue.

L'embonpoint s'était considérablement augmenté ; les
forces étaient aussi grandes que ce qu'elles avaient jamais
été avant la maladie ; la physionomie avait repris un teint
naturel, une animation qui témoignait du relèvement moral qui s'était opéré chez le malade, de la pleine confiance
qu'il avait dans une guérison dont il avait lui-même ap-
précié la marche constamment progressive, et qui s'était
même de plus en plus fortement accusée pendant le
voyage qu'il venait de faire.

D'abondantes hémoptysies et des causes capables de
porter une atteinte sérieuse aux forces générales avaient
lentement conduit M. S... à un tel état de dépérissement,
que la lésion dont le poumon gauche était le siége semblait retirer à la fois de ces antécédents et de ce dépérissement lui-même une plus grande gravité. Deux indications
se présentaient donc, également urgentes, également difficiles à remplir : il fallait combattre tout à la fois un état
diathésique accidentellement développé, et une affection
tuberculeuse déjà bien près du terme de ses évolutions.
Et si la facilité avec laquelle la pectoriloquie constatée sous
la clavicule gauche avait disparu, en prenant auparavant
le caractère d'une simple bronchophonie, pouvait laisser
quelque doute sur l'existence d'une ulcération pulmonaire,
il est du moins certain que ce retentissement de la voix
se réunissait à tous les autres signes physiques d'une accumulation tuberculeuse dans le sommet du poumon droit.
On a vu avec quelle facilité ces signes d'une lésion locale

s'affaiblissaient dès les premiers bains, pour disparaître plus rapidement encore aussitôt que l'action rénovatrice de l'air comprimé se fit apercevoir. Trente-cinq bains avaient suffi pour rendre à M. S… un état de parfaite santé affirmée par le retour le plus complet possible de l'embonpoint et des forces, et ne laissant, à mon sens, d'autre préoccupation pour l'avenir que cette disposition à des rechutes, inséparable et triste suite d'une première atteinte de phthisie pulmonaire héréditaire ou accidentelle. Cette crainte n'était que trop fondée. M. S… a succombé à une nouvelle atteinte de phthisie, quelques années après son traitement. Mais si la guérison n'a pas été durable, il n'en saurait résulter, à mes yeux, qu'une importance plus grande du conseil que j'avais donné. Au moment de son départ, j'engageai M. S… à revenir se soumettre, au bout de quelques mois de repos, à l'action du bain d'air comprimé, sans attendre que les premiers symptômes du retour de sa maladie vinssent lui démontrer la nécessité de cette précaution. L'agent qui avait été un moyen de guérison aussi rapide que complète pouvait bien remplir un rôle aussi heureux, quand on n'aurait réclamé de lui qu'une action de prophylaxie !

OBSERVATION LXXXIX.

Phthisie pulmonaire, second degré.

Mme C…, de Burlington, États-Unis, âgée de 28 ans, d'un tempérament lymphatique, fut prise, dès les premiers mois de l'année 1855, d'une petite toux, fréquente, sèche et sans douleurs dans la poitrine ; bientôt était survenue une expectoration épaisse, d'un blanc jaunâtre, assez copieuse. La menstruation, jusqu'alors peu régulière, peu

abondante, l'était devenue moins encore, et comme toujours le sang était peu coloré. La fièvre avait souvent
accompagné cet état, il n'y avait jamais eu d'hémoptysie,
mais la malade avait beaucoup maigri, et ses forces s'étaient
considérablement affaiblies. Mme C... venait de passer un
hiver à Nice, sans en avoir retiré aucun résultat avantageux,
quand elle arriva à Montpellier, le 28 avril 1857.

La maigreur tenait presque du marasme, la figure pâle
offrait des saillies osseuses très-prononcées, les yeux fermés
étaient cachés dans leurs orbites ; les traits exprimaient
un état de maladie profonde ; la faiblesse était extrême.

La respiration était courte et fréquente, une longue
inspiration était impossible et provoquait la toux ; la moindre marche rendait l'oppression très-pénible ; le décubitus
était impossible à droite.

La percussion et l'auscultation ne constataient aucun
bruit pathologique dans le côté gauche, où la voix offrait
cependant partout un retentissement dont la maigreur des
parois était la seule cause.

Dans tout le tiers supérieur du poumon droit, la percussion donnait une submatité prononcée.

Le bruit d'inspiration y était très-faible, court, avec une
rudesse marquée; l'expiration, plus faible, paraissait aussi
plus courte que l'inspiration. Au-dessous et au-dessus de
l'extrémité humérale de la clavicule, ainsi que dans la
fosse sus-épineuse de l'omoplate, les bruits respiratoires,
qui présentaient parfois un peu de bruit de souffle, étaient
accompagnés d'un râle muqueux à bulles nombreuses, de
grosseur inégale et peu sonores. Les bruits du cœur s'entendaient fortement dans le tiers supérieur du poumon
droit.

La résonnance de la voix observée à gauche se retrouvait à droite; mais de ce côté, entre la partie moyenne et l'extrémité humérale de la clavicule, elle se changeait en voix clairement articulée ; cette modification, sensible au-dessus de la clavicule, était à peine appréciable dans la fosse sus-épineuse.

La toux était peu fréquente dans le jour ; elle se montrait surtout la nuit et le matin, accompagnée d'une expectoration abondante, de crachats d'un blanc sale, très-consistants et gagnant le fond de l'eau.

Le pouls, régulier, était très-petit et fréquent; il n'y avait plus de sueurs nocturnes.

Les fonctions digestives étaient assez régulières, l'appétit peu prononcé.

Soumise à l'action du bain d'air comprimé, Mme C.... trouvait déjà, après le cinquième, sa respiration plus libre, faisait plus facilement une longue inspiration , supportait mieux la marche, se sentait bien plus forte.

Après le quinzième bain, la sonorité était devenue plus naturelle dans le sommet du poumon droit ; les bruits respiratoires y étaient plus forts ; l'oppression était beaucoup moindre, la toux bien plus rare, l'expectoration moins abondante, et l'appétit bien augmenté.

Après le vingt-troisième bain, l'embonpoint se prononçait d'une manière évidente ; une longue inspiration se prolongeait sans rappeler la toux et sans le moindre sentiment de gêne.

Les bruits respiratoires étaient plus forts et plus doux dans tout le tiers supérieur du poumon droit, où l'on ne retrouvait plus de râles, et où les battements du cœur étaient à peine perceptibles ; le caractère soufflé que les bruits respiratoires y offraient d'abord avait totalement cessé, et la pectoriloquie y était moins claire, en se rapprochant beaucoup plus de la résonnance que la maigreur donnait à la voix, même dans le côté gauche du thorax.

La malade ne toussait plus qu'un peu le matin en s'éveillant ; alors deux ou trois petites quintes amenaient encore autant de crachats très-peu volumineux, beaucoup moins épais, d'un blanc moins sale, et qui restaient tous à la surface de l'eau.

Le pouls avait repris de la force, de la plénitude, et perdu toute sa fréquence fébrile.

La facilité avec laquelle Mme C... supportait l'exercice sans que son oppression se renouvelât, le retour de ses forces, d'un embonpoint évident, le sentiment intime d'un bien-être inconnu depuis longtemps, se réunissaient à tous les signes d'une bonne santé, et l'encourageaient à continuer son traitement, quand elle dut repartir pour l'Amérique, où M. C... était rappelé impérieusement par les devoirs d'une charge publique et par d'importantes affaires de famille.

Quelques mois après, M. C... m'écrivait que la bonne santé de Mme C..., loin de s'être démentie depuis son départ de Montpellier, s'était de plus en plus raffermie, quoique pendant la traversée elle eût beaucoup souffert du mauvais temps et contracté plusieurs rhumes qui s'étaient facilement dissipés.

Une lésion grave existait sans aucun doute sous la clavicule droite, lorsque les bains d'air comprimé furent mis en usage ; à la fin d'un traitement trop peu prolongé, les signes les plus rassurants en indiquaient, sinon la guérison définitive, du moins la marche certaine vers ce but, peut-être bien près d'être atteint. L'amélioration progressive qui plus tard m'était annoncée ne saurait être attribuée à l'influence favorable, mais aujourd'hui fort contestée, d'une traversée maritime ; le voyage d'Europe aux États-Unis, que venait de faire Mme C..., avait été marqué par les circonstances les plus propres à détruire tout l'effet favorable qu'on voudrait lui attribuer. J'ignore si plus tard la guérison s'est confirmée et soutenue ; mais, dans ce cas, peut-on attribuer ce résultat heureux à l'action prolongée du traitement pneumatique ?

J'ai vu des malades atteints de catarrhe pulmonaire ou d'asthme faire, sous l'action du bain d'air comprimé, un traitement incomplet, et s'éloigner de Montpellier sans être complètement guéris. Mais l'impulsion vers le bien, le retour vers la santé par la régularisation des principales fonctions, par un relèvement assuré des forces, étaient si réels, si bien établis, que la direction favorable se continuait encore hors de l'influence journellement répétée des bains, et la guérison s'achevait loin de nous.

Il y a loin sans doute de ces maladies et des désordres qui les constituent, aux graves et profondes altérations de la phthisie pulmonaire. Mais si l'on remarque que cette dernière, dans le cas qui nous occupe, était parvenue à une période avancée, avec une lenteur qui semblait indiquer chez la malade une force de résistance à ses ravages que l'on ne rencontre que trop rarement ; si l'on remarque que la lésion produite à la longue offrait peu d'étendue ; si l'on se rappelle que, dès les premières séances sous l'appareil de Tabarié, les forces se relevaient rapidement, et qu'avec leur progrès constant on vit bientôt s'effacer d'une manière graduée les signes les plus positifs de la lésion locale, les fonctions pulmonaires se rétablir, et leurs organes acquérir une énergie capable de résister aux causes de rechute survenues pendant une traversée fatigante, il ne sera guère possible, ce me semble, de méconnaître les bons effets qu'avait produits le bain d'air comprimé. Aucune prédisposition héréditaire n'avait été signalée chez Mme C...; serait-il impossible que, la lésion locale guérie, comme tout portait à le croire, ce rétablissement actif et régulier des fonctions nutritives eût suffi pour empêcher une nouvelle formation de masses tuberculeuses ?

OBSERVATION XC.

Phthisie pulmonaire, second degré; emphysème vésiculaire du poumon droit.

M. D.., de Stockholm, âgé de 17 ans, d'un tempérament lymphatique, de petite taille, de stature grêle, à poitrine resserrée avec des omoplates en ailes, avait eu dès son enfance une santé très-délicate. A l'âge d'un an, toute sa tête avait été envahie par une teigne muqueuse. Une première atteinte de catarrhe pulmonaire, survenue à huit ans, s'était fréquemment reproduite au moindre refroidissement. Ces maladies, ordinairement très-graves, duraient souvent pendant des mois entiers, et avaient fini par donner lieu à de l'emphysème pulmonaire, à de véritables accès d'asthme. En 1855, le côté gauche de la poitrine avait été le siége d'une pneumonie; dans l'hiver de 1856 à 1857, M. le Dr Levertin constatait pour la première fois des symptômes de productions tuberculeuses à l'état de crudité, et, vers la fin de l'été, il conseillait d'abord l'usage des bains d'air comprimé à Montpellier, pendant l'hiver, et puis en été le séjour des Pyrénées. En se rendant ici, M. D... consulta à Paris M. le professeur Andral, qui résuma ainsi ses conseils et son opinion sur le malade : *Tubercules pulmonaires, usage des bains d'air comprimé pendant deux mois, et puis séjour à Amélie-les-Bains.*

Arrivé à Montpellier le 3 septembre 1857, M. D.. était dans l'état suivant :

Figure pâle, souffrante; yeux caves, cernés; décoloration et flaccidité de la peau sur toute la surface du corps, maigreur excessive.

Malgré cette maigreur, la poitrine offrait à droite, entre le sein et la clavicule, une voussure très-prononcée; elle était au contraire très-sensiblement déprimée à gauche dans tout le tiers supérieur.

La percussion donnait dans toute l'étendue du côté droit une sonorité exagérée; une matité très-prononcée existait au contraire à gauche, dans tout le tiers supérieur; elle était plus complète en bas, en avant et par côté.

Dans tout le côté droit, les bruits respiratoires très-courts et très-faibles devaient sans doute à l'emphysème le peu d'intensité qui les rendait difficiles à constater, comme la grande maigreur des parois thoraciques donnait à la voix une résonnance anormale.

Dans le côté gauche, les bruits respiratoires étaient dans le tiers supérieur durs, secs, un peu tubaires; l'inspiration était courte, l'expiration au contraire plus prolongée que dans l'état normal; il n'existait ni râles, ni craquements; mais sous la clavicule, depuis la partie moyenne jusqu'à son extrémité externe, la voix offrait une résonnance qui était plutôt une pectoriloquie incomplète qu'une simple bronchophonie. En bas, en avant et par côté, là où la matité était complète, les bruits respiratoires ne s'entendaient que très-faiblement et seulement quand le malade forçait sa respiration. C'était sans doute le résultat d'anciennes adhérences. Aucun bruit respiratoire, aucun râle, ne s'entendaient dans les fosses sus et sous-épineuses.

La respiration courte et fréquente ne soulevait que d'une manière presque insensible les parois du thorax ; une longue inspiration provoquait la toux, qui l'empêchait de s'accomplir. Le moindre exercice et surtout une marche ascendante aggravaient beaucoup l'oppression.

La toux était très-fréquente, elle se montrait surtout le matin, entraînant alors de gros crachats globulaires, d'un jaune blanc sale, gagnant tous le fond de l'eau. Il n'y avait jamais eu d'hémoptysie.

Les battements du cœur, qu'on entendait distinctement jusque sous la clavicule gauche, n'offraient rien de particulier ; le pouls, régulier, faible, peu développé, était à 102 pulsations par minute.

Il n'y avait pas de sueurs nocturnes. Les fonctions digestives étaient peu actives et sans dérangement.

M. D... commença le 4 septembre 1857 l'usage des bains d'air comprimé. Après le huitième, sa figure était moins souffrante et d'un coloris plus naturel ; il reconnaissait lui-même que sa respiration était plus libre et plus longue, la toux plus rare, l'expectoration moins abondante. A droite, les bruits respiratoires avaient déjà retrouvé plus d'intensité. Nul changement ne se montrait encore à gauche dans les résultats de la percussion et de l'auscultation.

Le dix-septième bain avait rendu à toute la surface cutanée, à la figure, une coloration naturelle, augmenté sensiblement l'embonpoint, relevé les forces générales en réveillant l'appétit et en permettant l'usage d'un régime alimentaire très-nourrissant, toujours bien digéré.

Le côté droit de la poitrine offrait une voussure beaucoup moins prononcée de ses parois, qui avaient retrouvé leur mobilité ; la percussion y donnait encore un son un peu exagéré, et les bruits respiratoires, plus faciles à constater, avaient de la douceur et de l'humidité.

La sonorité du tiers supérieur du poumon gauche était bien plus marquée ; les bruits respiratoires y conservaient encore de la sécheresse, de la rudesse, mais l'inspiration était devenue plus longue et l'expiration se prolongeait moins. L'une et l'autre étaient également plus faciles à constater dans tout le côté gauche , sauf sous l'omoplate et dans le lieu où la matité était la suite d'anciennes adhérences. La voix conservait sous la clavicule gauche le même caractère de pectoriloquie incomplète.

La respiration, plus longue, plus facile, supportait mieux l'exercice, permettait de très-longues inspirations. La toux était plus rare, l'expectoration moins abondante, mais de même nature.

Le pouls, plus fort, plus plein, toujours régulier, donnait 90 pulsations par minute.

Le 1ᵉʳ octobre, après vingt-deux bains, les bruits respiratoires à droite avaient retrouvé leurs caractères naturels. A gauche, ils avaient pris de la douceur, de l'humidité ; leurs rapports de durée étaient rétablis ; la résonnance de la voix sous la clavicule gauche se bornait à un espace plus resserré ; la toux et l'expectoration étaient presque nulles. Le sentiment du bien-être qui résultait de tous ces heureux changements avait beaucoup relevé le moral.

Les améliorations obtenues se prononçaient chaque jour davantage sous l'emploi continu des bains, et la diminution des signes physiques fournis par les lésions pulmonaires coïncidait avec le retour des forces et de l'embonpoint. Ainsi, il ne restait plus après le trentième bain qu'une faible submatité sous l'extrémité externe de la clavicule, où s'entendait encore une pectoriloquie trèsfaible et incomplète, la voix s'arrêtant toujours avant d'arriver au milieu du stéthoscope.

Enfin, après le quarante-huitième bain, qui termina le traitement, l'embonpoint fortement augmenté donnait à la figure un air de bonne santé auquel répondait l'aspect général de M. D...

La sonorité du lobe supérieur du poumon gauche et de tout le reste de son étendue, sauf le point des adhérences pleurétiques, était égale à celle du poumon droit.

Dans ce dernier, la respiration était complètement rétablie; dans le gauche, elle avait un peu moins de force, mais même sous la clavicule elle avait repris sa douceur, son humidité naturelles, et les deux temps avaient entre eux des rapports normaux de durée.

Parfois le matin, deux ou trois quintes de toux entraînaient autant de crachats, qui n'étaient que de forts petits fragments de matière mucoso-purulente d'un blanc jaunâtre. Sous la clavicule, on ne retrouvait que quelques faibles traces d'une pectoriloquie incomplète et mal accentuée.

La respiration se faisait librement et supportait de longues promenades.

Le pouls, augmenté de force et de volume, toujours régulier, n'était plus qu'à 66 ou 68 pulsations par minute. Un appétit très-prononcé, de bonnes digestions, la régularité de toutes les principales fonctions, en augmentant beaucoup l'embonpoint, avaient aussi relevé complétement les forces générales et le moral. Les bains d'air comprimé, à qui seuls était dû ce prompt retour à la santé, furent abandonnés, et M. D..., plein de confiance dans son état actuel, au lieu de suivre le conseil du professeur Andral, se laissa entraîner par l'exemple d'autres malades, et partit pour le Caire.

Je n'ai jamais reçu de ses nouvelles; mais peut-on penser que sa guérison aura été durable? Il est bien permis d'en douter, quand des rechutes dans des cas semblables ne sont que trop fréquentes. Mais n'est-il pas aussi permis de penser qu'il a pu n'en pas survenir? Une constitution débile, de fréquents et graves catarrhes altérant peu à peu les principales fonctions de la vie, avaient amené toute l'économie à un tel état de faiblesse, de dépérissement, que malgré l'absence de toute disposition héréditaire, des productions tuberculeuses avaient envahi le sommet du poumon gauche. Dans cet état de choses, l'air comprimé, par son action directe sur la respiration, rend la nutrition meilleure, la rénovation organique plus active et plus régulière; il facilite la résorption des productions tuberculeuses déjà créées, met un terme à leur reproduction, soutient et accroît journellement les forces générales, qui seules peuvent aider les tendances naturelles des parties lésées vers la cicatrisation, et, sous cette puissante influence, la régularité physiologique des fonctions succède au désordre d'une maladie dont l'issue est le plus souvent mortelle. Un tel changement n'a pu s'opérer qu'avec une transformation complète, qu'avec le retour des forces de la vie dans toute leur intégrité , et si elles ont suffi pour produire la guérison, pourquoi ne suffiraient-elles pas pour éloigner de nouvelles atteintes de la maladie?

OBSERVATION XCI.

Phthisie pulmonaire , second degré.

M. R...., agriculteur, âgé de 27 ans, d'un tempérament lymphatique, jouissait habituellement d'une bonne santé. Au mois de mars 1856, il avait été atteint d'une bronchite qu'il négligea complètement; aussi la toux et l'expectoration mucoso-purulente qui l'accompagnait, duraient-elles encore, lorsqu'en mai 1857 survint une hémoptysie. Elle fut peu abondante ; mais tous les crachats étaient teints de sang.

Le 30 juin, M. R... vint à Montpellier, d'après le conseil de M. le Dr Bassaget, pour se soumettre à l'action du bain d'air comprimé.

L'amaigrissement était déjà fort prononcé ; la figure était pâle, les traits tirés ; une grande faiblesse, qui s'était surtout prononcée depuis que l'hémoptysie avait eu lieu, avait profondément affecté le moral du malade.

La respiration était courte, fréquente ; le moindre mouvement augmentait beaucoup l'oppression habituelle. Une douleur constante occupait la partie supérieure du côté gauche de la poitrine , et là, dans toute la région sous-clavière, les bruits respiratoires, très-faibles, durs et secs, s'accompagnaient de larges bulles de râle ressemblant à des craquements humides.

Le pouls était petit, fréquent, à 90 pulsations par minute. Il n'y avait pas de sueurs nocturnes, et les digestions étaient régulières.

Une amélioration sensible se prononçait déjà sous l'influence de douze bains, lorsque, fatigué par la chaleur élevée qui régnait alors, M. R... interrompit son traitement. Rentré chez lui, sous la sage direction de M. le Dr Bassaget, il eut recours à divers moyens, entre autres à l'application d'un cautère sur la fosse sus-épineuse, et de deux autres sous la clavicule gauche.

M. R... revint à Montpellier le 7 septembre suivant. Il avait conservé le peu d'embonpoint, les forces qu'il avait retrouvés sous l'action du premier bain.

La toux existait encore avec des crachats d'un blanc jaunâtre, épais, et dont la plupart gagnaient le fond de l'eau.

Sous la clavicule gauche, la percussion donnait de la submatité. Dans la même région, les bruits respiratoires étaient très-faibles; ils avaient perdu leur douceur, leur humidité naturelles. L'inspiration était beaucoup moins prolongée que l'expiration; elle s'accompagnait de craquements humides qui n'étaient pas constants.

Sous l'extrémité sternale de la clavicule, la voix offrait une résonnance qui tenait davantage d'une simple bronchophonie que de la pectoriloquie.

Les battements du cœur s'entendaient fortement sous la clavicule gauche. Le pouls, assez plein, régulier, n'avait pas de fréquence. Il n'y avait pas de sueurs nocturnes.

A peine M. R... avait-il pris quelques bains, recommencés le 4 septembre, que sous l'influence d'un refroidissement de la température, survenu à la suite d'une

abondante pluie d'orage, la toux, l'expectoration, la douleur de poitrine s'augmentèrent, ét la fièvre s'y joignit. Le
traitement fut interrompu pendant deux jours seulement,
et repris dans l'espoir qu'il abrégerait même l'aggravation
survenue dans tous les symptômes de la maladie.

Dès le quatorzième bain, la matité était moins prononcée
sous la clavicule gauche. Les deux bruits respiratoires,
plus intenses, étaient aussi plus doux et plus humides ;
l'expiration avait perdu une partie de sa durée anormale.
La toux était moins fréquente, l'expectoration moins
abondante, moins sale, plus diffluente ; une très-petite
partie gagnait seule le fond de l'eau.

Dans le tiers supérieur du poumon gauche, l'auscultation rencontrait alors, tantôt dans un point, tantôt dans
un autre, à la suite d'une ou deux inspirations, des craquements secs, clairs, assez forts, et qui disparaissaient
pour quelque temps si l'on faisait tousser le malade.

La résonnance de la voix était moins prononcée sous
l'extrémité sternale de la clavicule.

La fièvre avait complètement cessé ; les forces générales et l'embonpoint s'amélioraient sensiblement, en relevant le moral du malade par le sentiment intime de ses
progrès vers la santé.

Les bains furent continués avec exactitude jusqu'au
nombre de quarante-quatre. Alors, les forces et l'embonpoint avaient considérablement augmenté ; la figure était
celle d'une bonne santé.

Il n'y avait plus ni toux, ni expectoration ; la submatité
de la région sous-claviculaire gauche avait disparu ; partout, dans les deux côtés du thorax, la sonorité était la
même.

Les bruits respiratoires s'entendaient très-distinctement dans le sommet du poumon gauche ; ils avaient retrouvé leur douceur, leur humidité, leurs rapports réguliers de durée. Ils étaient cependant un peu moins distincts dans un point très-limité sur lequel M. Bassaget avait fait placer un des cautères, et situé au-dessous du tiers interne de la clavicule ; là aussi, quand le malade parlait, on entendait encore rarement un des mots qu'il prononçait retentir dans le stéthoscope ; le bruit qu'il produisait semblait s'arrêter au milieu de l'instrument, sans pouvoir arriver jusqu'à l'oreille. Tous les râles ou craquements humides avaient disparu.

La respiration était large et facile ; une longue inspiration était accomplie et répétée plusieurs fois de suite sans provoquer la toux. La marche, même ascendante, ne causait plus d'oppression.

L'appétit, les digestions, bien rétablis et soutenus, le retour des forces générales qui en était la conséquence, semblaient confirmer le rétablissement d'une bonne santé, et les bains d'air comprimé furent abandonnés.

La régularité de toutes les fonctions, l'absence de tous les symptômes qui n'avaient laissé aucun doute sur la gravité de la maladie de M. R...., le rétablissement normal des bruits de la respiration, semblaient devoir inspirer d'autant plus de sécurité pour l'avenir, que la santé de M. R... avait été bonne jusqu'au début des bronchites, qu'il n'existait chez lui aucune disposition héréditaire à la phthisie. Tout semblait donc se réunir pour démontrer encore une fois l'action curative de l'air comprimé contre cette redoutable affection, et, s'il restait dans le point qui avait été le siége d'une excavation pulmonaire quelques faibles traces d'une résonnance anormale de la voix, leur inconstance, la liberté absolue de la respiration, l'absence de toute expectoration, pouvaient bien faire croire que la cicatrisation s'était opérée en laissant après elle, soit une anfractuosité où parfois la voix venait encore retentir, soit un peu de dilatation anormale dans quelque tuyau bronchique.

Pendant longtemps M. R.., qui avait repris sa vie active, jouit d'une bonne santé; cependant j'ai appris, il y a deux ou trois ans, qu'il venait de succomber à une nouvelle atteinte de phthisie, si je m'en rapporte au peu de détails que j'ai eus sur ce qu'il a éprouvé. Cette fois la guérison, qui s'est soutenue pendant plusieurs années, aurait-elle été plus durable si, comme il serait si rationnel de le faire, les malades guéris venaient de loin en loin se soumettre, dans un but prophylactique, au moyen qui les avait rétablis?

OBSERVATION XCII.

Phthisie pulmonaire, troisième degré.

Mme L..., âgée de 26 ans, d'un tempérament lymphatique sanguin, mariée depuis deux ans, avait souffert avant son mariage d'une grave atteinte de chlorose, pendant laquelle une perte leucorrhéique s'était accompagnée d'amaigrissement et de symptômes de gastralgie. Une grossesse, survenue bientôt après le mariage, fut promptement compliquée d'une toux fatigante, amenant assez fréquemment des crachats mélangés de filets de sang.

Les couches furent heureuses, mais la toux persista et fit prendre la résolution de donner une nourrice à l'enfant. Au bout d'un mois et demi la menstruation s'était rétablie; elle se montra régulière, mais depuis lors elle laissa toujours après elle une perte blanche, et quand celle-ci devenait abondante, elle décidait ordinairement un sentiment douloureux de faiblesse à l'estomac; les fonctions de cet organe restaient cependant assez régulières.

La persistance opiniâtre de la toux après la grossesse avait décidé Mme L.... à se rendre en Suisse. Elle passa l'été à Morneix, où la toux parut diminuer et l'embonpoint se rétablir; mais là aussi survinrent plusieurs petites hémoptysies du genre de celles que j'ai signalées.

Mme L...., arriva à Montpellier le 22 décembre 1853. Elle était amaigrie, avait beaucoup perdu de ses forces et de son activité ordinaire. Sa physionomie pâle, ses traits tirés, ses yeux caves et enfoncés dans leurs orbites, indiquaient un état de souffrance intérieure.

La respiration, assez calme dans les moments de repos, devenait courte et précipitée par la lecture à haute voix, que cet effet rendait impossible. La moindre marche causait une vive oppression ; le décubitus était assez facilement supporté dans tous les sens.

La toux était fréquente, mais en général peu prolongée. Pendant la journée elle était presque toujours sèche ; tous les matins elle donnait lieu à l'expectoration d'une certaine quantité de matière muqueuse d'un blanc sale, au milieu de laquelle on reconnaissait de nombreux petits flocons de matière tuberculeuse.

Les parois de la poitrine étaient encore plus amaigries que le reste du corps. La percussion trouvait de la matité sous la clavicule droite, ainsi qu'à la partie inférieure et postérieure du poumon de ce côté et à la région inférieure latérale et postérieure du poumon gauche. Tous les autres points du thorax donnaient un son normal.

Dans toutes les parties que j'ai particulièrement signalées, le bruit vésiculaire était difficile à percevoir, à cause
de sa faiblesse. Partout ailleurs, mais surtout dans ces
points, le bruit d'inspiration était rude; il était moins prolongé que le bruit d'expiration et s'accompagnait de quelques faibles craquements humides. Sous le milieu de la
clavicule droite, dans un espace de trois centimètres carrés
environ, on entendait une pectoriloquie claire, aiguë. Déjà
sur ce point les médecins de Paris qui avaient donné des
soins à la malade, avaient fait appliquer plusieurs petits
vésicatoires; quelques douleurs vagues se faisaient sentir
dans la poitrine.

Le cœur n'offrait rien de particulier ; le pouls, régulier
et petit, donnait 76 pulsations par minute.

Les fonctions digestives étaient bonnes.

Le moral de Mme L.... était affecté. Elle fut mise à l'u-
sage du lait d'ânesse précédé d'une cuillerée d'infusion
aqueuse de quinquina, et commença dès le 9 janvier 1854
à se soumettre à l'action de l'air comprimé.

Après le troisième bain, la toux fut presque nulle pendant la nuit; dans le jour, les quintes furent aussi plus
rares et surtout plus courtes. L'expectoration du matin
semblait déjà moins abondante. Le pouls, encore petit et
régulier, était descendu à 57 pulsations par minute ; les
forces générales s'augmentaient et relevaient le moral de
la malade.

Le quatrième bain fut suivi d'un accès de bâillements
qui se prolongea pendant plusieurs heures. La toux diminuait de plus en plus, et après le sixième, les forces se
trouvaient augmentées au point que Mme L.... se sentit capable de marcher longtemps sans fatigue. Le matin, la toux

était déjà réduite à deux ou trois petites secousses n'amenant pour toute expectoration qu'un peu de salive gluante, visqueuse, comme dans la pneumonie, et au milieu de laquelle se trouvaient noyés de très-petites fragments de matière tuberculeuse, semblables à de petites utricules ; cette matière diminuait déjà sensiblement d'abondance.

Lorsque la malade eut pris douze bains, la toux était presque nulle ; l'expectoration, réduite à très-peu de chose, offrait encore un peu de matière tuberculeuse. La sonorité de la percussion avait notablement augmenté dans les points où j'avais d'abord signalé son altération, elle était devenue à peu près normale ; aussi la respiration s'entendait-elle beaucoup mieux ; elle était plus étendue, plus égale dans ses deux temps, bien que l'expiration restât plus faible et plus longue que l'inspiration. Les bruits de craquement avaient cessé. Sous la clavicule droite, les bruits respiratoires étaient aussi sensiblement rétablis. La pectoriloquie elle-même perdait de son intensité : la voix était moins aiguë, moins soutenue, c'est-à-dire que quelques syllabes des mots prononcés n'arrivaient pas jusqu'à l'oreille ; la pectoriloquie se percevait dans un espace plus resserré.

Les forces générales s'augmentaient de plus en plus, amenant avec elles le sentiment d'une amélioration profonde ; l'embonpoint reparaissait, la coloration du visage était plus naturelle, et celui-ci reprenait chaque jour une expression de santé et de satisfaction. Dans ce moment, Mme L.... touchait à l'époque mensuelle de ses règles, et contrairement à ce qui avait toujours eu lieu depuis leur retour, la toux ni l'expectoration n'avaient pas augmenté. Les douleurs vagues de la poitrine ne reparaissaient pas.

Les nuits étaient bonnes, sans agitation; le sommeil continu n'était pas interrompu une seule fois par la toux.

Le pouls avait acquis plus de force, il était à 57 pulsations par minute.

L'époque des règles fut régulière; elles coulèrent naturellement, sans donner lieu à aucun accident vers la poitrine.

Après le vingt-sixième bain, Mme L... continuait à se trouver de mieux en mieux. La toux avait cessé depuis longtemps, et le plus souvent l'expectoration était nulle. Il survint alors un état particulier : Mme L... se disait énervée, plus impressionnable, sans cependant se trouver plus malade. Les bains ne furent plus donnés qu'à jours alternatifs, et cette excitation, qui n'avait pas du tout augmenté la fréquence du pouls, tomba rapidement.

Quelques jours de repos séparèrent le vingt-septième bain du vingt-huitième, et dans cet intervalle la matière tuberculeuse disparut tout à fait des crachats, qui ne se composaient plus que d'un peu de salive. L'embonpoint et les forces augmentaient chaque jour, la figure avait perdu tout aspect maladif, et portait l'empreinte de la santé et du contentement d'esprit.

Un léger rhume fut la conséquence d'une promenade faite par un vent très-froid ; nous étions alors au mois de mars, époque de fréquentes et brusques variations dans la température. Cet accident se dissipa promptement et sans nuire au bien déjà produit. Les bains furent repris, portés jusqu'au nombre de trente-six, et là se termina le traitement de Mme L...

A cette époque, le pouls, devenu plus fort, était régulier et restait encore à 57 pulsations par minute. Le matin, après le repos de la nuit, il n'y avait plus de toux ni d'expectoration ; seulement, quelquefois alors Mme L... rejetait, sans tousser, deux ou trois petits crachats de matière grisâtre, semblable à une dissolution de gomme épaissie : c'était la matière perlée, le mucus bronchique décrit par Laënnec. La poitrine restait exempte de toute douleur ; la respiration était facile, la percussion aussi sonore qu'à l'état sain, dans toute l'étendue du poumon droit et dans les points du poumon gauche qui avaient offert de la matité. Dans toutes les régions de la poitrine, l'inspiration et l'expiration, douces, humides, régulièrement fortes et prolongées, étaient exemptes de tout craquement et constituaient une respiration normale. La pectoriloquie était éteinte; mais vers l'extrémité sternale de la clavicule droite, au-dessous et dans un espace de deux centimètres carrés, on entendait encore une résonnance manifeste de la voix ; c'était bien loin du caractère de la pectoriloquie.

L'embonpoint s'était augmenté ; les forces, bien rétablies, avaient rendu de la confiance dans l'avenir ; la physionomie était redevenue sereine, l'exercice était facile; en un mot, la guérison paraissait aussi sûre que complète. Mme L... repartit pour Paris au mois de mars. L'hiver suivant fut très-rude, et pendant sa durée, Mme L... eut à supporter de grandes fatigues en s'exposant souvent au froid de la nuit ; il n'en résulta qu'un léger rhume qui fut guéri dans deux ou trois jours. Une ou plusieurs grossesses heureusement terminées ont eu lieu depuis lors; mais vers l'année 1863 ou 1864, Mme L... a succombé à une nouvelle atteinte de phthisie pulmonaire.

L'exemple que je viens de citer ne laisse pas de doute

sur l'existence d'une phthisie pulmonaire. Hémoptysies antérieures et répétées; amaigrissement faisant des progrès sensibles, malgré que les fonctions digestives fussent régulièrement accomplies ; état fébrile, expectoration caractéristique, quoique peu copieuse ; inégalité des bruits respiratoires, craquements qui les accompagnaient; enfin, pectoriloquie évidente : un tel ensemble de symptômes démontrait bien suffisamment que déjà la fonte tuberculeuse s'était établie dans le sommet du poumon droit, et que la maladie se propageait dans les autres parties de cet organe.

L'état de santé qu'avait retrouvé Mme L....., quand elle quitta Montpellier , ne permettait pas de douter de sa guérison. Pendant d'assez longues années, celle-ci s'est soutenue au milieu de circonstances qui d'ordinaire ramènent très-rapidement le retour de la phthisie pulmonaire, et malgré cette opposition énergique et soutenue , cette cruelle maladie a fini par reparaître en résistant aux moyens qu'on put mettre en usage. C'est là sans doute un de ces cas qui font dire qu'on guérit la phthisie sans guérir les phthisiques. Mais avant de présenter les réflexions qu'il fait naître, je tiens à rapporter quelques faits qui se rapprochent de lui, et dans lesquels la cessation complète de tous les symptômes de la maladie a coïncidé avec tous les signes les plus rassurants du retour de la santé, qui n'a eu cependant qu'une durée plus ou moins longue avant l'apparition d'une atteinte mortelle.

OBSERVATION XCIII.

Phthisie pulmonaire, troisième degré.

Mme B..., âgée de 27 ans, mariée depuis deux ans, d'un tempérament lymphatique, régulièrement menstruée, d'une famille où n'existaient pas d'exemples de phthisie pulmonaire, avait constamment joui d'une bonne santé, lorsque, quelques mois avant son mariage, elle fut atteinte d'un rhume qui se montra assez tenace, mais qui disparut sans laisser de traces.

Une première grossesse s'était heureusement terminée; mais, soit à cause de pertes abondantes et prolongées, soit à cause de maux de sein, Mme B... avait été obligée, après avoir commencé à allaiter son fils, d'y renoncer au bout de vingt-cinq jours. Elle éprouvait déjà de vives douleurs entre les épaules. En cessant de nourrir, elle avait été mise à l'usage de frictions camphrées, de lavements purgatifs, de boissons nitrées.

A cette époque, la toux qui avait cessé avant le mariage s'était renouvelée, en s'accompagnant d'expectoration d'un aspect variable, et la poitrine était le siége de douleurs erratiques dont le caractère, joint au dépérissement notable que l'on remarquait, avait dû paraître assez grave, puisqu'on jugea convenable d'appliquer un cautère sous chaque clavicule, et de recourir à l'usage de l'huile de foie de morue. Malgré ces moyens, l'état de Mme B... continuant à s'aggraver, elle vint à Montpellier réclamer mes soins.

Alors la maigreur était générale, le teint pâle, les yeux caves et cernés, les pommettes très-saillantes à cause de la maigreur et colorées.

La respiration habituelle était courte et fréquente; quand

la malade cherchait à faire une longue inspiration, elle était arrêtée par la toux.

La voix était cassée, facile à se fatiguer par la moindre conversation ; la lecture à haute voix de quelques lignes seulement causait une vive oppression et ne pouvait être prolongée ; la marche, surtout ascendante, était encore plus difficile à supporter.

Une dépression très-marquée, de l'immobilité, se remarquaient dans le tiers supérieur du côté droit, où la percussion donnait de la matité, tandis qu'elle ne produisait que de la submatité sous le sein et la base du poumon.

L'auscultation constatait dans le lobe supérieur du poumon droit une inspiration faible, courte, rude ; l'expiration, plus faible encore et assez difficile à entendre, était aussi très-courte et très-rapide ; ces deux bruits étaient faiblement prononcés dans toute la partie antérieure du poumon, ils étaient plus forts en arrière.

Dans toute la partie antérieure, on entendait çà et là de faibles craquements humides, assez analogues à des bulles de râles muqueux, et tout ce côté du thorax était le siége de douleurs constantes.

Dans le lobe supérieur du poumon droit, on trouvait de la bronchophonie qui, sous la partie moyenne de la clavicule, prenait parfois le caractère évident de la pectoriloquie.

La toux était fréquente; l'expectoration, peu copieuse, était formée d'une matière épaisse d'un blanc jaunâtre : elle ne contenait jamais de sang.

Le pouls était fébrile ; il y avait parfois des sueurs nocturnes ; les forces générales étaient considérablement diminuées.

Le premier bain d'air comprimé fut pris le 4 octobre 1858. Après le sixième, la toux et l'expectoration avaient diminué ; la respiration, plus longue, plus facile, était moins affaiblie par la marche, même ascendante ; une longue inspiration était plus facile, plus étendue. L'appétit se prononçait, le sentiment intime d'une amélioration relevait le moral de la malade, dont le teint était déjà moins pâle, les traits plus calmes.

Le 20 octobre, après quatorze bains, plusieurs nuits s'étaient déjà passées sans toux, et l'expectoration ne se composait plus que d'une très-petite quantité de matière d'un blanc moins sale, qui restait toute à la surface de l'eau. Les douleurs de poitrine diminuaient chaque jour ; la sonorité du côté droit s'était améliorée dans tous les points. Il n'y avait plus de trace de fièvre.

La coloration du visage était plus naturelle, les yeux étaient moins enfoncés, l'embonpoint commençait à paraître.

Du 23 au 29 octobre, les bains furent interrompus. Mme B..... étant sortie à pied par un temps pluvieux et froid, s'était sans doute refroidie. La fièvre avait reparu plus vive, avec chaleur et douleur sur le devant de la poitrine, toux plus fréquente, mais sans augmentation de l'expectoration. Cet état, soutenu pendant quelques jours, avait suffi pour faire disparaître l'embonpoint et les forces que la malade avait déjà retrouvés.

Le 9 novembre, la malade avait pris vingt-sept bains : elle avait de nouveau gagné de l'embonpoint et des forces, et avait pu faire sans oppression une promenade à pied prolongée pendant plus d'une heure.

La voix avait repris assez de force pour soutenir, sans

être altérée, la lecture non interrompue de deux longues lettres.

Les douleurs du côté droit avaient totalement cessé ; on n'y entendait plus de craquements humides, et les bruits respiratoires y étaient plus prononcés, sans avoir encore retrouvé leurs caractères naturels de douceur et d'étendue.

Les nuits se passaient sans tousser ; l'expectoration était nulle, ou du moins tout à fait insignifiante. Il n'y avait plus ni fièvre, ni chaleur incommode ou sueur pendant le sommeil. Le décubitus était également bien supporté dans tous les sens, ne renouvelant ni douleur, ni toux, ni oppression.

13 novembre, trente et un bains. La percussion donnait à droite, même dans le tiers supérieur de cette cavité, un son beaucoup plus clair.

Les bruits respiratoires avaient pris plus de force, de douceur et d'humidité. Il n'y avait plus de craquements, mais sous la clavicule la bronchophonie existait encore, offrant parfois le caractère de la pectoriloquie.

Les bains furent continués jusqu'au nombre de cinquante-deux. Alors, la partie supérieure du côté droit n'offrait plus de dépression et se soulevait autant que le gauche sous l'influence de la respiration, qui était plus longue et moins fréquente.

Une longue inspiration se faisait aisément, sans provoquer la toux. La parole était facile, elle soutenait sans fatigue la lecture à haute voix ; la marche se prolongeait sans causer la moindre oppression.

Dans toutes les parois du côté droit, la percussion donnait un son aussi clair qu'à gauche.

Dans le lobe supérieur du poumon droit, les bruits vésiculaires avaient repris leur douceur, leur humidité normales ; ils avaient entre eux des rapports normaux de durée.

Sous la partie moyenne de la clavicule, on retrouvait encore un peu de résonnance de la voix, mais elle était mal distincte et n'offrait pas le caractère de la pectoriloquie. Toute douleur de poitrine avait cessé. Il n'y avait plus ni toux ni expectoration.

La figure avait repris un air de bonne santé, de fraîcheur ; l'embonpoint s'était augmenté au point de faire disparaître les dépressions intercostales, si prononcées au début ; les sueurs nocturnes avaient cessé. Les forces, rétablies sous l'influence d'un grand appétit et de bonnes digestions, supportaient facilement un exercice prolongé ; la menstruation s'était aussi régularisée.

Rentrée alors dans sa famille, Mme B..... revint en octobre 1858 prendre vingt bains d'air comprimé, afin de bien consolider une guérison qui, du reste, ne s'était pas un instant démentie depuis son départ de Montpellier. Une grossesse survenue en 1861 eut un cours facile, régulier, et se termina heureusement ; pendant plusieurs années encore, Mme B..... jouit d'une bonne santé.

Cependant j'ai appris qu'elle avait succombé en 1864 ou 1865, et, s'il faut en juger par le peu de détails que j'ai eus sur sa dernière maladie, c'est, après une fausse couche, la phthisie pulmonaire qui a causé sa mort.

La vie active qu'avait reprise Mme B..... n'était pas de nature à épuiser ses forces rétablies, et qui pendant trois années avaient, avec la régularité de toutes les fonctions, inspiré une sécurité complète ; mais il est probable que la grossesse, par l'atteinte qu'elle leur portait, et peut-être aussi par son influence sur la circulation générale, avait pu réveiller une disposition diathésique dont la localisation s'était de nouveau fixée sur les parties qu'elle avait frappées une première fois.

OBSERVATION XCIV.

Phthisie pulmonaire, troisième degré.

Mme K....., âgée de 31 ans, d'un tempérament lymphatique, mère de trois enfants, avait nourri les deux derniers. Se portant bien d'une manière générale, Mme K.... avait été régulièrement menstruée, soit avant, soit après son mariage. Tous les membres de sa famille jouissaient d'une bonne santé, cependant l'un de ses frères avait succombé à une phthisie galopante.

Quelques années après son mariage, Mme K..... était devenue sujette à s'enrhumer, et dès le mois de janvier 1857, était survenue une toux dont la persistance fut attribuée, soit au peu de soins qu'on en prenait, soit aux fatigues, aux émotions pénibles, aux variations extrêmes de température que Mme K..... eut à supporter pendant une longue et grave maladie de son père, qu'elle soignait nuit et jour. Depuis lors, chaque période de la menstruation, sans cesser d'être régulière, était précédée par l'apparition de stries de sang dans les crachats que la toux amenait.

M. le Dr Gendrin, consulté au mois de juillet 1857, signala des indurations lymphatiques au sommet des deux poumons, avec fusées de ramollissement des deux côtés et foyers anfractueux sous l'angle supérieur de l'omoplate gauche.

Le 10 septembre 1858, Mme K... vint à Montpellier réclamer mes soins, quoique, d'après les détails que l'on m'avait auparavant donnés sur son état, j'eusse dissuadé de recourir à l'emploi des bains d'air comprimé. Mme K... offrait alors les symptômes suivants :

Une extrême maigreur rendait saillantes les éminences osseuses du visage, dont le teint était d'une grande pâleur; les yeux, cernés, étaient enfoncés dans leurs orbites.

La poitrine offrait de profondes dépressions intercostales; ses parois, faiblement soulevées par l'inspiration, étaient manifestement déprimées à gauche, depuis la clavicule jusqu'à la naissance du sein. Dans cette région, des douleurs sourdes se faisaient habituellement sentir, ainsi qu'une sorte de poids qui s'opposait à la liberté de la respiration.

Celle-ci, courte, fréquente, devenait très-pénible par la marche ou par une conversation peu soutenue ; une longue inspiration était impossible, elle provoquait la toux. La voix était grave, éteinte; elle se fatiguait, se voilait davantage si la malade voulait lire quelques lignes à haute voix.

La percussion donnait un son mat dans le tiers supérieur des deux côtés du thorax, à gauche surtout.

A droite, l'auscultation constatait des bruits respiratoires très-faibles, secs, peu prolongés, l'expiration ayant la même durée que le bruit qui la précède. On trouvait sous la clavicule, et dans une assez grande étendue, une pectoriloquie très-claire.

A gauche, les bruits respiratoires étaient partout, à cause de leur faiblesse, très-difficiles à percevoir. Dans le tiers supérieur, sous la clavicule, l'inspiration était sèche, rude, et l'expiration elle-même, courte et rapide, ne semblait s'opérer que par l'affaissement subit du poumon sur lui-même. Une pectoriloquie très-évidente existait dans une grande partie du tiers supérieur de ce côté et sous la fosse sus-épineuse de l'omoplate.

La toux, fréquente surtout le matin, amenait des crachats globuleux, à surface déchirée, d'un blanc très-sale ; une partie très-consistante gagnait le fond de l'eau, l'autre s'étalait à sa surface.

Le pouls conservait assez de force, était régulier, à 82 pulsations par minute le matin ; le soir, une exacerbation fébrile avait lieu sans provoquer de grandes sueurs nocturnes.

La faiblesse générale était très-grande, le moindre exercice était impossible.

En me décidant à essayer l'usage des bains d'air comprimé, je ne fis d'abord porter la pression qu'à vingt centimètres au-dessus de celle de l'atmosphère. L'effet sédatif fut malgré cela assez vivement prononcé. A mesure qu'il cessait de se montrer, la pression fut élevée au degré ordinaire.

Après dix bains, la malade éprouvait déjà un sentiment de bien-être qu'elle attribuait à plus de liberté dans sa respiration. L'appétit s'était augmenté, un régime plus réparateur semblait déjà relever sensiblement les forces générales. L'époque menstruelle, cette fois un peu retardée, fut peu abondante, et quelques jours après une vive émotion fut suivie de l'apparition de quelques filets de sang dans les crachats. Le lendemain, une abondante hémoptysie eut lieu, et durant quelques jours l'expectoration fut constamment chargée de sang ; il disparut peu à peu. Les douleurs de la poitrine avaient pris plus d'intensité, et l'auscultation trouvait, dans le tiers supérieur du poumon gauche, où les bruits respiratoires conservaient les mêmes caractères, un râle sous-muqueux à très-petites bulles.

Le 8 octobre, après le vingt et unième bain, la figure, moins amaigrie, offrait aussi une meilleure coloration.

La respiration était plus longue, moins fréquente; une longue inspiration s'exécutait mieux et plusieurs fois de suite avant de provoquer la toux. L'exercice était mieux supporté; la voix, encore sujette à se voiler, avait cependant plus de force ; la toux avait beaucoup diminué ; souvent tout à fait nulle pendant la nuit , elle se montrait surtout le matin ; l'expectoration était moins abondante, beaucoup plus blanche; une très-faible partie seulement gagnait le fond de l'eau.

La menstruation s'était montrée de nouveau, sans accident hémoptoïque ; le sang était plus rouge.

La malade se sentait beaucoup mieux , plus forte , et faisait chez elle, sans y songer, bien des choses pour lesquelles elle réclamait naguère l'intervention des autres ; elle avait plus d'activité et supportait mieux l'exercice.

Après le vingt-neuvième bain, les forces permettaient de supporter sans fatigue, sans oppression, de longues promenades auxquelles Mme K... n'aurait pas même pensé à son arrivée. Nulle pendant la nuit, la toux se bornait à quelques petites secousses le matin ; l'expectoration diminuait aussi chaque jour.

Les parois moins amaigries de la poitrine étaient plus amplement soulevées par l'inspiration ; il n'y avait plus de douleur dans le côté droit. Le sentiment de pression qui s'opposait à la respiration, dans toute l'étendue du côté gauche, ne se faisait plus sentir que dans le tiers supérieur. où il était d'ailleurs beaucoup plus faible. La malade sentait qu'il s'affaiblissait tous les jours, et l'air lui semblait ainsi pénétrer plus profondément dans sa poitrine. Le sommeil la reposait davantage, et l'amélioration qu'elle reconnaissait chaque jour dans son état relevait puissamment son moral.

30 octobre, quarante bains. Malgré la marche progressive des signes d'une amélioration générale, on trouvait encore une submatité évidente dans tout le tiers supérieur du poumon gauche ; le son était plus clair dans tout le reste de son étendue.

Les bruits respiratoires, très-faibles encore dans le lobe supérieur, y étaient cependant plus doux, plus humides ; ils étaient plus forts dans le reste du poumon. A droite, ces mêmes bruits restaient aussi plus faibles que dans l'état normal. La voix avait repris de la force, elle soutenait mieux la conversation.

Après le cinquante et unième bain, la menstruation, qui avait reparu depuis quelques jours sans douleur, avait cependant, comme de coutume, été précédée d'un peu de toux, mais sans réveiller, comme elle le faisait aussi, les douleurs du thorax. L'écoulement sanguin avait été normal sous tous les rapports. L'expectoration n'avait pas augmenté comme la toux ; la respiration était restée aussi facile, la voix plus forte, et l'appétit, toujours prononcé, secondé par un régime très-substantiel, relevait les forces générales.

25 novembre, soixante-deux bains. L'embonpoint, bien augmenté, avait effacé les sillons intercostaux ; la dépression de la partie supérieure du côté gauche du thorax n'existait plus, et l'inspiration soulevait cette région presque autant que du côté droit. Il y avait moins de toux que ja-

mais ; les crachats, très-peu abondants, plus blancs, moins consistants, surnageaient tous en s'étalant sur l'eau. La douleur du côté gauche était si complètement dissipée que la toux ne la réveillait plus.

L'amélioration de la respiration et des forces générales était si grande après le soixante et dixième bain, que Mme K... sortait à pied pour de longues courses, conduisant par la main le plus jeune de ses enfants, et causait avec lui sans en être oppressée.

Cependant un peu de submatité persistait encore sous la clavicule gauche, où les bruits respiratoires s'étaient modifiés ; en prenant plus de douceur, plus d'humidité, en se rapprochant davantage du murmure vésiculaire, ils étaient encore trop faibles, et l'expiration moins rapide paraissait plus longue, mais aussi trop prolongée relativement à l'inspiration. Au milieu de la région sous-claviculaire, la respiration avait pris d'une manière plus sensible un caractère de respiration caverneuse, et la pectoriloquie y restait manifeste. Elle l'était encore à droite. La menstruation venait de reparaître, mais cette fois sans la plus légère aggravation des symptômes qui persistaient.

Les bains furent, à cause de la rigueur de la saison, à peu près interrompus pendant le mois de décembre, et la menstruation eut lieu le 2 janvier, sans apporter le moindre trouble au bien-être qu'éprouvait la malade.

Dans les premiers jours de janvier, une douleur assez vive se fit sentir dans tout le côté droit du thorax, depuis la base jusqu'à l'épaule. Elle céda aisément à quelques dérivatifs, à des applications calmantes. La toux avait cependant augmenté et l'expectoration présentait de nouveau quelques petits fragments d'une matière plus consistante, comme sébacée et d'un blanc sale, au milieu d'une partie plus diffluente.

Cet accident fut de courte durée ; le 29 janvier survint une nouvelle et facile éruption des menstrues ; la toux et l'expectoration étaient réduites au même point qu'avant l'espèce d'exacerbation qu'elles venaient d'offrir.

Le 7 février, la malade était arrivée au nombre de cent-huit bains, que je n'avais jamais vu atteindre.

L'embonpoint, les forces, l'aspect général de la santé se confirmaient de plus en plus ; avec une grande facilité de respirer, il n'y avait presque plus de toux et seulement quelques rares crachats, petits, blancs, diffluents, restant à la surface de l'eau.

A gauche, les bruits respiratoires avaient, dans le lobe supérieur du poumon, des rapports d'étendue plus normaux ; ils étaient aussi plus distincts, plus doux, plus humides, sauf dans le point où s'entendaient toujours une respiration légèrement caverneuse et une pectoriloquie maintenant un peu confuse.

Le pouls, devenu plus fort, variait entre 66 et 70 pulsations par minute.

Depuis le mois de février jusqu'au 10 mai, Mme K.., mettant des intervalles plus ou moins longs de repos entre les bains, arriva au nombre de cent cinquante-trois ; et, pendant les trois mois qui s'écoulèrent ainsi, l'amélioration obtenue ne s'était pas un instant démentie.

A cette époque, Mme K... offrait les signes généraux les mieux caractérisés d'une bonne santé ; respirant aussi librement, aussi longuement que possible, elle n'éprouvait plus la moindre trace de la gêne qui autrefois empêchait l'air d'arriver dans ses poumons.

A droite, la percussion donnait un son normal; il en était de même à gauche, si ce n'est dans un point limité au-dessus de la naissance du sein, où l'on retrouvait une faible submatité.

A droite, les bruits respiratoires toujours un peu faibles avaient cependant repris un caractère normal. La pectoriloquie n'y était plus appréciable.

A gauche, les bruits vésiculaires étaient aussi devenus plus naturels, et la pectoriloquie ne persistait que dans un point limité de la base du tiers supérieur, près du sternum, où elle était même moins distincte.

La toux et l'expectoration manquaient presque absolument, cette dernière n'amenant, quand elle avait lieu, qu'une quantité inappréciable de matière d'un blanc très-clair.

Le pouls n'était plus fébrile, il n'y avait pas le soir de trace d'exacerbation, ni la moindre apparence de sueurs nocturnes.

Dès ce moment les bains furent supprimés; mais M^{me}K... avait commencé depuis quelques semaines et devait continuer régulièrement l'usage de pilules contenant du tanin et du sel marin, en aidant leur action de celle d'un régime très-analeptique.

Craignant les chaleurs qui commençaient à devenir fatigantes pour elle, Mme K.... voulut à cette époque, avant d'aller prendre à Cauterets les eaux de la Raillère que je lui avait conseillées, revoir sa famille, et partit pour passer deux mois dans une des principales villes du Haut-Rhin. Elle y trouva une température très-froide. La toux reparut promptement, l'expectoration devint de plus en plus abondante; l'oppression, les douleurs de poitrine survinrent, la fièvre s'alluma, une diarrhée des plus opiniâtres vint ajouter son action consomptive à l'influence de quelque nouvelle éruption tuberculeuse, les forces furent promptement ruinées, et une atteinte aussi grave restant au-dessus de la puissance de tout traitement, Mme K... succomba dans le courant du mois de septembre 1858.

Il est bien difficile de méconnaître dans cette observation avec quelle puissance le bain d'air comprimé avait mis un terme à la marche fatale d'une phthisie affectant les deux poumons, pour lui imprimer au contraire une déviation assurée vers la guérison. Mais avant d'aborder les réflexions que cette heureuse modification et le résultat malheureux qu'elle n'a pu détourner, doivent suggérer, il convient d'ajouter encore aux trois cas qui précèdent quelques observations du même genre. Il est bon de montrer de plus en plus que, même au milieu d'une désorganisation déjà avancée, d'une altération profonde et des plus graves des forces de la vie et des principales fonctions, une amélioration semblable à celle qui s'est présentée chez les sujets des observations xcii, xciii et xciv, n'est pas un fait exceptionnel, sans portée, sans valeur dans l'étude de l'application du bain d'air comprimé au traitement de la phthisie pulmonaire.

OBSERVATION XCV.

Phthisie pulmonaire, troisième degré; marche aiguë.

Mlle B.... du Vigan, âgée de 21 ans, d'un tempérament lymphatique sanguin, avait été réglée à 16 ans, et la menstruation s'était chaque fois reproduite avec exactitude.

Cette jeune fille avait toujours joui d'une bonne santé, elle en avait les plus brillantes apparences, et, n'ayant jamais éprouvé la plus légère affection de poitrine, ne paraissait nullement menacée du sort dont quelques membres de sa famille avaient été frappés : deux de ses oncles paternels étaient morts phthisiques.

Voici le résumé des détails que M. le Dr Duffour, médecin au Vigan, me transmettait le 2 juillet 1840 en m'adressant la malade:

La maladie de Mlle B.... datait de deux mois environ ; elle avait eu pour cause déterminante l'exposition à l'air froid pendant que le corps était en sueur. Des frissons, des lassitudes dans les jambes, une grande céphalalgie avaient ouvert la scène morbide ; bientôt l'appétit avait disparu, une toux opiniâtre s'était manifestée, et le flux menstruel avait éprouvé un retard de quelques jours.

D'abord on avait fait peu de cas de ces symptômes ; cependant leur intensité s'augmentant tous les jours et le dépérissement de la malade devenant évident, M. Duffour avait été appelé. La toux, l'expectoration, une fièvre constante, l'apparition journalière d'exacerbations précédées d'un froid intense et prolongé, des sueurs nocturnes, la suppression complète du flux menstruel, l'amaigrissement toujours croissant, vinrent augmenter les craintes des parents de cette jeune fille, dont l'état s'aggravait rapidement, malgré l'action d'un traitement sagement dirigé.

Mlle B.... se rendit à Montpellier, où je l'examinai pour la première fois, le 4 juillet 1840. Elle était fort amaigrie, ses traits étaient tirés, ses yeux cernés et enfoncés dans leurs orbites, ses pommettes colorées d'un rouge vif et borné ; le fond du teint était pâle.

Chaque jour, à onze heures du matin, un froid intense qui durait près de deux heures était suivi d'une chaleur générale des plus vives, et qui, dans la nuit seulement, se terminait par des sueurs, plus abondantes sur la poitrine que sur le reste du corps.

La respiration était courte et fréquente; le moindre mouvement augmentait l'oppression; il en était de même du décubitus horizontal, soit sur le dos, soit sur les côtés.

La malade ressentait parfois au-dessus du sein droit une douleur qui n'avait jamais été continue. La percussion donnait partout un son à peu près naturel.

L'auscultation recueillait un bruit respiratoire libre et affranchi de tout mélange pathologique dans toute la poitrine, si ce n'est sous la clavicule droite, où il se montrait plus obscur. Là, vers le milieu de la longueur de cet os, à peu de distance de son bord inférieur et dans l'étendue de trois ou quatre centimètres carrés environ, la pectoriloquie était manifeste et la toux soulevait un liquide qui produisait du gargouillement.

La toux était peu continue dans le jour; elle était plus fréquente le soir et plus encore le matin. L'expectoration assez abondante était presque entièrement composée de matière tuberculeuse d'un blanc verdâtre sale; elle se faisait avec facilité.

L'appétit était peu prononcé, mais les aliments que la malade prenait étaient bien digérés; la toux, en se prolongeant, réveillait quelquefois une vive douleur épigastrique.

Le pouls était vif, fréquent, très-irrégulier et assez résistant, quoiqu'il offrît peu de plénitude.

Pendant quelques jours on mit en usage des loochs

gommeux, des pilules avec l'extrait de jusquiame, la digitale et la thridace, et l'on appliqua entre les épaules un emplâtre stibié. Les effets obtenus furent à peu près nuls, et après quelques hésitations on commença le 7 juillet 1840 l'usage des bains d'air comprimé. C'était, comme on le voit par cette date, l'un des premiers faits de ce genre au traitement duquel j'appliquais le nouvel agent thérapeutique.

La première séance eut lieu le soir à cinq heures, au moment où la chaleur fébrile de tous les jours était fort élevée. L'oppression était vive, la figure très-colorée ; le pouls était à 114 pulsations ; la fièvre seule causait cette vitesse, la malade s'étant rendue à l'apareil en chaise à porteur.

Sous l'appareil, Mlle B.... éprouva bientôt une grande liberté pour respirer ; la chaleur fébrile manifesta d'abord de nombreuses variations, puis finit par diminuer; le pouls perdit encore peu de sa fréquence, il resta à 110; mais la figure avait pâli à tel point que toute rougeur des pommettes avait disparu; la pâleur était genérale.

Après le second bain, le froid fébrile qui paraissait tous les jours à onze heures du matin, manqua tout à fait.

Déjà, après le troisième bain, la respiration était moins courte et moins fréquente hors de l'appareil; la malade elle-même la trouvait plus libre et plus longue; son pouls. qui avait atteint jusqu'à 120 pulsations par minute, n'était déjà plus qu'à 90. Les sueurs nocturnes étaient aussi moins abondantes.

Le décubitus horizontal devint possible sur les côtés après la quatrième séance. L'expectoration moins copieuse était toujours en grande partie formée par la même matière tuberculeuse, mais celle-ci était moins consistante et entourée de moins de sérosité. La pectoriloquie et le gargouillement restaient les mêmes. Le froid fébrile du matin avait reparu ce jour-là, mais comme de légers frissons qui se dissipèrent au bout de dix minutes.

Après la sixième séance, la malade se trouvait mieux que jamais; seulement, comme la fièvre diminuait beaucoup et ne lui causait plus la même excitation, elle se sentait plus faible; le pouls n'était plus qu'à 84 pulsations par minute. Le froid fébrile était réduit à une légère tendance à un refroidissement passager. La toux, très-rare, ne causait plus de douleurs épigastriques; l'expectoration, bien moins abondante, ne contenait plus qu'un tiers environ de matière tuberculeuse, le reste était de la salive. De longues inspirations s'accomplissaient sans la gêne que la malade ressentait autrefois, et qui les rendait incomplètes à cause de la toux qui se manifestait sur-le-champ.

Un léger retour du froid fébrile et de la chaleur qui lui succédait, fut causé par l'imprudence de la malade, qui se découvrit entièrement pendant la nuit. Cet état se soutint quelques jours, malgré l'emploi du sulfate de quinine que je voulus opposer à cette apparente périodicité, et qu'il fallut abandonner sans qu'il en eût triomphé. Sous les autres rapports, l'amélioration obtenue resta sans s'affaiblir en aucune façon.

Les bains d'air comprimé, continués sans cet auxiliaire, soutinrent leur bienfaisante influence; après le seizième le froid fébrile n'existait plus, les nuits étaient sans sueurs, le pouls ne donnait que 75 à 80 pulsations par minute. La toux, devenue rare, ne déterminait plus qu'une expectoration très-peu abondante et contenant, dans chaque crachat, une faible proportion de matière tuberculeuse, à peine du volume d'une lentille. L'oppression était nulle, et la respiration semblait aussi calme que dans l'état de santé. Les forces étaient beaucoup augmentées et les digestions continuaient à se faire avec régularité.

Dès le dix-septième bain, il survint vers la fin de la séance un peu de chaleur et de sueur, et le même phénomène se renouvelant aux deux séances suivantes, on jugea nécessaire de les interrompre momentanément.

La malade se trouvait alors dans l'état suivant :

Il n'y avait plus de froid fébrile ; la chaleur était peu prononcée, de courte durée ; les sueurs nocturnes ne reparaissaient plus depuis longtemps, et le matin la fièvre était à peu près nulle ; la toux, rare et sans expectoration dans le jour, ne troublait jamais le repos de la nuit, et le matin quelques quintes peu prolongées déterminaient à peine l'expectoration de quelques crachats où la matière tuberculeuse était à peu près nulle ; elle paraissait changée de nature, sa couleur était moins verdâtre, moins sale que dans le principe. La pectoriloquie s'entendait toujours sous la clavicule droite, mais l'espace dans lequel on pouvait encore la constater s'était resserré dans tous les sens ; la voix paraissait moins aiguë, la toux causait beaucoup moins de gargouillement.

La malade sentait sa respiration plus libre et plus étendue ; sa figure était plus pâle ; elle restait amaigrie, et ses forces conservaient ce qu'elles avaient gagné d'augmentation. Mlle B... pouvait alors se permettre de sortir à pied sans être fatiguée par de petites promenades. Malgré cela, l'ennui la gagna ; un vif désir de retourner au Vigan, d'y passer l'intervalle de repos que nous voulions mettre entre les bains qu'elle avait déjà pris et ceux qui étaient encore nécessaires à sa guérison, ne put être combattu par aucune raison ; la malade partit. Le mieux qu'elle éprouvait était si inattendu qu'elle se disait guérie. Trompée par les apparences, sa famille elle-même se laissait aller à cette douce illusion ; et malgré les recommandations que j'avais faites en laissant à regret partir Mlle B..., malgré les avis pressants et réitérés que lui donnait M. le Dr Duffour de la nécessité de revenir faire usage des bains d'air comprimé, elle resta au Vigan. Bientôt les symptômes s'aggravèrent de nouveau, la phthisie pulmonaire, un moment enrayée, reprit la marche suraiguë qu'elle avait offerte dans le principe, et termina rapidement l'existence de Mlle B...

L'issue de cette maladie aurait-elle été plus heureuse, aurions-nous obtenu une guérison plus complète, si plus de persévérance avait permis un emploi convenablement prolongé de l'air comprimé ? Le bien qui s'était rapidement prononcé sous l'influence d'un petit nombre de bains ne défend pas de le croire, mais on peut au moins reconnaître qu'ils avaient déjà imprimé à la marche de la maladie une direction bien faite pour encourager à persister dans le traitement mis en usage.

OBSERVATION XCVI.

Phthisie pulmonaire, troisième degré.

Mme N..., âgée de 40 ans, d'un tempérament lymphatique sanguin, mère d'un seul enfant qu'elle a nourri, avait toujours joui d'une bonne santé, soit avant, soit après son mariage. A la suite d'une vive émotion, au mois d'avril 1860, elle avait eu un érysipèle à la tête. La menstruation, jusqu'alors régulière, s'était dérangée et n'avait repris son cours naturel qu'au mois de mai 1861. Peu de temps après la guérison de l'érysipèle, des douleurs s'étaient fait sentir dans la partie supérieure du côté droit de la poitrine, s'accompagnant d'une toux qui, d'abord rare et sèche, décida plus tard une expectoration abondante, épaisse, d'un jaune verdâtre, mais n'offrant jamais la plus petite quantité de sang. On avait opposé à cet état, qui n'avait pas tardé à s'accompagner des signes d'un dépérissement général, un cautère appliqué sous chaque clavicule, et l'huile de foie de morue portée graduellement jusqu'à six cuillerées par jour. Malgré ces moyens, Mme N... s'était affaiblie, avait maigri. Une oppression constante, de la fièvre avec sueurs nocturnes, une toux fréquente suivie d'une expectoration copieuse, témoignaient du caractère de plus en plus fâcheux que prenait la maladie, lorsque M. le Dr Gachon, médecin à Gallargues, conseilla à Mme N... de venir à Montpellier essayer l'emploi des bains d'air comprimé.

Le 9 juillet 1861, la figure était pâle, souffrante, avec coloration vive et limitée des pommettes; une extrême maigreur avait succédé à l'embonpoint d'autrefois; aussi la peau de tout le corps, flasque et décolorée, semblait-elle désemplie et trop large pour les parties qu'elle recouvrait. Les forces étaient épuisées.

La respiration était courte, fréquente, et le moindre exercice aggravait beaucoup l'oppression.

La poitrine offrait de profondes dépressions intercostales; la région sous-clavière droite était très-sensiblement déprimée, presque complètement immobile pendant l'inspiration, tandis que la même région à gauche se soulevait amplement. La toux, ou une inspiration un peu forcée que la malade ne pouvait prolonger, réveillait de la douleur dans le tiers supérieur du poumon droit.

Dans toute cette région, la percussion donnait un son mat. L'inspiration y était courte, sèche, rude ; l'expiration, plus prolongée qu'elle, offrait ces mêmes caractères, et l'une et l'autre rappelaient parfois la respiration caverneuse et s'accompagnaient de nombreux craquements secs et humides, perçus dans tout le lobe supérieur du poumon droit. La pectoriloquie était évidente au-dessus et au-dessous de la partie moyenne de la clavicule.

A gauche, la percussion donnait partout une sonorité normale, et l'auscultation ne constatait qu'une respiration supplémentaire.

La toux était fréquente ; les crachats, très-abondants, étaient épais, d'un blanc sale, globuleux, déchirés à leur surface, et gagnaient en partie le fond de l'eau.

Les battements du cœur s'entendaient fortement dans toute la région sous-clavière droite. Le pouls, petit, fréquent, restait régulier ; les sueurs nocturnes étaient constantes.

Les fonctions digestives, peu actives, étaient assez régulières, et la menstruation, rétablie depuis quelques mois, était moins abondante, mais plus prolongée.

Le 23 juillet, la malade avait pris onze bains, qu'elle supportait sans fatigue ; elle était déjà moins oppressée, et pouvait se rendre à l'établissement et en revenir à pied avec beaucoup plus de facilité.

La toux était moins fréquente ; les crachats, moins

nombreux, n'avaient plus leur forme globuleuse : c'était une sorte de détritus qui restait en suspension au milieu de l'eau sur laquelle on les recevait.

La matité était moins intense dans toute la partie supérieure du côté droit, où elle était d'abord absolue; la respiration caverneuse paraissait moins prononcée; la pectoriloquie restait la même, ainsi que le gargouillement provoqué par la toux. Les craquements étaient très-rares.

Vingt bains avaient encore augmenté les forces générales; l'embonpoint, qui commençait à reparaître, changeait l'aspect du visage, devenu moins pâle, tandis que la vive coloration des pommettes était moins prononcée.

L'oppression était moindre; une longue inspiration se faisait aisément et sans toux.

La percussion devenait plus sonore dans la partie supérieure du côté droit de la poitrine. Les bruits respiratoires y étaient aussi plus doux, plus humides; la respiration caverneuse y était moins évidente, la pectoriloquie avait pris un timbre plus clair, plus retentissant; les craquements secs devenaient de plus en plus rares.

La toux avait beaucoup diminué, ainsi que l'expectoration; le verre où on la recueillait ne contenait plus le matin que deux ou trois crachats de très-petit volume.

Après le vingt-neuvième bain, la coloration du teint était plus naturelle; l'embonpoint, qui revenait, avait entièrement effacé les dépressions intercostales; les forces étaient considérablement augmentées.

La partie supérieure du côté droit du thorax n'était plus déprimée et se soulevait, pendant l'inspiration, presque autant que le côté gauche; il y existait pourtant encore un peu de submatité près de la naissance du sein.

Les bruits respiratoires, plus intenses, y offraient moins le caractère de la respiration caverneuse, et pas un seul craquement ne s'y faisait entendre. La pectoriloquie persistait.

24 août, trente-huit bains. Augmentation très-marquée de l'embonpoint, des forces générales, de la facilité à soutenir la marche. La figure reprenait l'air de la santé, le teint était rosé, toute la peau du corps avait retrouvé une bonne coloration, son élasticité; elle n'était plus flasque et comme désemplie.

La toux et l'expectoration étaient à peu près nulles; la respiration, plus douce, plus humide, n'offrait presque plus le caractère caverneux. La pectoriloquie existait encore, mais elle était moins vibrante; la voix paraissait venir d'une cavité moins large.

La fièvre et les sueurs nocturnes avaient cessé; l'appétit, déjà depuis longtemps vivement prononcé, se soutenait; les digestions étaient très-bonnes, et l'amélioration générale qui s'ensuivait, et dont la malade ne pouvait méconnaître ni la réalité ni l'étendue, relevait son moral.

Le 10 septembre, Mme N.... avait pris cinquante-trois bains. Son aspect général, son teint plus clair, plus rosé, son embonpoint qui rendait aux membres leurs formes arrondies, ses forces qui permettaient des courses prolongées, indiquaient le retour de la santé.

Il n'y avait plus d'oppression, plus de toux, plus d'expectoration.

Toute matité avait disparu des points qu'elle occupait; les bruits respiratoires avaient leurs caractères naturels, leurs rapports réguliers de durée; la respiration caverneuse n'existait plus, la pectoriloquie elle-même ne ressemblait plus qu'à une simple bronchophonie.

Le rétablissement était complet, et le traitement fut interrompu. Quelques précautions, un bon régime que l'appétit soutenu et des digestions faciles rendaient d'ailleurs très-opportun, furent recommandés à la malade, qui revint dans sa famille.

Pendant près de deux ans, sa santé se soutint sans altération, malgré que Mme N... eût repris toutes ses habitudes de travail, et ne cherchât en aucune manière à s'affranchir des fatigues que sa position pouvait entraîner, même au milieu d'une grande aisance. En 1863, elle fut atteinte d'une fièvre rémittente pernicieuse, alors que depuis peu de jours elle avait ressenti les premiers symptômes d'une affection grave du larynx ; celle-ci continua sa marche après que la fièvre eut cédé aux moyens qu'on dirigea contre elle, et Mme N.... ne tarda pas à succomber au milieu des douleurs si déchirantes qui d'ordinaire surviennent dans les dernières périodes de la phthisie laryngée.

Je pourrais rapporter encore d'autres cas analogues aux derniers que je viens de citer; mais ceux-ci me semblent suffisants pour montrer la réalité de deux faits importants : l'un, qui se rattache à l'histoire de la phthisie pulmonaire, est la réalité des efforts que la nature fait en faveur de la guérison; l'autre, qui se rapporte à l'air comprimé, est sa grande valeur comme remède capable de guérir la phthisie.

On n'admet pas généralement les efforts médicateurs de la nature dans la phthisie pulmonaire. Cependant les guérisons, que démontrent les cicatrices trouvées dans les poumons de sujets morts sans avoir jamais offert, pendant leur vie, des signes de cette maladie, ne peuvent être attribuées qu'à un travail spontané. On ne peut guère douter, ce me semble, que pour arriver à ce résultat la maladie locale n'ait passé par toutes les phases et n'ait offert les divers actes morbides qui se présentent plus évidents dans les cas qu'il nous est donné d'observer. Inapercus dans les premiers, à cause d'une puissance de tolérance qui n'existe pas dans les autres, c'est probablement à la marche fâcheuse que ces actes morbides prennent trop souvent dans les cas que nous observons, qu'il faut rapporter le doute attaché à leur vrai caractère. Or, il me semble que si l'on se laisse égarer en les jugeant, c'est qu'on ne tient pas compte des circonstances dont ils doivent nécessairement ressentir l'influence, circonstances qui leur sont étrangères, et ne dépendent que de l'état général du malade ou de la nature de l'organe dans lequel ils se produisent.

L'un des actes de cette catégorie est la congestion qui s'opère autour des productions tuberculeuses et qui, distinée, selon les uns, à favoriser leur isolement ou leur élimination par voie de suppuration, n'est, aux yeux des autres, qu'une complication fâcheuse. Cependant, lorsqu'un tubercule se développe dans le tissu pulmonaire, pourquoi la nature ne ferait-elle pas, pour s'en débarrasser, ce qu'elle fait pour tout corps étranger qui s'introduit ou se développe dans nos tissus? Pourquoi le mouvement congestif qui s'opère autour de celui-ci, pour l'isoler ou l'expulser par suppuration, n'aurait-il pas également lieu autour du tubercule? On reconnaît que ce dernier joue le rôle excitant de l'épine inflammoire; on nie la valeur thérapeutique du travail que cette excitation provoque, et pour cela on s'appuie, avec une apparence de raison, il faut le reconnaître, sur l'issue funeste qu'il n'éloigne pas, sur le danger qui paraît quelquefois s'attacher à lui-même. Mais le succès est-il constant et le danger ne s'aggrave-t-il jamais, quand il s'agit de l'élimination d'un autre corps que le tubercule ? Et pour juger ce qui se passe dans la phthisie tuberculeuse, pour apprécier le caractère réel de l'acte qui intervient, ne peut-on ne pas tenir compte de l'état du malade, de celui de la partie lésée?

Or, refusera-t-on d'admettre que la texture vasculaire du poumon, que l'afflux de sang dont il est constamment le siége, son activité incessante, la nature du travail qui s'opère en lui, l'action stimulante des agents avec lesquels il est en contact, ne soient autant de causes capables de faire dépasser au mouvement fluxionnaire qui s'opère vers le tubercule, les limites au-delà desquelles il cesse d'être utile et devient dangereux ? et si l'on ajoute à toutes ces circonstances l'extrême faiblesse à laquelle le malade est déjà parvenu, le dépérissement, l'appauvrissement où sont tombés tous ses organes, la disposition diathésique qui pouvait avoir tout préparé, sera-t-on surpris de voir l'état congestif impuissant à décider une marche résolutive, et les éléments histogéniques que le sang lui apporte sans cesse servir au développement de nouveaux tubercules?

Que faudrait-il pour prévenir cette déviation malheureuse de tout ce que la nature tente en faveur du malade, pour assurer le libre résultat de ses efforts et pour démontrer leur réalité? Modérer l'afflux du sang vers le poumon sans porter atteinte à l'action réparatrice d'une bonne hématose ; réduire une congestion déjà trop forte en facilitant l'absorption et la circulation capillaire ; ralentir le mouvement fonctionnel des poumons sans mettre obstacle à la respiration ; enfin, chose bien plus difficile, améliorer aussi promptement que possible la constitution délabrée du malade, relever ses forces, régénérer ses organes par une meilleure nutrition.

Ai-je besoin de montrer que tel a été le rôle du bain d'air comprimé dans tous les cas qui nous occupent ? On a certainement remarqué qu'une meilleure coloration du visage indiquait dès les premiers jours une hématose plus complète ; qu'une respiration plus large, plus facile, une sonorité meilleure des cavités du thorax, ne laissaient aucun doute sur la réalité du travail de résolution opéré dans l'engouement inflammatoire ou tuberculeux du tissu pulmonaire ; on a remarqué le calme, la lenteur de la circulation et de la respiration, si heureusement substitués à l'oppression, à la fièvre, qui existaient d'abord ; enfin on n'a pas négligé d'observer combien une nutrition plus active, mais sans excès, avait graduellement relevé les forces générales, facilité la rénovation régulière des organes ; deux effets également heureux pour prévenir la formation de nouvelles productions tuberculeuses, et assurer la guérison de celles qui existaient. Ainsi donc, en modifiant les conditions défavorables qui dépendaient de l'organe malade, celles qui se rattachaient aux fâcheuses dispositions d'un sujet affaibli, le bain d'air comprimé a pu réduire à de justes proportions l'acte provoqué par les efforts de la nature, et faciliter le succès de son intervention, dont la réalité me semble trouver une preuve de plus dans la rapidité de la guérison, toujours en rapport avec celle du relèvement des forces générales.

Quant à la cicatrisation des ulcérations tuberculeuses sous l'action des forces de la nature, on apprécie trop bien ce que des ulcères affectant d'autres organes trouvent d'obstacles à leur guérison dans l'atonie des tissus, dans l'influence d'un état cachectique, pour ne pas admettre l'influence des mêmes causes dans la phthisie, et par conséquent ne pas apprécier aussi tout ce que l'action profondément rénovatrice de l'air comprimé a pu faire pour la cicatrisation de l'ulcère des poumons. Sa marche rapide n'a pu passer inaperçue, et c'est certainement au bon état des forces générales, à leur intervention médicatrice, qu'on l'a rapportée.

En cherchant ainsi à prouver la réalité des efforts que la nature tente pour la guérison de la phthisie pulmonaire; en demandant qu'on en tienne un compte sérieux dans tous les traitements heureux que l'on obtient, je ne crois amoindrir en aucune manière le rôle important qu'y remplit le bain d'air comprimé. Ceux qui croient le moins à la nature médicatrice, ne croient guère plus aux succès des remèdes, quand les forces de la vie ne secondent pas leur action; et si, comme tous les autres agents thérapeutiques, l'air comprimé a besoin de ce secours, il a du moins l'avantage de pouvoir se l'assurer en relevant les forces générales, par l'activité plus grande et plus régulière qu'il imprime à toutes les fonctions qui les créent. Les faits qui vont suivre démontreront, je l'espère, par des guérisons complètes et durables, la grande valeur thérapeutique du bain d'air comprimé.

OBSERVATION XCVII.

Phthisie pulmonaire, troisième degré.

Mme D.... âgée de 46 ans, d'un tempérament nerveux, avait joui d'une bonne santé, soit avant son mariage, soit

dans les premières années qui le suivirent, et pendant lesquelles quatre grossesses faciles avaient été terminées par
des couches heureuses. Faute de lait , Mme D...... ne put
nourrir aucun de ses enfants.

Vers l'âge de 38 ans, après des peines morales très-
vives, un catarrhe avait été la suite d'un refroidissement.
Depuis lors, ce genre de maladie s'était fréquemment
reproduit, surtout en hiver; ces atteintes de plus en plus
rapprochées avaient fini par laisser à Mme D.... une toux
constante, et plusieurs d'entre elles avaient offert des crachats sanguinolents.

La menstruation, toujours régulière, était seulement devenue un peu moins abondante, sans que le sang eût rien
perdu de sa coloration normale.

Parmi les moyens que l'on avait mis en usage, il faut
noter les Eaux-Bonnes, l'huile de foie de morue, un cautère
permanent au bras, des cautères volants sur chacun des
côtés de la poitrine.

Le 22 avril 1855, Mme D.... vint à Montpellier, dans
l'état suivant :

Figure pâle, avec coloration très-vive et limitée des
pommettes; amaigrissement extrême avec profondes dépressions intercostales; peau de tout le corps flasque et
décolorée.

La respiration était courte, fréquente; l'oppression habituelle était aggravée par le moindre exercice, par une
conversation peu prolongée. Le décubitus horizontal était
impossible à garder; une longue inspiration était empêchée par la toux qu'elle provoquait.

La poitrine était le siége de douleurs passagères, fréquentes, et qui la parcouraient dans tous les sens. Le

mouvement des parois était à peine sensible pendant l'inspiration.

La percussion n'offrait pas de matité appréciable, la maigreur excessive y contribuait sans doute.

Dans le poumon droit, le bruit d'inspiration était rude, sec, plus fort et plus prolongé que celui d'expiration ; l'un et l'autre étaient encore plus affaiblis dans toutes les régions inférieures, ils étaient aussi très-difficiles à constater dans les fosses sus et sous-épineuses, où la respiration était un peu caverneuse.

Au-dessus et au-dessous de la clavicule, la pectoriloquie était évidente; elle se faisait entendre dans plusieurs points assez rapprochés les uns des autres, mais séparés par des intervalles où elle ne se retrouvait pas.

A gauche, les bruits respiratoires étaient aussi faiblement prononcés, tout en offrant de la sécheresse et de la rudesse, mais à un moindre degré qu'à droite. On retrouvait aussi dans les parties supérieures du poumon de la pectoriloquie moins évidente.

La toux déterminait une expectoration de crachats globuleux, de la grosseur d'une noisette, d'une consistance sébacée, d'un blanc grisâtre sale, sans mélange de sang, gagnant en partie le fond de l'eau.

Le pouls était petit, régulier, et donnait le matin, avant le lever de la malade, 84 pulsations par minute. Les sueurs nocturnes n'existaient pas en ce moment, mais les forces déjà presque entièrement ruinées diminuaient de plus en plus; la maigreur, augmentant sans cesse, conduisait la malade à un véritable marasme, et son moral s'affaiblissait chaque jour davantage.

Après le cinquième bain d'air comprimé, dont l'action

sédative n'eut dans le principe rien de fatigant, malgré l'extrême faiblesse de la malade, le teint était moins pâle, les pommettes moins rouges.

Avec une oppression moins forte, Mme D.... pouvait plus aisément faire, sans tousser, plusieurs longues inspirations successives; la toux, sensiblement plus rare, amenait en moindre quantité une expectoration de même nature.

Le pouls n'était le matin qu'à 72 pulsations par minute; il était régulier et plus développé.

Le 11 mai, après treize bains, la toux, nulle la nuit, se réduisait le matin à quelques secousses, et n'amenait plus que trois ou quatre crachats peu volumineux, plus jaunes, moins consistants, n'offrant qu'une très-petite quantité de cette matière épaisse, sébacée, qui gagnait le fond de l'eau.

Les douleurs de la poitrine, beaucoup plus faibles, étaient aussi bien plus rares. Les bruits respiratoires étaient devenus plus doux, plus humides; mais l'inspiration égalait en longueur l'expiration, qui conservait encore un peu de caractère caverneux à droite, où la pectoriloquie devenait cependant moins distincte.

Les fonctions digestives se rétablissaient avec l'appétit, qui s'était fortement prononcé ; aussi de meilleures digestions, une nutrition plus active, relevaient déjà les forces et le moral. Les urines, très-abondantes depuis quelques jours, conservaient une couleur citrine et restaient sans sédiment.

La toux était rare le 27 mai, après le vingt-septième bain ; l'expectoration, très-peu abondante, conservait les modifications déjà indiquées. A gauche, les bruits respiratoires étaient doux et humides, l'expiration plus courte.

que l'inspiration. A droite, la pectoriloquie tendait de plus en plus à s'effacer.

La marche et la conversation étaient mieux supportées; un teint meilleur, un retour très-sensible de l'embonpoint, ne laissaient aucun doute sur une amélioration réelle.

15 juin, trente-neuf bains. La respiration libre et facile permettait de faire, sans réveiller la toux, plusieurs inspirations forcées. Une conversation soutenue, une marche prolongée ne causaient pas d'oppression.

La toux et l'expectoration avaient cessé.

Percussion normale. Des deux côtés de la poitrine, bruits vésiculaires doux, humides, dans des rapports normaux pour leur durée relative.

A droite, la respiration caverneuse avait cessé; la pectoriloquie, bornée à des points très-resserrés, n'était plus aussi manifeste, la voix ne traversait plus tout le cylindre.

Le pouls, plus plein, plus fort, n'était qu'à 60 pulsations par minute.

Le retour complet des forces, un embonpoint très-prononcé, le coloris naturel du visage, le relèvement complet du moral, indiquaient le rétablissement de la santé. Quelque désir que j'eusse de prolonger encore l'emploi des bains, je crus devoir les faire interrompre, à cause de douleurs gastralgiques survenues depuis quelques jours.

Deux ans après, me trouvant dans la ville qu'habitait Mme D..., je la vis convalescente d'une grave pleurésie contractée en s'exposant imprudemment à un vent froid et violent. Rien de fâcheux ne s'était montré du côté des poumons; la guérison eut lieu sans réveiller la moindre trace de l'ancienne maladie.

Mme D... a vécu encore sept à huit ans, et a succombé à une maladie toute autre que la phthisie pulmonaire. Pendant les années qui suivirent sa guérison par le bain d'air comprimé, Mme D... avait repris une vie active, et la facilité avec laquelle elle la supportait, prouvait d'une manière évidente que l'amélioration profonde des fonctions et des organes les plus importants à la vie, déterminée par ce puissant agent, avait dû, même après le traitement, consolider de plus en plus le retour à l'état normal.

OBSERVATION XCVIII.

Phthisie pulmonaire, troisième degré.

A.... du Caylar, âgé de 32 ans, d'un tempérament bilieux, pêcheur, se trouvait constamment exposé sur les étangs, soit de jour, soit de nuit, aux temps les plus rigoureux, aux fatigues les plus grandes. Marié à 21 ans, il avait été jusqu'alors sujet à de fréquentes épistaxis, à des fluxions hémorrhoïdales sans écoulement de sang, à des rhumes nombreux et toujours négligés. Après le mariage, les hémorrhoïdes furent plus rares, les épistaxis disparurent, mais les rhumes devinrent plus fréquents, plus graves et ne tardèrent pas à s'accompagner de crachats épais striés de sang. Cependant, malgré de nombreuses atteintes de ce genre, une année entière s'était écoulée sans hémoptysie. Au printemps de 1853, un rhume plus grave en amena une très-abondante; à peine était-elle guérie, que quelques mois après elle reparut plus intense encore, et depuis seize mois la toux n'avait pas cessé un seul jour d'amener des crachats sanguinolents, quand A...., suivant les conseils de M. le Dr Didkowski, vint à Montpellier se soumettre à l'action des bains d'air comprimé, le 7 août 1855.

Sa figure, rembrunie par le hâle, offrait en outre quelque chose de terne; elle était, comme tout le corps, extrêmement amaigrie; les forces générales, bien que très-affaiblies, conservaient encore, comme chez les hommes habitués à de rudes travaux, une apparence trompeuse.

La respiration, courte, fréquente, plus oppressée à la moindre fatigue, soulevait très-faiblement à droite, et pas du tout à gauche, les parois thoraciques, sillonnées par de profondes dépressions intercostales. Une longue inspiration provoquait la toux avant d'être achevée. Le décubitus était impossible sur le côté gauche.

La percussion donnait dans le sommet du poumon gauche une matité plus prononcée en avant et sous l'aisselle qu'en arrière.

Dans le lobe supérieur du même poumon, les bruits respiratoires étaient très-faibles, l'inspiration très-courte avec de la sécheresse, l'expiration très-difficile à constater; il y avait aussi des râles muqueux à bulles peu volumineuses. Sous la clavicule gauche existait une résonnance grave de la voix qui ressemblait à un bourdonnement.

Une toux fréquente amenait des crachats nombreux, petits, consistants, d'un blanc jaunâtre sale, très-souvent entièrement colorés en rouge, et gagnant le fond de l'eau.

Le pouls, petit, concentré, mais régulier, était à 96 ou 100 pulsations par minute. Il y avait des sueurs nocturnes. Les fonctions digestives étaient assez régulières.

Le 15 août, après avoir pris dix bains, le malade toussait très-peu, et le matin il ne rejetait plus qu'un très-petit nombre de crachats dont la nature restait la même.

La respiration, plus longue, moins fréquente, soutenait mieux la fatigue.

Dans le tiers supérieur du poumon gauche, les bruits respiratoires étaient devenus plus forts, plus doux, plus humides; les râles avaient cessé.

Le pouls, plus plein et moins dur, avait promptement perdu de sa fréquence; il n'était plus, le matin, qu'à 54 pulsations par minute. Les sueurs nocturnes avaient cessé, et les urines étaient devenues très-abondantes. L'appétit augmenté et de bonnes digestions relevaient déjà les forces.

Après le quinzième bain, la nuit se passait sans tousser, et l'expectoration du matin se réduisait à deux ou trois crachats gagnant toujours le fond de l'eau, mais n'offrant plus de trace de sang.

La respiration, libre et plus étendue, se prolongeait sans provoquer la toux; elle soulevait également les deux côtés du thorax. Les deux bruits de la respiration étaient plus forts, plus doux, plus humides et plus longs, l'expiration restant toujours plus faible que l'inspiration. Le même retentissement grave de la voix existait sous la clavicule.

Le pouls, toujours plus fort, restait à 54 pulsations par minute le matin.

L'augmentation croissante des forces relevait le moral du malade.

La toux et l'expectoration avaient complètement cessé après le vingtième bain; l'oppression était nulle; une longue inspiration se faisait sans obstacle, sans réveiller la toux. Dans le poumon gauche, le bruit vésiculaire, rétabli, avait retrouvé sa douceur, son humidité naturelles. Le pouls, toujours plein et régulier, avait encore diminué de fréquence; il ne donnait que 48 pulsations par minute.

45

L'embonpoint augmentait, les forces étaient meilleures.

Après le vingt-huitième bain, la respiration, tout à fait rétablie, résistait à la fatigue ; il n'y avait plus ni toux ni expectoration, mais toujours, sous la clavicule gauche, un retentissement grave de la voix. Le pouls, plus plein, plus résistant, se maintenait à 48 pulsations par minute. L'embonpoint, les forces, tous les signes d'une bonne santé, étaient si bien revenus, le moral si bien relevé, que A... assurait ne s'être jamais mieux porté.

Rentré chez lui, il renonça à l'état de pêcheur ; mais alors obligé de conduire la nuit une charrette chargée, il dut, au milieu d'un orage, faire de grands efforts pour relever son cheval qui s'était abattu ; quelques secousses de toux furent suivies d'une expectoration sanglante. Cet accident n'eut pas de suite ; mais peu de temps après A... revint par prudence prendre quelques bains. On ne retrouvait alors dans la poitrine d'autre signe de son ancienne maladie que la même résonnance grave de la voix sous la clavicule gauche.

Depuis lors, au milieu d'une vie laborieuse, fatigante, la santé de A... ne s'est pas démentie.

Des catarrhes fréquents avec hémoptysies abondantes, l'amaigrissement et la perte des forces, de la fièvre et des sueurs nocturnes, une expectoration caractéristique, l'altération des bruits de la respiration, ne laissaient pas de doute sur l'existence d'une phthisie pulmonaire, confirmée d'ailleurs par la pectoriloquie grave retrouvée sous la clavicule gauche. La cavité où retentissait la voix était sans doute peu étendue ; mais le tissu qui l'environnait n'était pas exempt de tout engorgement inflammatoire ou tuberculeux, s'il faut en juger par la matité qui l'entourait. Sous l'influence d'un ralentissement de la circulation aussi prononcé, avec le retour des forces générales et d'une nutrition plus active, la cicatrisation de l'ulcération tuberculeuse a dû se faire au moyen d'une fausse membrane tapissant sa surface sans l'oblitérer, pendant que tout engorgement disparaissait autour d'elle. C'est ce que permet d'admettre la persistance d'une pectoriloquie grave dans un espace réduit. Cette guérison, qui date déjà de treize années, et qui résiste à tous les accidents d'une vie fatigante, ne peut-elle pas être considérée comme complète et définitive?

OBSERVATION XCIX.

Phthisie pulmonaire, troisième degré.

M. F..., âgé de 35 ans, doué d'une très-forte constitution, d'une taille élevée, dont la poitrine était largement développée, exempt de toute disposition diathésique, avait toujours joui d'une bonne santé. Grand fumeur, chasseur passionné, il avait passé sa vie dans de longs et fatigants voyages, et pendant les six premiers mois de la maladie dont il était atteint, il n'avait pas cessé de chasser pendant tout l'hiver dans les montagnes d'Écosse, restant souvent exposé à la neige pendant tout le jour.

Au commencement de l'automne de 1863, M. F... avait contracté un catarrhe pulmonaire qui, grâce à l'oubli des plus simples précautions hygiéniques, et malgré l'emploi fort mal suivi de l'huile de foie de morue, n'avait jamais cessé. Un sentiment de chaleur s'étendant de l'arrière-gorge aux dernières divisions bronchiques, en avait marqué le début. La toux n'amenait d'abord qu'une expectoration glaireuse, bientôt mélangée de matière plus épaisse. A trois reprises différentes, le sang s'était montré dans les crachats, mais jamais en grande abondance.

Le 22 mai 1865, M. F... offrait l'état suivant :

Figure amaigrie, d'une pâleur qui contrastait avec une chevelure très-noire; toute la peau du corps était flasque et décolorée; les yeux, caves et cernés, avaient quelque chose d'éteint; les traits, tirés, indiquaient un état maladif. Cependant la maigreur n'était pas extrême, et les forces générales étaient assez bien conservées, quoique le malade se plaignît de leur grande diminution.

Le thorax, bien conformé, offrait pourtant une dépression très-marquée sous la clavicule gauche, où l'on remarquait l'immobilité de ses parois, partout ailleurs soulevées par l'inspiration.

La respiration était courte et fréquente; une longue inspiration était impossible, à cause de la toux qu'elle provoquait. La voix était très-grave.

Dans le tiers supérieur du poumon gauche, la percussion donnait une matité prononcée, partout ailleurs elle était normale.

Dans la région où existait la matité, l'inspiration, faible, très-difficile à entendre, était plus courte que l'expiration; l'une et l'autre, manquant de douceur et d'humidité, s'accompagnaient d'un râle muqueux à bulles larges, nombreuses, peu sonores. Chaque inspiration se terminait par un petit bruit de soupape, et dans tout le tiers de la région sous-clavière, vers le sternum, existaient des craquements secs, analogues au bruit de cuir. Entre l'angle supérieur de l'omoplate et le rachis, dans les fosses sus et sous-épineuses, on retrouvait les mêmes râles muqueux. Sous la

partie moyenne de la clavicule, on entendait de la pectoriloquie.

Une toux fréquente amenait d'abondants crachats volumineux, d'un blanc sale ; une partie gagnait le fond de
l'eau, l'autre s'étalait à la surface. L'haleine était d'une
odeur fétide.

Décubitus impossible à gauche ; il provoquait l'oppression et la toux.

Le pouls, assez développé, régulier, était à 90 pulsations
par minute, avec exacerbation le soir.

Le moral était très-affecté.

Après le huitième bain, l'oppression était moindre, l'inspiration plus profonde. Le sommet du côté gauche de la
poitrine, moins déprimé, se soulevait plus amplement pendant l'inspiration, et le malade pouvait reposer quelques
heures sur ce côté ; la toux était beaucoup plus rare, l'expectoration moins abondante et d'une consistance moindre.
La coloration du visage était plus naturelle.

15 juin. Vingt bains avaient encore rendu la respiration
plus longue, rétabli la forme naturelle et la mobilité du
thorax dans la partie supérieure du côté gauche. La matité
était moindre, ainsi que la toux et l'expectoration. L'inspiration était plus prolongée que l'expiration ; l'une et
l'autre étaient plus douces, plus humides ; les râles muqueux diminuaient, les bruits de soupape avaient cessé ;
quoique plus rares, les craquements persistaient encore.
La pectoriloquie était toujours la même.

Avec plus de force, le pouls n'offrait que 70 pulsations
par minute.

Cette marche progressive vers le bien s'augmenta graduellement, et après le quarante-septième bain, M. F...

avait retrouvé tout l'extérieur d'une bonne santé; son teint était naturel, son regard avait repris sa vivacité, ses traits n'indiquaient plus la souffrance.

Avec le retour de l'embonpoint, la peau avait repris son élasticité et sa couleur naturelles.

De chaque côté de la poitrine, les parois étaient également développées et mobiles. Les longues inspirations, aussi faciles qu'autrefois, ne causaient plus de toux.

Partout les deux bruits respiratoires, dans leurs rapports naturels de durée, avaient leur douceur, leur humidité normales. La voix conservait encore un peu de résonnance sous la clavicule gauche.

Rarement le matin quelques petites secousses de toux amenaient encore de petits crachats muqueux moins épais, moins sales, restant tous à la surface de l'eau.

Le pouls, plus fort, plus développé, ne donnait que 60 pulsations par minute, sans exacerbation le soir. Sous l'influence d'un meilleur appétit et de bonnes digestions, l'embonpoint et les forces s'étaient beaucoup augmentés, l'exercice était facile, bien supporté, le moral très-bon; et si les fortes chaleurs qui régnaient alors n'avaient pas été trop importunes pour M. F..., il aurait encore prolongé son traitement pendant quelques semaines.

Quelque complet que fût alors le rétablissement, une prolongation du traitement eût été désirable : elle ne pouvait que donner aux forces générales une consistance plus grande, assurer de plus en plus le retour des organes respiratoires à leur état naturel, et consolider la cicatrisation de l'ulcération pulmonaire. La liberté de la respiration, la presque nullité de la toux et le peu d'expectoration qui restait encore, en ayant une nature différente, permettaient bien de croire que cette cicatrisation était terminée; mais l'action tonique de l'air comprimé, en se généralisant sur toute l'économie, ne pouvait que la rendre plus sûre. C'est à cause du bon résultat général obtenu et attesté par tant de signes, tandis que l'ulcération pulmonaire se cicatrisait sans s'oblitérer complètement, sans faire disparaître la pectoriloquie, que j'ai placé cette observation à la suite de celle de A... — Cette fois la guérison aura-t-elle été aussi durable? Je n'ai plus eu de nouvelles de M. F..., mais l'absence de toute disposition héréditaire, le retour bien assuré des forces générales, de l'embonpoint, de la régularité des fonctions respiratoires, permettent jusqu'à un certain point d'espérer que si M. F..... a su se soumettre à de sages directions hygiéniques, sa santé ne se sera pas démentie.

OBSERVATION C.

Phthisie pulmonaire, troisième degré.

M. V..., ingénieur des Ponts et chaussées, âgé de 40 ans, d'un tempérament lymphatique nerveux, avait éprouvé pendant plusieurs années de graves dérangements des fonctions digestives, suite d'une influence cholérique, et pendant leur durée une violente atteinte de névralgie faciale. Bientôt survint au milieu de très-grandes fatigues une petite toux, sèche d'abord, avec rudesse des bruits respiratoires et douleurs vagues dans la poitrine, puis suivie d'expectoration d'une matière mucoso-purulente. Cet état s'était constamment aggravé; et après un hiver passé dans le Midi, l'habile praticien d'Hyères, M. le Dr Vérignon, conseilla l'usage des bains d'air comprimé.

M. V..., arrivé à Montpellier le 25 avril 1859, était dans l'état suivant :

Maigreur générale portée au point d'un véritable marasme ; figure pâle exprimant une profonde souffrance ; décoloration et flaccidité de toute la peau ; incurvation considérable des ongles, devenus livides.

Une oppression excessive s'opposait au moindre mouvement et rendait impossible la plus courte conversation.

Très-sonore dans tout le côté gauche, la percussion donnait une submatité prononcée dans le tiers supérieur du côté droit, qui se soulevait à peine pendant l'inspiration.

La respiration était supplémentaire dans tout le poumon gauche ; quelques râles muqueux s'entendaient près du sternum, sous la troisième côte ; à cause de la maigreur, la voix offrait, mais seulement en avant, un retentissement bronchophonique.

A droite, dans toute l'étendue des régions antérieure et latérales, les bruits respiratoires, très-faibles, rudes, secs, semblaient passer dans des tuyaux dilatés ; l'expiration était aussi prolongée que l'inspiration. Quelques râles muqueux à grosses bulles, rappelant des craquements humides, s'y faisaient entendre, et la voix, bronchophonique partout, prenait au sommet du poumon le caractère évident de la pectoriloquie.

La toux était fréquente, avec expectoration copieuse de mucosités claires, dans lesquelles se trouvaient mêlés de nombreux fragments d'une matière d'un blanc jaunâtre, épaisse, gagnant en grande partie le fond de l'eau. Il n'y avait jamais eu d'hémoptysie.

Le pouls, petit et faible, était régulier, à 68 pulsations

par minute le matin. Une forte exacerbation de chaque
soir était suivie de sueurs nocturnes très-abondantes.

L'appétit était presque nul ; des selles diarrhéiques
succédaient souvent à un état opposé.

L'extrême faiblesse qui se joignait au marasme, l'épuisement complet dans lequel le malade était tombé, malgré
tous les moyens mis en usage, l'avaient réduit au découragement le plus absolu.

Commencés le 26 avril 1859, les bains d'air comprimé
furent bien supportés, quoique leur action sédative se
manifestât assez vivement. Après le neuvième, la matité
du côté droit était moins prononcée. La respiration, moins
supplémentaire à gauche, était exempte de tout râle
muqueux.

A droite, les bruits respiratoires avaient pris de la
force, un peu de douceur et d'humidité ; l'expiration
avait moins de durée ; les râles ou craquements humides
avaient diminué.

La pectoriloquie était devenue plus claire au sommet
du poumon droit.

La toux était moins fréquente, l'expectoration la même.

Le matin, le pouls, très-régulier, n'était qu'à 56 pulsations par minute.

L'appétit se prononçait et permettait un régime plus
nourrissant.

Après quinze bains, les yeux étaient moins profondément enfoncés ; la coloration du visage était meilleure, la
maigreur diminuait.

Toux plus rare, avec une expectoration bien moins copieuse, moins chargée de fragments épais et d'un blanc
jaunâtre.

La respiration, plus libre, plus longue, soutenait mieux la marche et la conversation, et malgré la faiblesse qui existait encore, M. V..... pouvait se rendre à pied à l'établissement.

Le pouls, plus résistant, n'était plus le matin qu'à 51 pulsations par minute. Les exacerbations du soir étaient très-faibles, les sueurs nocturnes moins abondantes.

19 mai, vingt bains. Le visage, plus coloré, avait perdu toute expression de souffrance ; l'embonpoint se prononçait d'une manière générale.

La poitrine, également soulevée des deux côtés, n'offrait plus de matité à droite.

A gauche, la respiration avait repris son caractère normal.

Dans le poumon droit, les bruits respiratoires étaient devenus plus doux, plus humides, presque aussi intenses qu'à gauche ; mais l'expiration conservait trop de durée.

Tout râle, tout craquement avait cessé ; la pectoriloquie était moins évidente à droite.

La toux était rare, l'expectoration presque nulle.

La voix, devenue plus forte, se prêtait mieux à une conversation prolongée.

Le pouls, plus fort, toujours régulier, restait à 51 pulsations par minute le matin ; le soir il s'élevait jusqu'à 64 ; quoique les exacerbations du soir fussent moindres, les sueurs nocturnes étaient un peu plus prononcées. Cependant les forces générales se relevaient rapidement, soutenaient un exercice prolongé, et exerçaient la plus heureuse influence sur le moral de M. V...., qui sentait déjà naître en lui le désir de retourner à ses occupations.

Cette marche favorable se confirmait à chaque bain.

Aussi, quand survint le dernier terme du congé accordé à M. V...., bien qu'il n'eût encore pris que vingt-trois bains, ses forces étaient en si bon état, son embonpoint s'était si prononcé, qu'il voulut absolument se rendre à son poste.

Alors la poitrine se soulevait également des deux côtés; la sonorité était partout la même, la toux et l'expectoration avaient disparu, une longue inspiration s'accomplissait facilement; la pectoriloquie, bornée à un espace très-resserré, semblait n'être plus que de la bronchophonie. Le pouls, plus développé, restait à 51 pulsations. Il n'y avait plus le soir d'exacerbation appréciable, ni de sueurs nocturnes. Les forces soutenaient un exercice assez prolongé sans ramener de l'oppression; la voix résistait à la fatigue, et les digestions étaient parfaitement régulières.

Il eût été sans doute avantageux de continuer encore le traitement, quand ce n'eût été qu'à titre de reconstituant; mais rester encore était impossible. Heureusement, les altérations locales étaient guéries, si l'on en juge par la cessation des symptômes qui s'y rattachaient, et les forces bien rétablies, une bonne impulsion donnée vers la rénovation générale par suite d'une nutrition plus active et plus régulière, suffirent sans doute pour imprimer à la guérison la solidité qu'elle laissait désirer, car depuis le départ de M. V... sa santé ne s'est pas démentie. Je l'ai revu au mois de juillet 1866, sans la moindre trace de son ancienne maladie.

J'ai vu rarement un état de marasme, une débilitation générale aussi fortement prononcés que dans cette observation, céder aussi promptement à l'influence des bains d'air comprimé. Si, comme il est permis de le penser, la production des tubercules pulmonaires ne pouvait, en l'absence de toute disposition héréditaire, se rapporter qu'à la modification fâcheuse et profonde que les forces générales avaient subie sous l'influence de grandes fatigues, ce fait est bien de nature à démontrer l'heureuse influence que le retour des forces peut avoir pour la guérison de ces mêmes lésions. Il peut aussi démontrer par là tout ce que l'on peut trouver de ressources dans l'air comprimé pour le traitement de la phthisie pulmonaire. Je pourrais en effet, m'appuyant sur la brièveté du traitement pour regarder la guérison comme étant à peine complétée, comme exigeant encore un emploi plus prolongé du moyen qui l'avait obtenue, citer ce fait pour montrer avec quelle certitude les principales fonctions de la vie sont rendues à leur intégrité d'action, d'énergie, et peuvent par elles-mêmes suffire à compléter, à consolider une santé naguère encore si compromise.

OBSERVATION CI.

Phthisie pulmonaire, troisième degré.

M. L....., âgé de 44 ans, d'un tempérament nerveux, d'une assez bonne constitution, fut pris, au mois de mai 1851, au milieu d'une vie très-active, d'une douleur pleurétique au côté droit. La maladie fut grave, la convalescence longue, au point que le rétablissement n'avait jamais été complet. — De 1853 à 1855, des rhumes s'étaient succédé, s'aggravant sans cesse, et le dernier avait réveillé la douleur pleurétique et déterminé une abondante expectoration dont le mauvais goût importunait le malade. La maigreur progressait sans cesse.

On eut recours aux Eaux-Bonnes. Au moment de quitter cette station thermale, le malade reçut de M. Guéneau de Mussy une note constatant l'état suivant :

« Dépression de tout le côté droit, plus exprimée dans la région sous-clavière et à sa base en arrière. Dans les efforts d'inspiration, les mouvements des côtes sont plus limités de ce côté que du côté opposé. Le son est relativement obscur dans la région sous-clavière et dans toute la partie postérieure. Dans le premier point, la respiration est à peine perceptible, rude, et devient un peu soufflante quand le malade parle. La voix offre un retentissement anormal, et prend près du sternum le caractère de la pectoriloquie.

» En arrière, nul au sommet, le bruit vésiculaire est faible et rude dans les trois quarts inférieurs. Dans l'espace scapulo-rachidien, la respiration devient soufflante et mêlée de quelques bulles très-rares.

» Ces signes attestent l'existence antérieure d'une pleurésie qui a dû avoir une longue durée, qui a laissé autour du poumon d'épaisses fausses membranes. La pectoriloquie révèle une affection hétéromorphe arrivée à la période d'élimination. »

M. L..., négligeant les sages conseils qui terminaient cette note, se fatigua beaucoup à la chasse en automne.

Au mois d'octobre, pour la première fois, les crachats, qui n'avaient jamais cessé, prirent une teinte couleur de brique. — En novembre, quand le malade arrivait à Hyères, ils étaient chargés de sang, et quand je le vis à Montpellier, le 8 avril 1856, je constatai l'état suivant :

Maigreur générale exessive, figure pâle ; yeux cernés, très-enfoncés.

Dépression très-marquée de la région sous-clavière droite; submatité de cette partie, plus prononcée dans ses régions inférieure, antérieure et latérale; matité complète en arrière, où depuis quelque temps une douleur s'était fixée près de l'angle inférieur de l'omoplate.

Dans le tiers supérieur du poumon droit, l'inspiration était courte, rude, un peu soufflante; l'expiration à peine perceptible. On n'entendait aucun bruit de la respiration, là où la matité était complète.

La toux était fréquente; l'expectoration, abondante et facile, se composait d'une matière mucoso-purulente, tantôt d'un blanc jaunâtre, mais presque toujours complètement mêlée d'un sang rouge brun.

La voix retentissait fortement dans le tiers supérieur du poumon droit, où la pectoriloquie était surtout évidente sous l'extrémité sternale de la clavicule et dans l'espace scapulo-rachidien.

L'oppression était constante, aggravée par la moindre marche, par la conversation, par le décubitus horizontal.

Le pouls était petit, régulier, à 66 pulsations par minute le matin; il arrivait à 80 dans l'exacerbation du soir, qui se terminait par des sueurs nocturnes.

L'appétit était mauvais, la faiblesse était extrême.

Commencés le 8 avril 1856, les bains furent bien supportés, et dès le sixième, l'oppression était moindre, les crachats étaient moins chargés de sang, l'appétit très-prononcé.

Après le treizième, la percussion donnait un son plus clair dans toute la partie supérieure du côté droit; l'oppression était moindre.

Le 1er mai, après vingt bains, les crachats moins con-

sistants ne ressemblaient plus qu'à une sanie mucoso-purulente, diffluente, de très-vilain aspect, conservant toujours
le même mauvais goût.

Cependant les bruits vésiculaires se percevaient faiblement dans les parties moyennes du poumon droit, où la
matité s'affaiblissait.

La respiration était devenue plus libre, plus longue : le malade n'éprouvait pas ces crises d'oppression que la
moindre fatigue causait.

Le pouls, toujours faible et régulier, était descendu à
56 pulsations par minute. L'aspect général offrait plus de
calme.

Vingt-six bains. Les crachats, moins abondants, n'offraient plus la même teinte, et dans le sang vermeil qui
les composait, ne se montrait plus qu'une très-petite
quantité de matière mucoso-purulente.

Les exacerbations du soir n'existaient plus, les sueurs
nocturnes étaient presque nulles. La poitrine ne fournis-
sait aucun signe nouveau ; la respiration, plus libre, soutenait mieux l'exercice.

Les forces étaient en meilleur état, l'embonpoint s'augmentait, le teint reprenait une coloration naturelle.

Trente-cinq bains. Le sang des crachats, encore vermeil,
était moins abondant et mêlé de plus de muco-pus, moins
consistant que dans le principe.

26 mai, quarante et un bains. La sonorité était rétablie
et les bruits vésiculaires étaient très-distincts dans les
trois quarts supérieurs du poumon droit ; ils manquaient
dans les parties inférieures, où la matité persistait.

La toux était très-rare ; les crachats, très-peu abondants,
n'offraient plus que peu de sang.

La bronchophonie était moins prononcée dans le sommet du poumon droit, où l'on retrouvait la pectoriloquie dans les points qu'elle occupait d'abord.

L'embonpoint s'augmentait et les forces améliorées permettaient déjà d'assez longues promenades à pied.

Continué jusqu'au 8 juillet, le traitement atteignit le nombre de soixante et douze bains ; alors, dans les trois quarts supérieurs du poumon droit, les bruits respiratoires étaient plus distincts, plus doux, plus humides ; l'inspiration se prolongeait plus que l'expiration. La bronchophonie, bien que moins forte, persistait ainsi que la pectoriloquie.

La toux était presque nulle ; les crachats étaient très-rares et n'offraient plus qu'une petite quantite de muco-pus sans aucun mélange de sang.

La respiration était plus étendue, elle soulevait très-sensiblement les parois du côté droit de la poitrine, dont la dépression était en grande partie diminuée, mais se cachait sous un embonpoint évident. Les forces avaient beaucoup augmenté ; il n'y avait plus de trace d'exacerbation fébrile le soir, ni de sueurs nocturnes. Le moral, entièrement remonté, indiquait chez le malade la conscience intime d'un retour à la santé que tous les signes extérieurs confirmaient, et M. L... ne résista pas plus longtemps au désir de rentrer dans sa famille.

Quelques précautions lui furent indiquées, et entre autres l'application mensuelle de trois ou quatre sangsues à l'anus, l'emploi chaque quinze jours de pilules d'Anderson, et l'ouverture d'un cautère permanent à la jambe.

Cette dernière prescription fut la seule exécutée, et quand, au mois de septembre suivant, M. L... revint à

Montpellier, tout son extérieur annonçait une bonne santé.

Partout où la respiration avait été rétablie, elle avait pris encore plus de force, de douceur, d'humidité. La toux très-rare déterminait l'expulsion de quelques petits crachats mucoso-purulents, offrant à peine, mais à de longs intervalles, une légère teinte de sang, dont l'existence était sans durée. La pectoriloquie et la bronchophonie se retrouvaient encore dans les mêmes régions qu'autrefois, mais elles étaient moins prononcées.

Dans cet état, M. L... prit encore vingt-sept bains, après lesquels le sang ne reparaissait plus dans les crachats; la respiration, plus libre, plus longue, avait retrouvé ses caractères naturels là où il n'y avait pas d'anciennes adhérences; la résonnance de la voix restait la même dans les points où elle existait au retour de M. L...... L'activité nouvelle des fonctions digestives avait augmenté l'embonpoint, et les forces générales très-bien rétablies permettaient un long exercice sans fatigue comme sans oppression. Le retour de la santé était confirmé par tout l'extérieur de M. L...

Elle s'est parfaitement soutenue; et en 1866 je recevais encore les meilleures nouvelles de M. L..., par d'autres malades que son exemple avait encouragés à se rendre à Montpellier.

La gravité des lésions survenues en dernier lieu sur un organe que d'autres atteintes morbides avaient déjà sérieusement affecté, le délabrement profond de toute l'économie, justifient assurément la lenteur avec laquelle le traitement a marché dans cette occasion. Aussi ce fait me paraît-il de nature à prouver que la phthisie pulmonaire, alors même qu'elle a atteint les limites les plus avancées, peut encore ressentir l'heureuse influence d'un traitement qui, relevant les forces générales par une meilleure nutrition, par une rénovation organique active et soutenue, donne aux forces de la nature, qu'il aide d'ailleurs sous d'autres points de vue, le temps d'opérer la guérison des désordres locaux. Autant ceux-ci trouvent une puissante cause d'aggravation, de marche assurée vers une terminaison malheureuse, quand les forces radicales font défaut ; autant elles ressentent la bienfaisante influence d'une organisation relevée, d'une activité vitale profondément restaurée.

OBSERVATION CII.

Phthisie pulmonaire, troisième degré.

M. H....., âgé de 44 ans, d'un tempérament nerveux, d'une taille élevée, à épaules très-resserrées, marchand au Canada, avait pendant longtemps supporté une vie fatigante, bravé dans bien des occasions l'action d'un froid très-vif, quand il éprouva une abondante hémoptysie qui se renouvela plusieurs fois à des époques toujours plus rapprochées. La toux qui les accompagnait ne cessait jamais après elles, et dans leurs intervalles était suivie de l'expectoration d'une matière épaisse peu abondante. Un flux hémorrhoïdal ancien ne ressentit aucune influence de ces accidents.

Venu à Montpellier pour se soumettre à l'action du bain d'air comprimé, M. H..... offrait, le 2 mars 1856, les symptômes suivants :

Maigreur générale très-prononcée, pâleur plombée du visage, vive oppression habituelle que le moindre exercice aggravait ; décubitus horizontal impossible à garder.

Une toux rare amenait, principalement le matin, une expectoration peu copieuse de matière mucoso-purulente épaisse, d'un blanc jaunâtre, mêlée d'une quantité variable de sang vermeil.

Dans le côté gauche de la poitrine, où la sonorité était régulière, l'inspiration, offrant un caractère puéril, supplémentaire, avait de la sécheresse et la même durée que l'expiration, moins forte qu'elle.

La région supérieure du côté droit offrait de la submatité; l'inspiration très-courte s'y montrait rude, sèche; l'expiration s'y faisait à peine entendre.

Le lobe supérieur du poumon droit donnait un retentissement de la voix très-marqué, surtout dans les fosses sus et sous-épineuses et au-dessous de la clavicule; la plupart des mots les plus longs affectaient d'une manière plus tranchée que les autres le caractère de la pectoriloquie.

Le pouls, faible mais régulier, était à 84 pulsations par minute le matin. Une exacerbation de chaque soir était suivie de sueurs nocturnes.

L'appétit était peu prononcé, les digestions faciles et régulières; mais les forces diminuaient et rendaient chaque jour l'exercice plus pénible.

Le neuvième bain avait déjà rendu la respiration plus longue, une large inspiration plus facile à accomplir; la toux était plus rare et l'expectoration bien moins abondante.

A droite, il y avait moins de rudesse et de sécheresse dans l'inspiration; l'expiration était mieux appréciable; la voix conservait les mêmes caractères.

M. H..... avait déjà le sentiment d'une amélioration; il sentait sa respiration plus étendue, il marchait et montait un escalier plus facilement; ses forces étaient meilleures.

Après vingt-cinq bains, le teint se colorait plus naturel-lement, l'exercice était plus facile, le décubitus possible en tout sens.

La toux, de plus en plus rare, n'amenait qu'un très-petit nombre de crachats réduits de volume, et au milieu desquels se voyaient encore quelques stries de sang.

10 avril, trente et un bains. Depuis plusieurs jours, le matin, au moment de son lever, le malade rejetait sans douleur vers le larynx autre qu'un sentiment léger d'embarras, un seul crachat sanglant, qui ne se reproduisait plus et terminait toute apparence de gêne.

La percussion était aussi claire à droite qu'à gauche, l'inspiration plus ample, plus douce, plus humide.

L'appétit s'était augmenté depuis quelque temps, et de meilleures digestions relevaient les forces et ramenaient déjà un peu d'embonpoint.

23 avril, quarante-deux bains. Les bruits respiratoires à droite avaient leur douceur, leur humidité naturelles, et entre eux des rapports réguliers d'intensité et de durée. La résonnance de la voix persistait avec un timbre plus grave. L'expectoration, très-peu abondante, était encore légèrement teinte d'une couleur rosée, et n'avait lieu que le matin.

Après quarante-neuf bains, la pectoriloquie s'affaiblissait, se resserrait dans un espace plus étroit. La fièvre avait cessé, ainsi que les sueurs nocturnes; l'appétit de plus en plus prononcé, de bonnes digestions, un régime très-analeptique, augmentaient les forces et l'embonpoint.

18 mai, soixante-quatre bains. Depuis quinze jours, toute trace de sang dans les crachats avait disparu.

A gauche, la respiration vésiculaire était normale.

A droite, ses deux bruits avaient retrouvé, même dans les parties supérieures du poumon, leurs caractères naturels, leurs rapports réciproques de durée, mais ils s'offraient encore moins intenses que dans le poumon gauche.

Il ne restait plus à droite qu'une faible bronchophonie sous la clavicule.

La poitrine se soulevait également des deux côtés; la respiration, parfaitement libre, supportait sans aucune altération une marche prolongée; de longues et fortes inspirations se répétaient sans causer de la toux; sous l'influence soutenue d'un bon appétit et de digestions régulières, les forces et l'embonpoint avaient considérablement augmenté et tout à fait relevé le moral.

M. H...., plein de confiance dans le sentiment intime du retour de sa santé, prolongea le traitement jusqu'à soixante-neuf bains, et repartit pour l'Amérique, me promettant de se hâter de revenir à Montpellier au moindre signe d'une rechute. Je n'ai plus eu de ses nouvelles.

Faut-il pour cela s'interdire toute pensée d'une guérison complète et durable? Rentrer sous l'influence de causes dont l'action avait été si fâcheuse, était sans doute un danger que trop d'exemples doivent faire redouter; mais, prévenu de leur pernicieuse influence, M. H..... n'aura-t-il pas pris contre elles les plus sérieuses précautions? Le traitement qu'il avait suivi avait dissipé toute lésion locale; il est vrai qu'il laissait subsister dans le poumon une anfractuosité plus ou moins étendue, mais l'absence de toute expectoration montrait qu'une fausse membrane en avait sans doute tapissé toute la surface; les fonctions pulmonaires avaient retrouvé toute leur liberté, toute leur amplitude, et quand à cela venaient se joindre une rénovation si complète de toute l'économie, une restauration si profonde des forces générales, heureux résultats d'un traitement longuement prolongé, n'est-il pas permis d'espérer que M. H....., dont l'observation m'a paru présenter tant d'analogie avec celle qui la précède, aura, comme M. L..., conservé sa santé à l'abri de toute rechute?

OBSERVATION CIII.

Phthisie pulmonaire, troisième degré.

M. M..., âgé de 37 ans, d'une bonne constitution, avait pendant plus de vingt années mené à Buenos-Ayres une vie des plus actives. Parcourant à cheval et presque chaque jour d'immenses distances en restant exposé à de grandes variations atmosphériques, à toutes les intempéries des saisons, il avait été sujet, dès l'âge de 27 ans, à de fréquents catarrhes pulmonaires qui, devenant de plus en plus graves, avaient fini par altérer sa constitution. Rentré en France, il fut soumis à l'action de divers moyens, entre autres de l'huile de foie de morue, et son état paraissant empirer chaque jour, il vint à Montpellier réclamer mes soins, le 7 décembre 1866.

Pâleur du visage se reconnaissant sous le hâle, qui persistait encore; toute la peau était flasque et décolorée; la maigreur, fortement prononcée, causait une incurvation des ongles extraordinairement exagérée; la faiblesse générale était si grande que M. M... marchait courbé en avant et ne pouvait, sans provoquer une vive et longue oppression, se permettre une marche un peu prolongée.

Le côté droit du thorax était sensiblement déprimé

dans son tiers supérieur, et restait presque immobile dans l'inspiration, qui soulevait amplement tout le côté gauche, dont la sonorité à la percussion était très-prononcée. On trouvait au contraire une submatité évidente au sommet du côté droit.

A gauche, la respiration était supplémentaire.

A droite, l'inspiration était courte, sèche, rude, dans le lobe supérieur; une expiration beaucoup plus longue lui succédait ; l'une et l'autre étaient très-faibles, elles offraient un caractère soufflant très-prononcé; et soit dans un espace assez étendu sous la clavicule , soit en arrière dans les fosses sus et sous-épineuses, où les mêmes modifications se faisaient remarquer dans les bruits respiratoires, on constatait de la pectoriloquie. Quelques traits de râle sibilant aigu accompagnaient les bruits respiratoires.

Une toux fréquente, quinteuse, causait souvent des vomissements après le repas.

Une expectoration glaireuse, très-visqueuse , contenait aussi une grande quantité de muco-pus, d'une couleur rouge brun, mélangé de stries ou de taches d'un sang plus vermeil.

Le pouls, petit, peu résistant, mais régulier, donnait de 90 à 96 pulsations par minute le matin ; il y avait le soir une légère exacerbation, sans sueurs marquées pendant la nuit.

L'appétit manquait.

Le 18 décembre, après neuf bains, la pâleur générale était moindre. La respiration était plus libre, exempte de tout râle sibilant, et l'expectoration réduite à des crachats isolés de muco-pus d'un brun rougeâtre.

Le caractère soufflant de la respiration se limitait dans

le milieu de l'intervalle de la deuxième et de la troisième côte.

Le pouls, plus large, n'était plus qu'à 72 pulsations par minute.

L'appétit s'était augmenté ; les urines étaient très-abondantes.

1er janvier, vingt bains. Pendant quelques jours, la toux avait été très-rare, l'expectoration presque nulle, exempte de toute coloration rouge ; celle-ci avait reparu ce matin, mais à peine rosée. La matité était moindre à droite ; la fièvre avait complètement cessé.

Après le vingt-huitième bain, il n'y avait plus de sang dans les crachats, d'ailleurs très-rares. Dans le lobe supérieur du poumon droit, les bruits respiratoires plus doux perdaient aussi sensiblement leur caractère soufflant, quoique le retentissement de la voix restât le même. Les forces se relevaient, l'embonpoint commençait à paraître.

20 janvier, trente-cinq bains. L'amélioration générale se confirmait par tous les signes extérieurs de la santé : coloris naturel du visage, retour de l'embonpoint et des forces qui permettaient un exercice soutenu.

La toux était très-rare, le peu d'expectoration rejetée n'était plus qu'une mucosité blanchâtre. L'expiration conservait encore un peu trop de durée, mais la résonnance de la voix prenait le caractère de la bronchophonie.

Arrivé au soixante-quatrième bain, M. M... avait repris ses forces naturelles, plus d'embonpoint que jamais ; il ne toussait plus, ne crachait plus, supportait très-bien une longue marche. Entre la deuxième et la troisième côte à droite, restait encore un peu de résonnance bronchophonique de la voix ; la respiration n'y était plus soufflante, et l'expiration était devenue sensiblement plus courte que l'inspiration. Le pouls, plus plein, plus fort, était toujours à 60 pulsations par minute. Une longue inspiration s'accomplissait largement, à plusieurs reprises et sans toux.

Le nombre des bains fut porté jusqu'à quatre-vingt-deux; alors, au milieu de tous les signes d'une bonne santé, on ne constatait d'autre état anormal qu'une résonnance bronchophonique de la voix dans un espace de deux centimètres carrés environ, entre la deuxième et la troisième côte. Quelques mots avaient parfois une résonnance plus marquée et semblaient arriver jusqu'au milieu du stéthoscope.

L'accomplissement régulier de toutes les fonctions, l'aspect général le plus satisfaisant et l'état moral du malade, qui déclarait n'avoir jamais été mieux portant, permirent sa rentrée dans sa famille. Il dut y continuer pendant quelque temps l'usage du tannin et du sel marin unis à l'extrait de quinquina, que j'avais conseillé depuis quelques jours. Au mois de juillet, M. M.. traversait Montpellier, se rendant à Cauterets, pour y passer la saison des chaleurs et user avec modération des eaux de la Raillère; il en est revenu, jouissant d'une excellente santé que rien ne semblait devoir troubler.

Mais trop confiant dans ses forces, M. M... retourna à Buenos-Ayres. Là, il reprit sans ménagement sa vie de grandes fatigues. Des bronchites multipliées, qui en furent la suite, ne reçurent aucun soin. A son retour en Europe, M. M... fut de nouveau dirigé sur Montpellier, le 19 juin 1868. Une oppression excessive, une toux incessante, mais peu d'expectoration visqueuse et mêlée de matière consistante d'un blanc sale; une fièvre intense avec exacerbation et sueurs nocturnes ; de la matité dans toute la partie postérieure du poumon droit, où les bruits respiratoires étaient éteints, sans que le moindre râle d'aucun genre les remplaçât ; des bruits respiratoires très-faibles en avant avec quelques bulles muqueuses, sans trace de respiration soufflée ni de pectoriloquie dans les lieux autrefois malades ; enfin, une respiration fortement supplémentaire à gauche : tels sont les principaux phénomènes qu'offrait M. M...

Déjà vingt bains ont considérablement amendé cet état ; l'oppression et la toux sont moindres. Une expectoration mucoso-purulente s'est d'abord montrée avec abondance ; elle est moindre aujourd'hui. Une sonorité presque naturelle, des bruits respiratoires accompagnés de nombreuses bulles de râle muqueux ; peu de fièvre, sans exacerbations et sans sueurs nocturnes : tels sont les signes qui indiquent déjà un meilleur état de l'organe malade, et ne laissent pas désespérer d'obtenir une nouvelle guérison.

CONCLUSIONS.

Il résulte, ce me semble, des observations précédentes, que les exemples de guérison de la phthisie pulmonaire se multiplient et confirment l'opinion des médecins qui croient fermement à sa curabilité, difficile sans doute, mais en réalité très- possible.

La facilité, la durée de cette guérison qu'on peut obtenir, mais à des degrés bien différents de fréquence, dans toutes les périodes de la maladie, ne sont pas toujours en rapport direct avec son état plus ou moins avancé. Tel phthisique au premier degré guérit lentement et n'est pas exempt de rechute, quand, au contraire, un autre parvenu à la dernière période du mal guérit promptement et sans retour.

Le bain d'air comprimé employé d'une manière convenable et sans l'adjonction d'aucun autre moyen thérapeutique peut suffire à cette guérison, et remplit les principales indications d'un traitement rationnel.

Par le calme, la régularité qu'il donne à la circulation, il modère et retient dans de justes proportions les mouvements fluxionnaires que les tendances médicatrices naturelles provoquent autour des masses tuberculeuses. S'ils ont acquis l'exagération que facilitent trop souvent la nature de l'organe affecté, l'état général du malade, et qui les change en une complication fâcheuse, l'air comprimé les ramène au caractère utile qu'ils tenaient du principe qui les suscite, de leur origine.

Par son action sur la rénovation organique, qu'il active en l'améliorant, il prévient la formation de nouvelles productions hétéromorphes, et borne ainsi à l'élimination de celles qui existaient déjà le travail des tendances médicatrices naturelles.

La compression douce, ménagée, qu'il exerce, grâce à son état de plus grande densité, est certainement un moyen qui facilite la résolution des masses tuberculeuses à l'état de crudité, et c'est peut-être à son intervention puissante qu'a été due, dans plusieurs des observations que j'ai citées, la marche heureuse de la maladie vers la résolution.

La nutrition, qu'il active et qu'il perfectionne, relève et soutient les forces générales. Ainsi, le travail, long et ruineux pour la constitution, de la fonte des tubercules, de leur passage à l'état crétacé par une absorption toujours très-lente, de la cicatrisation complète ou fistuleuse des ulcérations pulmonaires au moyen des fausses membranes que le temps seul peut compléter, n'est plus au-dessus de la puissance des forces naturelles. A mesure qu'elles s'épuisent, les principales fonctions, bien rétablies, les renouvelant au-delà des besoins journaliers de la vie et de la maladie, donnent ainsi à la première le temps et les moyens de parer aux graves exigences, aux dépenses ruineuses de toutes les évolutions morbides.

Modificateur puissant, en harmonie parfaite avec la sensibilité des organes dont il est l'excitant naturel, l'air comprimé identifie son action thérapeutique avec toutes les tendances de la nature à une terminaison favorable; il les provoque, les soutient, les réalise, et nous donne le moyen de constituer pour la phthisie pulmonaire ce traitement rationnel, si précieux dans toutes les maladies.

En rapportant surtout des exemples de guérison qui, dans ma pensée, ne peuvent être attribuées qu'au bain d'air comprimé, dois-je craindre qu'on me reproche d'avoir voulu prouver qu'il guérissait toujours? J'ai seulement voulu montrer qu'il guérissait réellement, qu'il guérissait souvent, qu'il guérirait plus souvent encore si l'on avait de bonne heure recours à lui. Il préviendrait surtout bien des rechutes, si on l'utilisait comme un moyen prophylactique, après une guérison dont la durée n'est compromise que par un état diathésique qu'un traitement trop court n'a pas suffisamment dissipé, ou par l'influence des circonstances hygiéniques causes de la première atteinte, et auxquelles le sujet guéri s'est soumis de nouveau.

J'ai fait assez ressortir, dans des considérations géné-

rales, les circonstances qui pouvaient fournir des contre-
indications à l'usage du bain d'air comprimé, et son inno-
cuité est d'ailleurs si constante que je n'ai pas cru devoir
surcharger par des observations d'insuccès, qui malheureusement ne manqueront jamais, un travail déjà bien long.
Puisse-t-il, quelque imparfait qu'il soit, en appelant l'attention et la confiance sur un moyen vraiment utile, rendre
désormais moins nombreuses les victimes d'un fléau qu'on
a trop regardé comme au-dessus des ressources de l'art !
Ce serait la plus douce récompense des soins et des longues
années que j'ai consacrées à l'étudier.

FIN.

EXPLICATION DE LA PLANCHE

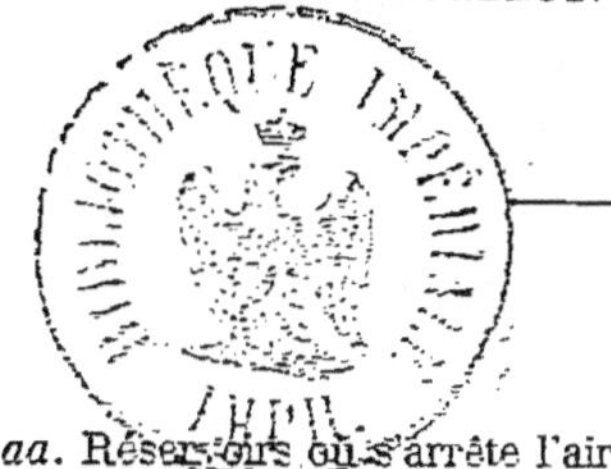

aa. Réservoirs où s'arrête l'air envoyé par les pompes.

b. Tuyau de communication d'un réservoir à l'autre.

ccccc. Tuyaux s'ouvrant sous les appareils dans lesquels ils conduisent l'air des réservoirs.

d. Vue extérieure d'un appareil.

e. Vue intérieure d'un appareil.

fff. Tuyau par où l'air sort des appareils.

g. Manomètre communiquant avec le tuyau d'évacuation, et recevant ainsi un air dont la densité égale celle de l'air à l'intérieur de l'appareil.

h. Robinet réglant la sortie de l'air d'un appareil.

ii. Lucarnes circulaires, garnies de doubles glaces, et donnant du jour à l'intérieur de l'appareil.

k. Partie extérieure du tambour de communication.

l. Ouverture intérieure du tambour fermée par un opercule métallique.

m. Porte d'entrée de l'appareil, fermée par la seule pression de l'air.

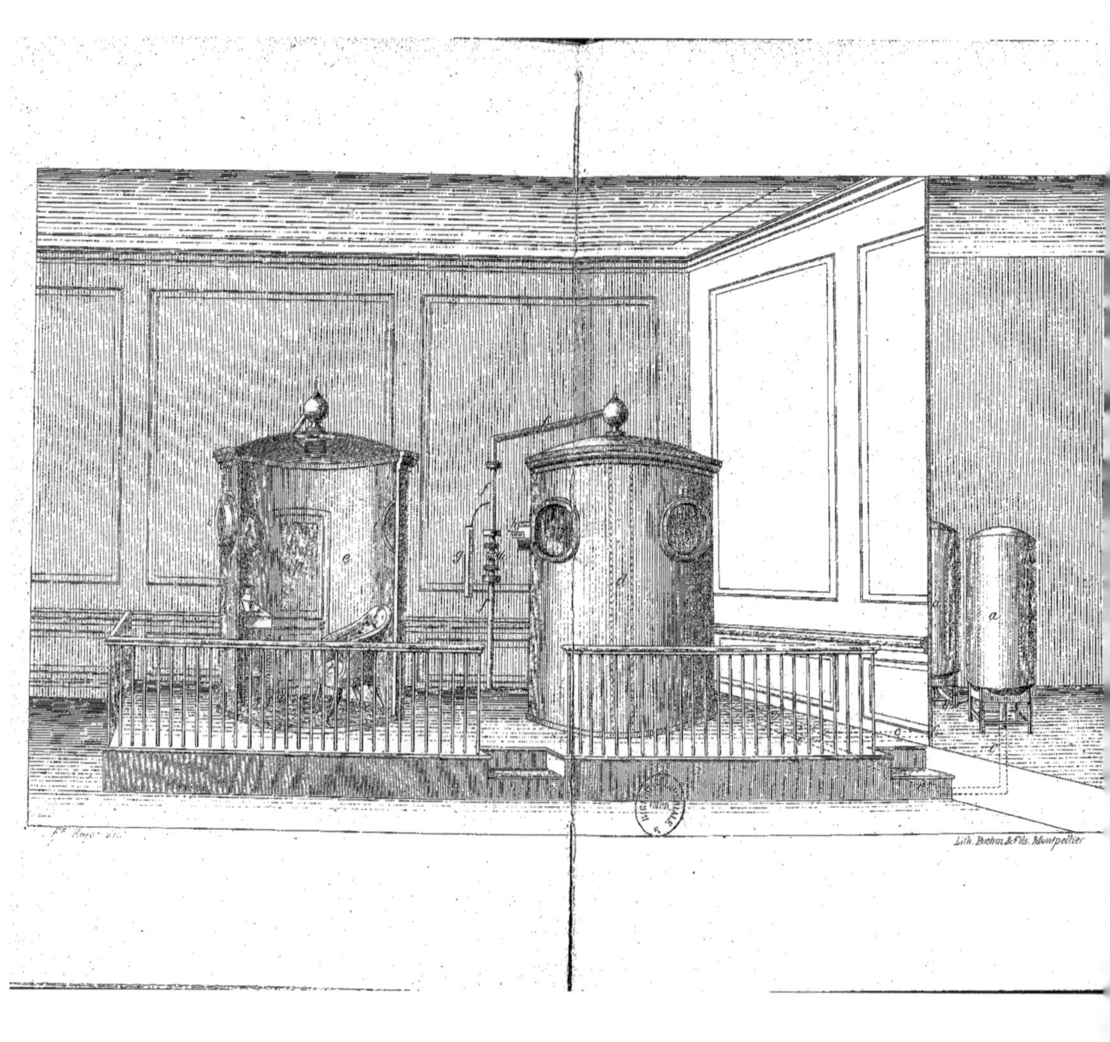
Lith. Boehm & Fils, Montpellier

TABLE DES MATIÈRES.

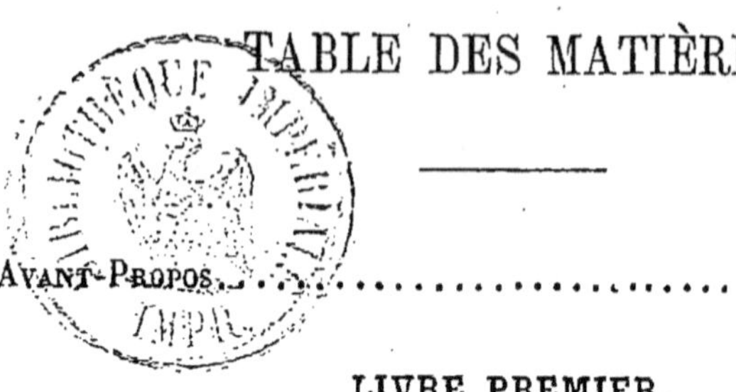

LIVRE TROISIÈME.

LIVRE QUATRIÈME.

Emploi du bain d'air comprimé dans le traitement de l'hémoptysie et
de la phthisie pulmonaire.   447

FIN DE LA TABLE DES MATIÈRES.